实用护理技术与临床

杨玉芬　侯新凤　翟永桃　主编
杨　林　编委

中医古籍出版社
Publishing House of Ancient Chinese Medical Books

图书在版编目（CIP）数据

实用护理技术与临床 / 杨玉芬，侯新凤，翟永桃主编 .
-- 北京：中医古籍出版社，2022.6

ISBN 978-7-5152-2443-5

Ⅰ . ①实… Ⅱ . ①杨… ②侯… ③翟… Ⅲ . ①护理学
Ⅳ . ① R47

中国版本图书馆 CIP 数据核字（2022）第 016892 号

实用护理技术与临床
杨玉芬　侯新凤　翟永桃 主编
杨　林　编委

策划编辑　姚　强
责任编辑　吴　頔
封面设计　丁　丁
出版发行　中医古籍出版社
社　　址　北京市东城区东直门内南小街 16 号（100700）
电　　话　010-64089446（总编室）010-64002949（发行部）
网　　址　www.zhongyiguji.com.cn
印　　刷　廊坊市博林印务有限公司
开　　本　710mm × 1000mm　1/16
印　　张　23.25
字　　数　522 千字
版　　次　2022 年 6 月第 1 版　2022 年 6 月第 1 次印刷
书　　号　ISBN 978-7-5152-2443-5
定　　价　158.00 元

编 委 会

主　编

杨玉芬（山东省聊城市第二人民医院）

侯新凤（漯河市中心医院）

翟永桃（陆军军医大学第一附属医院）

编　委

杨　林（湖南中医药大学第一附属医院）

前　言

护理学科是一门主要学习相关的人文社会科学知识、医学基础和预防保健的基本理论知识，接受护理学的基本理论、基本知识和临床护理技能的基本训练的学科，具有对服务对象实施整体护理及社区健康服务的基本能力。随着护理学的发展，各科室对护理服务的要求也在逐渐提高。近些年来，多种护理模式在临床应运而生，使护理学得到了快速发展。

随着医学科学的飞速发展，对临床常见病护理的要求也越来越高。新业务、新技术不断涌现，护理模式转变，人民群众的法治观念不断增强，原有的护理常规已不能适应当前新形势下的医疗和护理实践的迫切需要和人民群众的需求。

护理工作在我国医疗卫生事业的发展中发挥着重要的作用，广大护理工作者在协助临床诊疗、救治生命、促进康复、减轻疼痛及增进医患和谐方面负担着大量工作。随着现代医学科学技术的快速发展，新的诊疗技术在不断更新，临床护理技术也在不断提高。本书对护理工作进行全面的介绍，旨在将优质的护理服务及最新的护理技术运用到临床，快速减轻患者的痛苦，提高护士的技能水平。

本书参阅了大量的医学护理方面的著作和科研文献，力求将现代医学护理理论与临床实践更好地结合，从而指导临床患者的护理工作。

本书结合国内外的最新资料和编者丰富的临床经验，从临床实际出发，强调以患者为中心的整体护理理念而进行编写。在编写过程中，编者也得到了很多护理界前辈以及同行的支持与指导，他们提出了许多建设性的意见和建议，在此对他们的大力支持和无私奉献表示衷心的感谢。由于编者能力和经验有限，编写时间仓促，书中难免有谬误和不当之处，敬请专家学者和广大读者批评指正。

本书具体编写分工如下：杨玉芬负责编写第 1 ～ 5 章的内容（共 17 万余字）；侯新凤负责编写第 6 ～ 9 章的内容（共 9 万余字）；翟永桃负责编写第 10 ～ 11 章的内容（共 6 万余字）。全书由杨玉芬负责统稿工作。由于学识水平有限，书中难免有疏漏甚至谬误，期望广大专家学者给予批评指正。

前言

目　录

CONTENTS

第一章　基础护理学概述

第二章　基础护理技术

第三章　外科常见病的护理

第一章　基础护理学概述

第一节　护理学理论基础

护理学是人类祖先在自我防护本能的基础上，通过长期的实践、教育、研究，不断得到充实和完善，逐渐形成了自己特有的理论和实践体系，成为一门独立的学科。

一、现代护理的诞生、发展与南丁格尔的贡献

（一）现代护理的诞生、发展

护理学的产生是人类生存的需要，护理学的发展与人类的文明进步息息相关。

护理既是一门古老的艺术，又是一门年轻的学科，它主要经历了自我护理（远古时代）、家庭护理（古代）、宗教护理（中世纪）、医院护理（中世纪末）、近代护理（19 世纪中叶）、现代护理（20 世纪），是一个漫长的历史演变过程。

现代护理是在南丁格尔创建的科学护理专业的基础上发展起来的。到了 20 世纪，护理学进入了迅速发展时期，其发展可概括地分为三个阶段：

1. *以疾病为中心的护理阶段*（19 世纪 60 年代 –20 世纪 40 年代）

这一阶段出现于现代护理发展的初期，由于当时人们对健康的认识停留在“有病就是不健康，健康就是没有疾病”的阶段，且他们认为疾病是由于细菌或外伤引起的机体结构改变或功能异常。因此，一切医疗行为都围绕着疾病进行，以消除病灶为基本目标。受这种医学指导思想的影响，协助医生诊断和治疗疾病成为这一时期护理工作的主要内容。

特点：护理已成为一个专门的职业，护士从业前须经过专门的训练，护理工作的主要内容是执行医嘱和操作各项护理技术，护理教育者和管理者都把护理操作技能作为护理工作质量的关键。以疾病为中心的护理是现代护理学发展初期的

必然产物，它为护理学的进一步发展奠定了基础。然而，其致命弱点是只重视患者局部的病症，以协助医生消除患者身体上的病灶为目的，忽视了人的整体性。因而护理从属于医疗，护士成为医生的助手，护理研究领域十分局限，护理专业的发展受到束缚。

2. 以患者为中心的护理阶段（20 世纪 40–70 年代）

随着人类社会的不断进步与发展，到了 20 世纪 40 年代，社会科学中许多有影响的理论和学说相继被提出和确立，如系统论、人的基本需要层次论等，这些为护理学的进一步发展奠定了理论基础，促使人们重新认识人类健康与心理、精神、社会环境之间的关系。

特点：强调护理是一个专业，护理人员是健康保健队伍中的专业人员，医患双方是合作伙伴。护士不再是单纯被动地执行医嘱和操作护理技术，而是应用科学的工作方法和护理程序，对患者实施身、心、社会等全方位的、连续的、系统的整体护理，解决患者的健康问题，满足患者的健康需求。护理学通过吸收相关学科的理论及自身的实践和研究，逐步形成了自己的理论知识体系，建立了以患者为中心的教育模式。以患者为中心的护理改变了护理的内容和方法，但护理的研究内容仍局限于患者的康复，护理的工作场所限于医院内，尚未涉及群体保健和全民健康。

3. 以人的健康为中心的护理阶段（20 世纪 70 年代至今）

随着社会的进步及科学技术的发展，传统的疾病谱已发生了很大的变化。过去对人类健康威胁极大的急性传染病已得到了较好的控制，而目前人类的主要死因则多是与人类生活方式和行为有关的疾病，如心脑血管病、恶性肿瘤、意外伤害等。同时，伴随着人民物质生活水平的提高，人们的健康需求也日益提高。因此，医疗护理服务重点局限在医院的现状已很难满足广大人民群众日益增长的保健需求。

特点：护理学已发展成为现代科学体系中综合人文、社会、自然科学知识的独立的为人类健康服务的应用学科。护理的任务已超出了原有的患者或疾病护理的范畴，而扩展到了对所有人、生命周期的所有阶段的护理，护理工作场所也相应地从医院扩大到了工厂、学校、家庭、社区、幼儿园、养老院或临终关怀院等。护理人员按照护理程序，使用科学的方法解决问题。因此，护士成为向社会提供初级卫生保健的最主要力量。

（二）南丁格尔的贡献

1. 开创前线护理事业

在 1854 年的克里米亚战争中，南丁格尔通过改善医院病房环境卫生、做好清洁消毒、增加患者的营养、满足患者需求等，使病死率由原来的 50% 降到 2.2%，被称为“提灯女神”和“克里米亚天使”。

2. 创建世界上第一所护士学校

1860 年，南丁格尔在英国的圣托马斯医院（St. Thomas Hospital），创办了世界上第一所护士学校。从 1860 年到 1890 年，学校共培养学生 1005 名，为护理教育奠定了基础。

3. 著书立说，指导护理工作

南丁格尔著有 100 余篇论文，代表作有《护理札记》，曾被世界各地的护士学校采用为教科书。另外还有《医院札记》及有关福利、卫生统计、社会学方面的著作。

4. 改进军队的卫生保健工作，提出预防医学的科学观念

为了革新英国军医制度，南丁格尔用半年时间完成了一份近千页的战地调查报告《影响英军健康、效率与医院管理问题摘要》，它是军医史上的一个新纪元，使预防医学的科学观念逐渐取代传统的治疗观念。

5. 奠定护理是一门科学的认识基础

南丁格尔从最初建立第一个看护所，到开拓前线护理事业，再到创建世界上第一所护士学校，以及从事大量的研究工作，奠定了护理是一门科学的认识基础。

6. 推动国际医疗护理事业及公共卫生事业的发展

南丁格尔开拓并发展的护理事业，不仅蜚声英国，在欧美大陆，医学界也都以她为楷模，公认她为护理方面的专家。凡各国有重大的医疗护理问题与计划，都最先向她咨询，是她推动了国际医疗护理事业及公共卫生事业的发展。

国际上称这一时期为“南丁格尔时代”，这是护理工作的转折点，也是护理专业化的开始。1912 年，人们为了纪念南丁格尔对护理的贡献，国际护士会决定将 5 月 12 日（南丁格尔的生日）定为国际护士节。国际红十字会设立了南丁格尔奖章作为各国优秀护士的最高荣誉奖，每两年颁发一次。

二、护理学的任务、范畴及护理的工作方式

（一）护理学的任务

我国医药卫生护理事业的基本任务是保护人民健康、防治重大疾病、控制人口增长、提高人口健康素质，解决经济、社会发展和人民生活中迫切需要解决的卫生保健问题，以保证经济和社会的顺利发展。为了完成这一任务，护士不仅要在医院为患者提供护理服务，还需要将护理服务扩展到社区和社会，为健康人群提供保健。这就要求护士以整体观评估、分析和满足个体和群体生理、心理、社会、精神、文化、发展等方面的需求，帮助服务对象获得最高的健康程度。护士需要帮助人群解决以下 4 个与健康相关的问题：

1. 促进健康

促进健康是帮助人群获取在维持或增进健康个体时所需要的知识及资源。促进健康的目标是帮助人们维持最佳健康水平或健康状态。

2. 维持健康

在维持健康的护理活动中，护士通过一系列的护理活动帮助服务对象维持他们的健康状态。例如，教育和鼓励那些患慢性病且长期住院治疗的老年患者做一些力所能及的活动，以维持肌肉的强度和活动度，也可以增强自理及自护的能力。

3. 恢复健康

恢复健康是帮助人们在患病或出现影响健康的问题后，改善其健康状况。例如，协助残障者参与他们力所能及的活动，使他们从活动中得到锻炼和自信，以利于他们恢复健康。

4. 减轻痛苦

减轻痛苦是护士从事护理工作的基本职责和任务。通过学习护理学基础和各专科知识，掌握并运用知识和技能于临床护理实践，帮助个体和人群减轻身心痛苦，提高生活质量。

（二）护理学的范畴

1. 护理学的理论范畴

（1）护理学研究的对象。研究对象随着学科的发展而不断变化。从研究单纯的生物人向研究整体的人、社会的人转化。

（2）护理学与社会发展的关系。研究护理学在社会中的作用、地位和价值，同时也要研究社会对护理学发展的促进和制约因素。如老年人口增多、慢性患者增加使社区护理迅速发展；健康教育技巧和与他人有效合作已成为对护士的基本技能要求；信息高速公路的建成使护理工作效率得以提高，也使护理专业向着网络化、信息化迈出了坚实的步伐。

（3）护理专业知识体系与理论框架。专业知识体系是专业实践能力的基础。自20世纪60年代，护理界开始致力于发展护理理论与概念模式，并将这些理论用于指导临床护理实践，这对提高护理质量、改善护理服务起到了积极作用。

（4）护理交叉学科和分支学科。护理学与自然科学、社会科学、人文科学等多学科相互渗透，在理论上相互促进，在方法上相互启迪，在技术上相互借用，形成许多新的综合型、边缘型的交叉学科和分支学科，从而在更大范围内促进了护理学科的发展。

2. 护理学的实践范畴

（1）临床护理。临床护理服务的对象是患者，主要包括基础护理和专科护理。

①基础护理：以护理学的基本理论、基本知识和基本技能为基础，结合患者生理、心理特点和治疗康复的需求，满足患者的基本需要。包括基本护理技能操作、排泄护理、膳食护理、病情观察等。

②专科护理：以护理学及相关学科理论为基础，结合各专科患者的特点及诊疗要求，为患者提供护理。包括各专科患者的护理、急救护理等。

（2）社区护理。社区护理是借助有组织的社会力量，将公共卫生学和护理学的知识与技能相结合，以社区人群为服务对象，对个人、家庭和社区提供促进健康、预防疾病、早期诊断、早期治疗、减少残障等服务，提高社区人群的健康水平。社区的护理实践属于全科性质，是针对整个社区人群实施的连续及动态的健康服务。

（3）护理管理。运用管理学的理论和方法，对护理工作的诸要素——人、物、财、时间、信息进行科学的计划、组织、指挥、协调和控制，以确保护理服务正确、及时、安全、有效。

（4）护理研究。护理研究是推动护理学科发展，促进护理理论、知识、技能更新的有效措施。护理研究多以人为研究对象，是用科学的方法探索未知，回答和解决护理领域的问题，直接或间接地指导护理实践的过程。

（5）护理教育。以护理学和教育学理论为基础，有目的地培养护理人才，以适应医疗卫生服务和护理学科发展的需要。护理教育分为基本护理教育、毕业后护理教育和继续护理教育三大类。基本护理教育包括中专教育、专科教育和本科教育；毕业后护理教育包括研究生教育、规范化培训；继续护理教育是对从事护理工作的在职人员，提供以学习新理论、新知识、新技术、新方法为目的的终身教育。

（三）护理的工作方式

1. 个案护理

由专人负责实施的个体化护理，一名护理人员负责一位患者的全部护理。适用于抢救患者或某些特殊患者，也适用于临床教学需要。这种护理方式，护士责任明确，并负责完成其全部护理内容，虽然能掌握患者的全面情况，但耗费人力。

2. 功能制护理

以工作为导向，按工作内容分配护理工作，各司其职。它是一种流水作业的工作方法，护士分工明确，易于组织管理，节省人力。但工作机械，缺少与患者的交流机会，较少考虑患者的心理、社会需求，护士较难掌握患者的全面情况。

3. 小组制护理

以小组形式（3 ~ 5 位护士）对一组患者（10 ~ 20 位）进行整体护理。组长制定护理计划和措施，小组成员共同合作完成对患者的护理。这种护理方式能发挥各级护士的作用，虽然能了解患者的一般情况，但减弱了护士个人的责任感。

4. 责任制护理

由责任护士和辅助护士按护理程序对患者进行全面、系统和连续的整体护理。其结构是以患者为中心，要求从患者入院到出院均由责任护士对患者实行 8h 在岗，24h 负责制。由责任护士评估患者情况、制定护理计划和实施护理措施。这种护理方式，责任护士的责任明确，虽然能较全面地了解患者情况，但要求对患者 24h 负责则难以实现，且文字记录书写任务较多，人员需要也较多。

5. 综合护理

综合护理融合了责任制护理及小组护理的优点。以护理程序为核心，将护理程序系统化，在护理哲理、护士的职责与评价、标准化的护理计划、患者教育计划、出院计划、各种护理表格的填写、护理质量的控制等方面都以护理程序为框架，环环相扣，整体协调一致，以确保护理服务的水平及质量。综合护理是一种通过最有效地利用人力资源，最恰当地选择并综合应用上述几种工作方式，为服务对象提供既节约成本，又高效率、高质量的护理服务。这种工作方式既考虑了成本效益，又为护士的个人发展提供了空间和机会。

以上几种护理的工作方式，在护理学的发展历程中都起着重要作用。各种护理工作方式是有继承性的，新的工作方法是在原有基础上改进和提高的。

三、护士素质

（一）概念

素质是指个体完成工作活动与任务所具备的基本条件与潜在能力，是人与生俱来的自然特点与后天获得的一系列稳定的社会特点的有机结合，是人所特有的一种实力。素质的形成是一个长期反复的过程，是自我基础、环境与教育等多方面作用的共同结果。

培养护士素质的真正含义不是用某种条条框框来将一个护士的发展方向、行为准则、提供护理的方法加以限制，而是要养成他们既能顺利适应社会和护理工作，又能充分实现个人价值和创造力的一种能力、一种心境、一种技巧。

（二）基本内容

具备良好的思想道德素质、科学文化素质、专业素质、体态素质和心理素质，是护士从事护理工作的基本条件。

1. 思想道德素质

热爱祖国，热爱人民，热爱护理事业，具有为人类健康服务的奉献精神。具有高尚的道德品质、较高的慎独修养、正确的道德行为，做到自爱、自尊、自强、自律。能够正视现实、面向未来，追求崇高的理想，忠于职守，救死扶伤，廉洁奉公，实行人道主义。

2. 科学文化素质

为适应社会和护理学科发展的需要，护士必须掌握护理学科的基础知识与基本技能。具有一定的文化修养和自然科学、社会科学、人文科学等多学科知识。养成正确的审美意识，培养一定的认识美、欣赏美和创造美的能力。

3. 专业素质

具备合理的知识结构及比较系统、完整的专业理论知识和较强的实践技能。具有敏锐的观察和综合分析、判断能力。树立整体护理观念，能用护理程序解决患者的健康问题。具有开展护理教育和护理研究的能力，勇于创新进取。

4. 体态素质

护士必须身体健康、功能健全、精力充沛，仪表文雅大方，举止端庄稳重，待人热情真诚，并养成良好的个人和集体的卫生习惯。

5. 心理素质

护士应具有较强的进取心，不断索取知识，丰富和完善自己，发展智力和培养能力。保持心理健康，乐观、开朗、情绪稳定，胸怀宽容豁达。具有高度的责任心和同情心，较强的适应能力，良好的忍耐力及自我控制力，灵活敏捷。具有良好的人际关系，同事间相互尊重，团结协作。

第二节　护理学的基本概念

任何一门学科都是建立在一定的理论基础之上，理论则由相关的概念表达。护理学的基本概念是人、健康、环境和护理，它们被公认为是影响和决定护理实践的四个最基本的概念。这四个概念的核心是人，即护理实践是以人的健康为中心的活动。缺少其中任何一个因素，护理都不可能发展成为一门学科，也不可能步入专业实践的领域。

一、人

（一）人是一个统一的整体

1. 整体的概念

整体，是指按一定的方式、目的，有秩序排列的各个个体（要素）的有机集合体。人是生理、心理、社会、精神、文化的统一整体，它们之间相互作用，互为影响，其中任何一方的功能变化均可在一定程度上引起其他方面功能的变化。人体各方面功能的正常运转，可以有力地促进人体整体功能的最大限度发挥，从而使人获得最佳的健康状态。

2. 人是一个开放系统

根据一般系统论原则，人作为自然系统中的一个次系统，是一个开放系统，在不断地与其周围环境进行着物质、能量和信息交换。人的基本目标是保持机体的平衡，也就是机体内部各个系统间及机体与环境间的平衡。所有具有生命的系统都有内环境和外环境，护理的主要功能是帮助个体调整其内环境，去适应外环境的不断变化，以获得并维持身心的平衡，即健康状态。强调人是一个开放系统，在护理上有着特殊的意义，即要维持机体的平稳，不能只限于对机体各系统或各器官功能的协调平衡。同时还要注意环境中的其他人、家庭、社区甚至更大的群体对机体的影响，只有这样才能使人的整体功能更好地发挥和运转。

3. 护理中人的范围

随着护理学科的发展，护理专业的服务范畴与服务内容都在不断地深化和扩展，护理的服务对象也从单纯的患者扩大到健康的人群。护理的服务对象既包括个人、家庭、社区和社会四个层面，也包括从婴幼儿到老年人整个人类。护理的最终目标不仅是维持和促进个体高水平的健康，而且更重要的应是面向家庭、面向社区，最终提高整个人类社会的健康水平。

（二）人的基本需要

1. 概念

人的基本需要指个体为了维持身心平衡并求得生存、成长与发展，在生理和心理上最低限度的需要。它包括生理的、社会的、情绪的、知识的及精神的需要。这些需要相互影响、相互作用，在健康状态下保持动态平衡。当基本需要得不到满足时，就会出现机体的失衡而导致疾病。

2. 内容

（1）生理性需要。指维持人正常生理功能的所有需要，如呼吸、食物、排泄、睡眠、休息等。

（2）社会性需要。指个人与社会中其他人或集体互动的需要，如沟通交流、朋友交往等。

（3）情绪性需要。指个人有表达自身所体验的喜、怒、哀、乐等各种情绪的需要。

（4）知识性需要。指个体在认知、思想与理性方面的需要，如学习、探究事物真相、思考问题等。

（5）精神性需要。指有关人在精神信仰、精神依托与精神支持方面的需要。

3. 特性

（1）人类的基本需要大致相同。无论是古代人还是现代人，西方人还是东方人，其基本需要都是大致相同的。

（2）每种需要的重要性可因人而异，受个人的期望、社会文化、基本的健康状况及个人身心发展程度等影响。

（3）各种需要相互联系、相互作用。一般来说，生理性需要的满足可促进知识性或社会性需要的满足，而精神性需要的满足又有利于维持生理功能的良好状态。

4. 影响基本需要满足的因素

（1）生理因素。如各种疾病、疲劳、疼痛与生理残障等。

（2）情绪因素。如焦虑、兴奋、恐惧等。

（3）知识与智力因素。如缺乏相关知识、资料或信息以及智力障碍等。

（4）社会因素。如紧张的人际关系或群体压力过大等。

（5）环境因素。如陌生的环境与不良的环境等。

（6）个人因素。如个人的信仰、价值观、生活习惯与生活经验等。

（7）文化因素。如社会的风俗、群体的习惯、文化背景等。

（三）人的成长与发展

1. 概念

（1）成长。指个体在生理方面的量性增长。常用的人体可测量性生长指标包括身高、体重及年龄等。

（2）发展。是生命过程中一种有顺序的、可预测的功能和技巧的演变过程。发展很难用量化的方法来衡量，它包括情感、认知、心智、道德、能力等多方面的变化，是一个人学习的结果和成熟的标志。

（3）成熟。狭义的成熟指人体生理上的改变过程，一般受个体遗传因素的影响。广义的成熟指一个人在能力上的增进或老化过程，是成长和发展的综合结果，它包括生理、心理、社会文化等多方面的改变。成熟是一种相对的概念，是相对某一生命阶段中是否完成相应的成长与发展任务的衡量指标。

2. 内容

（1）生理方面。指身体的发育和各部分功能的发展。

（2）认知方面。指智能、知识和理解能力，包括感知、判断、推理、记忆、思考与想象能力的发展。

（3）社会方面。指个体与他人的互动和相互影响方面的发展。

（4）情感方面。指个人的感觉和主观经验的发展，如喜、怒、哀、乐等内心体验与表现。

（5）精神方面。指个人对生命的意义、生存价值认识方面的发展。

（6）道德方面。指个体在信仰及是非观念方面的发展。

3. 基本原则

（1）成长与发展是按持续的、有顺序的、有规律的和可预测的方式进行的，如生理发展中的头尾顺序与近远顺序。心理的发展也按一定的顺序进行。

（2）每个人都要经过相同的各个发展阶段。

（3）每个人的发展都有其独特的个性，是按自己独特的方式和速度通过各发展阶段的。这是由个人特有的遗传基因及与环境的互动所决定的。

（4）每个发展阶段各具有一定的特征，并都有一定的发展任务。

（5）每个人基本的态度、气质、生活方式和行为等都会受到婴幼儿期发展的影响。

（6）发展是通过逐步地成熟和不断地学习而获得的。因此，遗传和环境是个人发展的重要因素，儿童必须到达一定的成熟度才会学习。

4. 影响成长与发展的因素

（1）遗传因素。遗传是影响人类成长与发展的重要因素之一。父母双方的遗传基因对子女的成长与发展产生明显的影响。遗传的差异影响着肤色、脸型、身高等体格特征，同时也决定人的性格、气质、智力和学习方式等方面的特点。此外，性别和内分泌对人的成长与发展也有较大的影响。

（2）环境因素。环境是另一个影响人类发展的重要因素。它包括家庭和学习两个方面：

①家庭：家庭是人自出生后接触最多、关系最密切的一个环境。家庭的首要功能是满足家庭成员的一些基本需要，如温饱、安全、爱与归属等。若家庭因经济困难、知识不足或家庭不和等原因无法满足这些需要时，势必会影响个体的成长与发育。

因家庭是个人主要的生活环境，故家庭中能提供恰当的刺激，促进个体身体动作的发展、语言的发展、人际关系的建立、价值观的确立等，与个体社会心理方面的健康发展有着密不可分的关系。

②学校：学校是提供正规教育及社会化的场所。人一生的前段时期大都是在学校度过的，而这段时间又是个体迅速成长的时期。学校通过系统地传授知识，帮助个体在认知方面成长，提供给个体将来立足社会必要的知识、技能与社会规范。同时学校也兼顾个体的体格锻炼与艺术熏陶，还可帮助个体建立与家庭成员以外的人际关系，如同学关系、师生关系。

此外，文化、社会、学习及生活经验等因素也会影响个体的成长与发展。

（四）人的自我概念

1. 概念

自我概念是指一个人对自己的看法，即个人对自己的认同感。自我概念不是与生俱来的，它是随着个体与环境的不断互动，综合环境中其他人对自己的看法与自身的自我觉察和自我认识而形成的。一般而言，自我概念是基于对自身的工作能力、解决问题的能力、认知功能、自身形象和外在吸引力、是否受人喜欢与尊重、经济状况等方面的感知和评价而产生的。

2. 组成

（1）身体心象。指个体对自己身体的感觉和看法。良好的身体心象有助于正向自我概念的建立。

（2）角色表现。指对一个人在特定的社会体系中所处位置的行为要求和行为期待。一个人一生中要履行许多角色，有时在同一时期也得承担多种角色。如果个人因能力有限或对角色要求不明确等原因而不能很好地完成角色所规定的义务，挫折与不适感便油然而生，其结果便产生负向的自我概念。

（3）自我特征。指个人对自身的个体性与独特性的认识。人们通常以姓名、性别、年龄、职业、婚姻状况及教育背景等来确定自己的身份和特征。自我特征也包括个人的信念、价值观、性格与兴趣等。自我特征是以区别自身和他人为目的的。

（4）自尊。指个人对自我的评价。在个体与环境的互动中，若个人的行为表现达到别人所期望的水平，受到了他人的肯定和重视，其自尊自然会提高。而自尊的提高又有助于个人正视自我概念的发展与完善。

拥有良好的自我概念者对自身的能力、天赋、健康、美貌等抱有足够的信心，他能更好地建立起良好的人际关系且能积极地面对人生，并能有效地抵御一些身心疾病的侵袭。而自我概念低下者则时常会流露出对自己的失望、不满意，甚至憎恨等。

二、健康

（一）健康的概念

对健康概念的认识，归纳起来，其演变过程是：①没有疾病就是健康；

②生理、心理健全就是健康；③完整的生理、心理状况和良好的社会适应能力就是健康。

健康不但是没有疾病和身体缺陷，还要有完整的生理、心理状况以及良好的社会适应能力。这一定义的优点是指出了健康不仅是没有疾病，弥补了“健康就是没有疾病”这一定义的许多不足；说明了健康包括生理、心理两方面，克服了把身、心机械分割开的传统观念，为医护特别是护理拓宽了工作领域；健康的含义包括对社会环境的适应，把健康与人们充实而富有创造性的生活联系起来，即将健康放入人类社会生活的广阔背景中，可见健康不仅是医务工作者的目标，而且是国家和社会的责任。因此，这一定义反映出了人类对自身健康的理想追求。然而，它也受到某些批评与指责。首先，“完整”和“良好”是两个较为模糊的概念，有些难以实现；其次，定义指出的目标对于医生、护士来说，显得过于理想化，有些力所不能及。尽管如此，世界卫生组织（WHO）的这一定义考虑了影响健康的生物学、心理学、社会学等各方面因素，亦成为被当今人们广为接受的对健康的认知。

（二）健康的模式

1. 健康－疾病连续相模式

在健康－疾病连续相模式中，健康是指人在不断适应内外环境变化过程中所维持的生理、心理、情绪、精神、智力及社会等方面的动态平衡状态。疾病则指人的某方面功能较之于以前的状况处于失常的状态。健康－疾病连续相即指健康与疾病为一种连续的过程，处于一条连线上，其活动范围可从濒临死亡至最佳健康状态。

任何人任何时候的健康状况都会在这连续相两端之间的某一点上占据一个位置，且时刻都在动态变化之中。如某人某日感觉精力充沛、心情舒畅、头脑反应灵敏、办事效率高，其健康偏向最佳健康侧；第二天不小心感冒，头发胀、身发软、全身不适、心情不佳、注意力无法集中，故其健康转向健康不良侧；经有效的治疗、休息等，其感冒症状消除，精力恢复，故又转向最佳健康侧。

连续相上的任何一点都是个体身、心、社会诸方面功能的综合表现，而非单纯的生理上有无疾病。如一个生理功能正常而有行为紊乱、社会适应不良者，其在连续相上所占的位置更多地偏向于健康不良侧。

护士应用该模式，不仅可帮助服务对象明确其在健康－疾病连续相上所占的位置，也可协助其充分发挥各方面的功能，从而尽可能达到健康良好的状态。

2. 最佳健康模式

健康仅仅是“一种没有病的相对稳定状态。在这种状态下，人和环境协调一致，表现出相对的恒定现象”。而人应设法达到最佳健康水平，即在其所处的环境中，使人的各方面功能得以最佳发挥，以发展其最大的潜能。

最佳健康模式更多地强调能够促进健康与预防疾病的保健活动，而非单纯的治疗活动。因此，护士可应用最佳健康模式，帮助服务对象进行着眼于发挥机体最大功能和发展潜能的活动，从而帮助其实现最佳健康状态。如对于有生理残障者，护士在计划护理时，不仅要考虑如何在生理方面发挥其残存功能，还要帮助其在社会、情感、认知方面等适应这种残疾，将其生理残疾融入新的生活方式之中，从而最大限度地发挥其潜能。

（三）影响健康的因素

1. 环境因素

环境是人类赖以生存和发展的社会和物质条件的总和。它对人类的健康影响极大，除一些遗传性疾病外，所有疾病或多或少与环境相关。

（1）自然环境因素。自然界中的空气、水、阳光、植物、动物等的集合是人类赖以生存的环境。然而在这个环境中，存在许多危害人类健康的成分，如水质的污染，空气中含量过高的一氧化碳、二氧化硫等，病原微生物及其毒素，粮食、蔬菜中残留的农药等。

（2）社会环境因素。①政治制度：是否将公民的健康放在重要位置，并积极地采取措施以促进公众健康。政治制度能产生很大的影响。②社会经济因素：社会经济状况与个人经济条件的好坏都会直接影响人们的健康水平。③文化教育因素：文化教育因素通过影响人类素质间接影响人们的健康意识。

2. 机体的生物学因素

（1）遗传因素。遗传是影响人类健康的一大因素。遗传病种多（达 2000 种以上）、发病率高（占一般病的 20%），且许多病种目前尚无有效的根治方法，给家庭、伦理、道德、法制和医疗康复带来很大的难题。目前主要在提倡科学婚配、优生、优育与计划生育等方面用法律的方式加以管制，以减少遗传病的发生。

（2）心理因素。消极的心理因素可引发许多疾病。祖国医学中早就有“喜伤心、怒伤肝、思伤脾、忧伤肺、恐伤肾”之说，现代医学研究也表明许多慢性病与心理因素有关，如心血管病、肿瘤、高血压、胃十二指肠溃疡等。

3. 生活方式因素

生活方式是指人们长期受一定文化、民族、经济、社会、风俗、规范，特别是家庭影响而形成的一系列生活习惯、生活制度和生活意识。许多疾病与不良的生活方式和生活习惯有关，因此应大力提倡良好的生活习惯。美国科学家提出，良好的生活习惯包括：①不吸烟；②不酗酒；③节制饮食，控制热量、脂肪、盐与糖的摄入；④适当锻炼；⑤定期体检；⑥遵守交通规则，使用安全带。我国科学家提出的良好生活习惯包括：①保持心胸豁达、乐观；②劳逸结合、坚持锻炼；③生活规律、善用闲暇；④营养得当；⑤不吸烟、不酗酒；⑥家庭和谐、适应环境；⑦与人为善、自尊自重；⑧爱清洁、注意安全。

4. 卫生保健设施因素

卫生保健设施包括医疗保健网络是否健全、医疗保障体系是否完善，群体是否容易获得及时有效的卫生保健和医护等方面的照顾。

三、环境

（一）概念

环境是人类生存或生活的空间，指与人类的一切生命活动有着密切关系的各种内、外环境。

（二）分类

所有有生命的机体环境，包括内环境和外环境。

1. 人的内环境

人的内环境是指机体各器官功能与调节机制的运转状态。一个生物体要生存就必须保持其内环境处于动态的、相对稳定的状态。当外环境发生变化时，机体会自主地、最大限度地调节内环境的状态来适应外环境的变化，达到新的动态平衡，维持机体的健康状态。

2. 人的外环境

（1）自然环境。自然环境也称生态环境，指存在于人类周围自然界中各种因素的总称，它是人类及其他一切生物赖以生存和发展的物质基础。包括物理环境（如空气、阳光、水、土壤等）和生物环境（如动物、植物、微生物等）。随着经济高速发展，人民生活水平迅速改善，同时经济增长也带来了沉重的代价，如环境的污染等。环境和人类的健康密切相关，这就使人民健康的卫士——医护人员有责任和义务通过各种渠道并运用各种方式去宣传和影响个体和群体，使他们自觉地站到有意识保护环境的行列中去。

（2）社会环境。社会环境也称人文环境，是人们为了满足物质和精神文化生活的需要而创建的环境。一个社会政治、经济及文化的发展，人们生活水平及文化素养等因素，对社会环境会产生直接影响。另外，自然环境在一定程度上影响着社会环境的发展。社会环境中有危害健康的各种因素，如人口超负荷、文化教育落后、人际关系紧张、缺乏科学管理、医疗保健服务体系不完善等因素，可以间接或直接影响人类的健康。优良的社会环境是保障人类健康的决定性因素。

（3）治疗性环境。治疗性环境是专业人员在以治疗为目的的前提下创造的一个适合患者恢复身心健康的环境。治疗性环境要考虑两个主要因素：

①舒适：首先来自医院良好的物理环境，包括以下几个方面：

温度：适宜温度是 18 ~ 22 ℃。新生儿及老年患者，室温以保持在 22 ~ 24℃为佳。室温过高会使神经系统受到抑制，干扰消化及呼吸功能，不利于体热的散发，影响体力恢复；室温过低则使人畏缩，缺乏动力，肌肉紧张而产生不安，又可能会造成患者在诊疗护理时受凉。

湿度：适宜湿度是 50% ~ 60%（相对湿度）。湿度过高时，蒸发作用弱，可抑制出汗，患者感到潮湿、气闷，尿液排出量增加，加重肾脏负担；湿度过低时，空气干燥，人体蒸发大量水分，引起口干舌燥、咽痛、烦渴等表现，对有呼吸道疾患或气管切开患者尤其不利。

通风：一般通风 30min 即可达到置换室内空气的目的，污浊空气使人的正常生理及心理状况受到干扰，常产生烦躁、倦怠、头晕、食欲减退等症状，有碍患者疗养。

空间：保证患者有适当的、能独处的空间，同时也方便操作和护理，病床之间的距离不得小于 1m。必要时需放置屏风。

噪声：凡是与环境不协调的声音或足以引起人们心理上或生理上不愉快的声音都属于噪声。医院白天病区较理想的噪声强度在 35 ~ 45dB。当噪声强度在 50 ~ 60dB 时，即能产生一定的干扰。当噪声强度高达 120dB 以上，可造成高频率的听力损失，甚至永久性失聪。若是长时间处于 90dB 以上高音量环境中，会导致耳鸣、血压升高、血管收缩、肌肉紧张，以及出现焦躁、易怒、头痛、失眠等症状。病房内应保持安静，尽可能地为患者创造安静的环境。工作人员应做到

“四轻”：说话轻、走路轻、操作轻、关门轻。

光线：病房采光有自然光源和人工光源。太阳辐射的各种光线，包括可见光、红外线、紫外线等，都具有很强的生物学作用。因此，病房内需要经常开启门窗，让阳光直接射入，或协助患者到户外接受阳光照射，对辅助治疗颇有益处，但应避免光线直接照射患者的脸部。人工光源常用于满足夜间照明及保证特殊检查及治疗护理的需要，护士应熟悉不同患者对光线的需要，以使患者获得最适宜的光线。

舒适也源于医务人员优质的服务与良好的服务态度、良好的人际关系氛围、重视患者心理的社会支持。此外，优美的环境布置也可为患者带来舒适。

②安全：治疗性环境应关注患者的安全，这就要求医院在建筑设计、设施配置、治疗护理的过程中，各部门相关人员均应有安全防护意识，以防意外事件的发生。如设有防火装置、紧急供电装置，配有安全辅助用具如拐杖、轮椅、床档、带扶栏的浴缸、马桶等，治疗用热（冷）过程中防烫（冻）伤等。此外，也包括微生物方面的安全性，要求医院设有院内感染控制小组，定期对医院空气、物体表面及无菌物品等进行细菌监测，以防院内感染的发生。作为医务人员，提供一个安全、舒适、优美的适合患者健康恢复的治疗性环境是十分必要的。

（三）环境与健康

人类的一切活动都离不开环境，人类与环境相互依存、相互影响。人类的健康与环境状况息息相关。一方面，人们通过自身的应对机制不断地适应环境，通过征服自然与改造自然来不断地改善和改变自己的生存与生活环境；另一方面，环境质量的优劣又不断地影响着人们的健康。作为护理人员，应了解环境与人类的依存关系，理解环境对人体健康的影响，最大限度地创造适宜人们生活、休养的良好环境，帮助人们提高对环境的适应能力，维持身心平衡，以恢复和促进人类的健康。

四、护理

（一）内涵

1. 护理是科学和艺术的结合

护理是在科学指导下进行的活动，其科学指导来源于自然科学和社会科学知识。护理工作必须严格遵循这些学科理论知识的指导，遵循科学规律。同时，护理工作又是一种充满创造性的艺术。由于护理服务对象的千差万别，其健康问题、需要等各不相同，因此要求护士必须尊重患者的独特性，灵活地应用科学知识，因人而异地分析和解决患者问题，满足其需要。

2. 护理是助人的活动

护理是助人的活动，护士和患者的关系首先是一种帮助与被帮助的关系，这就要求护理人员以自己特有的专业知识、技能与技巧提供帮助与服务，满足其特定的需求，与服务对象建立起良好的帮助性关系，达到恢复、维持和增进人们健康的目的。

3. 照顾是护理的核心

照顾是护理的核心和永恒的主题。纵观护理发展史，无论是在什么年代，无论是以什么样的方式提供护理，照顾（患者或服务对象）始终是护理人员工作的重心与职责。

4. 护理是一个过程

护理活动是一个过程，这个过程由一系列有序的步骤组成，包括评估、诊断、计划、实施和评价。护理程序使护士有针对性地收集患者资料，分析患者问题，提出个性化解决方案，从而可以最大限度地避免治疗和护理的风险，故它是一种科学地解决问题的方法，护理程序有明确目的，就是解决患者的健康问题。

5. 护理是一门专业

20 世纪 50 年代以后，国外护理界在完善护理教育体制、开发护理理论模式、提高护理科研水平、完善专业团体功能等方面做出了诸多努力，护理逐渐由一门职业发展成为一门专业。关于专业的界定，应符合以下特征或标准：

（1）专业服务对人类是重要的，且造福于社会。

（2）专业拥有专门的知识体系，且可通过科研不断扩展。

（3）专业服务的重要特点是涉及知识和智能活动，专业人员要承担应负的责任。

（4）专业人员需在大学内培养或受更高层次的教育。

（5）专业人员工作有相当的独立性。

（6）专业人员愿为他人服务，把工作作为自己的终生事业（是自己生命的一部分）。

（7）有职业伦理法典，以指导其成员的抉择和行为。

（8）有自己的学术团体，鼓励和支持高标准的工作实践。

（二）整体护理

整体护理译自英文 holistic nursing，在一些国家和地区又被称为“全人护理”或“以人为中心的护理”。整体护理的基本含义是护理人员视服务对象为一个功能整体，在进行护理服务时，应提供生理、心理、社会、精神、文化等方面的全面帮助和照顾。整体护理是一种护理观，其宗旨是以护理对象为中心，根据护理对象的需求和自身特点，运用护理程序的理论和方法，提供系统、全面、有针对性的护理照顾，从而解决护理对象现存的或潜在的健康问题，达到恢复健康、增进健康的最终目的。

广义的整体护理包含以下含义：

（1）护理要贯穿于人生命的全过程。从胚胎到死亡均需提供护理服务，护理人员不仅应注重成人护理、青少年健康保健，还应重视母婴保健、老年护理及临终关怀。

（2）护理要体现在健康与疾病的动态平衡过程中。护理是一种助人的专业，是为人类健康服务的。因此，在健康促进、健康维护、疾病预防以及疾病康复方面都应提供服务。护理人员在重视疾病护理的同时，更应重视健康教育、预防保健等。

（3）护理要为整个人群提供服务。服务对象不仅包括个人，而且还包括家庭、集体和社区，因此护理人员除对个体进行健康帮助和照顾外，更重要的是提高整个人群的健康水平，实现全民健康。

此外，整体护理的实施，为护理领域带来了一场重大的变革，具体表现在：

（1）充实和改变了护理研究的方向和内容。整体护理在注重疾病护理的同时，更注重对疾病的“载体”人的研究，因此护理中充实了许多有关人的心理、社会、行为、伦理、道德等方面的内容。

（2）拓宽了护理的服务范围，改变了护士的传统形象。实施整体护理，护士不仅要照顾患者生理方面的问题，还要照顾与生理问题有关的心理、社会问题，因此其服务范围由单纯的疾病护理拓宽到了以“人”为中心的对身、心、社会等方面的全方位护理。在此过程中，护士不仅是健康服务的照料者，而且还需要成为健康的教育者、管理者、研究者等。

（3）有助于建立新型的医护关系和护患关系。在以患者为中心的整体护理实践中，护士开始摆脱在疾病护理时的医生助手的角色，而与医生一起，相互合作、相互补充，形成新型的合作伙伴关系。患者是护理服务的核心，其思想、行为与感受、情绪等都会受到护理人员的重视，因此护患关系得以加强。

（4）提出了新型的护理管理观。整体护理的开展，要求护理管理者也同样具有以患者为中心的思想，一切管理手段与管理行为均应以增进和恢复患者健康为目的。因此，一些传统的护理管理观念受到了挑战，如在进行病床单元物资管理时过于强调整齐划一，在进行技术操作时仅重视操作本身，漠视患者感受等。

（5）改变了护理教育的课程设置。整体护理的实施，要求护士不仅应有疾病护理的能力，而且具有丰富的人文科学知识与沟通交流技巧等。为了培养合格的护理人才，护理教育的课程设置也做了相应的调整，从单纯地重视医疗与疾病护理的模式，发展到包括许多有关人的心理、行为、人际交往及环境、社会学方面的内容。

第三节　护理理论

一、纽曼健康系统模式

贝蒂•纽曼是美国一位杰出的护理理论家，也是精神卫生护理领域的开拓者。她在 1947 年完成了初级护理教育后，又先后获护理学学士、精神卫生硕士及临床心理学博士学位。60 年代以后，她逐步发展并完善了其健康系统模式。其理论代表作为《纽曼系统模式在护理教育与实践中的应用》。

（一）内容

纽曼健康系统模式是一个综合的、以开放系统为基础的护理概念性框架。模式重点叙述了三部分内容：与环境互动的人、压力源、面对压力源人体作出的反应以及预防。

1. 人

纽曼认为，人是与环境持续互动的开放系统，称为服务对象系统。这个系统的结构可以用围绕着一个核心的一系列同心圆来表示。

核心部分为基本结构，是机体的能量源。它由生物体共有的生存基本因素组成，如解剖结构、生理功能、基因类型、反应类型、自我结构、认知能力、体内各亚系统的优势与劣势等。基本结构和能量源受人的生理、心理、社会文化、精神与发展这五个方面功能状态及其相互作用的影响和制约。当能量源储存大于需求时，个体保持机体的稳定与平衡。

（1）弹性防线。位于机体正常防线之外，充当机体的缓冲器和滤过器，常常处于波动之中，可在短期内急速变化。一般来说，弹性防线距正常防线越远，弹性防线越宽，其缓冲、保护作用就越强。弹性防线受个体生长发育、身心状况、认知技能、社会文化、精神信仰等的影响。失眠、营养不足、生活不规律、身心压力过大等都可削弱其防御效能。因此，弹性防线的主要功能是防止压力源入侵，保护正常防线。

（2）正常防线。位于弹性防线和抵抗线之间。机体的正常防线是人在生命历程中建立起来的健康状态或稳定状态，它是个体在生长发育及与环境互动过程中对环境中压力源不断调整、应对和适应的结果。因此，正常防线的强弱与个体在生理、心理、社会文化、发展、精神等方面对环境中压力源的适应与调节程度有关。与弹性防线相似，正常防线也可伸可缩，只是变化速度慢得多。当健康水平增高时，正常防线扩展；反之，则正常防线萎缩。若压力源侵犯到正常防线时，个体则表现出稳定性降低或出现疾病。

（3）抵抗线。抵抗线为紧贴基本结构外层的一系列虚线圈，由支持基本结构和正常防线的一系列已知和未知因素组成，如白细胞、免疫功能以及其他生理机制。其主要功能是保护基本结构。当压力源入侵到正常防线时，抵抗线被无意识地激活，若抵抗线功能能有效发挥，它可促使个体恢复到正常防线的较强水平；若抵抗线功能失效，则会导致个体能量耗竭甚至死亡。

以上三种防御机制，既有先天赋予的，也有后天获得的，抵抗效能取决于个体心理、生理、社会文化、发展、精神五个变量的相互作用。三条防御线中，弹性防线保护正常防线，抵抗线保护基本结构。当个体遇到压力源时，弹性防线被首先激活，若弹性防线抵抗无效，正常防线遭到侵犯，人体发生反应、出现症状，此时，抵抗线被激活，若抵抗有效，个体又恢复到从前的健康状态。

2. 压力源

压力源是引发个体紧张和导致个体不稳定的所有刺激。纽曼将压力源分为三类：

（1）个体内的压力源。指来自个体内与内环境有关的压力，如愤怒、悲伤、自我形象改变、自尊紊乱、疼痛、失眠等。

（2）人际间的压力源。指来自两个或多个个体之间的压力，如夫妻关系、上下级关系、护患关系紧张，父母与子女间的角色期望冲突等。

（3）个体外的压力源。是指发生于体外、距离比人际间压力更远的压力，如经济状况欠佳、环境陌生等。

3. 反应

纽曼认同“压力学之父”塞利对压力反应的描述。纽曼进一步提出：压力反应不仅局限在生理方面，同时这种反应也是生理、心理、社会文化、精神与发展多方面的综合反应。反应的结果可以是负性的，也可以是正性的。

4. 预防

纽曼认为，护士应根据护理对象对压力源的反应采取不同水平的预防措施。

（1）一级预防。当怀疑或发现压力源确实存在而压力反应尚未发生时，一级预防便可开始。一级预防的目的是防止压力源侵入正常防线，可采取减少或避免与压力源接触、巩固弹性防线和正常防线来进行干预。

（2）二级预防。当压力源穿过正常防线，个体表现出压力反应，即出现症状体征时，就可开始二级水平的干预，即早期发现病例、及时治疗、增强抵抗线。二级预防的目的是减轻和消除反应、恢复个体的稳定性并促使其恢复到健康状态。

（3）三级预防。指继积极的治疗之后或个体达到相当程度的稳定性时，为能彻底康复、减少后遗症而采取的干预。三级预防的目的是进一步维持个体的稳定性、防止复发。

（二）纽曼健康系统模式与护理实践的关系

纽曼发展了以护理诊断、护理目标和护理结果为步骤的独特的护理工作步骤。

1. 护理诊断

首先，护士需要对个体的基本结构、各防线的特征以及个体内、个体外、人际间存在和潜在的压力源进行评估。其次，收集并分析个体在生理、心理、社会文化、精神与发展各个方面对压力源的反应及其相互作用。最后，就其中偏离健康的方面作出诊断并排出优先顺序。

2. 护理目标

护士以保存能量，恢复、维持和促进个体稳定性为护理原则，与患者及家属一起，共同制定护理目标及为达到这些目标所采取的干预措施，并设计预期护理结果。纽曼强调应用一级、二级、三级预防原则来规划和组织护理活动。

3. 护理结果

护士对干预效果进行评价并验证干预有效性。评价内容包括个体内、外及人际间压力源是否发生了变化，压力源本质及优先顺序是否改变，机体防御功能是否有所增强，压力反应症状是否得以缓解等。

二、奥伦自理理论

（一）内容

奥伦自理理论包括三个相关理论结构：自我护理结构、自理缺陷结构和护理系统结构。

1. 自我护理结构

自我护理是个体为维持自身的生命、健康和幸福所采取的一系列活动。自理是人类的本能，即从事自我照顾的能力。正常人都有自我照顾能力，其目的是保证自己的成长、维护身体的功能及完整性。个人的自我照顾能力和方法是在个人的成长过程中逐渐学会的，因此它受个体的年龄、生活经历、社会文化背景、健康及经济状况等因素的影响。护理所关心的是个体的自我照顾能力在特定时期是否能满足其自我照顾的需要，即自理需要。自理需要包括以下三个方面：

（1）普遍性的自理需要。也称日常生活需要，它是个体为了满足生存的基本需要所进行的一系列活动。主要包括六个方面：摄入足够的空气、水分及食物；维持良好的排泄功能；保持活动与休息的平衡；满足社会交往的需要；避免有害因素对机体的刺激；促进人的整体功能与发展的需要。

（2）发展性的自理需要。在生命发展过程中各阶段特定的自理需要以及在某种特殊情况下出现的新的需求。如怀孕期、儿童期、青春期、更年期的自理需要；失去至亲时的调整；对新工作的适应等。

（3）健康偏离性的自理需要。指个体发生疾病、遭受创伤及特殊病理变化，或在诊断治疗过程中产生的需要。

2. 自理缺陷结构

这是奥伦理论的核心部分，阐述了个体什么时候需要护理。奥伦认为，在某一特定的时间内，个体有特定的自理能力及治疗性自理需要。当这种护理需要大于自理能力时，个体就需要护理照顾。治疗性自理需要是指需要进行护理活动的自理需要。

3. 护理系统结构

为了说明患者的自理需要如何被满足，奥伦阐述了护理系统理论，并且指出护士应根据患者的自理需要和自理能力的不同而采取三种不同的护理系统：全补偿护理系统、部分补偿护理系统和支持－教育系统。

（1）全补偿护理系统。在此系统里，患者没有自理能力，需要护士进行全面帮助，以满足患者在氧气、水、营养、排泄、个人卫生、活动以及感官刺激等各方面的需要。它适用于昏迷患者、意识清醒但无法行动者（如高位截瘫）以及有一定行动能力但意识不清者（如重型颅脑损伤恢复期或智能低下者）。

（2）部分补偿护理系统。在此系统中，护士和患者共同承担患者的自理活动，在满足自理需要方面都能起到主要作用。它适用于手术后的患者，尽管这些患者能满足大部分自理需要，但仍需护士提供不同程度的帮助，如协助如厕、帮助更换敷料等。

（3）支持—教育系统。在此系统中，患者有能力执行或学习一些必需的自理方法，但必须在护士的帮助下完成，帮助的方法有支持、指导，提供促进发展的环境或教育患者提高自理能力。

（二）奥伦自理理论与护理实践的关系

奥伦的理论及其自理观念被广泛地应用在护理实践中。以奥伦理论为框架的护理工作方法分为以下三步：

（1）评估患者的自理能力和自理需要。护士可通过收集资料确定患者存在哪些方面的自理缺陷，什么原因引起的自理缺陷，评估患者的自理能力和自理需要，从而决定患者是否需要护理帮助。

（2）设计恰当的护理系统。根据患者的自理需要和自理能力，在全补偿护理系统、部分补偿护理系统和支持—教育系统中选择一个恰当的护理系统，并结合患者治疗性自理需求的内容，制定详细的护理计划，以达到恢复和促进健康、增进自理能力的目的。

（3）实施护理措施。根据护理计划提供恰当的护理措施，协调和帮助患者恢复和提高自理能力。

三、罗伊适应模式

（一）内容

罗伊适应模式的内容涉及五个基本要素，包括人、护理目标、护理活动、健康和环境，其中对人的概念进行了尤为深入系统的研究和阐述。

1. 人

罗伊认为，人作为护理的接受者，可以是个体，也可以是家庭、群体、社区或者社会人群。人是具有生物、心理和社会属性的有机整体，是一个适应系统。所谓适应系统，包含适应和系统两个方面。首先，人作为一个有生命的系统，处于不断与其环境互动的状态，在系统与环境间存在着信息、物质和能量的交换，是一种开放系统。其次，人与环境间的互动可以引起自身内在的或者外部的变化，而人在这变化的环境中必须保持完整性，因此每个人都需要适应。

刺激和人的适应水平构成适应系统的输入。刺激是指来自外界环境或人体内部的可以引起反应的一个信息、物质或能量单位。罗伊认为，刺激可分为三类：主要刺激、相关刺激和固有刺激。主要刺激是指当时面对的需要立即适应的刺激。相关刺激是指所有内在的或外部的对当时情景有影响的刺激。固有刺激是指那些可能引起机体反应但未得到证实的刺激。适应水平是指在一般情况下可实现适应性反应的刺激强度。适应水平因人而异，并受应对机制的影响而不断改变。人的行为是适应系统的输出。输出的行为包括内部行为和外部行为，这些行为都是可以被观察、测量并记录的。罗伊将输出分为适应性反应和无效反应。适应性反应可促进人的完整性，并使人得以生存、成长、繁衍、主宰及自我实现。无效反应则不能达到这些目的。

罗伊用应对机制来说明人这个适应系统的控制过程。她认为，有些应对机制是先天获得的，如对抗细菌入侵的白细胞防御系统，罗伊称其为生理调节器。而有些应对机制则是后天学习得到的，如应用消毒剂清洗伤口，罗伊称其为认知调节器。生理调节器通过神经—化学物质—内分泌途径来进行应答，而认知调节器则是通过感觉、加工、学习、判断和情感等复杂的过程来进行应答。为了维护人的完整性，生理调节器和认知调节器常需协调一致共同发挥作用。

生理调节器与认知调节器共同作用于四个适应层面或称效应器：生理功能、自我概念、角色功能及相互依赖。生理功能方面包括氧气、营养、排泄、活动与休息、皮肤完整性、感觉、体液、电解质与酸碱平衡、神经与内分泌功能等。自我概念方面涉及个人在特定时间内对自己的看法与感觉，包括躯体自我与个人自我两部分。角色功能方面描述个人在社会中所承担角色的履行情况。相互依赖方面陈述个人与其重要关系人及社会支持系统间的相互关系。通过对以上四个层面个体行为的观察，护士可识别个体所作出的反应是适应性反应还是无效反应。

2. 护理目标

罗伊认为，护理的目标是促进人在四个适应层面上的适应性反应。适应性反应是对健康有利的反应，它可使人得以生存、成长、繁衍、主宰及自我实现。

3. 护理活动

为了达到增进个体适应性反应的目标，护士可通过采取措施控制各种刺激，使刺激全部作用于个体的适应范围之内。同时也可通过扩展人的适应范围，增强个体对刺激的耐受能力，来促进适应性反应的发生。

4. 健康

罗伊认为，健康是个体成为一个完整和全面的人的状态和过程。人的完整性表现为有能力达到生存、成长、繁衍、主宰和自我实现。健康也是人的功能处于对刺激的持续适应状态，若个体能不断适应各种改变，即能保持健康，故可认为健康是适应的一种反映。

5. 环境

罗伊认为，环境是围绕并影响个人或群体发展与行为的所有情况、事件及因素。环境中包含主要刺激、相关刺激和固有刺激。

（二）罗伊适应模式与护理实践的关系

罗伊根据适应模式发展，将护理的工作方法分为六个步骤，包括一级评估、二级评估、护理诊断、制定目标、干预和评价。

1. 一级评估

一级评估是指收集与生理功能、自我概念、角色功能和相互依赖四个方面有关的行为，又称行为估计。通过一级评估，护士可确定患者的行为反应是适应性反应还是无效反应。

2. 二级评估

二级评估是对影响患者行为的三种刺激因素的评估，通过二级评估，可帮助护士明确引发患者无效反应的原因。

3. 护理诊断

护理诊断是对患者适应状态的陈述或诊断。护士通过一级和二级评估，可明确患者的无效反应及其原因，进而推断出护理问题或护理诊断。

4. 制定目标

目标是对患者经护理干预后应达到的行为结果的陈述。制定目标时，护士应注意一定以患者的行为反应为中心，尽可能与患者共同制定并尊重患者的选择，且制定可观察、可测量和可达到的目标。

5. 干预

干预是护理措施的制定和落实。罗伊认为，护理干预可通过改变或控制各种作用于适应系统的刺激，使其全部作用于个体适应范围内。控制刺激的方式有消除刺激、增强刺激、减弱刺激和改变刺激。干预也可着重于提高人的应对能力、扩大适应范围，使全部刺激能作用于适应范围以内，以促进适应反应。

6. 评价

在评价过程中，护士应将干预后患者的行为改变与目标行为相比较，确定护理目标是否达到，衡量其中的差距，找出未达到的原因，然后根据评价结果修订或调整计划。

四、佩皮劳人际关系模式

（一）内容

佩皮劳将人际关系（护患关系）分为认知期、确认期、开拓期、解决期四个连续的阶段。

1. 认识期

认识期是了解问题的时期，是护士和患者见面后互相认识的阶段。此时护士需要帮助患者认识所发生的问题，因而护士与患者及其家属在分析情境时的共同合作是极其重要的，只有这样才能一起认识、澄清和明确存在的问题，然后对所需要专业服务的方法作出初步计划。如护士可以直接与患者和家属合作提供服务，也可以介绍他们寻求其他部门（如心理学家或社会工作者）的协助。

患者与护士双方对互相给予或帮助的态度很重要，直接影响了在此阶段能否建立融洽的关系，尤其是护士应注意对患者的反应，因为护士的文化、信仰、教育背景、以往的经验以及预先形成的观念和期望都能在对患者的反应中起作用。

在本阶段开始，护士和患者是陌生的，但在本阶段结束时，双方已能齐心协力地辨别问题，相处得比较自然，并做好准备进入下一阶段。

2. 确认期

确认期是确定适当的专业性帮助的时期。在这一阶段，患者对能满足其需要者作出一定的反应，一般有以下三种不同情况：①独立自主，不依赖护士；②与护士分担，相互依赖；③被动地完全依赖护士。这常与上一阶段中护士与患者相处的态度有关。在这一阶段双方需要有更多的理解，才有利于患者作出适当的选择。要使患者通过适当的调整，开始具有归属感，对如何处理问题心中有数而乐于接受帮助。

3. 开拓期

此期患者可以得到根据其需要和利益的所有可能的服务。患者也会逐渐意识到从提供的服务中取得帮助就能使情况好转，并对学习为了达到目标应有的适当行为显示出自动性。他可能主动对自我照顾发生兴趣，开始参与自我照顾，并通过自我决定，逐渐建立自我责任感，向着自信和独立进行调整。有些患者在此期间可能会出现一些反复，或提出一些难以接受的要求，护士应使用沟通技巧，了解引起这些行为的原因，并创造一种和谐的氛围，鼓励患者认识问题，引导他们发挥自己的潜在力量，迎接挑战，朝向最佳健康状态努力，从而进入最后的解决阶段。

4. 解决期

此期患者的需要已经在护士和患者的共同努力下得到满足，因而他们之间的治疗性关系可以结束。应注意的是，此时患者不只是躯体上已经基本康复，心理上也应表现出良好的情绪，具备能独立处理问题的能力。

在整个过程中，这些阶段之间可能出现部分重叠和互相关联，尤其是确认期和开拓期。

（二）佩皮劳人际关系模式与护理实践的关系

佩皮劳人际关系模式为护理实践开辟了新的方向，佩皮劳带来了“一种新思维，一种新方法，一种以理论为基础的，并指导护理实践的，有利于患者的治疗性工作”。

佩皮劳将重点放在护患关系上，要求在建立护患关系的整个过程中，贯穿和谐的、互相理解的、互相尊重的氛围，才可更广泛地理解患者的问题并提出切实可行的方法，双方才可得到满足和成长的体验。

佩皮劳的核心思想是人际关系，其基本理论是互动，这是理解护患关系的独特见解，是当今护理中不可缺少的内容，也是我国护理事业中亟待提高的环节。它为护理的临床实践、理论和研究作出了贡献，增加了护理的知识基础。

第四节　护理医疗服务

一、医院

医院是广大民众或社会特定人群进行防病治病的场所，也是为其提供诊治和护理服务的医疗卫生机构。它以一定数量的病床与配套设施、医疗设备和相应的工作人员为基础，由医务人员运用医学科学理论和技术，通过集体协作，对住院或门诊患者实施诊治与护理服务。

（一）种类

医院按不同划分条件进行分类，可划分为各种类型。

1. 按收治患者范围分类

可分为综合医院和专科医院。

综合医院是设有一定数量的病床，分内、外、妇、儿、眼、耳鼻喉等各种专科及药剂、检验、放射等医技部门和相应人员、设备的医疗服务机构。

专科医院是防治专科疾病而设置的医院，如传染病医院、结核病防治院、精神病防治院、妇产科医院、口腔医院、肿瘤医院、康复医院等。

专科医院与综合医院有互补作用。

2. 按特定任务分类

如军队医院、企业医院和医学院校附属医院等。

3. 按所有制分类

如全民所有制医院、集体所有制医院、个体所有制医院和中外合资医院等。

4. 按经营目的分类

分为非营利性医院和营利性医院。我国绝大部分现有医院为公有制，为全民所有和集体所有，其主体属于非营利性医院。随着公立医院产权制度改革的不断探索，股份制、股份合作制、中外合资合作、“一院两制”等不同产权形式的医院逐步产生，这些医院属于营利性医院。医疗的非营利性和营利性与“公立”和“私立”不是对应关系，而是一种不同于所有制区分的分类管理体制。

当发生重大灾害、事故、疫情等特殊情况时，各类医疗机构均有义务执行政府指令性任务。

5. 按分级管理分类

目前，我国医院实行标准化管理，实施分级管理。根据医院不同的任务和功能，不同的技术质量水平和管理水平、设施条件，将医院划分为三级（一、二、三级）十等（每级医院分甲、乙、丙等和三级医院增设特等）。

一级医院：是直接向具有一定人口（≤10 万）的社区提供医疗、预防、保健和康复服务的基层医疗卫生机构。一级医院是提供社区初级卫生保健的主要机构。如农村乡镇卫生院、城市街道医院、地市级的区医院和某些企事业单位的职工医院，是我国三级医疗网络的基础。

二级医院：是向多个社区（其半径人口在 10 万以上）提供全面连续的医疗、护理、预防保健、康复服务的医疗卫生机构，能与医疗相结合开展教学、科研工作及指导基层卫生机构开展工作。如一般市、县医院和直辖市的区级医院。

三级医院：是指国家高层次的医疗卫生服务机构，是省（自治区、直辖市）或全国的医疗、预防、教学和科研相结合的技术中心，直接提供全面连续的医疗护理、预防保健、康复服务和高水平的专科服务。指导一、二级医院业务工作和相互合作，如省、市级大医院和医学院校的附属医院。

近年来，随着医疗体制改革的推进，各级各类医院已打破原有的特定服务对象和地区界限，扩大服务范围，充分利用卫生资源，为社区人群服务。

（二）任务

医院的任务是以医疗工作为中心，在提高医疗质量的基础上，保证教学和科研任务的完成，并不断提高教学质量和科研水平。同时做好积极预防、指导基层和计划生育的技术工作。

1. 医疗

医疗工作是医院的主要任务。它以诊治和护理两大业务为主体，并与医院医技部门密切配合，形成医疗整体，为患者服务。

2. 教学

教学是医院的普遍功能。医学生在经过学校教育后，必须进行临床实践教育和实习阶段。毕业后的在职人员也需不断接受继续教育，更新知识和加强技术训练。医院是进行医学临床教育的重要场所。医学教育的比重，应根据医院的性质和任务作出安排。

3. 科学研究

医院是医疗实践的场所，许多临床上的问题是科学研究的课题。通过科学研究可解决医疗护理中的难题，一方面为临床实践提供新方法、新手段、新技术，将科研成果转化为生产力，推动医学事业的发展；另一方面，这些科研成果也将不断充实教学内容，促进医疗教学发展。

4. 预防和社区卫生服务

各级医院不仅承担着诊治患者的任务，而且具有预防保健和社区卫生服务的任务。如开展社区和家庭卫生服务、健康教育、健康咨询、妇幼保健指导、疾病普查工作等。

（三）组织机构

不同级别的医院所承担的社会职能和服务功能有所不同，但医院的机构设置基本类同，均按中华人民共和国国家卫生健康委员会统一颁布的组织编制原则规定设置。

1. 医院行政管理组织机构

医院行政管理组织一般包括院长办公室、诊疗部门、预防保健部门和行政部门。一级医院院长办公室可设人事、保卫、文秘、档案等岗位；行政部门可设财务组、总务组。二级医院和三级医院可设院长办公室、门诊部、护理部、医务科（处）、科教科（处）、设备科、信息科、预防保健科、人事科（处）、保卫科（处）、财务科（处）、总务科（处）、膳食科等。

2. 医院业务组织机构

医院业务组织机构主要是指临床业务组织和医技组织两个机构。由于各级医院的规模、任务不同，医院的机构设置亦不相同。一级医院中业务组织和临床科室的开设数量，可根据本院的专业特色、人才情况而增减。二、三级医院中由护理部和医教科（处）对临床各科室做好协同调配管理，护理部主要承担医院的护理管理工作。

二、社区卫生服务

（一）概念

1. 社区

社区是一个有代表性的社会单元，人口数大约在 10 万 ~ 30 万之间，面积在 5 000 ~ 50 000 平方公里。社区是指一定地域内具有某些共同特征的人群在社会生活中所形成的共同体。

2. 社区服务

社区服务是指一个社区为满足其成员的物质生活与精神生活需要而进行的社会性福利活动，社区服务的内容十分广泛。在不同的社区条件下，它的具体内容和项目可以各不相同。目前，我国城镇已形成了一个较为完整的社区服务体系，大体包括：老年人服务、残疾人服务、婴幼儿服务、青少年服务、拥军优属服务、社会救助服务、文化娱乐服务、便民生活服务、民俗改革服务、精神卫生服务和社区卫生服务等 11 项服务内容。其中社区卫生服务贯穿于整个社区服务之中，是社区服务发展的重要内容。

3. 社区卫生服务

社区卫生服务是指社区内的卫生机构及相关部门根据社区内存在的主要卫生问题，合理使用社区的资源和适宜技术，主动为社区居民提供的基本卫生服务。社区卫生服务以人群健康为中心、以家庭为单位、以社区为范围、以需求为导向，以妇女、儿童、老年人、慢性病患者、残疾人等为重点，以解决社区主要卫生问题和满足基本卫生服务需求为目的，融预防、医疗、保健、康复、健康教育、计划生育技术服务等为一体，是一种有效、经济、方便、综合、连续的基层卫生服务。

（二）原则

1. 坚持为人民服务的宗旨

社区卫生服务以为人民服务为宗旨，以方便群众获得基本的医疗预防保健服务和提高人民健康水平为目的。

2. 坚持把社会效益放在首位的原则

社区卫生服务要把社会效益放在第一位。要充分考虑群众的需要和切身利益，防止片面追求经济收益而忽视社会效益的倾向。

3. 坚持以社区人群需求为导向的原则

了解社区居民卫生服务的需求信息，改善服务态度，改革服务模式，提高服务质量，不断满足人民群众日益增长的多层次、多方面的卫生保健服务需求。

4. 坚持因地制宜、量力而行的原则

社区卫生服务的组织机构、服务内容、保障水平、服务价格等要与社会经济发展水平和群众的承受能力相适应，要尊重客观实际，结合具体情况开展适宜的服务。

5. 坚持执行结构调整政策的原则

要明确发展社区卫生服务是对现有卫生服务体系的结构性调整，重点在于转变服务观念和服务模式，充分利用现有的社区卫生资源，避免低水平重复建设和卫生资源的浪费。

（三）服务网络

社区卫生服务主要由全科医生、社区护士和其他社区工作者组成。全科医生和社区护士是社区卫生服务的组织者和管理者，其主要职责是视社区成员群体为一个整体，提供促进健康、维护健康、健康教育，管理、协调和连续性照顾，直接对社区内个体、家庭和群体进行护理，以达到促进社区健康的目的。

社区卫生服务机构的设置主要以原有的基层医院（一级医院），如街道、乡镇卫生院等通过转变服务方式、调整服务功能进行合理改造。社区卫生服务中心作为初级卫生保健网的枢纽，与社区卫生服务站及上级综合性医院（二、三级医院）间建立双向转诊关系，通过双向转诊服务，合理分流患者。

按照社区卫生服务的需要，一级医院开展医疗、预防、保健、康复、健康教育、计划生育技术服务等工作；组织和鼓励医护人员走出院门，深入社区和家庭，提供综合性卫生服务，积极探索全科门诊服务；承担规定的医疗、预防、保健、康复、健康教育和计划生育技术服务与指导任务。二、三级医院以加强社区卫生服务的技术指导为重点，并积极探索医院与社区卫生服务机构之间双向转诊关系的合理机制。

（四）工作内容及特点

1. 工作内容

社区卫生服务以预防、保护和促进健康三个方面为主要内容。预防，主要是如何防止疾病或伤害的发生，如早期对健康人群的体检，或对某些疾病提供康复措施。保护，主要是保护群众免受环境中有害物质的侵袭，如设无烟区，对食品卫生的规范管理。促进健康，主要是安排有益健康的活动，让社区成员参与，如健身操、饮食营养指导、良好卫生习惯宣教等。

2. 特点

（1）广泛性。社区卫生服务的对象是社区全体居民，包括各类人群，即健康人群、高危人群、患者群、妇女、儿童及老年人等。

（2）综合性。针对各类不同的人群，社区卫生服务的内容由预防、保健、医疗、康复、健康教育、计划生育技术服务等综合而成，并涉及与健康相关的生物、心理、社会各个层面。

（3）连续性。社区卫生服务贯穿于生命的始终，覆盖生命的各个周期以及疾病发生、发展的全过程。根据生命各周期及疾病各阶段的特点及需求，提供具有针对性的服务。

（4）实用性。社区卫生服务以满足服务对象的各种需求为宗旨，因此其服务内容、价格、时间、地点都必须考虑实用性，以确保社区居民享受社区卫生服务，从而真正达到促进和维护社区居民健康的目的。

第二章　基础护理技术

第一节　体温的观察与护理

体温（body temperature）是机体在下丘脑体温调节中枢的作用下，体内产热与散热保持动态平衡的结果。体表温度指身体表层的温度，可受环境温度和衣着情况影响；体核温度指身体内部（胸腔、腹腔和中枢神经）的温度，其特点是相对稳定且较体表温度高。

一、正常体温及生理变化

（一）体温的产生与生理调节

1. 体温的产生

体温是物质代谢的产物，是人体新陈代谢和骨骼肌运动过程中不断产生热能的结果。保持相对恒定的体温是保证机体新陈代谢和正常生命活动的重要条件。

2. 体温的生理调节

体温调节包括生理（自主）体温调节和行为体温调节两种方式。生理体温调节在下丘脑的体温调节中枢控制下随机体内外环境温度刺激，通过一系列生理反应调节机体的产热和散热，将体温维持在一个调定点，约 37℃。行为体温调节是人类有意识的行为活动，通过机体在不同环境中的姿势和行为改变而达到调节体温的目的。

3. 散热方式

皮肤是最主要的散热部位。人体的散热方式有辐射、传导、对流和蒸发四种。

（1）辐射：指热量由一个物体表面通过电磁波的形式传到另一个与它不接触的物体表面的一种方式。是人体安静状态下处于低温环境中的主要散热方式。

（2）传导：指人体将热量直接传递给与之接触的温度较低的物体的一种散

热方式。传导量的多少与物体接触面积、温差大小及导热性有关。由于水的导热性好，临床上常采用冰袋、冰帽、冰水湿敷的方式为高热患者降温。

（3）对流：是传导散热的一种特殊形式。只通过气体或液体流动来交换热量的一种方式。

（4）蒸发：利用水分从体表气化，是吸收体热的一种散热方式。蒸发散热有不感蒸发（不显汗）、发汗两种形式。根据蒸发原理，临床上常用温水拭浴、乙醇拭浴给高热患者降温。

当外界温度低于人体皮肤温度时，机体通过辐射、传导、对流等方式散热；当外界温度高于人体皮肤温度时，蒸发就成为人体唯一的散热方式。

（二）体温的生理变化

1. 正常体温

临床上以测量口腔、直肠、腋窝等处的温度来代表体温，各部位所测得的体温值不一样，其中以直肠温度最接近人体深部温度。

2. 生理变化

体温并非固定不变，可受昼夜、年龄、性别、活动、药物等因素影响而发生变化，但其变化范围很小，一般不超过 0.5 ~ 1℃。

（1）昼夜变化：正常人体温一般凌晨 2 ~ 6 时最低，下午 2 ~ 8 时最高。这种昼夜的节律波动与下丘脑的生物钟功能有关，是由内在生物节律决定的。

（2）年龄：不同年龄的个体因基础代谢水平不同，体温也有所不同。儿童、青少年体温高于成人，而老人的体温略低于成人。新生儿尤其是早产儿，由于体温调节功能尚未发育完善，其体温极易受环境温度的影响而变化。

（3）性别：同年龄且体型相似的男女相比，女性体温略高于男性（约 0.3℃），可能与女性皮下脂肪层较厚、散热减少有关。并且女性的基础体温随月经周期出现规律性变化，即排卵后体温上升，月经来潮后逐渐下降，排卵日最低，这与体内孕激素的周期性分泌有关，因为孕激素有升高体温作用。

（4）活动：剧烈活动可使骨骼肌收缩，产热增加，体温升高。

（5）药物：药物可改变体温调节中枢的调定点。例如，麻醉药可抑制体温调节中枢并能扩张血管，增加散热，降低机体对寒冷环境的适应能力。因此，手术患者在术中、术后应注意保暖。

（6）其他：情绪激动、精神紧张、环境温度、进食等都会影响机体温度，在测量时应加以考虑。

二、异常体温的评估及护理

（一）体温过高

体温过高（hyperthermia）又称发热，指由任何原因引起的下丘脑体温调节中枢调定点上移，产热增加而散热减少，导致体温升高超过正常范围。发热是临床常见的症状，根据致热源的性质和来源，发热可分为感染性发热和非感染性发热，以感染性发热最为多见。

1. 临床分度

发热可分为四度，由低到高依次分为低热、中等热、高热和超高热。

2. 发热过程及症状

一般发热过程分为三期，即体温上升期、高热持续期和退热期。

（1）体温上升期：机体产热增加，散热减少，产热大于散热，体温升高。主要表现为畏寒、疲乏无力、皮肤苍白、干燥无汗，有时伴寒战。体温上升方式有骤升和渐升两种。骤升指体温在数小时内升至高峰，见于疟疾、肺炎球菌肺炎等；渐升指体温逐渐上升，数日内达高峰，见于伤寒等。

（2）高热持续期：机体产热和散热在较高水平趋于平衡。主要表现为面色潮红、皮肤灼热、口唇干燥、呼吸和脉搏加快、食欲减退、软弱无力，小儿易出现惊厥。

（3）退热期：机体散热增加而产热趋于平衡，散热大于产热，体温恢复至正常。主要表现为出汗、皮肤潮湿和皮肤温度下降。体温下降方式有骤退和渐退两种。骤退是指体温在数小时内降至正常，骤退者由于大量出汗，体液大量丧失，易出现血压下降、四肢厥冷、脉搏细速等虚弱或休克现象，护理时应加强观察。渐退是指体温在数天内降至正常。

3. 常见热型

将体温绘制在体温单上，并按时间先后顺序相连接，就构成了体温曲线。

各种体温曲线的形态称热型（fever type），不同热型常提示不同疾病。常见热型有稽留热、弛张热、间歇热和不规则热。

4. 高热患者的护理

（1）加强病情观察：高热患者每 4h 测量一次体温并记录，体温恢复正常 3

天后改为每天测量 2 次，同时观察面色、脉搏、呼吸、血压，以及头痛、出汗等伴随症状，判断热程、热型及治疗效果等。小儿高热时易出现惊厥，应密切观察，如有异常应及时报告医生。

（2）降温：在去除致热原因的同时，酌情使用物理或药物降温。体温超过 39℃时，可采用冰袋冷敷头部；体温超过 39.5℃时，可采用乙醇拭浴、温水拭浴或大动脉冷敷。药物降温遵医嘱执行，但要防止退热时大量出汗发生虚脱或休克。采用降温措施 30min 后应复测体温一次，并做好记录和交班。

（3）补充营养和水分：给予高热量、高蛋白、高维生素、易消化的流质或半流质饮食，并少量多餐，以补充高热的消耗，提高机体抵抗力。鼓励患者多饮水，每日饮水 2500 ~ 3000mL，以补充消耗的大量水分，并促进毒素和代谢产物的排出。对不能进食或进食少者可按医嘱给予静脉输液或鼻饲，以补充水分、电解质和营养物质。

（4）保持清洁和舒适，预防并发症：①酌情增减衣被：体温上升期，当患者出现寒战反应时应增加衣着或盖被，注意保暖，必要时可饮热饮料。高热持续期和退热期适量减少衣被，以利散热。②休息：高热患者应卧床休息。注意环境安静，温度适宜，空气清新。③口腔护理：高热患者口腔自洁能力下降，应在清晨、餐后及睡前协助患者漱口，保持口腔清洁。口唇干裂者涂润滑油保护，防止口腔感染。④皮肤护理：退热过程中往往大量出汗，应及时擦干汗液，必要时更换衣被，以保持皮肤清洁、干燥，防止着凉。对长期高热患者应做好压疮的预防工作。

（5）安全护理：高热时患者可有躁动不安、谵妄等，应防止患者坠床、舌咬伤，必要时使用保护工具。

（6）心理护理：护士应观察发热各阶段患者的心理状态，对体温变化及伴随症状给予合理解释，缓解其紧张、焦虑心理。

（7）健康教育：教会患者及其家属测量体温、物理降温等方法，增强自我护理的能力。

（二）体温过低

由于各种原因引起机体产热减少、散热增加，导致体温低于 35℃，称体温过低（hypothermia）。

1. 原因

（1）产热减少：见于重度营养不良、甲状腺功能低下、断食、极度衰竭等。

（2）散热过多：暴露于低温环境时间过长，在寒冷环境中大量饮酒，使血管过度扩张，导致热量散失。

（3）体温调节中枢受损：中枢神经系统功能不良如颅脑外伤、脊髓受损；重症疾病如败血症、大出血；药物中毒如麻醉药。

2. 临床分度

（1）轻度：32 ~ 35℃。

（2）中度：30 ~ 32℃。

（3）重度：< 30℃，瞳孔散大，对光反射消失。

（4）致死温度：23 ~ 25℃。

3. 临床表现

皮肤苍白，口唇及耳垂呈紫色，四肢麻木，呼吸减慢，血压降低，脉搏细弱，感觉及反应迟钝甚至昏迷。

4. 护理措施

（1）祛除病因，注意保暖：调节室温以 24 ~ 26℃为宜，或加盖衣被，给予热水袋、电热毯等保暖措施；新生儿置温箱中。

（2）加强监测：每小时测体温一次，直至体温恢复正常并稳定，同时注意血压、脉搏、呼吸的变化。

（3）心理护理：体温过低患者一般反应迟缓，不愿说话，应与患者多接触，及时了解患者的情绪变化，给予适当护理，同时加强健康教育。

（4）健康教育：教会患者避免导致体温过低的因素，如营养不良、穿着过少、供暖设备不足等。

三、体温计及体温测量

（一）体温计的种类及构造

体温计有水银体温计、电子体温计、可弃式体温计等。

1. 水银体温计

又称玻璃体温计，是我国最常用的体温计，有口表、腋表、肛表之分，由装有水银的真空毛细玻璃管制成，外标有刻度。利用水银遇热膨胀的原理在刻度上反映体温，在毛细管和水银槽之间有一凹陷，可使水银柱遇冷时不致下降，便于读数。口表和肛表的玻璃管呈三棱柱状，腋表呈扁平状。口表和腋表的水银槽较细长，有助于扩大支撑面，而肛表头端则较短粗，防止折断或损伤黏膜。

摄氏体温计的刻度范围为35 ~ 42℃，每小格0.1℃，在0.5℃和1℃处刻度线较粗且略长，在37℃刻度处则以红色表示，以示醒目。

2. 电子体温计

采用电子感温探头来测量体温，测得的结果直接由数字显示，读数直观，使用方便。电子体温计分为医院用电子体温计和个人用电子体温计两种。医院用电子体温计使用时将探头放入外套内，外套使用后按一次性用物处理，以防止交叉感染。个人用电子体温计形状如钢笔，携带方便。测量时开启电源键，体温计自动校准，显示屏上出现“L℃”符号，然后将探头置于测温部位，当电子蜂鸣器发出声音后，再持续3s，即可读取所显示的体温值。

3. 可弃式体温计

为一次性使用的体温计，其构造为一个含有对热敏感的化学指示点薄片，当体温计受热后，化学指示点从白色变为绿色或蓝色，即为测得的体温值，可测口温或腋温。

（二）体温计的消毒与检查

1. 体温计的消毒

（1）水银体温计的消毒：将使用后的体温计放入盛有消毒液的容器中浸泡（肛表需要先用卫生纸或消毒纱布擦净），5min后取出，清水冲洗、擦干后用离心机甩至35℃以下（人工甩表时注意站在空旷处，勿触及他物，手腕用力），再放入另一消毒液容器内浸泡30min，用凉开水冲洗干净，消毒纱布擦干，存放于清洁盒内备用。口表、肛表、腋表应分别消毒、冲洗、存放；消毒液每日更换1次，离心机、容器每周消毒1次。

（2）电子体温计的消毒：只需消毒电子感温探头部分，根据材料的性质选择不同的消毒方法，如熏蒸、浸泡等。

2. 体温计的检查

为保证测量的准确性，应定期检查体温计。方法是将全部体温计的水银柱甩至35℃以下，于同一时间放入已测好的40℃以下的温水中，3min后取出检查。凡误差在0.2℃以上、玻璃管有裂痕、水银柱自动下降者，不能再使用此体温计。

（三）体温测量

1. 目的

（1）判断体温有无异常。

（2）动态监测体温变化，分析热型及伴随症状。

（3）协助诊断，为治疗、护理提供依据。

2. 评估

（1）患者的年龄、意识、病情、治疗情况及合作程度。

（2）测温部位皮肤黏膜状况。

3. 计划

（1）护士准备：衣帽整洁，洗手，戴口罩。

（2）患者准备：测温前 30min 内若有进食、洗澡、运动、灌肠、冷热疗等，应休息 30min 后再测量。

（3）用物准备：容器 2 个（1 个清洁容器盛放已消毒的体温计，1 个盛放测温后的体温计）、含消毒液纱布、记录本、笔、带有秒针的表。若测肛温，需另备润滑油、棉签、卫生纸。

（4）环境准备：室内光线充足，温度适宜。

4. 评价

（1）操作方法正确，测量结果准确。

（2）沟通有效，患者能主动配合。

（3）患者及其家属学会测量体温的方法，并掌握异常体温的护理要点。

5. 健康教育

（1）向患者及其家属讲解测量体温的重要性及影响体温的因素，以保证测量结果的准确性。

（2）介绍体温的正常范围及测量过程中的注意事项。

（3）指导患者学会正确测量体温，提供异常体温的护理，增强自我护理能力。

6. 其他注意事项

（1）测体温前应清点体温计数目，并检查体温计是否完好，水银柱是否在 35℃以下。切忌将体温计放入热水中清洗或放在沸水中煮，以防爆裂。

（2）测口温时，若患者不慎咬碎体温计，首先应及时清除玻璃碎屑，以免损伤唇、舌、口腔、食管及胃肠道的黏膜；其次口服蛋清或牛奶以减缓水银的吸收；最后，在病情许可的情况下，可进食大量粗纤维食物（如韭菜、芹菜等），以加速水银的排出。

（3）新入院患者每日测体温 4 次，连续测 3 天，3 天后体温正常者改为每日测量 2 次。手术患者在术前晚和手术日的早晨需测体温，术后连续 3 天每日测量 4 次，体温正常后改为每日测量 2 次。

（4）凡是为婴幼儿、昏迷、危重患者及精神异常者测体温时，应有专人看护，以免发生意外。

第二节 脉搏的观察与护理

在每个心动周期中，由于心脏的收缩和舒张，动脉内的压力和容积会发生周期性的变化，由此引起动脉管壁有节律的搏动，称动脉脉搏，简称脉搏（pulse）。

一、脉搏的产生及生理变化

（一）脉搏的产生

脉搏的产生主要有心脏的舒缩和动脉管壁的弹性这两个因素。心脏窦房结的自律细胞产生兴奋冲动，传至心脏各部，使心脏收缩。当心脏收缩时，左心室将血泵入主动脉，主动脉内压力骤然升高，动脉管壁随之扩张；当心脏舒张时，动脉管壁弹性回缩。动脉管壁随着心脏的舒缩而出现周期性的起伏波动，即形成了脉搏。

（二）正常脉搏及生理变化

1. 脉率（pulse rate）

即每分钟脉搏搏动的次数（频率），正常情况下，脉率等于心率。正常成人在安静状态下的脉率为 60 ~ 100 次 /min。脉率受许多因素影响而波动。

（1）年龄：年龄越小，脉搏跳动越快。新生儿可达 130 ~ 140 次 /min，随着年龄的增长逐渐减慢，到老年时又稍加快。

（2）性别：女性比同龄男性稍快，每 min 约相差 5 次。

（3）活动及情绪：运动、兴奋、恐惧时脉搏增快，休息、睡眠时则减慢。

（4）饮食、药物：进食、使用兴奋剂、饮浓茶或咖啡可使脉搏增快；禁食、使用镇静剂或洋地黄药物后可减慢。

（5）体型：身材瘦高者比同龄身材矮胖者慢。

2. 脉律（pulse rhythm）

即脉搏的节律性。正常脉搏搏动均匀规则，间隔时间相等。但正常小儿、青年或自主神经功能紊乱者会发生与呼吸周期有关的窦性心律不齐，表现为吸气时增快，呼气时减慢。

3. 脉搏的强弱

即血流冲击血管的力量大小程度。正常情况下每搏强弱相同。

4. 动脉壁的情况

触诊正常动脉管壁光滑、柔软，富有弹性。

二、异常脉搏的评估及护理

（一）异常脉搏的评估

1. 频率异常

（1）速脉：指成人在安静状态下脉率超过 100 次 /min，亦称心动过速。常见于发热、甲状腺功能亢进、贫血、心力衰竭等患者。一般体温每升高 1℃，成人脉率约增加 10 次 /min，儿童约增加 15 次 /min。

（2）缓脉：指成人脉率少于 60 次 /min，亦称心动过缓。常见于颅内压增高、房室传导阻滞、甲状腺功能减退等患者。正常人如运动员也可有生理性窦性心动过缓。

2. 节律异常

（1）间歇脉：指在一系列正常规则的脉搏中，出现一次提前而较弱的脉搏，其后有一次较正常延长的间歇（代偿间歇），称间歇脉。每隔一个或两个正常搏动后出现一次期前收缩，前者称二联律，后者称三联律。常见于各种器质性心脏病。

（2）脉搏短细：指在同一单位时间内脉率少于心率，又称细脉。表现为心律完全不规则，心率快慢不一，心音强弱不等，常见于心房纤颤患者。发生机制是由于心肌收缩力强弱不等，有些排血量少的搏动可产生心音，但不能引起周围血管的搏动，故而脉率低于心率。

3. 强弱异常

（1）洪脉：当心输出量增加，脉搏充盈度好或脉压较大时，脉搏强大而有力称洪脉。见于高热、甲状腺功能亢进、主动脉瓣关闭不全等患者。

（2）丝脉：当心输出量减少，动脉充盈度降低时，脉搏细弱无力，扪之如细丝，称丝脉，亦称细脉。见于大出血、休克、主动脉瓣狭窄及全身衰竭的患者。

（3）水冲脉：脉搏骤起骤落，有如洪水冲涌，急促有力，故名水冲脉。触诊时，将患者手臂抬高过头并紧握其手腕背面，可明显感到急促有力的冲击。多见于甲状腺功能亢进、主动脉瓣关闭不全等患者。

（4）交替脉：脉搏节律正常而强弱交替出现，称交替脉。主要是由于心室收缩强弱交替出现，是心肌损害的一种表现。见于高血压性心脏病、急性心肌梗死、主动脉瓣关闭不全等患者。

（5）奇脉：在平静吸气时脉搏明显减弱甚至消失，而在呼气终末时增强，此现象称奇脉。常见于心包积液、缩窄性心包炎患者，是心包填塞的重要体征之一。

4. 动脉壁异常

早期动脉硬化，表现为动脉壁变硬，失去弹性，呈条索状；严重时则迂曲和呈结节状，诊脉时犹如按在琴弦上。

（二）异常脉搏的护理

1. 严密观察病情，观察脉搏的频率、节律、强弱等；观察药效及不良反应；对安置起搏器的患者做好相应护理。

2. 休息与活动适当卧床休息，减少心肌耗氧，必要时给予氧疗。

3. 备好急救物品、抗心律失常药及除颤仪。

4. 加强心理护理并做好健康教育，以稳定患者情绪，缓解紧张、焦虑、恐惧心理。指导患者戒烟限酒，进清淡、易消化的食物，勿用力排便；教患者学会自我监测脉搏及观察药物的不良反应。

三、脉搏测量

1. 目的

（1）判断脉搏有无异常。

（2）通过观察脉搏间接了解心脏状况。

（3）协助诊断，为预防、治疗、康复、护理提供依据。

2. 评估

（1）患者的年龄、意识、病情、心理状态及合作程度。

（2）患者测脉搏部位肢体活动度及皮肤完整性。

3. 计划

（1）护士准备：衣帽整洁，洗手，戴口罩。

（2）患者准备：测量前如有剧烈活动、情绪波动，则应休息 30min 后再测量。

（3）用物准备：带有秒针的表、记录本、笔，必要时备听诊器。

（4）环境准备：室温适宜，光线充足，环境安静。

4. 评价

（1）操作方法正确，测量结果准确。

（2）沟通有效，患者能主动配合。

5. 健康教育

（1）向患者及其家属讲解测量脉搏的重要性及正确测量方法，学会自我护理。

（2）介绍脉搏的正常范围及测量过程中的注意事项。

6. 其他注意事项

当脉搏细弱触摸不清时，应用听诊器测心率 1min 代替触诊。

第三节　呼吸的观察与护理

呼吸（respiration）指机体在新陈代谢过程中，不断地从外界环境中摄取氧气，并排出代谢产物二氧化碳，以实现机体与外界环境之间气体交换的过程。呼吸是维持机体新陈代谢和生命活动所必需的基本生理过程之一。

完整的呼吸过程由三个相互关联且同时进行的环节构成，即外呼吸（又称肺呼吸，包括肺通气和肺换气）、气体在血液中的运输和内呼吸（也称组织呼吸）。通常所说的呼吸指外呼吸。正常呼吸受神经和体液等多重因素的调节，如呼吸中枢调节、反射性调节和化学性调节。

一、正常呼吸及生理变化

（一）正常呼吸

正常成人安静状态下的呼吸频率为 16 ~ 20 次 / 分，节律规则，呼吸运动均匀无声且不费力。呼吸与脉搏的比例为 1 ∶ 4。男性和儿童以腹式呼吸为主，女性以胸式呼吸为主。

（二）生理变化

1. 年龄

年龄越小，呼吸频率越快，新生儿可达 40 次 / 分。

2. 性别

同龄女性呼吸频率稍快于男性。

3. 活动

剧烈运动后呼吸明显增快；休息和睡眠时减慢。

4. 情绪

紧张、恐惧、愤怒、悲伤、害怕等强烈的情绪变化，可刺激呼吸中枢引起呼吸加快或屏气。

5. 其他

疼痛、环境温度升高、海拔增高等因素也可使呼吸加快。

二、异常呼吸的评估及护理

（一）异常呼吸的评估

1. 频率异常

（1）呼吸增快：指成人在安静状态下的呼吸频率超过 24 次 / 分，又称呼吸过速或气促。多见于发热、贫血、疼痛、缺氧、甲状腺功能亢进等患者。一般体温每升高 1℃，呼吸频率约增加 4 次 / 分。

（2）呼吸减慢：指成人的呼吸频率低于 10 次 / 分，又称呼吸过缓。多见于颅内压增高、巴比妥类药物中毒等。

2. 节律异常

（1）潮式呼吸：又称陈 – 施呼吸（Cheyne-Stoke respiration），是一种呼吸由浅慢逐渐变为深快，然后再由深快转为浅慢，再经一段呼吸暂停（5 ~ 30s）后，又开始重复以上过程的周期性变化，其形态如潮水涨落，故称潮式呼吸。其周期可长达 0.5 ~ 2min，常见于脑炎、脑膜炎、尿毒症、巴比妥类药物中毒者。其发生机制是由于呼吸中枢的兴奋性降低，血液中正常浓度的二氧化碳不能引起呼吸兴奋。只有当缺氧严重，二氧化碳积聚到一定程度，才能通过颈动脉体和主动脉弓的化学感受器反射性地刺激呼吸中枢引起呼吸。当积聚的二氧化碳呼出后，呼吸中枢又失去有效的兴奋，呼吸再次减弱而暂停，从而形成周期性变化。

（2）间断呼吸：又称比奥呼吸（Biot respiration），表现为呼吸和呼吸暂停交替出现。其特点是有规律地呼吸几次后，突然呼吸停止，间隔 10 ~ 60s 又开始呼吸，如此反复进行。其产生机制同潮式呼吸，但比潮式呼吸更为严重，常在临终时发生。

3. 深浅度异常

（1）深度呼吸：又称库斯莫呼吸（Kussmaul respiration），是一种深而规则的大呼吸。见于糖尿病酮症酸中毒及尿毒症酸中毒等。

（2）浅快呼吸：呼吸浅而不规则，有时呈叹息样。见于呼吸肌麻痹，也可见于濒死的患者。

4. 声音异常

（1）鼾声呼吸：呼吸时发出粗大的鼾声，常因气管或支气管内有较多分泌物蓄积所致。多见于昏迷患者。

（2）蝉鸣样呼吸：吸气时产生的一种高调似蝉鸣样的音响。多见于喉头异物、喉头水肿及喉痉挛患者。

5. 呼吸困难

指患者自感空气不足、呼吸费力，可出现鼻翼扇动、端坐呼吸、辅助呼吸肌参与呼吸活动，造成呼吸频率、节律和深浅度的改变。临床上可分为：

（1）吸气性呼吸困难：其特点是吸气困难、吸气时间明显长于呼气，出现三凹征（胸骨上窝、锁骨上窝和肋间隙在吸气时凹陷），由上呼吸道部分梗阻、气体进入不畅，吸气时呼吸肌收缩，肺内负压极度增高所致。常见于气管、喉头异物或喉头水肿等患者。

（2）呼气性呼吸困难：其特点是呼气费力，呼气时间延长，由下呼吸道部分梗阻，气体呼出不畅所致。常见于哮喘患者。

（3）混合性呼吸困难：其特点是呼气和吸气都感费力，呼吸浅而快，由广泛性肺部病变使呼吸面积减少，影响换气功能所致。常见于肺部感染、大量胸腔积液和气胸等病症。

（二）异常呼吸的护理

（1）心理护理多跟患者沟通交流，消除紧张心理，使其产生安全感，主动配合治疗。

（2）保持呼吸道通畅，及时清除呼吸道分泌物，遵医嘱给予吸氧。

（3）环境调节好室内温湿度，保持空气清新，室内禁止吸烟。

（4）休息与活动根据病情取合适卧位，卧床休息，以减少耗氧量。

（5）健康教育教会患者有效咳嗽排痰和正确的呼吸方法，指导戒烟限酒。

三、呼吸测量

（一）目的

（1）判断呼吸有无异常。

（2）评估呼吸状况，了解患者的呼吸功能。

（3）协助诊断，为预防、治疗、康复、护理提供依据。

（二）评估

（1）患者的年龄、意识、心理状况及合作程度。

（2）影响测量呼吸的因素。

（三）计划

（1）护士准备：衣帽整洁，洗手，戴口罩。

（2）患者准备：测量前如有剧烈活动、情绪激动等，休息 30min 后再测量。

（3）用物准备：带有秒针的表、记录本、笔，必要时备棉花。

（4）环境准备：室温适宜，光线充足，环境安静。

第四节 血压的观察与护理

血压（blood pressure）是血液在血管内流动时对血管壁的侧压力。一般所说的血压指动脉血压，如无特别注明，均指肱动脉血压。在一个心动周期中，动脉血压随着心室的收缩和舒张而发生规律性的波动。在心室舒张末期，动脉血压下降达最低值称舒张压（diastolic pressure）；当心室收缩时，动脉血压上升达最高值称收缩压（systolic pressure）；收缩压和舒张压之差为脉压（pulse pressure）；在一个心动周期中，动脉血压的平均值为平均动脉压（mean arterial pressure），约等于舒张压 +1/3 脉压。

在循环系统中，足够的血液充盈是形成血压的前提，心脏射血和外周阻力是形成血压的基本因素。同时，大动脉的弹性作用对血压形成也具有重要作用。动脉血压受每搏输出量、心率、外周阻力、主动脉和大动脉管壁的弹性、循环血量和血管容积比例等因素的影响。

一、正常血压及生理变化

（一）正常血压

血压的计量单位通常用 mmHg 表示。若用千帕（kPa）表示，两者之间的换算关系为：1mmHg=0.133kPa，1kPa=7.5mmHg。以肱动脉血压为标准，成人在安静状态下的正常血压范围：收缩压 90 ~ 139mmHg，舒张压 60 ~ 89mmHg，脉压 30 ~ 40mmHg。若收缩压 120 ~ 139mmHg，舒张压 80 ~ 89mmHg，则为正常高值。

（二）生理变化

1. 年龄

随着年龄增长血压呈逐渐升高的趋势，但收缩压比舒张压升高更为显著。

2. 性别

女性在更年期前，血压低于同龄男性；更年期后血压差别较小。

3. 昼夜

睡眠和清晨血压最低，傍晚血压最高。夜间血压降低，过度劳累或睡眠不佳时，血压稍升高。

4. 环境

寒冷环境时，末梢血管收缩，血压可略升高；高温环境时，血压略降低。

5. 体位

立位血压高于坐位血压，坐位血压高于平卧位血压。

6. 部位

一般右侧上肢血压比左侧上肢高 10 ~ 20mmHg，下肢血压高于上肢 20 ~ 40mmHg。

7. 其他

肥胖、情绪激动、剧烈运动、疼痛、吸烟等均可使血压升高。

二、异常血压的评估及护理

（一）异常血压的观察

（1）高血压（hypertension）。指在未服用抗高血压药的情况下，成人收缩压≥ 140mmHg 或舒张压≥ 90mmHg。

（2）低血压（hypotension）。血压低于 90/60mmHg 称低血压，常见于休克、大量失血、急性心衰患者。

（3）脉压异常。①脉压增大：脉压超过 40mmHg 称脉压增大。见于动脉硬化、主动脉瓣关闭不全、甲状腺功能亢进等患者。②脉压减小：脉压低于 30mmHg 称脉压减小。见于心包积液、主动脉瓣狭窄等患者。

（二）血压异常患者的护理

（1）发现血压异常时，应保持镇静，与患者基础血压对照后，给予解释、安慰。

（2）密切观察血压及其他病情变化，做好记录。

（3）保证充足的休息和睡眠，避免劳累。重度的高血压患者需卧床休息，发生高血压危象者应绝对卧床。血压过低者，应迅速取平卧位，及时报告医生，做相应的处理。

三、血压计及血压测量

（一）血压计的种类

常用的血压计主要有水银血压计（汞柱血压计）、弹簧表式血压计和电子血压计三种。其中，水银血压计又有立式和台式两种，立式血压计可随意调节高度，台式血压计结构合理、牢固可靠。

（二）血压计的构造

血压计由三部分组成，即输气球和压力阀门、袖带、测压计。

1. 输气球和压力阀门

用于向袖带内充入气体与调节空气压力。

2. 袖带

为长方形扁平橡胶袋，外层是布套，一般袖带长 24cm，宽 12cm。橡胶袋上有两根橡胶管，一根接输气球，另一根与压力表相接。袖带的宽度和长度一定要符合要求，原则上，宽度需比被测肢体的直径宽 1/5，长度应能完全包绕肢体。

3. 测压计

（1）水银血压计：由玻璃管、标尺、水银槽三部分组成。在血压计盒盖内固定一根玻璃管，管面上采用双刻度：0 ~ 300mmHg（0 ~ 40kPa），每小格 2mmHg（0.266kPa）。玻璃管上端盖以金属帽与大气相通，玻璃管下端和水银槽相通。水银血压计测得的血压值准确，但较笨重且玻璃管易破裂。

（2）弹簧表式血压计：外形呈圆盘状，正面盘上标有刻度，盘中央有一指针指示血压数值。弹簧表式血压计携带方便，但测得的血压值可信度差。

（3）电子血压计：袖带内有一换能器，测压时通过内置自动采样、微电脑控制数字运算、自动放气程序，可在数秒内显示收缩压、舒张压和脉搏数值。操作方便，不用听诊器，省略放气系统，排除听觉不灵敏、噪声干扰等造成的误差，但准确性略差。

（三）血压测量

1. 目的

（1）判断血压有无异常。

（2）通过血压变化了解循环系统的功能状况。

（3）协助诊断，为诊断、治疗、康复、护理提供依据。

2. 评估

（1）患者评估：年龄、意识、病情、心理状况及合作程度；测血压部位肢体活动度及皮肤完整性。

（2）环境评估：有无影响测压的噪声，光线是否便于读数。

（3）用物评估：血压计袖带宽窄合适，玻璃管无裂隙，管道连接正确，水银充足，橡胶管和输气球不漏气。

3. 计划

（1）护士准备：衣帽整洁，洗手，戴口罩。

（2）患者准备：测量前如有吸烟、运动、情绪波动等，应休息 30min 后再测量。

（3）用物准备：血压计、听诊器、记录本、笔。

（4）环境准备：环境安静，光线充足，室温适宜。

4. 评价

（1）操作方法正确，测量结果准确。

（2）沟通有效，患者能主动配合。

5. 健康教育

（1）向患者及其家属讲解血压的正常值及测量过程中的注意事项。

（2）讲解有关血压异常的基本知识及控制血压的重要性。

（3）教会患者正确使用血压计和测量血压的方法，以便患者能动态监测血压变化，正确判断降压效果。

6. 其他注意事项

（1）需要密切监测血压时应做到四定，即定时间、定体位、定血压计、定测量部位，以确保所测血压的准确性和可比性。

（2）注意测压装置、测量者、受检者、测量环境等因素引起的血压测量误差，保证测量的准确性。如果袖带过宽，测得的血压值就会偏低；袖带过窄，测得的血压值就会偏高。若水银不足，就会使血压值偏低。水银柱出现气泡，应及时调节、检修。

第五节　静脉输液观察与护理

静脉输液（intravenous infusion）是利用大气压和液体静压，将一定量的无菌溶液或药物经静脉滴入体内的方法。

一、目的

第一，补充水分及电解质，预防和纠正水、电解质及酸碱平衡紊乱。常用于各种原因引起的脱水、酸碱平衡失调患者，如腹泻、剧烈呕吐、大手术后的患者。

第二，增加循环血量，改善微循环，维持血压及微循环灌注量。常用于严重烧伤、大出血、休克等患者。

第三，供给营养物质，促进组织修复，增加体重，维持正氮平衡。常用于慢性消耗性疾病、胃肠道吸收障碍及不能经口进食（如昏迷、口腔疾病）的患者。

第四，输入药物，治疗疾病。例如，输入抗生素控制感染，输入解毒药物达到解毒作用，输入脱水剂降低颅内压等。

二、常用溶液及作用

（一）晶体溶液

晶体溶液的分子量小，在血管内存留时间短，对维持细胞内外水分的相对平衡具有重要作用，可有效纠正体液和电解质失调。临床常用的晶体溶液有：

1. 葡萄糖溶液

供给水分和能量，防止酮体产生，减少蛋白质的消耗。葡萄糖溶液常作为静脉给药的载体和稀释剂使用。常用的溶液有5%葡萄糖注射液和10%葡萄糖注射液。

2. 调节水分和电解质的等渗性溶液

能够有效维持体液容量和渗透压平衡。常用的溶液有0.9%氯化钠注射液、5%葡萄糖氯化钠注射液和复方氯化钠注射液等。

3. 调节酸碱平衡的碱性溶液

用于纠正酸中毒。常用的溶液有 5% 碳酸氢钠注射液和 11.2% 乳酸钠注射液等。

4. 用于利尿脱水的高渗性溶液

能迅速提高血浆渗透压，回收组织水分进入血管，消除水肿。同时可降低颅内压，改善中枢神经系统的功能。常用的溶液有 20% 甘露醇、25% 山梨醇以及 25% 和 50% 葡萄糖注射液等。

（二）胶体溶液

胶体溶液分子量大，在血管内存留时间长，能有效维持血浆胶体渗透压，增加血容量，改善微循环，升高血压。临床常用的胶体溶液有：

1. 右旋糖酐

为水溶性多糖类高分子聚合物。常用的溶液有中分子右旋糖酐和低分子右旋糖酐两种。中分子右旋糖酐（相对分子质量在 7 万左右）输注后可在血管内保持 5 ~ 7h，能提高血浆胶体渗透压，扩充血容量；低分子右旋糖酐（相对分子质量在 2 万 ~ 4 万）输注后在血管内保持 2 ~ 4h，有降低血液黏稠度、改善微循环和抗血栓形成的作用。

2. 羟甲淀粉

作用与低分子右旋糖酐相似，扩容效果良好，输入后循环血量和心排血量均增加，急性大出血时可与全血共用。常用溶液有羟乙基淀粉、氧化聚明胶、聚维酮（PVP）等。

3. 血液制品

输入后能提高胶体渗透压，扩大和增加循环血量，补充蛋白质和抗体，有助于组织修复和提高机体免疫力。常用的血液制品有 5% 白蛋白和血浆蛋白等。

（三）静脉高营养液

高营养液能提供热量，补充蛋白质，维持正氮平衡，并补充各种维生素和矿物质。主要成分包括氨基酸、脂肪酸、维生素、矿物质、高浓度葡萄糖或右旋糖酐及水分。凡是营养摄入不足或不能经由消化道供给营养的患者，均可使用静脉插管输注高营养液的方法来维持营养的供给。常用的高营养液包括复方氨基酸、脂肪乳等。

三、常用输液部位

输液时应根据患者的年龄、神志、体位、病情状况、病程长短、溶液种类、输液时间、静脉情况或即将进行手术的部位等来选择合适的穿刺部位。

（一）周围浅静脉

周围浅静脉是指分布于皮下的肢体末端的静脉。上肢常用的浅静脉有肘正中静脉、头静脉、贵要静脉、手背静脉网，其中手背静脉网是成人输液时的首选部位。下肢常用的浅静脉有大隐静脉、小隐静脉和足背静脉网。下肢的浅静脉不作为静脉输液时的首选部位，因为下肢静脉有静脉瓣，容易形成血栓。

（二）头皮静脉

由于头皮静脉分布较多，互相沟通，交错成网，且表浅易见，不易滑动，便于固定，方便患儿肢体活动。因此，头皮静脉常用于小儿的静脉输液。临床常用的头皮静脉有颞浅静脉、额静脉、枕静脉和耳后静脉。

（三）中心静脉

中心静脉置管输液适用于需要长期持续输液或需要静脉滴注高营养的患者，临床常选用的有颈内静脉、颈外静脉、锁骨下静脉。中心静脉置管是将导管从锁骨下静脉或颈外静脉插入，远端留置在右心室上方的上腔静脉内。由于穿刺置管技术要求较高，特别是锁骨下静脉穿刺有一定难度，临床一般由麻醉师或由有经验的医生及经过专业培训的护士在严格无菌的条件下完成，故本书不介绍其具体的操作程序。

1. 颈外静脉

颈外静脉是颈部最大的浅静脉，起始于胸锁乳突肌前缘。平对下颌角处，经胸锁乳突肌的表面斜向后下，至该肌深面或颈后三角，穿颈深筋膜最后汇入锁骨下静脉。其行径表浅，位置较恒定，易于穿刺，但不宜多次穿刺。

（1）适用范围：①需要长期输液，周围静脉不易穿刺者。②周围循环衰竭的危重患者测量中心静脉压。③长期静脉内滴注高浓度、有刺激性的药物或行静脉高营养输液。

（2）穿刺部位：穿刺部位在锁骨上缘中点与下颌角连线的上 1/3 处，颈外静脉外侧缘。

2. 锁骨下静脉

锁骨下静脉自第一肋外缘处续于腋静脉，位于锁骨后下方，向内至胸锁关节后方与颈内静脉汇合成无名静脉，左右无名静脉汇合成上腔静脉入右心房。此静脉较粗大，成人的管腔直径可达2cm，位置虽不很表浅，但常处于充盈状态，周围还有结缔组织固定，使血管不易塌陷，也较易穿刺，硅胶管插入后可以保留较长时间。此外，锁骨下静脉距离右心房较近，血量多，当输入大量高浓度或刺激性较强的药物时，注入的药物可以迅速被稀释，从而减少对血管壁的刺激。

（1）适用范围：①长期不能进食或丢失大量液体，需补充大量高热量、高营养液体及电解质的患者。②各种原因所致的大出血，需要迅速输入大量液体，以纠正血容量不足或提升血压的患者。③需较长时间接受化疗的患者（输入刺激性较强的抗癌药物）。④需要测定中心静脉压或需要紧急放置心内起搏导管的患者。

（2）穿刺点：在胸锁乳突肌外侧缘与锁骨上缘所形成的夹角平分线上，距顶点0.5 ~ 1cm处为穿刺点。

四、静脉输液系统

静脉输液容器经历了全开放式、半开放式、全封闭式输液这三大演变过程。

（一）全开放式输液

全开放式输液是将溶液倒入开放式输液吊瓶内进行输液。此法可灵活变换液体种类和数量，随时按需要加入各种药物，适用于危重、急救、手术及儿科患者。但每次加药均需要打开瓶盖人工倒入，液体在广口瓶内直接暴露于空气中，容易造成污染，故操作时应严格执行无菌操作要求。目前临床较少应用全开放式输液。

使用前打开输液包，一手持输液瓶，将其底部橡胶管折叠，并将接管夹于指缝中。另一手持溶液瓶，按倒无菌溶液法倒入30 ~ 50mL的无菌溶液冲洗输液瓶和橡胶管，以减少输液反应。将冲洗液体排出后再向输液瓶内倒入所需无菌溶液。如需向输液瓶中加入少量药液时，应将药液抽吸在注射器内，再取下针头，打开瓶盖，在距瓶口1cm处注入药液，盖好瓶盖，轻摇输液瓶，使药液混匀，酌情按药液性质调节滴速。

（二）半开放式输液

半开放式输液容器为玻璃瓶或硬塑料瓶。使用时需在瓶口橡胶塞处另外插入通气管，使空气进入瓶内，加压于液体而将其输入人体。半开放式输液法操作简便，并且通过通气管末端的过滤装置可清除空气中的部分灰尘与微生物，相比全开放式输液污染机会少，在临床广泛应用。

（三）全封闭式输液

全封闭式输液使用医用塑料软包装液体输液。输液在全密闭状态下进行，大气压直接作用于袋壁使液体流出，输液过程中不需要使用通气管路，避免了液体与空气接触，杜绝了空气微粒污染药液的可能。但价格相对于半开放式输液较贵，尚未完全普及。

五、静脉输液法

此处介绍的是使用头皮钢针，采用半开放式静脉输液系统，经周围浅静脉进行穿刺以建立静脉输液通路的方法。

（一）评估

1. 医嘱

是否准确无误，输液卡和医嘱是否相符，查对无误后签全名。如需加入多种药物，注意药物的配伍禁忌。

2. 患者

（1）全身状况：病情、意识状态、心肺功能、用药目的，使用致敏药物前需要了解患者的用药史、皮试结果，是否需要如厕。

（2）心理状态：对输液相关知识的认知度及合作程度。

（3）穿刺局部状况：静脉管径与弹性，皮肤有无损伤、皮疹、感染等现象。

3. 环境

是否符合操作要求，床旁有无输液天轨或输液架。

4. 用物

药物是否正确合格，即将输注的药物是否需要避光，各无菌物品是否保持无菌状态。

（二）计划

1. 患者准备

了解输液的目的及注意事项，排空大小便，卧位舒适。

2. 环境准备

环境整洁，光线明亮，调节输液挂钩至合适高度。

3. 护士准备

根据病情需要有计划地安排输液顺序，以尽快达到输液目的；常规洗手，戴口罩。

4. 用物准备

按医嘱准备液体及药物：注射盘1套，配备加药用注射器及针头、无菌纱布、输液贴（或4条胶布）、止血带、小垫枕、开瓶器、瓶套，必要时备小夹板及绷带；输液器1套，必要时备避光输液器；输液卡、输液架、砂轮、锐器收集器等。

（三）评价

（1）输液安全、顺利，未发生液体渗漏及其他不良反应。

（2）护患沟通有效，患者获得输液自我管理知识，能主动配合护士操作。

（四）健康教育

（1）向患者说明年龄、病情及药物性质是决定输液速度的主要因素，叮嘱患者不可自行随意调节输液滴速，以免发生意外。

（2）向患者介绍常见输液反应的症状及防治方法，告知患者一旦出现输液反应的表现，应及时使用呼叫器。

（3）对于需要长期输液的患者，护士应做好患者的心理护理，消除其焦虑和厌烦情绪。

（4）提醒患者穿刺肢体活动不可过剧，翻身时不要过度牵拉输液管，以免脱出。

（五）其他注意事项

（1）严格执行查对制度和无菌操作原则，所用溶液必须澄清透明、无可见微粒，插入输液器后应立即使用，连续输液超过24h应更换输液器。

（2）保护组织，减少损伤。①要根据患者病情、疗程和药物性质合理选择静脉。长期输液者应由远心端向近心端选择血管，不可在同一部位反复穿刺。对血管刺激性大的药物应选择较粗大的静脉，穿刺时应先确定针头在静脉内时再加药，防止药物外渗，引起组织坏死。②在满足输注要求的前提下，选择最小型号的头皮针或套管针，减少损伤和渗漏。③对昏迷、不易合作的患者，要适当约束穿刺部位肢体，防止针头拽出造成损伤。

（3）输液过程中需严密观察患者局部和全身反应，视患者反应或液体、药物的更换等因素及时调整输液速度，及时排除故障。如出现不良反应，立即采取有效应对措施并通知医生，协助处理。

（4）必要时使用液体加温器或对输液肢体加温，注意保暖。

（5）严禁在输液肢体测量血压。

（6）注重自我防护，减少职业暴露。加配细胞毒性药物时要戴手套和防护镜，一旦药物溅在皮肤或黏膜上应立即用清水冲洗。操作过程中，若有可能接触患者血液时应戴手套。接触过患者的针头，严禁套回针帽，严禁徒手分离，避免被针刺伤。

六、穿刺针的使用和特殊静脉输液导管

（一）头皮钢针

头皮钢针使用方便，容易穿刺，一般用于合作的患者。但是钢针容易刺破血管，不适合长期留置，若每日均需输液则必须每日重新穿刺。

（二）静脉留置针

静脉留置针又称套管针，具有对人体亲和性好、套管柔软光滑、不易穿破血管壁、不易打折、操作简单等特点。可减少因反复穿刺而造成的血管损伤，减轻患者的痛苦，便于患者活动及搬动，利于静脉随时给药、治疗和紧急抢救，适用于需长期输液（3天以上）、血管情况良好，以及儿童、老年和躁动不安的患者等。近年来临床已广泛应用。

1. 使用要点

（1）穿刺前准备：核对并备好药液，检查静脉留置针及输液器是否合格，排尽输液器内的空气。在穿刺点上方10cm处扎止血带，消毒范围直径>8cm。

（2）穿刺：取出留置针，去除针套，旋转松动外套管，以防套管与针芯粘连。左手绷紧皮肤，固定静脉，右手拇指和食指夹住留置针针翼，按静脉注射法进针，见回血后再进针少许。一手固定针芯，另一手将外套管送入静脉。松止血带，嘱患者松拳，抽出针芯，迅速连接输液器，打开调节夹进行输液。

（3）固定：以无菌透明贴膜妥善固定，并在贴膜上注明日期和时间。一般留置针可保留3 ~ 5天，最长不超过1周；贴膜可保留3天，有卷边和汗渍及时更换；对贴膜过敏而选用纱布为敷料者，纱布应每日更换。

2. 留置期间的观察

每次输液前后均应检查局部静脉有无红、肿、热、痛及硬化，询问患者有无不适，如有异常情况应及时拔出导管，对局部进行处理。

3. 输液间隙留置针防堵塞技术

穿刺时尽量避免在下肢远端使用留置针，穿刺后叮嘱患者尽量避免穿刺侧肢体下垂。此外，正确的冲管与封管是留置针留置成功的关键，也对延长留置时间、减少并发症有重要作用。

（1）冲管：停止输液后每隔 6 ~ 8h 重复冲管一次，以防止血液回流造成堵塞，保持畅通的静脉输液通路；或用于输注两种有配伍禁忌的药物之间。冲管液常用 0.9% 氯化钠注射液，成人 5 ~ 10mL；采用脉冲式冲管（冲 – 停 – 冲 – 停，且压力持续），以使冲管液在导管内形成漩涡，冲掉导管内残留药物。

（2）封管：①经肝素帽脉冲式正压封管：肝素帽本身不含肝素。其盲端为乳胶塞，另一端带有内螺旋结构的管腔，可以与留置针相连接并旋紧固定。使用时先旋紧固定肝素帽，消毒肝素帽盲端胶塞，将输液器的头皮针刺入肝素帽内进行静脉输液治疗。输液完毕拔出输液器针头，常规消毒肝素帽的胶塞，将抽吸有冲管液的注射器针头斜面插入肝素帽内进行冲管，再将抽吸有 2 ~ 3mL 封管液的注射器针头斜面插入肝素帽内脉冲式推注，至封管液余下 0.5mL 时，边推注边退针，直至针头完全退出为止，以确保留置管内全是封管液，而不是药液或血液，此即正压封管。封管液常用含肝素 50 ~ 100u/mL 的稀释肝素溶液，儿科患者或禁忌使用肝素的患者使用 0.9% 氯化钠注射液。肝素帽至少每 7 天更换一次，如果肝素帽内有血液残留或完整性受损要及时更换。②使用正压输液针头：留置针置入静脉后，依次连接好排气后的正压输液针头、输液管，再开始输液。输液完毕后酌情冲管，以稀释导管内残留药物，但不需要封管。因为它独特的正压设计，拔出输液器后会有一个自动向血管方向推进液体的正压，防止血液回流留置针造成的堵塞。再次输液时，用乙醇消毒正压输液针头连接输液器的端口即可输液。

目前，临床使用的留置针多用正压无针连接式留置针，相对普通静脉留置针，正压无针连接式留置针采用旋接的方法连接输液器或注射器，既可避免钢针穿刺肝素帽产生微粒污染，又降低了护士操作时被针刺伤的风险。

（三）中心静脉导管

中心静脉导管多采用生物相容性较好的硅胶或聚氨酯材料，质地柔软，便于保留。同浅静脉留置针相比，除具有减轻患者痛苦、提高医务人员工作效率和护理质量等优点外，尚能延长留置时间，提高安全性能。

根据导管结构，分单腔中心静脉导管、双腔中心静脉导管和三腔中心静脉导管。根据用途，可分经中心静脉置入的导管、经外周静脉置入的导管、肺动脉导管、置入港及隧道式导管等。

经外周静脉穿刺置入中心静脉导管（peripherally inserted central catheter，PICC）是指由外周静脉穿刺插管，其尖端定位于锁骨下静脉或上腔静脉的导管。PICC 穿刺部位首选贵要静脉，次选肘正中静脉。因其穿刺相对容易，无血气胸、大血管穿孔等威胁生命的并发症，现已在临床中广泛使用于需要间歇性或持续性地长期输液而外周静脉不便于穿刺的患者、需要输入刺激性药物进行治疗的患者、长期输液的家庭病床患者等，并已成为长期静脉输液的一种安全的方法。但对患者肘部静脉条件太差、穿刺部位有感染或损伤、腋静脉可能有变异或损伤侧的手臂（如乳腺癌术后）及精神疾病等不配合的患者禁止行 PICC 术。穿刺时严格无菌操作，操作者穿无菌衣、戴无菌手套，穿刺局部皮肤消毒，直径＞ 15cm，消毒后按外科手术要求铺无菌巾。PICC 留置时间较其他中心静脉置管更长，留置期限参考器械生产厂家规定，具体时间通常由医生决定。

七、输液速度与时间的计算

根据输液器的点滴系数及其他已知条件，可以计算出静脉输液的速度和时间。点滴系数是指在输液过程中该输液器每毫升溶液的滴数。目前临床常用静脉输液器的点滴系数有 10、15、20 三种型号。

八、输液泵的使用

输液泵是电子输液调速控制装置，可以使输液滴速保持稳定。通过作用于输液导管，能将药液精确、微量、均匀、持续地输入体内，达到迅速、精确控制输液速度的目的。多用于治疗和急救危重患者及使用升压药物、抗心律失常药物、静脉麻醉、婴幼儿静脉输液和心血管疾病等需要严格控制输入液量和药量的情况。输液泵在输液遇到阻力或在 15s 内无药液滴注时，即能自动报警；当电源断开时也能自动报警。一旦输液发生故障，电磁开关即将输液管道紧闭，以保证安全。

（一）目的

准确控制输液速度，使药物用量准确、速度均匀地进入患者体内。

（二）评估

1. 医嘱

对输液速度的要求。余同周围静脉密闭式输液法。

2. 患者

是否有使用过输液泵的经验。余同周围静脉密闭式输液法。

3. 环境

有无合适的供电源。余同周围静脉密闭式输液法。

4. 用物

所用输液泵的类型，是否需要使用专用输液器，余同周围静脉密闭式输液法。目前，临床使用的输液泵有蠕动控制式输液泵、针筒微量注射式输液泵、智能输液泵 3 种。本教材以蠕动控制式输液泵为例介绍输液泵的使用技术。

（三）计划

1. 护士准备

查对医嘱，常规洗手，戴口罩。

2. 用物准备

（1）输液泵：检查电源线、插头无破损、裂缝，机器性能良好。

（2）合格的电源线和电插盘。如果使用机内电源，应连续充电 10h 以上。

（3）必要时准备和输液泵配套的专用输液器。

（4）其余同周围静脉密闭式输液法。

3. 患者准备

理解输液泵的使用目的，消除紧张、恐惧心理，能配合操作。

4. 环境准备

同周围静脉密闭式输液法。

（四）评价

（1）输液安全、顺利，参数设置正确，达到预期目的。

（2）患者了解输液泵使用目的与使用配合要点，消除紧张、恐惧心理，主动配合操作。

（3）输液中护士勤巡视，能及时发现并处理设备故障。

（五）健康教育

（1）护士不在场的情况下，一旦输液泵出现报警，患者或其家属应及时打信号灯求助护士，以便及时处理出现的问题。

（2）输液侧肢体不要进行剧烈活动，防止输液管道被牵拉而脱落。

（3）患者、家属不要随意搬动输液泵，防止输液泵电线因牵拉而脱落；不要随意调节输液泵，以保证用药安全。

（4）输液泵内有蓄电池，患者如需如厕，可以打信号灯请护士帮忙及时拔掉电源线，返回后重新插好。

九、常见输液故障及排除方法

（一）溶液滴入不畅

1. 针头滑出血管外

液体注入皮下组织，表现为局部肿胀、疼痛。应立即拔除针头，更换输液针，另选血管重新穿刺。

2. 针头斜面紧贴血管壁

妨碍液体顺利输入，应调整针头位置，也可适当变换肢体位置，直到点滴通畅为止。

3. 针头阻塞

折叠调节夹下端输液管，向针头方向轻轻挤压近针头端输液管。若感觉有阻力且无回血，则表示针头已阻塞。须拔除针头后，更换针头，另选血管重新穿刺。

4. 压力过低

由于输液架位置过低或患者肢体抬举过高所致。应适当抬高输液架高度或放低肢体位置，以加大压力，使液体滴入顺利。

5. 静脉痉挛

穿刺部位暴露在较冷的环境中时间过长，或输入液体温度过低、药物浓度过高、刺激性强，或患者敏感性过高所致。可在局部进行热敷、按摩，必要时加温液体或稀释药液。

输液管扭曲、折叠或受压患者翻身或活动时，不慎压迫输液管或使输液管折叠，导致输液管路不通畅。可给予理顺，并告知患者注意事项。

（二）茂菲氏滴管内液面过高

茂菲氏滴管内液面过高时，可取下并倾斜输液瓶，使插入瓶内的针头露出液面。待滴管内液体缓缓流下至所需液面高度时，将输液瓶挂回输液架上继续点滴。

（三）茂菲氏滴管内液面过低

茂菲氏滴管内液面过低时，一只手反折滴管下端输液管或关闭调节夹，用另一只手挤压滴管，迫使液体流入滴管内。直至液面升高至所需高度时，停止挤压滴管，并松开反折或调节夹即可输液。

（四）茂菲氏滴管内液面自行下降

茂菲氏滴管内液面自行下降多因滴管或滴管以上输液管漏气所致，应立即予以更换。

十、常见输液反应及护理

（一）发热反应

发热反应是输液中常见的一种反应。

1. 原因

主要由输入致热物质（致热原、死菌、游离的菌体蛋白或药物成分不纯等）引起。这些致热物质多源自输液器、输液瓶消毒灭菌不完善或被污染，输入液体、药物制品不纯或消毒、保管不善而变质，在输液操作过程中未严格遵守无菌操作规程等。

2. 症状

多发生于输液后数分钟至1h。表现为发冷、寒战、发热，轻者体温在38℃左右，停止输液数小时内体温可自行恢复正常；严重者高热达40℃ ~ 41℃，并伴有恶心、呕吐、头痛、脉快、全身不适等症状。

3. 处理

（1）症状轻者可减慢输液速度，通知医生，注意观察生命体征；重者须立即停止输液。保留余液和输液器送检，以便查找致热原因。

（2）给予对症处理：寒战时可增加盖被或用热水袋保暖；高热时给予物理降温，遵医嘱给予抗过敏药物或激素治疗。

（3）观察生命体征变化，做好护理记录及输液反应报告。

4. 预防

（1）输液前严格检查药液质量、输液器具的包装及灭菌有效期。

（2）严格执行无菌技术操作原则。

（二）循环负荷过重（急性肺水肿）

1. 原因

由于输液总量、输液速度控制不当，在短时间内输入过多液体，会使循环血量急剧增加，致使心脏负担过重，或患者原有心肺功能不全，因而引起心力衰竭、急性肺水肿。

2. 症状

患者突感胸闷、呼吸急促、咳嗽、面色苍白、出冷汗，咯粉红色泡沫状痰，严重者可自口鼻涌出大量泡沫状血性液体，双肺闻及湿啰音，心率快，节律不齐。

3. 处理

（1）立即停止输液并迅速通知医生，进行紧急处理。

（2）协助患者取端坐位，双腿下垂，以减少下肢静脉回流，减轻心脏负担。同时安慰患者以减轻其紧张心理。

（3）给予高流量氧气吸入。一般氧流量为 6 ～ 8L/min，以提高肺泡内压力，减少肺泡内毛细血管渗出液的产生。同时，湿化瓶内加入乙醇，以降低肺泡内泡沫表面的张力，使泡沫破裂消散，改善气体交换，减轻缺氧症状。乙醇浓度常用 20% ～ 30%，甚至 50% ～ 70%。

（4）遵医嘱给予镇静、平喘、强心、利尿和扩血管药物。

（5）必要时进行四肢轮扎。用止血带或血压计袖带适当加压四肢，以阻断静脉血流，但动脉血仍可通过，可有效地减少回心血量。每 5 ～ 10min 轮流放松一个肢体上的止血带，待症状缓解后，逐渐解除止血带。

4. 预防

严格控制输液速度和输液量，速度不宜过快，输入液量不可过多。对心肺疾病、老年和儿童患者尤其要注意。

（三）静脉炎

1. 原因

由于长期输入高浓度、刺激性较强的药液，或静脉内长时间放置刺激性大的留置管，引起局部静脉壁的化学性或机械性炎性反应；也可因输液过程中无菌操作不严，引起局部静脉感染。

2. 症状

以局部表现为主，进针或置管处可见皮肤发红、轻度肿胀，沿静脉走向出现红色条纹，触之疼痛，温度较其他部位高，静脉变硬，呈条索状；滴速减慢；细菌性静脉炎穿刺点可有脓性分泌物。有时伴有畏寒、发热等全身症状。

静脉炎分为三级：①一级：疼痛，局部发红，轻度肿胀。②二级：疼痛，红肿，穿刺点上方沿静脉走向出现红色条纹。③三级：疼痛，红肿，穿刺点上方沿静脉走向可见红色条纹。静脉变硬，呈条索状。

3. 处理

（1）停止在此部位静脉输液，并将患肢抬高、制动。局部用 50% 硫酸镁或 95% 乙醇行湿热敷，每日两次，每次 20min。

（2）超短波理疗，每日一次，每次 15 ~ 20min。

（3）中药治疗。将如意金黄散加醋调成糊状，局部外敷，每日两次，具有清热、镇痛、消肿的作用。

（4）合并感染者，遵医嘱给予抗生素治疗。

4. 预防

（1）严格执行无菌技术操作原则，对血管壁有刺激性的药物应充分稀释后再应用，放慢点滴速度，并防止药液漏出血管外。

（2）长期输液者有计划地更换输液部位，以保护静脉。

（3）选择明显小于穿刺血管管腔的针头，选择无刺激或刺激性小的导管，尽量缩短留置时间。

（四）空气栓塞

1. 原因

输液管内空气未排尽，导管连接不紧、有缝隙，或加压输液、输血时无人看守，液体输完未及时拔针或更换药液等，均有发生空气栓塞的危险。进入静脉的空气随血液循环进入右心房，再到右心室。少量空气可经肺动脉、肺小动脉，到肺毛细血管后被分散、吸收，损害较少；但大量空气进入右心室内可阻塞肺动脉入口，使血液无法进入肺内进行正常气体交换，从而导致气体交换量减少，机体严重缺氧，致使患者立即死亡。

2. 症状

患者感觉胸部异常不适，有突发性胸闷、胸骨后疼痛、眩晕、血压低，随即出现呼吸困难、严重发绀，有濒死感。听诊心前区可闻及响亮的、持续的“水泡声”。心电图出现心肌缺血和急性肺心病的改变。

3. 处理

（1）立即将患者置于左侧、头低脚高卧位。该体位有助于气体浮向右心室尖部，避免阻塞肺动脉入口。随着心脏的舒缩，空气和血液混合成泡沫，可分次小量进入肺动脉内，最后逐渐被吸收。

（2）给予高流量氧气吸入，以提高患者的血氧浓度，纠正缺氧状态。

（3）有条件时可使用中心静脉导管抽出空气。

（4）严密观察患者病情变化，如有异常，须及时对症处理。

4. 预防

（1）输液前认真检查输液器的质量，排尽输液导管内的空气。

（2）输液过程中加强巡视，及时添加药液或更换输液瓶；输液完毕后及时拔针；加压输液时应安排专人守护。

（3）拔出较粗的、近胸腔的深静脉导管后，必须立即严密封闭穿刺点。

十一、输液微粒污染

输液微粒是指输入液体中的非代谢性颗粒杂质，其直径一般为 1 ~ 15μm，少数较大的输液微粒直径可达 50 ~ 300μm。输液微粒污染是指在输液时，输液微粒随液体进入人体，对人体造成严重危害的过程。

（一）输液微粒的来源

（1）药液生产制作工艺不完善，混入异物与微粒，如水、空气、原材料的污染等。

（2）溶液瓶、橡胶塞不洁净，液体存放时间过长，玻璃瓶内壁和橡胶塞被药液浸泡时间过久，腐蚀剥脱形成输液微粒。

（3）输液器及加药用的注射器不洁净。

（4）输液环境不洁净，切割安瓿、开瓶塞、加药时反复穿刺橡胶塞导致橡胶塞撕裂等，均可导致微粒进入液体内，产生输液微粒污染。

（二）输液微粒污染的危害

输液微粒污染对机体的危害主要取决于微粒的大小、形状、化学性质，以及微粒堵塞血管的部位、血流阻断的程度及人体对微粒的反应等。肺、脑、肝及肾脏等是最容易被微粒损害的部位。输液微粒污染对机体的危害包括：

（1）直接阻塞血管，引起局部供血不足，组织缺血、缺氧，甚至坏死。

（2）红细胞聚集在微粒上，形成血栓，引起血管栓塞和静脉炎。

（3）微粒进入肺毛细血管，可引起巨噬细胞增殖，包围微粒形成肺内肉芽肿，影响肺功能。

（4）引起血小板减少症和过敏反应。

（5）微粒刺激组织而产生炎症或形成肿块。

（三）防止和消除微粒污染的措施

1. 制剂生产方面

严把制剂生产过程中的各个环节，如改善车间的环境卫生条件，安装空气净化装置，防止空气中悬浮的尘粒与细菌污染。严格执行制剂生产的操作规程，工作人员要穿工作服、工作鞋，戴口罩，必要时戴手套。选用优质材料，采用先进工艺，提高检验技术，确保药液质量。

2. 输液操作方面

（1）采用密闭式一次性医用输液器，以减少污染机会。

（2）输液前认真检查液体的质量，输入溶液中微粒的多少决定着液体的透明度，应注意检查溶液透明度、有效期，以及溶液瓶有无裂痕、瓶盖有无松动、瓶签字迹是否清晰等。

（3）净化治疗室空气。有条件者可采用超净工作台进行输液前的配液准备工作或药物的添加。

（4）在通气针头或通气管内放置空气过滤器，防止空气中的微粒进入液体中。

（5）严格执行无菌技术操作原则，遵守操作规程。药液应现用现配，避免污染。

（6）净化病房空气。有条件的医院可安装空气净化装置，减少病原微生物和尘埃的数量，创造洁净的输液环境。

第三章　外科常见病的护理

第一节　外科休克患者的护理

一、概述

白休克（shock）是多种病因引起的机体有效循环血容量锐减，组织灌注不足，以细胞代谢紊乱、受损、微循环障碍为特征的综合征。休克可分为低血容量性、感染性、心源性、神经性和过敏性休克五类，其中外科休克主要指低血容量性休克和感染性休克。处理的关键是尽早去除病因，迅速恢复有效循环血量，恢复灌注和对组织提供足够的氧，最终目的是防止多器官功能障碍综合征（MODS）。

二、护理

1. 护理评估

（1）健康状态：评估患者是否有严重创伤、大量快速失血，或存在急性腹膜炎、胆道感染、绞窄性肠梗阻等急症。

（2）症状和体征：①休克代偿期（休克早期），患者表现为烦躁不安、四肢湿冷、心率加快、脉压小、呼吸加快、尿量减少。②休克抑制期（休克期），患者表现为神志淡漠、反应迟钝、面色苍白、口唇发绀、脉搏细速、呼吸浅促、血压进行性下降、尿少或无尿。

（3）辅助检查：评估血生化指标、凝血机制、动脉血气分析结果，评估血流动力学监测指标，如中心静脉压、肺毛细血管楔压等。

（4）休克分期和严重程度。

（5）社会心理评估：评估病情危急情况下患者及家属产生的紧张、恐惧情绪。

2. 护理措施

（1）急救处理：补充血容量是纠正休克引起的组织低灌注和缺氧的关键。

①迅速建立两条以上静脉通道，必要时可行中心静脉插管，同时监测 CVP。②合理补液。首先快速输入晶体液和人工胶体液复苏，必要时进行成分输血。若血压及中心静脉压低时，提示血容量严重不足，应快速补液。若血压低而中心静脉压升高时，提示血容量超负荷，应减慢补液速度、限制补液量，以防肺水肿及心功能衰竭。

（2）改善组织灌注，维持有效气体交换：①取休克卧位。将患者置于仰卧中凹位，避免不必要的搬动和翻身，注意保暖。②经鼻导管给氧。氧流量为 6 ~ 8L/min，严重呼吸困难时可行气管插管或气管切开，并尽早使用呼吸机辅助呼吸。③保持呼吸道通畅。及时清除口、咽部和气道内分泌物，协助患者咳嗽、咳痰，鼓励患者定时做深呼吸，必要时给予超声雾化吸入，促进痰液稀释和排出。

（3）药物治疗与护理：①应用血管活性药物过程中，注意监测血压的变化，及时调整输液速度。使用时从低浓度、慢速度开始，并按药物浓度严格控制滴速，严防药物外渗。血压平稳后，逐渐降低药物浓度，减慢速度后再停药，以防突然停药引起不良反应。②心功能不全的患者，在使用强心药的过程中，要注意观察患者的心率变化及药物不良反应。③休克患者由于组织缺氧，常伴有不同程度的酸中毒，在使用碱性药物时，注意监测呼吸功能，保持呼吸功能完整，预防 CO_2 潴留和继发性酸中毒。

（4）病情观察：①根据病情严密监测脉搏、呼吸、血压及 CVP 变化，注意观察患者意识、皮肤温度及色泽的变化，每 15 ~ 30min 观察 1 次。若患者意识从淡漠、迟钝转为清醒、烦躁，再转为平静，则提示病情好转。若患者面部和口唇色泽由苍白转为红润、肢体转暖，则提示休克好转。②留置尿管，动态监测尿量及尿比重。尿量少于 25mL/h、比重增加者表明仍存在肾供血不足，当尿量维持在 30mL/h 以上时，则提示休克已纠正。③注意观察 CVP 监测指标。当 CVP 低于 0.49kPa（5cmH_2O）时，表示血容量不足；当 CVP 高于 1.47kPa（15cmH_2O）时，则提示心功能不全；当 CVP 超过 1.96kPa（20cmH_2O）时，则表示存在充血性心力衰竭。

（5）预防感染：严格执行各项无菌操作规程，遵医嘱合理应用抗生素，采取有效措施预防肺部感染。保持床单清洁、平整、干燥，预防压疮的发生。

（6）预防意外损伤：对于烦躁或神志不清的患者，应加床旁护栏以防坠床，必要时，四肢以约束带固定于床边。

（7）心理护理：护士应安慰和鼓励患者，以减轻其恐惧及焦虑。一切治疗操作均需小心、细致，尽量减少患者痛苦。

3. 健康指导

（1）了解手术前后的相关健康知识，掌握引流管及伤口或创面的保护方法。

（2）预防呼吸道感染，指导患者积极翻身、排痰，预防感冒。

（3）指导患者加强自我保护，避免或减轻意外损伤。

（4）指导患者掌握意外损伤后的初步处理和自救知识，如伤处加压包扎止血等。

4. 护理评价

经过治疗和护理，评价患者是否达到：①血容量正常，生命体征平稳，CVP、尿量正常。②组织灌注量改善，四肢末梢温暖；呼吸平稳，血气分析正常。③未发现感染征象，体温、血象正常。④未发生意外损伤。⑤情绪平稳，恐惧、焦虑等心理得到缓解。

第二节　外科感染患者的护理

外科感染（surgical infection）是指需要外科手术治疗的感染。按致病菌种类和病变性质分为非特异性感染和特异性感染两种。按感染病程分为急性感染、慢性感染和亚急性感染。处理原则为消除感染病因和毒性物质（脓液、坏死组织），控制细菌繁殖，增强机体抗感染能力，促进组织修复。

一、浅部软组织化脓性感染

（一）概述

浅部软组织化脓性感染包括疖、痈、急性蜂窝织炎、丹毒、急性淋巴管炎和淋巴结炎。

疖（furuncle）是指皮肤单个毛囊和所属皮脂腺的急性化脓性感染，好发于毛囊和皮脂腺丰富的部位，致病菌以金黄色葡萄球菌为主。发病常与机体免疫力低下有关。

痈（carbuncle）是指多个相邻毛囊及其周围组织的急性化脓性感染，也可由多个疖融合而成，致病菌以金黄色葡萄球菌为主。多见于免疫力差的老年人和糖尿病患者。

急性蜂窝织炎（acute cellulitis）是指发生于皮下、筋膜下、肌肉间隙或深部疏松结缔组织的急性化脓性感染。致病菌多为溶血性链球菌、金黄色葡萄球菌等。

丹毒（erysipelas）是指皮肤淋巴管网的急性炎症感染。由乙型溶血性链球菌感染所致。好发于下肢及面部。

急性淋巴管炎（acute lymphangitis）和淋巴结炎（acute lymphadenitis）是指致病菌经破损的皮肤、黏膜或其他感染病灶，沿淋巴间隙浸入淋巴管，引起淋巴管及其周围淋巴结的急性炎症。主要致病菌为乙型溶血性链球菌、金黄色葡萄球菌等。

（二）护理

1. 护理评估

（1）健康史：患者的健康状况，皮肤是否有损伤，是否有糖尿病史。

（2）症状和体征：局部是否存在红、肿、热、痛和局部功能障碍的典型表现。体表皮肤是否有脓肿形成，触之有无波动感。评估全身情况，如发热、头痛、乏力、呼吸心跳加快、食欲减退等，严重者应评估是否并发感染性休克和多器官功能障碍。

（3）实验室检查：血常规、分泌物或渗出液涂片结果，以及药物敏感试验结果。

2. 护理措施

（1）保持感染部位周围皮肤清洁、干燥，防止感染扩散。

（2）减轻疼痛，促进局部血液循环：①抬高感染肢体并制动，疼痛严重者，按医嘱给予镇痛剂。②适当被动活动关节，鼓励患者经常翻身，预防血栓性静脉炎。

（3）控制感染：①感染初期，局部热敷或理疗（超短波或红外线）等有利于炎症消退。②遵医嘱应用抗生素，必要时采集创面分泌物做细菌培养和药物敏感试验，注意观察疗效。③脓肿有波动感时，及时切开排脓，促进炎症消退。

（4）创面护理：①早期可用 70% 乙醇或 20% ～ 50% 的硫酸镁溶液湿敷，也可用 2% 鱼石脂软膏外敷，外敷药物每天更换 1 次，妥善包扎。②排脓或脓肿切开引流者，保持切口引流通畅，及时清洁创面并换药，保持敷料干燥。③对厌氧菌感染者，用 3% 过氧化氢溶液冲洗创面并湿敷。

（5）维持正常体温：高热患者给予物理降温，鼓励患者多饮水，必要时遵医嘱给予退热药物降温，并做好出汗较多患者的皮肤护理。

（6）休息和营养：叮嘱患者注意休息，指导其摄入高蛋白质、高能量、富含维生素的饮食，促进机体抵抗力的提高。

3. 健康指导

（1）注意个人卫生，做到勤洗澡、勤换内衣，经常修剪指甲、清洗消毒剃须刀，减少感染来源。

（2）避免挤压未成熟的疖，尤其是“危险三角区”的疖，防止感染扩散引起颅内感染。

（3）加强锻炼，增强体质，对免疫力差的老年人、小儿应加强防护，糖尿病患者应注意控制血糖。

（4）积极预防和治疗原发灶，如扁桃体炎、龋齿、手足癣、皮肤损伤及皮下化脓性感染等。预防急性淋巴管炎和淋巴结炎的发生。

4. 护理评价

经过治疗和护理，评价患者是否达到：①感染得到控制，炎症消退或部分消退。②疼痛减轻或缓解，肿胀消退。③体温正常。

二、全身性外科感染

（一）概述

全身化脓性感染是指病原菌侵入人体血液循环，并生长繁殖，产生毒素，引起严重的全身性感染或中毒症状，通常指脓毒症（sepsis）和菌血症（bacteremia）。脓毒症是指伴有全身性炎症反应，如体温、循环、呼吸、神志等明显改变的外科感染的统称。在脓毒症的基础上，血培养检出病原菌者，称为菌血症。处理原则是积极应用综合治疗，关键是处理原发感染灶。

（二）护理

1. 护理评估

（1）健康史：患者是否有营养不良或免疫缺陷、糖尿病等全身性疾病；评估是否有局部病灶、长期留置静脉导管、长期使用免疫抑制剂、糖皮质激素等。

（2）症状和体征：全身和局部症状和体征。①突发寒战、高热达40℃～41℃或低温、头痛、头晕，严重者会大量出汗。②食欲减退、恶心、呕吐、腹胀；肝、脾大，黄疸、皮下瘀血。③神志烦躁或淡漠、呼吸急促、心跳加快。④严重的感染性休克、多器官功能障碍或衰竭。⑤局部原发感染病灶的性状和组织破坏程度。

（3）实验室检查：血常规、血生化指标、血细菌或真菌培养结果，以及药物敏感试验结果。

（4）社会心理评估：患者及家属的焦虑、恐惧的心理反应。

2. 护理措施

（1）防治感染，维持正常体温：①提供安静、舒适的休息环境，保证患者充分休息，减少消耗。②高热的患者，给予物理降温或遵医嘱应用降温药，减少机体消耗，预防水、电解质紊乱的发生。③加强静脉输液通道管理，严格无菌操作，避免导管性感染。④及时做血细菌培养及药敏试验，有利于确定致病菌、提高治疗效果，注意采血时应在寒战、高热发作时进行，以提高阳性率。

（2）药物治疗及护理：①及时、准确地应用抗生素，注意观察药物疗效。②了解细菌培养及药敏试验结果，及时告知医师调整抗菌药物。

（3）病情观察：①严密观察生命体征变化，如出现体温持续上升或突然下降、意识障碍、呼吸急促、面色苍白或发绀，则应警惕感染性休克的发生，需及时与医生联系处理。②注意观察尿量，若 24h 尿量少于 500mL 或每小时尿量少于 20mL，应警惕肾衰竭的发生，并及时通知医师处理。③注意观察有无新的转移性脓肿出现，如发现新病灶，要及时通知医师进行切开引流，术后注意伤口换药并保持引流通畅。

（4）营养支持：给予高热量、高蛋白、富含维生素、易消化饮食，并鼓励多饮水，必要时给予肠外营养，以增强抵抗力。

（5）心理护理：①关心体贴患者，及时告知患者及家属治疗过程。②针对患者的情绪变化，提供相应的安慰与鼓励。③患者病情发生变化时，护士应保持镇静，以缓解患者的焦虑程度。

3. 健康指导

（1）保持口腔清洁与饮食卫生，预防真菌性口腔炎，避免肠源性感染。

（2）注意个人卫生，保持皮肤清洁，发现局部感染灶或受伤后应及时就诊。

（3）积极主动运动和加强锻炼，提高机体免疫功能，增强抵抗力。

（4）加强营养，提高机体抵抗力。

4. 护理评价

经过治疗和护理，患者是否达到：①全身性感染得到控制，体温正常，未出现新的感染灶。②未发生感染性休克、体液失衡、肾衰竭等并发症，或者发生后得到及时发现和处理。③营养素摄入满足机体代谢需要，机体抵抗力增强。④情绪平稳，焦虑心理得到缓解，情绪变化能及时被发现和处理。

三、破伤风

（一）概述

破伤风（tetanus）是由破伤风杆菌侵入人体伤口并生长繁殖，产生毒素所引起的一种特异性感染，常继发于各种创伤后。处理原则为清除毒素来源，中和游离毒素，控制和解除痉挛，保持呼吸道通畅和防治并发症。

（二）护理

1. 护理评估

（1）健康史：①受伤情况，了解受伤的时间及伤口的污染程度、深度、开口大小。②伤口处理情况。③发病情况，是否有肌肉痉挛及持续时间等。

（2）症状和体征：①有无乏力、头痛、头晕、咀嚼肌紧张、烦躁不安等早期症状；有无张口困难、“苦笑”面容、颈项强直、角弓反张、呼吸困难等；有无因各种轻微的刺激诱发的全身肌群痉挛和抽搐。②损伤部位，有无骨折等。③有无呼吸困难或肺部感染等并发症。

（3）辅助检查：了解伤口渗出物涂片的检查结果，通过影像学检查了解有无重要脏器损害及有无骨折等。

（4）社会心理评估：患者常产生恐惧、焦虑等情绪。

2. 护理措施

（1）环境与隔离：①将患者置于隔离的单人病房，避免强光，减少一切外界刺激，室内无噪声，专人守护。②严格消毒隔离，防止交叉感染。所有器械及敷料均需专用，使用后高压灭菌，污染敷料焚烧，患者的用品和排泄物均应严格消毒处理。③工作人员接触患者需穿隔离衣，所有检验标本均应做好隔离标记后再送检。

（2）保持呼吸道通畅：①床边备气管切开包，对病情较重、抽搐频繁者，应尽早行气管切开，以利清除呼吸道分泌物，预防或减少肺部并发症的发生。②痉挛发作控制间隙，应注意协助患者翻身、叩背、雾化吸入，以协助排痰。警惕呼吸道持续性痉挛引起分泌物阻塞气道。

（3）药物治疗与护理。①清除毒素来源：有创口者，在控制痉挛的前提下彻底清除坏死组织，用 3% 过氧化氢溶液冲洗或湿敷，随后敞开引流，消除厌氧环境。②中和游离毒素：注射破伤风抗毒素 2 万 ~ 6 万 U，肌内注射或加入 5%

葡萄糖 1000mL 内静脉缓慢滴入，注射前应做皮内过敏试验。亦可用人体破伤风免疫球蛋白，一般只需深部肌内注射 1 次，剂量为 3000 ~ 6000U。③控制和缓解痉挛：抽搐严重者使用镇静剂和安眠药。可选用 10% 水合氯醛 20 ~ 40mL 保留灌肠；苯巴比妥钠 0.1 ~ 0.2 g 肌内注射；地西泮 10 ~ 20 mg 肌内注射或静脉滴注，病情严重者可用冬眠 I 号合剂，但低血压者忌用。④痉挛发作频繁且不易控制者，可用 2% 硫喷妥钠 0.25 ~ 0.5 g 缓慢静脉注射。用药期间应警惕喉头痉挛和呼吸抑制，最好在有气管切开的情况下使用。

（4）病情观察：①观察痉挛发作前的征兆，记录痉挛持续的时间、间隔时间及所受累的肌群。②观察患者呼吸困难的程度，监测生命体征变化及其他脏器的功能状态等。③注意观察因膀胱直肠括约肌痉挛引起的尿潴留、便秘，适当给予缓泻剂或留置导尿管。

（5）保护患者，防止意外损伤：①使用有护栏的病床，以防患者坠床。②放置合适的牙垫，以免痉挛时咬伤舌。③治疗、护理操作等尽量集中实施，动作要轻，所有操作可在使用镇静剂后 30min 内进行，以免刺激患者引起抽搐。

（6）营养支持：给予高热量、高蛋白、富含维生素的饮食，必要时可给予肠内或肠外营养支持。进食应少量多餐，避免呛咳与误吸。

（7）心理护理：护士应保持镇静，给予患者安慰，减轻患者的焦虑与恐惧情绪。

3. 健康指导

（1）宣讲破伤风的预防知识：破伤风是可以预防的疾病，伤后早期彻底清创是预防的关键。因此，伤后需及时就医，正确处理伤口。

（2）指导被动免疫：告知伤前未接受自动免疫的患者，尽早前往医院行破伤风抗毒素注射，有一定的预防作用。

4. 护理评价

经过治疗和护理，患者是否达到：①呼吸道通畅，呼吸平稳；未发生呼吸困难，或发生时被及时发现和处理。②能自行排尿。③排便正常。④未发生意外伤害，如坠床、舌咬伤等。⑤营养素摄入满足需求，恢复经口进食。⑥情绪平稳，焦虑、恐惧有所减轻。

四、气性坏疽

（一）概述

气性坏疽（gas gangrene）是由梭状芽孢杆菌引起的一种严重的急性特异性感染。人体发生气性坏疽感染取决于梭状芽孢杆菌的存在和伤口是否处于缺氧状态。治疗原则是及早控制坏疽扩展，抢救生命，降低残肢率。

（二）护理

1. 护理评估

（1）健康史：①患者有无开放性损伤，伤口是否处于缺氧环境。②伤口处理情况，如是否彻底清创或放置引流等。

（2）症状和体征：感染局部和全身情况。①伤口局部有无水泡或气泡溢出，皮下有无积气，是否触及捻发音。②患肢是否有剧痛、局部皮肤苍白、肢体肿胀程度与创伤所能引起的程度不成比例，且进行性加重等。③局部组织有无坏死、恶臭等征象。④有无烦躁不安、高热、脉速、呼吸急促、口唇皮肤苍白、大汗淋漓等全身症状。

（3）实验室检查：细菌学检查结果，了解是否检出革兰阳性杆菌，血常规和血生化检查结果，了解贫血状态及各脏器功能。

（4）辅助检查：X 线检查软组织间有无积气。

（5）社会心理评估：患者的心理状态，了解家人及社会的支持程度。

2. 护理措施

（1）严密隔离：①严格消毒隔离，防止交叉感染。所有器械及敷料均需专用，使用后高压灭菌，污染敷料焚烧，患者的用品和排泄物均应严格消毒处理。②工作人员接触患者需穿隔离衣，所有检验标本均应做好隔离标记后再送检。

（2）加强伤口护理，控制感染：①伤口处及早彻底清创，敞开引流，用 3% 过氧化氢溶液冲洗，湿敷创面，经常更换敷料。②对接受高压氧治疗的患者，要注意观察氧疗后的伤口变化情况。③遵医嘱及时、准确地应用合理、有效的抗生素。

（3）缓解疼痛：注意分辨疼痛的性质，酌情止痛；对疼痛剧烈者，可按医嘱给予麻醉镇静剂或镇痛泵止痛。

（4）病情观察：对高热、烦躁、昏迷患者，应密切观察生命体征变化，警惕感染性休克的发生，如已发生感染性休克按休克处理。

（5）维持正常体温：高热者给予物理降温，必要时遵医嘱应用退热药物；出汗多者注意皮肤的护理。

（6）心理护理：①护士应保持镇静，给予患者安慰，减轻患者的焦虑与恐惧情绪。②对于需截肢的患者，应向患者及家属解释截肢的必要性，鼓励患者正确看待肢体残障，增强适应日常生活变化的信心。

3. 健康指导

（1）加强宣教气性坏疽的发病原因和预防知识，指导患者认识正确处理伤口、及时就诊的重要性。

（2）指导截肢患者进行有效的患肢按摩及功能锻炼，促进患肢功能尽快恢复。

（3）指导患者进行残肢训练，适应义肢安装要求。

4. 护理评价

经过治疗和护理，患者是否达到：①感染得到控制，生命体征平稳，体温正常。②疼痛减轻或缓解，肿胀消退。③创伤组织修复，皮肤恢复完整性。④能够接受和适应自身形象和肢体功能的改变。⑤情绪平稳，焦虑恐惧心理得到缓解。

第三节 外科手术围术期的护理

手术是外科系统治疗疾病的重要手段，又是一个创伤过程。然而，由于麻醉和手术创伤的刺激，机体处于应激状态，引起人体不同程度的代谢紊乱和脏器功能障碍。围术期包括三个阶段，即手术前期、手术期、手术后期。手术前、后患者的护理旨在全面评估患者生理、心理状态，采取相应措施，使患者具有充分的心理准备和机体条件，配合手术治疗，预防或减少术后并发症，促进早日康复。

一、手术前患者的护理

（一）概述

完善的术前准备是手术成功的重要条件之一。根据疾病种类、时限性及性质，手术的类型大致分为以下三类。

急症手术：病情危急，需在最短的时间内进行必要准备后迅速实施手术，如外伤性肝、脾破裂和肠破裂等。

限期手术：手术时间选择有一定时限，应在尽可能短的时间内做好术前准备，如各种恶性肿瘤的切除手术。

择期手术：可在充分的术前准备后进行手术，如一般的良性肿瘤切除术。手术前护理的重点是在全面评估的基础上，充分做好术前准备，稳定患者的心理状态，加强健康指导，提高患者对手术和麻醉的耐受能力，使手术的危险性降至最低程度。

（二）护理

1. 护理评估

（1）健康史：评估患者的一般状况、既往健康状况。既往有无高血压、糖尿病及心脏病等。了解有无服用与手术或术后恢复有关的药物，如抗凝剂、抗菌药、镇静药、地西泮类药物。

（2）身体状况：通过评估生命体征和主要体征，了解内脏器官的功能、营养状况，评估手术的安全性。

（3）辅助检查：了解各项实验室检查结果、影像学检查结果以及心电图、内镜检查及其他特殊检查结果。

（4）心理和社会支持状况：评估患者对待手术的心理反应，识别及判断现有的心理状态，以便及时提供有效的心理护理。

2. 护理措施

（1）呼吸系统准备：术前 2 周戒烟，进行深呼吸、咳嗽、排痰训练。对有呼吸系统感染患者，术前给予有效的抗菌治疗。

（2）胃肠道准备。①饮食：普通疾病术前 12h 禁食，4h 禁水，胃肠道手术患者术前 1 ~ 2 日给予流质饮食；非肠道手术患者术前不受饮食种类限制。②清洁肠道：结肠或直肠手术患者，术前晚及手术日早晨清洁灌肠。一般手术患者术前 1 日晚行肥皂水灌肠，以减轻术后腹胀。急诊手术患者术前禁止灌肠。③留置胃管：一般在手术日早晨放置，防止术中呕吐和误吸。

（3）配血：中、大型手术者，术前应做好血型鉴定和交叉配血试验。

（4）药物过敏试验：术前 1 日做好抗生素、普鲁卡因等易过敏药物的皮内试验。必要时做碘过敏试验。

（5）适应性训练：指导患者训练术中或术后所需的特殊体位，以适应术中及术后体位的变化。术前指导患者练习床上使用便盆排便、排尿，减轻术后不适。

（6）休息和营养：创造良好的睡眠环境。必要时使用镇静安眠药物。鼓励患者术前摄入足够的富含热量、蛋白质和维生素的食物，增强术后组织修复能力和防御感染的能力。

（7）皮肤准备：手术前 1 日能活动的患者自行沐浴、理发、剃须、修剪指（趾）甲，更换清洁衣服；无法沐浴者应在床上擦浴。注意清洁手术区皮肤污垢，腹部手术应注意脐部清洁，剃除切口周围影响手术操作的毛发。

（8）减轻恐惧、焦虑：①保持环境舒适、安静，避免过多人员探视。②关怀、体贴患者，根据心理问题来源做好解释工作，告知手术的必要性、手术过程及可能出现的不良反应等。③取得家属配合，协助做好患者的心理准备工作。

（9）手术日早晨护理：①测量体温、脉搏、呼吸、血压，如有发热、感冒、血压升高、月经来潮（女性）或其他病情变化，及时与医生联系，考虑延期手术。

②手术日早晨叮嘱患者排空膀胱，必要时给予灌肠、置胃管、尿管。③更换清洁的衣裤。叮嘱患者摘去耳环、项链、戒指、手表等首饰，贵重物品交家属妥善保管。摘掉眼镜、义齿，擦去化妆品、指甲油等。④根据医嘱执行术前用药。⑤根据手术需要，将患者的病历、X线片、胸腹带及术中所需特殊用药或物品一并清点，交手术室接送人员。⑥与手术室工作人员核对患者姓名、住院号、诊断等相关信息，交接患者。⑦患者去手术室后，按手术大小、麻醉种类准备好床位及术后所需用物。⑧安慰患者家属，及时告知相关手术情况。

3. 健康指导

（1）疾病相关知识宣教：麻醉的种类及方式、手术部位、术后镇痛的方法、术后并发症的识别、引流管的种类及保护的方法。

（2）术前营养指导：告知富含营养的食物种类和食用方法，达到全面营养吸收的目的。

（3）预防感染：戒烟；早晚刷牙、饭后漱口，保持口腔卫生；采取保暖措施，预防上呼吸道感染；保持皮肤清洁，预防切口感染。

（4）术前各种训练指导：包括呼吸功能训练、床上活动、床上使用便器等。

4. 护理评价

经过治疗和护理，患者是否达到：①对疾病的认知提高，了解有关术前准备的相关知识，了解手术方式和术后的注意事项，能够配合术前各项准备和做好术前相关训练。②情绪平稳，焦虑、恐惧等心理缓解，能够配合各项检查和护理。③营养摄入充足，营养不良得到纠正，营养状态和体重维持正常。④生命体征平稳，无感染征象。⑤能够得到充分的睡眠和休息。

二、手术后患者的护理

（一）概述

术后护理是指患者手术完毕后回到病房直至出院这一阶段的护理。目标在于帮助患者尽快恢复正常生理功能，消除疼痛，减轻术后不适，促进伤口愈合，促进术后早期活动，并为患者提供心理支持。

（二）护理

1. 护理评估

（1）手术情况：了解手术类型和麻醉方式，详细了解手术过程及术中出血、输血和补液情况，评估手术创伤大小及对机体的影响程度。

（2）身体状况：①评估患者生命体征、切口部位、引流管的种类及引流物的情况。②评估患者对疼痛的耐受能力：是否使用镇静剂或镇痛泵。③评估麻醉平面恢复情况：了解肢体的活动度及肢端末梢的感觉、温度、色泽。④评估受压皮肤的情况。

（3）并发症：评估相关并发症的征兆和体征，评估切口有无出血、感染、裂开等情况。

（4）社会心理状况：评估患者术后情绪及心理反应。

2. 护理措施

（1）维持呼吸、循环功能稳定：①监测生命体征变化，每 15 ～ 30min 观察记录 1 次，平稳后改为每 2h 观察记录 1 次。②及时清除呕吐物及气管内分泌物，防止误吸；给予氧气吸入；鼓励患者咳嗽、做深呼吸运动，必要时行超声雾化吸入或气管切开。③观察尿液的颜色和量，必要时记录 24h 液体出入量。④确保静脉补液及药物治疗，补充术中液体量的丢失，维持有效循环。

（2）合理安置术后卧位：全麻患者术后取去枕平卧位，头偏向一侧，防止窒息或误吸。椎管内麻醉的患者术后应去枕平卧 6 ～ 8h，以防头痛。全麻清醒后，患者生命体征平稳，可根据需要选择体位。颈部、胸部、腹部和阴囊腹股沟手术患者可取半卧位；颅脑手术患者可采取 15° ～ 30° 头高脚低卧位，有利于减轻脑水肿；脊柱、臀部手术患者可取仰卧或俯卧位；四肢手术患者应抬高患肢，减轻水肿。

（3）术后不适的护理：①及时判断患者疼痛的程度，协助患者取合适体位，可采取措施降低切口部位张力，减轻疼痛。必要时遵医嘱使用止痛剂，或采用自控镇痛泵控制疼痛。②外科手术热是术后患者最常见的症状，但应警惕感染性发热。③出现恶心、呕吐时，立即给予侧卧位以防误吸。详细记录呕吐次数、呕吐物的量及性状；腹部手术后反复呕吐者，应考虑是否有肠梗阻、幽门持续痉挛或急性胃扩张，及时通知医生，并给予胃肠减压。④如有呃逆发生，可采用压迫眶上缘、抽出胃内积气和积液等方法控制，必要时给予镇静、解痉药物。上腹部手术后出现顽固性呃逆，应警惕有无膈下感染等并发症。⑤术后可有腹胀发生，腹胀的常见原因是胃肠道功能受抑制，肠腔内积气过多，可行持续胃肠减压、肛管排气及高渗性溶液低压灌肠等。⑥严密观察患者的排尿情况，记录自行排尿的时间。术后 8 ~ 10h 尚未排尿者，应询问有无尿意，检查下腹部膀胱区是否胀满，必要时诱导排尿或导尿。

（4）补充营养，维持水、电解质平衡：术后禁食期间，根据要求记录 24h 液体出入量。局麻及小手术者，术后 6h 即可进正常饮食。全麻非胃肠道手术患者，术后 6h 如无恶心、呕吐，可先进流质，以后根据病情改为半流质。胃肠道手术患者术后 24 ~ 48h 禁食，第 3 ~ 4 天肠功能恢复、肛门排气后可进少量流质，逐渐增加到全量流质，第 5 ~ 6 天进食半流质，一般术后 2 周可进软食或普食。观察患者的肠蠕动和排气、排便情况。

（5）引流管护理：①标记各类引流管，妥善固定，防止引流管脱落。②保持引流管通畅，如有阻塞、扭曲、受压，及时予以处理。③观察、记录引流液的颜色、性质和量，判断有无术后出血、感染等。④每天更换引流袋（瓶），严格遵守无菌操作原则。

（6）术后并发症的识别及护理：①术后出血，判断术后出血的速度和量。少量出血时，行加压包扎及止血剂止血；出血量大时，应加快输液速度，并通知医生做好输血或再次手术止血的准备。②术后感染，常见有切口、肺部和泌尿系统感染，如有切口感染，需增加更换敷料次数，必要时做清创处理。如发生肺部感染，除静脉使用敏感抗生素外，应教会患者有效排痰；痰液黏稠者，行超声雾化吸入，每日 2 ~ 3 次。如发生泌尿系统感染，应根据尿培养和药敏试验结果选用有效抗生素治疗，鼓励患者多饮水，保持排尿通畅。③腹部切口裂开，常因腹内压突然增高（如剧烈咳嗽、严重腹胀）而发生。应立即叮嘱患者平卧，用无菌生理盐水纱布覆盖切口，并用腹带包扎，以防内脏脱出，立即通知医生，尽快处理。

3. 健康指导

（1）早期活动：早期活动可从手术后病情稳定即开始，指导患者在床上翻身、移动、咳嗽及深呼吸、屈伸踝膝关节等，活动度和活动范围循序渐进。休克、心衰、严重感染、出血、极度衰弱或实施特殊制动措施的患者应根据其耐受程度而定。

（2）饮食指导：根据手术部位摄入合理均衡饮食，促进机体康复。

（3）术后用药指导：术后需继续服药者，应指导患者服药方法，强调按时、按量服用，特殊用药除重点指导（如抗结核、抗肿瘤等药物）外，还应告知患者药物不良反应的识别方法，以便及时就诊。

（4）术后功能锻炼指导：术后功能锻炼可促进机体功能恢复，根据手术部位制订相应的功能锻炼计划，循序渐进地指导患者实施。

（5）切口保护方法指导：保持切口周围皮肤清洁、敷料干燥，出院后预约换药时间，特殊情况及时就诊。

（6）通过随访评估和了解患者的康复过程，指导后期功能锻炼方法。

4. 护理评价

经过治疗和护理，患者是否达到：①生命体征平稳，呼吸通畅。②体液平衡，尿量正常，引流液量正常，未发生水、电解质或酸碱平衡紊乱。③术后不适，如疼痛、腹胀、恶心、呕吐等减轻，能得到充分休息。④体温正常，或体温升高得到及时控制，降至正常，无感染征象发生。⑤营养素摄入满足机体需求，营养状况得到改善。⑥术后出血、感染、切口裂开等并发症得到有效预防，或及时被发现和处理。

第四节　肠内外营养患者的护理

一、肠内营养

（一）概述

肠内营养（enteral nutrition，EN）系指经口或喂养管提供维持人体代谢所需营养素的一种营养支持方法。肠内营养制剂经肠道吸收入肝，在肝内合成机体所需的各种成分，符合人体生理。肠内营养还可以改善和维持肠黏膜细胞结构和功能的完整性，维护肠道黏膜屏障，减少肠道细菌移位及肠源性感染的发生。因此，凡胃肠道功能正常或存在部分功能者，营养支持时应首选 EN。

1. 肠内营养制剂

EN 制剂的成分很完整，包括糖类、蛋白质、脂肪或其分解产物，还包括生理需要量的电解质、维生素和微量元素等。肠内营养制剂分为粉剂和溶液两种。根据病情需要，EN 制剂根据配制成分大致可分为以下两类。

（1）以整蛋白为主的制剂：蛋白质源为酪蛋白或大豆蛋白，糖类源为麦芽糖、糊精，脂肪源为玉米油或大豆油，不含乳糖。溶液的渗透压较低（约 320 mmol/L）。适用于胃肠道功能正常者。

（2）以蛋白水解产物（或氨基酸）为主的制剂：蛋白质源为乳清蛋白水解产物、肽类或结晶氨基酸，糖类源为低聚糖、糊精，脂肪源为大豆油及中链三酰甘油，不含乳糖。溶液的渗透压较高（470 ~ 850 mmol/L）。适用于胃肠道消化、吸收功能不全者。

2. 肠内营养适应证

（1）胃肠功能正常，但营养物质摄入不足或不能摄入者，如昏迷患者、大面积烧伤、复杂大手术及危重患者等。

（2）胃肠道功能不全者，如消化道瘘、短肠综合征等。

（3）胃肠道功能基本正常，但其他脏器功能不全者，如肝、肾衰竭者。

3. 肠内营养的给予途径

主要有经口和管饲两种给予途径，多数患者因经口摄入受限或不足而采用管饲。管饲经鼻胃（肠）管、胃造瘘、空肠造瘘管道输注。

4. 输注方式

管饲的输注方式可分为分次给予和连续输注。

（二）护理

1. 护理评估

（1）健康史：①评估患者的营养状况、饮食习惯、饮食种类和进食量。②评估患者有无严重感染和消耗性疾病。③评估患者是否符合肠内营养适应证。

（2）症状和体征：生命体征是否平稳，有无腹胀、恶心呕吐、腹泻等症状，肠蠕动是否正常。

（3）实验室检查：了解患者人血白蛋白、转铁蛋白等化验结果，淋巴细胞计数，氮平衡试验结果。

（4）辅助检查：了解体重变化，以掌握营养状态。

（5）社会心理评估：了解患者及家属对肠内营养的认知程度及接受程度。

2. 护理措施

（1）配制营养液的要求：根据肠内营养的投给途径及方法备齐用物，注意各种用物的清洁、无菌，营养液的温度以接近体温为宜、现配现用。

（2）选择合适的体位：根据喂养管位置及病情，置患者于合适的体位。伴有意识障碍、胃排空迟缓、经鼻胃（肠）管或胃造瘘管输注营养液者应取半卧位，以防反流、误吸。

（3）病情观察：观察患者有无恶心、呕吐、腹痛、腹胀、腹泻及误吸等并发症发生。

（4）保持喂养管的通畅：妥善固定，避免喂养管滑脱、扭曲、折叠、受压，每次输注营养液后用 30mL 温开水或生理盐水冲洗喂养管；药丸需经研碎、溶解后直接注入喂养管，不得混于营养液中，以免产生凝结块堵塞管腔。

（5）皮肤护理：胃、空肠造瘘者应保持造瘘口周围皮肤清洁、干燥；长期留置鼻胃（肠）管者，应每天用油膏润滑鼻腔黏膜，以免鼻咽部黏膜长期受压发生溃疡。

（6）并发症的预防及护理。①误吸：误吸的常见原因是呕吐，多见于年老体弱、昏迷或有食管反流者，预防措施是输注营养液时给患者取30° 半卧位，避免夜间灌注，检查胃充盈程度及胃内残留量等，若胃内残留量高于150mL，应减慢或停止输入。②腹泻：输注速度太快是引起腹泻的主要原因，预防措施是输注的营养液应新鲜配制并低温保存，减慢输注速度，必要时加入抗痉挛或收敛药物。③水、电解质紊乱：脱水、高钠、高氯和氮质血症的发生原因主要是水供给不足，也可因摄入高钠饮食而肾的排钠功能不全所致。防治措施是供给无溶质水，监测患者电解质及尿素氮的变化，严格记录24h液体出入量。④血糖紊乱：低血糖多发生于长期应用要素饮食而突然停止者，应缓慢停止要素饮食或停用后以其他形式补充适量的糖，避免低血糖的发生。高血糖多发生于老年或胰腺疾病患者，应监测血糖变化，对不能耐受高糖饮食的患者，改用低糖饮食或给予胰岛素等加以控制。

3. 健康指导

（1）保持均衡饮食：指导患者及家属摄入足量的糖类、蛋白质和维生素，告知饮食摄入不足以及营养不良对机体可能会产生的危害，引起患者及家属的重视。

（2）预防吸入性肺炎：鼻胃管喂养者可因误吸导致吸入性肺炎发生，指导患者识别喂养管有无移位，告知患者卧床、翻身时应避免折叠、压迫或拉脱喂养管。

（3）指导合理喂养方法：指导携带胃或空肠喂养管出院的患者及家属掌握居家喂养的方法。①注意饮食的清洁卫生，识别导致腹泻的原因，以便及时纠正或就诊。②避免喂养管阻塞，输注营养液前、后用温开水冲洗喂养管，营养液调制均匀，无凝结块产生。药丸需经研碎、溶解后单独注入喂养管。③识别肠内营养意外及并发症，以便及时就诊。

4. 护理评价

经过治疗和护理，患者是否达到：①未发生呛咳、误吸现象。②皮肤黏膜完整，未发生损伤。③排便形态正常，未发生腹泻、腹胀等。④无体温升高、局部或全身感染征象。⑤体液平衡，未发生水、电解质紊乱或发生后得到及时处理。

二、肠外营养

（一）概述

肠外营养（parenteral nutrition，PN）是通过静脉途径提供人体代谢所需的各种营养素，以达到维持机体代谢所需的目的。当患者的全部营养物质均经静脉途径提供时，称之为全胃肠外营养（total parenteral nutrition，TPN）。

1. 肠外营养制剂

（1）葡萄糖：是肠外营养主要的能量来源。当供给过多或输入过快时，部分葡萄糖可转化为脂肪沉积于肝脏，导致脂肪肝。故每天葡萄糖的供给总量不宜超过 300 ~ 400 g，占总能量的 50% ~ 60%。

（2）脂肪乳剂：临床应用意义在于提供能量和必需脂肪酸，维持细胞结构和人体脂肪组织的恒定。脂肪所提供的能量占总能量的 20% ~ 30% 较为合适。

（3）氨基酸：是肠外营养中的氮源，用于合成人体蛋白质。复方氨基酸溶液有平衡型和特殊型两类。平衡型氨基酸溶液所含必需氨基酸与非必需氨基酸的比例符合正常机体代谢的需要，适用于大多数营养不良的患者；特殊型氨基酸溶液在配方成分上做了必要调整，应根据患者的具体情况选择。一般每天提供的氨基酸量为 1 ~ 1.5g/kg，占总能量的 15% ~ 20%。

（4）电解质：电解质对维持机体内环境稳定及营养代谢有重要意义。在大量引流、额外丧失时，根据电解质水平，调整和补充钠、钾、氯、钙、磷、镁等电解质。

（5）维生素：用于肠外营养的维生素分为水溶性及脂溶性两大类。水溶性维生素包括维生素 B 族、维生素 C 族和生物素等，在体内无储备，不能进饮食者需每天补充；脂溶性维生素包括维生素 A、维生素 D、维生素 E、维生素 K，在体内有一定的储备，短期禁食者可暂不补充。长期应用 TPN 时常规提供多种维生素预防其缺乏。脂溶性维生素的长期过量供给易导致蓄积中毒，使用时需谨慎。

（6）微量元素：长期 TPN 时，应重视微量元素的补充，包括锌、铜、锰、铁、铬等，这些元素均参与酶的组成、三大营养物质的代谢、上皮生长、创伤愈合等生理过程。

2. 肠外营养适应证

（1）营养不良。

（2）胃肠道功能障碍。

（3）因疾病或治疗限制不能经胃肠道摄食或摄入不足。

（4）高分解状态，如严重感染、灼伤、创伤或大手术。

（5）抗肿瘤治疗期间。

3. 输注方法

（1）全营养混合液（total nutrient admixture，TNA）：将每天所需的营养物质在无菌条件下按次序混合在 3L 塑料袋内制成全营养混合液再输入患者体内，营养混合液必须在无菌环境下配制，减少污染机会。

（2）TNA 两腔或三腔袋产品：腔内分装氨基酸、葡萄糖、脂肪乳剂，有隔膜将各成分分开，使用前用手加压即可撕开隔膜，使各成分立即混合，各营养物质即可同时输入。

4. 输注途径

主要包括外周静脉和中心静脉两种输注途径。用量小、短期营养支持不超过 2 周者，可选择经外周静脉输注；对于长期营养支持、全量补充时以中心静脉途径为宜。

（二）护理

1. 护理评估

（1）健康史：患者胃肠功能状况，是否有进食种类和量的限制，有无消耗性疾病和代谢性疾病，有无电解质代谢紊乱等现象。

（2）症状和体征：患者生命体征是否平稳，有无脱水或休克征象，全身皮肤是否完好，静脉通道是否通畅，患者是否需要约束。

（3）实验室检查：了解患者电解质、血生化和细胞免疫功能等检查结果。

（4）辅助检查：患者体重状况及对肠外营养支持的承受能力。

（5）社会心理评估：患者及家属对肠外营养的认知程度及接受程度。

2. 护理措施

（1）TNA 的配制、保存和输注：TNA 由专人在无菌室层流台内配制，严格无菌操作。配制后若暂时不输，应保存于 4℃冰箱内，并在 24h 内输完。TNA 输注系统和输注过程应保持连续性，其间不宜中断，以防污染。

（2）输注时护理：①根据营养液的总量，计算每小时用量及滴数，必要时用输液泵控制输液速度，避免输注速度过快超过人体的代谢能力。②缺水患者，应先补充平衡盐溶液后再输注 TNA，以维持机体水、电解质平衡。

（3）导管护理：①保持输注导管通畅：输液完毕用 3 ～ 5 mL 肝素稀释液（25 U/mL）冲洗导管后再封管，或连接肝素帽后自肝素帽处注入 3 ～ 5 mL 生理盐水正压封管，以防导管内血栓形成。避免导管受压、扭曲或滑脱。②穿刺局部每天消毒、更换敷料：用 3M 透明贴固定穿刺部位者，应标明更换日期。观察穿刺局部有无红、肿、热、痛等感染征象，一旦发生应立即拔除导管。

（4）高热护理：产生与营养素产热有关，一般无须特殊处理，必要时可用物理或药物降温。

（5）观察和预防并发症。①导管移位：可发生于锁骨下或其他深静脉穿刺置管者。因此，静脉置管后必须妥善固定。一旦发生导管移位，应立即停止输液，拔除导管并做局部处理。②感染：长期深静脉置管、禁食和 TPN，易引起导管性和肠源性感染。一旦发生感染，局部可有红、肿、热、痛等征象，应及时拔除导管。在患者胃肠功能恢复或允许进食的情况下，鼓励患者经口饮食，避免肠源性全身感染。③代谢紊乱：包括糖代谢紊乱和脂肪代谢紊乱，常与输注过快有关。故肠外营养支持时，应加强临床观察及输液护理。当发现患者出现糖和脂肪代谢紊乱征象时，先抽血送检，再根据结果予以处理。

3. 健康指导

（1）识别和避免营养不良：长期摄入不足或慢性消耗性疾病患者应及时到医院检查治疗，以防严重营养不良发生。

（2）恢复经口饮食的患者，应继续增加饮食摄入，注意食物的均衡搭配，满足机体需要量。

4. 护理评价

经过治疗和护理，患者是否达到：①无体温升高、血白细胞计数升高等局部或全身感染征象发生，或发生后得到及时处理和控制。②未发生导管移位等置管相关的并发症。③体液平衡，未发生代谢紊乱等。

第五节　普通外科疾病的一般护理

一、甲状腺疾病

甲状腺分左右两叶，覆盖并附着于甲状软骨下方的器官两侧。中间以峡部相连，有内外两侧被膜包裹。手术时分离甲状腺即在此两层被膜之间进行。

甲状腺的血液供应非常丰富，主要来自两侧的甲状腺上、下动脉。甲状腺有3条主要静脉，即甲状腺上、中、下静脉。甲状腺的神经支配来自迷走神经，其中喉返神经穿行于甲状腺下动脉的分支之间，支配声带运动。喉上神经的内支（感觉支）分布于喉黏膜，外支（运动支）支配环甲肌，与甲状腺上动脉贴近走行，使声带紧张。

甲状腺有合成、贮存和分泌甲状腺素的功能，主要作用是加快全身细胞的利用氧的效能，加速蛋白质、糖类和脂肪的分解。全面增加人体的代谢热量的产生，来促进人体的生长发育，在出生后影响脑与长骨的生长、发育。

（一）评估

1. 一般评估

生命体征，有无家族史、既往史。

2. 专科评估

甲状腺肿物的生长速度、活动度及质地，有无压迫症状，患者是否有情绪急躁，容易激动、失眠、两手颤动、怕热、多汗、食欲亢进，进而出现体重减轻、消瘦、心悸、胸闷、月经失调等症状。

（二）护理要点

1. 术前护理

（1）饮食护理：进食高热量、高蛋白、高维生素食物，禁止饮用对中枢神经有兴奋作用的浓茶、咖啡等刺激性饮料。

（2）皮肤的准备：男性患者刮胡须，女性患者发际剪低。

（3）胃肠道的准备：术前禁食 8 ~ 12h，禁水 4 ~ 6h。

（4）体位：术前指导患者进行头颈部拉伸的训练，用软枕垫高肩部保持头低位，以适应术中体位。

（5）心理护理：①讲解手术的必要性，讲解手术的类型及麻醉方式。②加强与患者的沟通，了解患者的动态心理变化。多关心患者，耐心聆听患者的主诉，耐心解答患者的问题，建立良好的护患关系，消除紧张情绪，打消患者的顾虑，调动社会支持体系，给患者予以协助和鼓励。③对于精神过度紧张或失眠者，遵医嘱适当应用镇静药或安眠药。

2. 术后护理

（1）甲状腺腺瘤患者的术后护理：护士在重视术后患者主诉的同时，密切观察生命体征、呼吸、发音和吞咽状况，及早发现甲状腺术后的并发症，及时通知医生并配合抢救。呼吸困难和窒息的预防和急救措施具体如下。

①体位：患者回病房后取平卧位，待血压平稳或全麻清醒后去枕平卧位，以利于呼吸和引流。

②引流：对手术野放置橡胶片引流管者，护士应告知患者一般引流会持续 24 ~ 48h，引流的目的是便于观察切口内出血情况，及时引流切口内的积血，预防术后气管受压。

③保持呼吸道通畅：避免引流管阻塞导致的颈部积血、积液、压迫气管而引起呼吸不畅，鼓励和协助患者进行深呼吸和有效咳嗽，必要时行雾化吸入，以利于痰液及时排出。

④急救准备：常规在床旁准备气管切开包和手套，以备急用。

⑤急救配合：对因血肿压迫所致的呼吸困难或窒息者，须立即配合进行床边抢救，即剪开缝线，敞开伤口，迅速取去血肿，结扎出血的血管。若患者呼吸仍无改善则需行气管切开、吸氧；待病情好转，再送手术室做进一步检查、止血和其他处理。对喉头水肿所致的呼吸困难或窒息者，应即刻遵医嘱应用大剂量激素，如地塞米松 30 mg 静脉滴入；若呼吸困难无好转，可行环甲膜穿刺或气管切开。

⑥喉返和喉上神经损伤：鼓励术后患者发音，注意有无声调降低或声音嘶哑，以及早发现喉返神经损伤的征象、及早护理。喉上神经内支受损者，因喉部黏膜

感觉丧失所导致反射性咳嗽消失，患者在进食尤其是饮水的时候易发生误咽和呛咳，故要加强对该类患者饮食过程中的观察和护理。

（2）甲状腺危象患者的急救护理：甲状腺危象表现为术后 12 ～ 36h 内出现高热（高于 39℃），脉快且弱（高于 120 次 / 分），烦躁、谵妄，甚至昏迷，常伴有恶心、呕吐。急救护理具体如下。

①物理或药物降温，必要时可用冬眠药，使其体温维持在 37℃左右。

②吸氧，持续低流量吸氧减轻组织缺氧。

③静脉输入大量葡萄糖溶液，降低循环血液中甲状腺素水平。

④烦躁不安，谵妄者注意患者安全，适当防护，防止外伤。

⑤遵医嘱用药，口服复方碘化钾溶液 3 ～ 5 mL，紧急时用 10% 碘化钠溶液 5 ～ 10 mL 加入 10% 葡萄糖 500 mL 中静脉滴入，氢化可的松每日 200 ～ 400 mg 分次静脉滴注；拮抗应激：利舍平 1 ～ 2 mg 肌内注射或普苯洛尔 5 mg 加入 10% 葡萄糖 100 mL 中滴注以降低周围组织对儿茶酚胺的反应；镇静药常用苯巴比妥钠 100 mg 或冬眠合剂Ⅱ号半量肌内注射 6 ～ 8h 一次，有心衰的患者加用洋地黄制剂。

⑥手足抽搐：补钙，指导患者口服补钙；症状较重长期不能恢复者，可加服维生素 D，以促进钙在肠道内的吸收。抽搐发作时，立即遵医嘱静脉注射 10% 葡萄糖酸钙或氯化钙 10 ～ 20mL。

⑦提供心理支持减轻恐惧和焦虑促进症状缓解。

（3）甲状腺癌的术后并发症护理。

①出血：术后 48h 内出现，表现颈部迅速肿大、呼吸困难、烦躁不安，甚至窒息；伤口处渗血或出血。

预防术后出血：适当加压包扎伤口敷料，予以半坐卧位，减轻术后颈部切口张力，避免大声说话及剧烈咳嗽，以免伤口裂开出血。术后 6h 内进食温凉流质、半流质饮食，避免进过热饮食，减少伤口部位充血，并观察患者在吞咽过程中有无呛咳、说话有无嘶哑。

观察伤口渗血情况及颈部有无渗血，观察患者呼吸情况，有无呼吸困难。观察患者颈部情况，有无颈部肿大，床旁备气切包，如发生出血应立即剪开缝线，消除积血，必要时送往手术室止血。观察伤口引流管和颜色、性状、量，并准确记录。

②呼吸困难和窒息：表现为颈部压迫感、紧缩感或梗阻感，还可以表现为进行性呼吸困难、呼吸费力、烦躁、发绀及气管内痰鸣音。

术后 24 ～ 48h 内严密观察病情变化，每小时监测生命体征并记录，观察伤口敷料及引流管引流液的情况，尤其注意颈部有无渗血。护士通过密切观察生命体征、呼吸、发音和吞咽状况及早发现有无呼吸困难，及时通知医师、配合抢救。

保持呼吸道通畅，指导患者有效咳嗽、排痰。具体方法：先深吸一口气，然后用手按压伤口处，快速用力将痰咳出，避免剧烈咳嗽致伤口裂开。如痰液黏稠不易排出时给予雾化吸入，协助患者翻身叩背。若发现患者颈部紧缩感和压迫感、呼吸困难、烦躁不安、心动加速、发绀时，应立即检查伤口并及时通知医师，如果是出血引起立即就地松开敷料，剪开缝线，敞开切口，迅速除去血肿，如血肿清除后患者呼吸无改善则应立即实施气管切口，并予以吸氧，待患者情况好转后，再送手术室进一步检查止血和其他处理。

术前常规在床旁准备气管切开包和抢救药品。

手术后如近期出现呼吸困难，宜先试行插管，插管失败后再做气管切开。

③喉返神经损伤：可分为暂时性损伤（2/3 的患者）和持久性损伤两种。评估患者有无声音嘶哑、失声，如果症状出现注意给予安慰和解释，减轻其恐惧和焦虑，使其积极配合治疗。

④喉上神经损伤：可引起环甲肌瘫痪，使声带松弛，患者发音变化，常感到发音弱、音调低、无力，缺乏共振，最大音量降低，尤其是喝水时出现呛咳。

⑤甲状旁腺功能减退：注意患者安全，医护人员不要用手强力按压患者制止抽搐发作，避免受伤。可出现低血钙，表现为面部、口唇周围及手、足如针刺样感及麻木感或强直感，还可以表现为畏光、复视、焦虑、烦躁不安。严重的还会出现手足抽搐。

限制含磷较高的食物，如牛奶、瘦肉、蛋类和鱼类等。症状轻者可口服葡萄糖酸钙 2 ～ 4 g，每日 3 次。

（三）健康教育

（1）在甲状腺流行的地区推广加碘盐，告知患者碘是甲状腺素合成的必需成分，鼓励进食海带、紫菜等含碘丰富的海产品。

（2）用药教育：告知患者甲亢术后继续服药的重要性并督促执行，保证剂量准确。若出现心悸、手足震颤、抽搐等情况应及时就诊。

（3）伤口拆线后适当进行颈部运动，防止瘢痕挛缩。

（4）甲状腺全切除患者需终身服用甲状腺制剂，以满足机体对甲状腺素的需要，不能随意自行停药或变更剂量。

（5）保持心情舒畅，建立合理的生活作息制度，促进充足睡眠时间，做到劳逸结合及合理搭配饮食。

（6）嘱咐患者定时门诊复查。

二、肺癌

肺癌多数起源于支气管黏膜上皮，因此也称支气管肺癌。近50年来，全世界肺癌的发病率明显增高，发病年龄大多在40岁以上，以男性多见，男女之比为（3～5）：1。但近年来，女性肺癌的发病率也明显增加。

（一）评估

1. 一般评估

吸烟状况，家庭史、既往史，心理和社会支持状况等。

2. 专科评估

有无咳嗽，是否为刺激性；有无咳痰，痰量及性状；有无痰中带血、咯血，咯血的量、次数；有无疼痛，部位和性质，如有无放射痛、牵扯痛；有无呼吸困难；营养状况；有无发绀、贫血；有无杵状指。

（二）非手术治疗的护理要点

1. 一般护理

（1）环境：保持室内空气的流通与新鲜，并维持适宜的温度与湿度，避免花粉、螨虫导致的过敏，尤其在化疗期间。必要时用紫外线消毒，以避免感染的发生。

（2）休息：由于患者疼痛、焦虑、害怕，无法获得足够的休息与睡眠，应为患者创造安静、舒适、清洁、整齐的良好休息和睡眠环境。必要时遵医嘱用镇静药。

（3）饮食护理：向患者提供营养丰富、易消化的食物，鼓励进食。一般每天需要蛋白质100～150 g，总热量20920～25104kJ（5000～6000 kcal），注意调整食物的色、香、味，配制患者喜爱的食物，以适口、清淡为原则，少量多餐。有恶心、呕吐者，饭前给予口腔护理。若无法进食时，则应肠道外营养或鼻饲，补充足够的热量和营养。

2. 戒烟

指导并劝告患者停止抽烟。因为吸烟会刺激肺、气管及支气管，使气管、支气管分泌物增加，妨碍纤毛的清洁功能，使支气管上皮活动减少或丧失活力而致肺部感染。

3. 用药护理

（1）伴慢性支气管炎、肺内感染、肺气肿的患者，结合痰液及咽部分泌物细菌培养，应用抗生素、支气管扩张药、祛痰药等药物。

（2）化学治疗。

①化疗指征：辅助手术治疗，以消灭残存的或亚临床癌灶，防止复发和转移；手术或放疗后出现局部复发或转移；小细胞肺癌、暂时不能手术或放疗者，先用化疗使肿瘤缩小，症状缓解，为手术或放疗创造条件；配合放疗以提高放疗敏感性，消灭亚临床病灶；不宜手术或放疗的中晚期肺癌或伴有远处转移者；具有肿瘤压迫症状或癌性心包炎、胸腔积液的晚期患者。

②常用药物：环磷酰胺、氮芥、表柔比星、长春新碱、顺铂、氟尿嘧啶等。

4. 稳定情绪

随时观察患者的情绪变化，多与患者交流，给予发问的机会和心理上的支持，以减轻焦虑情绪和对手术的担心。

5. 腹式呼吸与有效咳嗽训练

（1）腹式呼吸是以膈肌运动为主的呼吸。患者采用鼻吸气，吸气时将腹部向外膨起，屏气 1 ~ 2s，以使肺泡张开，呼气时让气体从口中慢慢呼出。开始训练时，护理人员可协助患者一起练习：将双手放在患者腹部肋弓之下，患者吸气时将双手顶起，呼气时双手轻轻施加压力，使膈肌尽量上升，以后让患者自行练习，并逐渐除去手的辅助作用，术前每天均应坚持训练数次。

（2）咳嗽训练时，患者尽可能坐直，进行深而慢的腹式呼吸，咳嗽时口型呈半开状态，吸气后屏气 3 ~ 5s 后用力从肺部深部咳嗽，不要从口腔后面或咽喉部咳嗽，用两次短而有力的咳嗽将痰咳出，对术后胸痛、呼吸肌疲劳的患者，可先轻轻地进行肺深部咳嗽，将痰引至大气管时，再用力咳出，咳嗽后要休息片刻以恢复体力。

6. 机械辅助的呼吸功能训练

吹气球或应用呼吸训练器。

（三）术后护理要点

1. 观察生命体征

术后密切监测血压、心率、呼吸等变化，注意有无血容量不足和心功能不全的发生。

2. 安排合适体位

麻醉清醒、血压平稳后改为半卧位。

（1）肺叶切除患者可取侧卧位。

（2）一侧全肺切除患者，避免完全侧卧，以防止纵隔移位压迫健侧肺，可采取 25° 侧卧位。

（3）肺段切除术或楔形切除术者取健侧卧位，促进术侧肺组织扩张。

（4）全肺切除术，避免过度侧卧，25° 侧卧位，预防纵隔移位和压迫健侧肺。

（5）若有血痰或支气管瘘管，取患侧卧位。

（6）避免采用垂头仰卧式，以免横隔上升妨碍通气。

3. 呼吸道护理

（1）术后带气管插管返回病房的患者，应严密观察导管的位置，防止滑出或移向一侧支气管，造成通气量不足。观察呼吸深度、频率、动脉血氧饱和度是否正常。

（2）对于术前心肺功能差、术后动脉血氧饱和度过低者，术后早期可短时间使用呼吸机辅助呼吸，机械通气时，应及时清除呼吸道分泌物。吸痰操作宜轻柔敏捷，每次吸痰不超过 15 秒，吸痰前吸氧浓度调至 70% 以上。

（3）鼓励并协助深呼吸及咳嗽，每 1 ~ 2h 叩背排痰 1 次，实施方法如下。

①护士站在患者健侧，双手环抱住伤口部位以支托固定胸部伤口。固定胸部时，手掌张开，手指并拢。指导患者先慢慢轻咳，再用力将痰咳出。

②护士站在患者患侧，一手放在术侧肩膀上并向下压，另一手置于伤口下支托胸部协助。当患者咳嗽时，护士的头在患者身后，可保护自己避免被咳出的分泌物溅到。

4. 闭式胸腔引流护理（八字原则：观察、密封、无菌、通畅）

（1）保持管道的密闭：定时观察胸腔引流是否通畅，术后早期特别注意观察引流量。当患者翻身时，注意保持引流管避免牵拉、受压或脱出。①随时检查装置的密闭及引流管有无脱落。②水封瓶长玻璃管没入水中 3 ~ 4 cm。③引流管周围用油纱布包盖严密。④搬动患者或更换引流瓶时，需双重夹闭。⑤若引流管连接处脱落或引流瓶损坏，立即双钳夹闭并更换引流装置。⑥若引流管从胸腔滑脱，立即用手捏闭伤口处皮肤，消毒处理后，用凡士林纱布封闭伤口。

（2）严格无菌操作，防止逆行感染：①引流装置保持无菌。②保持胸壁引流口处敷料清洁干燥。③引流瓶应低于胸壁引流口平面 60 ~ 100cm。④每日更换引流瓶，严格遵守无菌操作规程。

（3）保持引流管通畅：①患者取半坐卧位。②定时挤压引流管，防止引流管阻塞、扭曲、受压。③做咳嗽、深呼吸运动及变换体位，以利于胸腔内液体、气体的排出，促进肺扩张。

（4）观察记录引流液的量及色。

5. 术后上肢功能康复训练

适时早期活动可促进呼吸运动，防止肺不张、肩关节僵硬及手臂挛缩。

6. 术后并发症预防及护理

（1）肺不张与肺部感染：大多发生于手术后 48h 内。预防的主要措施是术后早期协助患者深呼吸、咳痰及床上运动，避免限制呼吸的胸廓固定和绑扎。发生肺不张或感染后，协助患者排痰，雾化吸入，或用支气管镜吸痰。

（2）急性肺水肿：肺切除术后特别是伴有心、肾功能不全的患者，避免补液过多、过快，以减少急性肺水肿的发生。一旦出现急性肺水肿，应立即减慢输液速度，迅速采取利尿、强心等治疗措施。

（四）健康教育

（1）术后需要化疗或放疗时，应使患者理解治疗意义，并按时接受治疗检查血常规。

（2）出院返家后数周内，进行呼吸运动及有效咳嗽，活动量逐渐增加，以不出现心悸、气短、乏力等症状为标准。

（3）预防呼吸道感染。术后一段时间内避免出入公共场所或与上呼吸道感染者接触，避免与烟雾、化学刺激物接触，万一发生呼吸道感染，应尽早返院就医；讲解吸烟的危害，鼓励戒烟。

（4）若出现伤口疼痛、剧烈咳嗽及咯血等症状时，应返院治疗。

三、胃癌术后

胃癌系位于上皮的恶性肿瘤，发病率在男性恶性肿瘤中仅次于肺癌，占第二位，在女性恶性肿瘤中居第四位。胃癌在我国各种恶性肿瘤中居首位，年死亡率为25.23/10万，好发年龄在50岁以上，男性发病率明显高于女性，男女比例约为2 ∶ 1。

（一）评估

1. 一般评估

饮食喜好、生活习惯、生活与工作环境，吸烟史、家族史、既往史，心理和社会支持状况等。

2. 专科评估

（1）局部身体状况：有无上腹或胸骨后疼痛、腹部有无肿块，肿块大小、质地、是否活动；有无腹胀或腹水征；有无反酸、嗳气、食欲缺乏；有无呕血和黑粪等。

（2）全身状况：有无消瘦和体重下降，有无胃癌远处转移的迹象，如左锁骨上淋巴结肿大或黄疸；有无消瘦、贫血、营养不良和体重下降，甚至恶病质的表现等。

（二）术前护理要点

1. 一般护理

（1）患者应少量多餐，进食高蛋白、高热量、富含维生素、易消化的食物。

（2）对于营养状态差的患者，术前应予以纠正，必要时静脉补充蛋白、血浆或全血，以提高手术耐受力。

（3）术前一日进流食，晚间及手术日早晨用肥皂水灌肠。

（4）合并幽门梗阻者，注意纠正水、电解质及酸碱失衡；术前3天每晚用300 ~ 500 mL温生理盐水洗胃，以减轻胃黏膜水肿，有利于吻合口愈合。

（5）贲门癌有开胸可能的同时按开胸护理准备。

2. 术前准备

（1）术前1天皮肤准备：备皮的范围是上至剑突、下至大腿上1/3（包括会阴，洁净脐部）、两侧至腋中线。

（2）术前1天根据医嘱交叉配血，根据手术大小，备血600 ~ 1000 mL；

做好药物过敏试验。

（3）术前禁食 12h，禁水 6h。

（4）术前晚保持充足的睡眠，必要时口服镇静药物。

（5）手术日早晨留置胃管（根据医嘱留置营养管）及尿管；术前半小时肌内注射苯巴比妥钠 0.1 g、阿托品 0.5 mg。

3. 心理护理

根据患者的情况做好安慰工作，消除患者的心理负担，增强对手术的信心。

（三）术后护理要点

1. 一般护理

（1）体位与活动：术后回病房一般取平卧位，头偏向一侧。待患者全麻清醒，血压平稳后取半卧位。患者卧床期间，协助患者翻身。如病情允许，鼓励患者早期活动。

（2）禁食与营养。①术后暂禁食，禁食期间，遵医嘱静脉补充液体，维持水、电解质平衡并补充必要的营养素。②准确记录 24h 出入量，以保证合理补液。③静脉补液，维持水和电解质平衡。若患者营养状况差或贫血，遵医嘱补充蛋白、血浆或全血。④一般在术后 3 ～ 4 天胃肠道功能恢复后，试验饮水或米汤，拔除胃管后进流食，逐渐过渡到半量流食、全量流食、半流食、软食至正常饮食。

2. 病情观察

监测生命体征，每 30min1 次，病情平稳后 1 ～ 2h 测量 1 次。应定时观察患者神志、体温、尿量、出汗，伤口的渗血、渗液和引流液的情况等。

3. 胃肠减压

胃肠减压可减轻胃肠道的张力，促进吻合口的愈合，应注意妥善固定，保持胃管通畅，观察并记录引流液的色、质、量，还要注意口腔护理。

4. 引流管的护理

引流管标识明确，保持管道引流通畅，妥善固定引流管，防止脱出，观察并记录引流液的颜色、性状和量。

5. 疼痛护理

根据患者的疼痛情况，适当应用止痛药物。

6. 鼓励患者早期活动

除年老体弱或病情较重者，术后第 1 天坐起做轻微活动，第 2 天协助患者下地、床边活动，第 3 天可在病房内活动。患者活动量应根据个体差异而定，早期活动可促进肠蠕动，预防术后肠粘连和下肢静脉血栓等并发症。

7. 并发症的观察和护理

（1）术后胃出血：手术后 24h 内因术中残留或缝合创面少量渗血，可从胃管内流出少量暗红或咖啡色胃液，一般不超过 100 ～ 300 mL，以后胃液逐渐转清，属于术后正常现象。若术后短期内从胃管引流出大量鲜红色血液，持续不止，应警惕有术后出血，需及时报告医师处理。原因：主要是术中止血不彻底或结扎线脱落。处理方法：绝大多数可经非手术治疗（包括禁食、止血药物、输鲜血）而停止。

（2）十二指肠残端破裂：是毕Ⅱ式胃大部切除术后的早期并发症，一般多发生于术后 3 ～ 6 天，表现为右上腹突发剧痛、发热和腹膜刺激征；白细胞计数增加；腹腔穿刺可抽得胆汁样液体。原因：十二指肠溃疡局部瘢痕水肿，残端关闭困难；手术技术缺陷，缝合不严；因输入段肠梗阻致十二指肠内张力过高。处理方法：需立即进行手术治疗，术后持续负压吸引，积极纠正水、电解质紊乱、经静脉或空肠造口管提供营养支持，给予抗生素抗感染，用氧化锌软膏保护引流管周围皮肤。

（3）胃肠吻合口破裂或瘘：少见，多发生于术后 3 ～ 7 天。原因：组织愈合不良，缝合不够紧密，吻合处张力过大或低蛋白血症，组织水肿等。处理方法：早期引起明显腹膜炎症状和体征，须立即手术处理；后期形成脓肿或腹外漏，行局部引流、胃肠减压和积极支持治疗。

（4）残胃蠕动无力或称胃排空障碍：常发生于术后 7 ～ 10 天。原因：含胆汁的十二指肠液进入残胃，干扰胃功能；肠麻痹，功能紊乱；与变态反应有关。处理方法：禁食、胃肠减压、肠外营养支持，纠正低蛋白，维持水、电解质和酸碱平衡，应用促胃动力药物。

（5）倾倒综合征。①早期倾倒综合征：多发生于餐后 30min 内，以循环和胃肠道症状为主。原因：多因餐后大量高渗性食物快速进入肠道所致肠道内分泌细胞大量分泌肠源性血管活性物质，加上渗透作用使细胞外液大量进入肠腔，而引起血管舒缩功能紊乱和胃肠道症状。此症状于术后半年至 1 年可自愈。餐后应平卧 30min 后活动。②晚期倾倒综合征：餐后 2 ～ 4h 患者出现低血糖反应。原因：进食后胃排空过快，含糖食物迅速进入小肠而刺激胰岛素大量释放。出现症状时稍进食，尤其是糖类，即可缓解。

（6）术后梗阻：分为输入襻梗阻、吻合口梗阻和输出襻梗阻三类。共同症状是大量呕吐、不能进食。临床表现为进食后 15 ~ 30min，上腹突感胀痛，一阵恶心后，大量喷射状呕出含胆汁液体，呕吐后症状消失。可手术解除梗阻。

（四）健康教育

（1）向患者及家属讲解有关疾病康复知识，学会自我调节情绪，保持乐观态度，坚持综合治疗。

（2）指导患者饮食应定时定量，少量多餐，营养丰富，逐步过渡为正常饮食。少食腌、熏制食品，避免进食过冷、过硬、过烫、过辣及油煎炸的食物。

（3）告知患者注意休息、避免过劳，同时劝告患者放弃喝酒、吸烟等对身体有危害的不良习惯。

（4）告知患者及家属有关手术后期可能出现的并发症的表现和预防措施。

（5）定期门诊随访（胃癌术后 1 年内，每隔 3 个月来门诊复查，第 2 年每隔半年 1 次，以后每年 1 次），若有不适及时就诊。

（6）保持大便通畅，养成定时大便的习惯。活动过多、进食粗糙、大便秘结均可使焦痂过早脱落、损伤创面而出血。

（7）保持心情舒畅、忌怒，如发生腹痛、黑粪等症状应立即复诊。

四、乳腺癌

乳腺癌是女性最常见的恶性肿瘤之一。在我国占全身各种恶性肿瘤的 7% ~ 10%，仅次于子宫颈癌，但近年来乳腺癌的发病率呈上升趋势，有超过子宫颈癌的倾向。部分大城市报告乳腺癌占女性恶性肿瘤之首位。

（一）评估

1. 一般评估

月经史，孕育史，哺乳情况，饮食习惯，生活环境，既往史，家族史，心理和社会支持状况等。

2. 专科评估

（1）局部身体状况：乳房外形和外表，有无肿块及肿块大小、质地、活动度，肿块与深部组织的关系，表面是否光滑、边界是否清楚，有无局限性隆起或凹陷等改变。

（2）全身状况：有无癌症远处转移的征象，如锁骨上、腋窝淋巴结和其他部位有无肿大淋巴结，淋巴结的位置、大小、数目、质地及活动性；有无肺、骨和肝转移的征象；全身的营养状况等。

（二）术前护理要点

1. 心理护理

乳房是女性性征之一，因术前患者对癌症有恐惧感、对手术害怕、对预后恐惧及对根治术后胸部形态改变存在担忧，故应多了解和关心患者、倾听患者的想法和要求、加强心理疏导、向患者和家属解释手术的必要性和重要性、解除其思想顾虑。介绍患者与曾接受过类似手术且已痊愈的妇女联系，通过成功者的现身说法使其相信一侧乳房切除将不影响正常的家庭生活、工作和社交；告知患者今后行乳房重建的可能，鼓励其树立战胜疾病的信心，以良好的心态面对疾病和治疗。

2. 术前常规准备

（1）术前 1 天皮肤准备：备皮范围是上自锁骨上部、下至髂嵴，自健侧腋前线或乳头线、后过背正中线，包括患侧上臂和腋下。若手术时需要植皮，应同时做好供皮区的皮肤准备，由于乳头、乳晕部位皮肤不甚平滑，更要注意清洁，并避免割伤皮肤。操作时动作要轻柔，以免疼痛。

（2）术前 1 天根据医嘱交叉配血，做好药物过敏试验。

（3）术前禁食 12h，禁水 4h；术前晚保持充足的睡眠，必要时口服镇静药物。

（4）术前半小时肌内注射苯巴比妥钠 0.1 g、阿托品 0.5 mg。

3. 术前适应性训练

（1）术前 3 日指导患者进行腹式呼吸的锻炼。具体方法：患者取立位、平卧位或半卧位，两手分别放于前胸部和上腹部。用鼻缓慢吸气时，令膈肌最大限度地下降，腹肌松弛，膈肌随腹腔内压增加而上抬，推动腹部气体排出，手感到腹部向上抬起。呼气时用口呼出，腹肌收缩，膈肌松弛，膈肌随腹腔内压增加而上抬，推动肺部气体排出，手感到腹部下降。

（2）指导患者掌握在床上使用大、小便器的方法。

4. 注意事项

（1）在健侧行 PICC 穿刺置管术，上肢在 24h 内应限制剧烈活动，指导患者做握拳运动。

（2）如病情允许，术前晚上可进行个人卫生清洁。

（三）术后护理要点

1. 全麻苏醒期的护理

（1）清醒前：①采取去枕平卧位，头偏向一侧。②清除口咽内分泌物，保持呼吸道通畅，防止呕吐误吸引起窒息。③注意观察瞳孔的对光反射是否恢复，以判断患者麻醉清醒的状况。

（2）清醒后：①血压平稳后改为半卧位，利于呼吸和引流。②评估疼痛程度，必要时遵医嘱给予镇痛药。③心理护理，主动到床前关心患者、细心照顾患者，通过亲切的语言、行为来表达对患者的同情、关怀和问候，有的放矢地进行心理疏导。

2. 病情观察

（1）密切监测患者生命体征的变化。

（2）扩大根治术注意患者的呼吸情况，及时发现有无气胸，鼓励患者做深呼吸，防止肺部并发症。

3. 饮食护理

术后 6h，若无恶心、呕吐等麻醉反应，可给予流质饮食，如豆浆、米汤、面汤、牛奶等；术后第 1 天可给予半流质饮食，如八宝粥、豆腐脑、鸡蛋羹、烂面条等，以后逐渐恢复正常饮食，应给予高热量、高蛋白质、高维生素饮食，以促进伤口愈合，身体康复。

4. 疼痛的护理

为使患者不被疼痛困扰，有良好的休息和睡眠，术后短时间内适当应用哌替啶，必要时可重复给药。另外，可使用分散患者注意力的方法减轻患者疼痛。

5. 胸部锻炼的指导

鼓励患者深呼吸，并使用有效咳嗽排痰的方法，必要时更换体位。对于痰液黏稠者给予雾化吸入，也可使用电振动叩击排痰。

6. 患肢的护理

（1）观察皮瓣颜色及创面愈合情况并记录。注意伤口敷料，用胸带或弹力绷带加压包扎，保持患侧手臂血液循环通畅及淋巴回流通畅。平卧时：用软枕抬高患侧上肢 20° ~ 30°；半卧时：屈肘 90° 放于胸腹部，以预防或减轻上肢水肿。

同时，注意患者卧位舒适。

（2）严密观察患侧上肢皮肤颜色、温度、脉搏等。

（3）避免在患肢手臂测血压、输液、注射及抽血。

（4）叮嘱患者术后 3 周内患侧不要承担 1 kg 以上重物，伤口愈合后也应避免患侧肩部承担超过体重 1/4 的重物。

（5）在护士的指导下循序渐进地实施功能锻炼。

①术后 24h 开始，指导患者伸指握拳动作，以活动腕关节。每天 4 次，每次 10 下。

②术后 2 ~ 3 天，做前臂伸屈运动，前伸小于 30° ，后伸小于 15° ，坐位练习屈肘屈腕。每天 4 次，每次 10 下。

③术后 4 ~ 5 天，练习患侧上肢摸同侧耳郭、对侧肩。

④术后 5 ~ 7 天，患侧上肢慢慢伸直、内收、屈曲肩关节，抬高 90° 。

⑤术后 7 ~ 10 天，练习手指“爬墙”运动，直至患侧手指能高举过头，自行梳理头发，功能锻炼应循序渐进，并避免用患肢搬动、提拉重物。

7. 引流管的护理

（1）观察引流液色、质、量并记录，注意有无出血。

（2）妥善固定引流管，患者卧床时固定于床旁，起床时固定于上衣。

（3）保证引流通畅和有效的负压吸引，连接固定，定时挤压引流管或负压吸引器。

（4）引流过程中若有局部积液、皮瓣不能紧贴胸壁且有波动感，应报告医生，及时处理。

（5）一般术后 1 ~ 2 天，每日引流血性液体 50 ~ 100 mL，并逐日减少。术后 3 ~ 5 天，皮瓣下无积液、创面与皮肤紧贴，引流量小于 10 ~ 15 mL 即可拔管。若拔管后仍有皮下积液，可在严格消毒后抽液并局部加压包扎。

8. 并发症的护理

（1）患侧上肢肿胀：为乳腺癌根治术后患侧腋窝淋巴结切除后上肢淋巴回流不畅或头静脉被结扎、腋静脉栓塞、局部积液或感染等因素导致回流障碍所致。①指导患者平卧时用软枕抬高患侧上肢 20° ~ 30° ，下床活动时用上肢吊带托扶上肢。②需他人扶持时应扶健侧，以防腋窝皮瓣滑动而影响创面愈合。③患侧上肢间断向心性按摩可减轻或防止上肢水肿。④肢体肿胀严重者，可戴弹力袖或使用弹力绷带以利于回流。

（2）皮下积液。①严密观察引流管有无堵塞、受压、扭曲、脱出。②观察引流液的性状、颜色和量并记录。③一般情况术后 20h 内引流液量不超过 150 mL，若术后 8h 内引流液量超过 100 mL，为红色血性液体，提示有内出血；若引流液量突然减少，提示引流管不通畅。④术后伤口加压包扎，可帮助排出伤口内的积血、积液，包扎松紧要适宜，不影响患者呼吸为度。

（3）皮瓣坏死：最严重的并发症。①严密观察皮瓣的血供情况：皮瓣缺血时，温度低于健侧，颜色苍白；皮瓣坏死时，颜色呈黑色，皮瓣下有脓性分泌物。②告知患者及家属严格按照护士的指导进行上肢活动。

（四）健康教育

1. 活动

术后近期避免用患侧上肢搬动、提取重物。

2. 避孕

术后 5 年内应避免妊娠，以免促使乳腺癌的复发。

3. 义乳或假体

出院时暂佩戴无重量的义乳，有重量的义乳在治愈后佩戴。根治术后 3 个月行乳房再造术。

4. 自我检查

定期的乳房自查有助于及早发现乳房的病变，检查最好在月经后的 7 ~ 10 天，自查方法如下：

（1）站在镜前以各种姿势（两臂放松垂于身体两侧、双手撑腰、向前弯腰或双手高举枕于头后）比较两侧乳房大小、形状是否对称，轮廓有无改变、乳头有无内陷及皮肤颜色有无改变。

（2）于不同体位（平卧或侧卧），将手指平放于乳房，从外向乳头环形触摸，检查有无肿块。

（3）检查两侧腋窝有无肿大淋巴结。

（4）用拇指及食指轻轻挤压乳头查有无溢液。疑有异常应及时就医。

5. 其他

根据雌激素、孕激素受体情况，按医生意见是否服用三苯氧胺等药物。

第四章　神经外科疾病的护理

第一节　急性脑卒中与短暂性脑缺血的护理

一、急性脑卒中的护理

（一）急性脑卒中的分类

脑卒中可分为出血性卒中和缺血性卒中两大类。

1. 出血性卒中

出血性卒中是指非外伤性脑实质内或脑表面的出血，包括脑出血和蛛网膜下隙出血，主要病因有高血压、脑血管畸形、脑淀粉样血管病和溶栓、抗凝、瘤卒中等。急性期病死率约为 30% ~ 40%，在急性脑卒中中最高。

2. 缺血性卒中

缺血性卒中又称为脑梗死，指因脑部血液循环障碍，缺血、缺氧所致的局限性脑组织的缺血性坏死或软化，约占全部脑卒中的 60% ~ 80%。血管壁病变、血液成分和血流动力学改变是引起脑梗死的主要原因，包括短暂性脑缺血发作（TIA）、脑栓塞、脑血栓形成等。

（二）急性脑卒中的临床表现和特点

脑卒中的常见症状为：突然发生一侧肢体（伴或不伴面部）无力、笨拙、沉重或麻木，一侧面部麻木或口角歪斜，说话不清或理解语言困难，双眼向一侧凝视，一侧或双眼视力丧失或模糊，视物旋转或平衡障碍；既往少见的严重头痛、呕吐。上述症状可伴有意识障碍或抽搐，也可突然出现神志模糊或昏迷。

（1）出血性卒中多数在动态下急性起病，突发出现局灶性神经功能缺损症状，常伴有头痛、呕吐，可伴有血压增高、意识障碍和脑膜刺激征。

（2）缺血性卒中多数在静态下急性起病，部分病例在发病前可有 TIA。临床表现决定于梗死灶的大小和部位，主要为局灶性神经功能缺损的症状和体征，如偏瘫、偏身感觉障碍、失语、共济失调等，部分可有头痛、呕吐、昏迷等全脑症状。可出现不同程度的脑功能损伤和并发症的表现。

（三）急性脑卒中的治疗原则

1. 出血性卒中的治疗原则

阻止继续出血及稳定出血导致的急性脑功能障碍。治疗要点有：保持安静，防止引起血压、颅内压波动的因素；控制脑水肿、颅内压增高；处理并发症；对有指征者应及时清除血肿、积极降低颅内压、保护血肿周围脑组织。有脑疝危及生命者需要紧急行去骨板减压术。

2. 缺血性卒中的治疗

脑梗死的治疗实施以分型、分期为核心的个体化治疗。在支持治疗的基础上，可选用改善脑循环、脑保护、抗脑水肿、降颅内压等措施。大、中梗死应积极抗脑水肿、降颅内压，防止脑疝形成。在小于 6h 的时间窗内有适应证者可行溶栓治疗。

（四）护理

1. 护理目标

（1）协助院前急救，保存脑功能，挽救生命。

（2）发现早期症状，提供治疗依据，保证治疗的顺利实施。

（3）预防并发症，促进功能恢复，减少致残率。

（4）提高患者及家庭的自护能力。

2. 护理措施

（1）院外急救时的护理：监测和维持生命体征。保持呼吸道通畅，解开患者衣领，有假牙者应设法取出，必要时吸痰、清除口腔呕吐物或分泌物。昏迷患者应侧卧位，途中保护患者头部免受振动，在旁适当固定。遵医嘱给予甘露醇和降压、止痉药物，抽搐者预防舌咬伤等意外。必要时吸氧及进行心电监护。途中应提前通知急诊室，做好准备及时抢救。

（2）所有急性脑卒中患者，无论病情轻重，都应安置于卒中病房或神经科监护病房。对入院时病情较轻的患者勿麻痹大意，由于再出血、血栓的扩展、复发栓子、病灶周围水肿区的扩展或脑疝等因素，都有可能使病情恶化、造成危险。

（3）严密观察生命体征的变化，动态观察患者神志、瞳孔、体温、肢体活动情况，及早发现潜在问题，为抢救、治疗赢得宝贵时机，减少病死率和致残率。

①立即进行心电、血压、呼吸、血氧饱和度监护，观察其变化。出现呼吸、心搏骤停者，应立即进行心肺复苏。重症脑卒中死亡的原因主要是脑出血和大范围脑梗死引起的颅内压增高，致使脑疝和中枢功能衰竭，若能早期发现，及时处理，可挽救生命。如呼吸次数明显减慢，出现鼾声、叹息、抽泣样呼吸，则提示呼吸中枢受到损害，病情危重；病变波及脑干时，早期就会出现脉搏、呼吸、血压等异常；血压、脉搏、呼吸也反映了颅内压的改变。颅内压增高时，血压会急剧上升，脉搏慢而有力，呼吸深大呈潮式呼吸，意识障碍加重，呕吐频繁，可能为脑疝的前驱症状；血压下降，则可能为延髓功能衰竭。发现异常应及时报告医生，并协助抢救、处理。

②观察意识：部分急性脑卒中患者存在着不同程度的意识障碍，意识的改变提示病情的轻重，也是判断脑水肿和颅内压高低的指征之一，它的改变多较瞳孔变化早。护士可通过简单地问话、呼唤或刺激（如角膜刺激反射、压眶反射、针刺皮肤疼痛觉）、观察患者是否睁眼来判断意识障碍程度。通过对话了解清醒患者的辨识力、记忆力、计算力及抽象思维能力，并做出正确的估计。

③观察瞳孔：急性期护士每 15 ~ 30min 观察瞳孔和眼球运动情况 1 次。应注意瞳孔的大小、形态、对光反射敏感还是迟钝等，双侧同时进行对比性观察，做好记录，前后对比，对确定损害部位和程度有一定的帮助。两侧瞳孔缩小呈针尖样，为桥脑出血的体征；双侧瞳孔不等，大提示脑疝的可能；脑缺氧时瞳孔可扩大，如持续扩大，提示预后不良。观察眼球有无向外、内、上凝视，双眼球向外凝视，提示脑干病变。

④观察体温：在发病早期可骤然升高至 39℃以上，体温分布不均匀，双侧皮肤温度不对称，患者多无寒战。如体温逐渐升高并呈弛张热型，多伴有感染；如持续低热为出血后吸收热的表现；如体温下降或不升，提示病情危重。

⑤观察有无抽搐、强直性痉挛、呕吐、呕血、黑粪、躁动等情况。持续导尿，观察尿量情况。

⑥保持呼吸道通畅：对于昏迷的急性脑卒中患者，务必注意保持呼吸道通畅，防止窒息危险。施行气管插管或切开术者，术后加强护理。患者应取侧卧位或头偏向一侧，经常翻身叩背，使呼吸道内分泌物引流通畅。如有呕吐物或痰液阻塞，应及时吸痰，并注意防止舌后坠。

（4）休息和体位护理：脑卒中急性期必须卧床休息，限制活动。尤其是发病后 24 ～ 48h 内尽量减少搬动。一般每 2h 翻身 1 次，预防局部皮肤受压，翻身动作要轻、稳。因体位改变可导致颅内压一过性升高，高血压脑出血患者、颅内压较高的患者，应相对固定头部，血压平稳后才适当变换体位，取床头抬高 15° ～ 30° 体位，降低颅内压。颅内压不高的急性缺血性卒中患者保持平卧或侧卧位，头部平放，将枕头撤下，以保证脑部血液供应。

（5）发热和亚低温治疗的护理：亚低温主要是指轻、中度低温（28℃ ~ 35℃）。在急性脑卒中早期采用亚低温治疗，能降低脑细胞代谢和耗氧量，有利于减轻脑水肿，促进神经细胞功能的修复。

①方法：床上垫冰毯，水温 10℃ ~ 20℃；头部置冰帽，水温 4℃ ~ 10℃，在 2 ～ 3h 内将患者的体温控制在 35℃ ~ 36℃，持续降温 5 ～ 7 天。

②护理注意事项：严密观察体温变化，患者腋下持续留置体温探头，使腋温保持在 35℃ ~ 36℃，以利于保护脑细胞；注意降温仪的工作运行情况，根据体温及时调整设置温度。掌握降温幅度，出现寒战时适当提高冰毯温度，盖被保暖；避免患者的皮肤直接接触冰帽和冰毯，每 30min 检查 1 次水温，观察皮肤颜色，以免冻伤；亚低温治疗时严密监测心电、血压、呼吸、脉搏、意识、瞳孔等。低温可使患者的心率减慢，血压降低。体温降低过多易引起心血管功能紊乱，出现心律失常，严重者可因室颤而死亡。如有变化及时报告医生处理；在亚低温治疗结束前，先撤除冰毯，使腋温逐渐自然回升到 36℃ ~ 37℃，连续 3 天，再撤除冰帽。

（6）药物治疗的护理。

①静脉滴注甘露醇的护理：甘露醇能降低颅内高压，预防脑疝形成。静脉滴注要根据病情及医嘱按时应用，保证应有的治疗作用。20% 的甘露醇 250mL 必须在 30min 内输完，尽量选择较粗的静脉和注射针头或加压静脉滴注、静脉推注。使用甘露醇期间，要经常更换注射部位，避免在同一条静脉多次滴注，以免刺激局部产生疼痛，或引起静脉炎，静脉滴注过程中要经常观察有无渗出，避免甘露醇大量渗出导致组织坏死。由于甘露醇的高渗作用，静脉快速滴注时使血容量突然增加，血压上升，心脏负荷增加。在用药过程中要密切观察心率、脉搏、呼吸、血压等，出现呼吸困难、憋气、烦躁等急性心衰的表现时，立即减慢滴速，通知医生及时处理。

②降压治疗的护理：护士必须明确急性脑缺血性卒中时调控血压的目标值。

除了高血压脑病、蛛网膜下隙出血、主动脉夹层分离、心力衰竭、肾功能衰竭等情况外，大多数情况下，除非收缩压大于220mmHg或舒张压大于120mmHg或平均血压大于130mmHg，否则不能进行降压治疗。使用降压药物治疗时，护士要密切监护血压和神经功能变化，严格按照医嘱的剂量和速度给药，出现血压波动要及时通知医生调整药物和剂量。

③静脉溶栓治疗的护理：急性脑梗死应用重组组织型纤溶酶原激活物（rt-PA）溶栓治疗，使血管再通复流，挽救半暗带组织，避免形成坏死。溶栓时间窗为3 ~ 6h。迅速帮助医生完成静脉溶栓前的各项准备工作，保障3h的最佳时间窗。检查知情同意书是否签字、完善。

密切观察和管理血压。能够开始溶栓治疗的目标血压为收缩压>185mmHg和（或）舒张压＜ 105 ~ 110mmHg。遵照医嘱在给予rt-PA前直至应用后的24h，严密管理血压，动态监护，根据血压水平及时调整降压药物的量和速度。

准确注入溶栓药物。rt-PA剂量为0.9mg/kg（最大剂量90mg），先在1min内静脉推注总量的10%，其余剂量连续静脉滴注，60mm滴完，使用微量泵，确保均匀无误。

动态评估神经功能。用药物过程中每15min 1次，随后6h内，30min 1次，此后每60min 1次直至24h。

观察出血并发症。溶栓中，患者出现严重的头痛、急性血压增高、恶心或呕吐、急性呼吸衰竭应注意颅内出血的可能。应立即停用溶栓药物，紧急进行头颅CT检查并协助抢救。发现突发的皮下大片瘀斑，创面出血或注射针孔渗血不止，采用压迫止血无效，咳痰带血、咯血，肉眼血尿，呕血、黑粪以及出血的全身症状等，应立即报告医生。

（7）吞咽障碍患者的护理：意识尚清楚能进食的患者给予易消化的半流质饮食和软食，食物温度要适中，以清淡为主，可根据患者的饮食习惯搭配饮食，增加患者食欲，保证热量及营养供给。并发吞咽障碍和昏迷患者24 ~ 48h内禁食，以静脉补液来维持生命需要。48h后，仍不能进食者，可给予鼻饲饮食。急性脑梗死患者吞咽障碍的发生率在29% ~ 45%，容易发生营养不良、脱水、误吸，误吸引起的肺炎占肺炎死亡的1/30。

①轻度吞咽障碍时，帮助患者取坐位进食，颈部微前屈以减少食物反流及误吸。不能坐起者取半卧位，偏瘫者患侧肩部垫软枕，进食后保持该体位30min，

以减少食物向鼻腔逆流和误吸。给予软食、冻状、糊状的碎食，进食时食团的量要小，以一汤匙为适宜，待食物完全下咽后再给下一次。舌肌运动麻痹不能将食物推向咽部时，将食团送至患者的舌根部，引起吞咽反射将食物吞下。面瘫者由健侧喂食，检查口内无残留食物后再送入食物。

②重度吞咽障碍时，为满足营养需求，同时防止吸入性肺炎的发生，需留置胃管鼻饲流质食物。为防止鼻饲时发生吸入性肺炎，可延长胃管插入长度，鼻饲时抬高床头，限制每次鼻饲量（150 ~ 250mL）和速度（8 ~ 10mL/min），防止发生胃潴留。鼻饲过程中要注意观察，患者出现恶心、呕吐、呛咳、呼吸困难等症状时，可能会发生反流或误吸，应立即停止鼻饲，取右侧卧位，头部放低，清除气道内异物，并抽吸胃内容物，防止进一步反流造成严重后果。

（8）排尿及尿路感染并发症的护理：如果无尿潴留，尽量不插尿管，使用自制集尿袋，每次便后清洗会阴部。必须留置导尿时，导尿过程和护理导尿系统严格遵守无菌原则，保持系统密闭，每日更换无菌引流袋，每天会阴部护理 1 ~ 2 次，保持尿道口及周围皮肤清洁。有感染时遵医嘱给予 0.2% 甲硝唑，每日冲洗膀胱 2 次。

（9）预防肺部感染并发症的护理：急性脑卒中并发肺部感染是导致死亡的主要原因之一。由于呼吸中枢受抑制，咳嗽反射减弱，吞咽障碍易发生呛咳、误吸，卧床致呼吸道分泌物积聚。老年患者因体质弱、抵抗力低下等因素，更增加其易感性，导致肺炎而危及生命。具体措施：采取头高侧卧位，头稍后仰，利于口咽部分泌物引流。每 1 ~ 2h 翻身 1 次，同时配合叩背，刺激咳嗽使痰液排出。意识不清者需要及时吸出口腔、呼吸道内分泌物以防止呛咳、痰液坠积。雾化吸入湿化呼吸道、稀化痰液。气管切开患者加强呼吸道的管理，严格无菌操作，每 6h 消毒气管内套管 1 次。必要时根据药敏结果行气管内滴药后及时吸痰。保持口腔清洁，昏迷患者清洁口腔 4 次。

（10）预防皮肤、黏膜感染并发症的护理：预防压疮最重要的是避免同一部位长时间受压，每 2h 翻身 1 次，骨隆起处要加软垫保护，按摩受压部位改善血液循环。定时全身擦浴，每天至少 1 次，保持皮肤清洁，保证床铺及皮肤干燥，眼闭合不全者覆盖无菌湿纱布，涂金霉素眼膏，防止感染及眼球干燥。同时，也要防止口腔黏膜过分干燥，可用湿棉球沾湿口唇及颊黏膜。呕吐后要及时清除口腔异物，用水清洗使口腔清洁。

（11）消化道出血并发症的护理：急性脑卒中时的应激，常引起胃肠道黏膜急性糜烂、出血和溃疡，导致上消化道出血。应激性溃疡多发生在急性脑卒中的高峰期，出血量有时较大，不易自止，可迅速导致循环衰竭、脑血管病症状恶化，预后不良。注意观察消化道出血征兆，神志清醒患者会出现不同程度的腹胀、恶心、腹部隐痛、肠鸣音活跃、躁动、呃逆、尿量减少等，昏迷或有意识障碍患者会突发血压下降、心率增快、脉搏细数，睑结膜、甲床苍白，即使尚未表现出明显的呕血或黑粪，也应考虑为上消化道出血。注意大便颜色及抽出的胃内容物的颜色。发现消化道出血时，密切观察患者意识及生命体征变化，立即报告医生并配合积极抢救。

（12）心脏并发症的护理：常规持续心电监护，患者有胸闷、胸痛症状或发现 ST-T 改变、心律失常，应及时向医生报告，并进行诊断和治疗。

（13）并发癫痫的护理：脑卒中后癫痫尤其是并发癫痫持续状态，是临床上的一种紧急情况，应立即抢救，中止发作。否则导致昏迷加深、高热、脱水、呼吸循环衰竭甚至死亡。

①护士要重视预见性护理。大脑皮质卒中癫痫发生率最高，蛛网膜下隙出血癫痫率高，脑出血次之，脑梗死最低。对高发患者随时注意有无癫痫症状，发现病情变化及时与医生联系，同时准备好抢救物品及药品。

②对癫痫大发作者要保护患者，防止外伤。加保护床栏、垫牙垫，取出活动义齿、防止坠床及舌咬伤，确保患者安全。保持呼吸道通畅，应将患者头偏向一侧，痰多者及时吸痰，防止吸入性肺炎。高热患者予物理降温并配合药物治疗。认真执行医嘱，严格掌握给药剂量和途径。抗癫痫药物剂量大时会抑制呼吸，一旦出现应立即配合医生抢救。发作时，观察抽搐的部位、次数、持续时间、间隔时间及发作时对光反射是否存在并详细记录。

（14）早期康复护理：对急性脑卒中患者实施早期康复护理干预，目的是防止出现肿胀、肌肉挛缩、关节活动受限等功能恢复的情况，预防并发症、降低致残率，提高患者生活质量。早期床旁康复如患肢保护、被动活动等，简单有效，容易掌握，应充分重视。

①维持正确的体位摆放和正确的卧姿，保持各关节功能位置，预防关节畸形。

正确的体位即上肢保持肩前伸，伸肘，下肢以保持稍屈髋、屈膝、踝中立位。每次变动体位后，及时将患者肢体置于功能位。

仰卧位时，在患肩后方和膝关节下方各放一软枕，使肩向前、稍外展，伸肘，前壁旋后，手指伸展或握一毛巾卷。腿外侧及足下均放枕相抵，防腿外展、外旋及足下垂、足外翻；健侧卧位时，前屈 80° ~ 90° ，稍屈肘，前臂旋前，手同上。健侧下肢稍后伸，屈膝。患侧下肢放在健侧前，在其下方放枕，保持屈髋、屈膝，踝中立位；患侧卧位时患肩前伸、前屈，避免受压，其下放软枕，伸肘、前臂旋后，手同上。健侧上肢处于舒适位置即可，患侧下肢稍后伸、屈膝，踝中立位。健侧下肢放在患侧前面，屈髋、膝，其下放软枕。

②按摩和被动活动肢体，尤其是瘫痪侧肢体。对瘫痪肌肉揉捏按摩，对拮抗肌予以安抚性的按摩，使其放松。按摩后进行关节各方向的被动活动，先大关节，后小关节。活动范围以正常关节活动度为依据，尽可能活动到位，每次 30min，每天 2 次，幅度由小到大，循序渐进。

③出现自主运动后，鼓励患者以自主运动为主，辅以被动运动，以健侧带动患侧，床上翻身和进行患侧运动，每次 30min，每天 2 次。教患者自力翻身，双手交叉前平举，双足撑床，头转向翻身侧，向两侧摆动并翻身。练习坐起，锻炼躯干肌肉，能在床上稳坐后，可让其使两下肢下垂并练习两下肢活动，准备下地站立和步行。开始时由于肌力差，需要由医务人员助力使动作完成，但必须以患者的主动运动为主、助力为辅。当肌力达 3 级时，每日应多次练习主动运动，逐渐增加抗阻运动练习，进一步发展肌肉力量，促进功能恢复。

④面、舌、唇肌刺激：张口、鼓腮、叩齿、伸舌、舌顶上腭等，冰冻棉签和（或）冰块含服及味觉刺激，鼓励患者与治疗师交流，在治疗期间进行言语矫治。

⑤语言康复训练：运动性失语是脑卒中的常见症状，其主要特征为语言产生困难、说话缓慢、声音失真，有单词遗漏，语言重复、命名异常，朗读困难，并有书写困难。语言康复训练介入越早越好。意识清醒、生命体征基本稳定后即可开始，以达到最大限度的功能恢复。

进行口形及声音训练，教会患者支配控制唇舌发音，先易后难；进行发音肌肉的训练，重点指导患者练习舌及口腔肌肉的协调运动。指导患者尽力将舌向外伸出，然后将舌头从外上到外下、外左，再到外右，由慢到快，每天 5 ~ 10 次，每次练习 5 ~ 10min。或让患者听命令做口形动作，如鼓腮、吹气；口语训练时向其提出简短的问题，说话缓慢清晰，之后给患者一定的时间回答；用直观的方法重新识字、认物，进行理解、识别训练；教会患者用形体语言表达意愿。

⑥心理护理：急性脑卒中患者心理问题异常，对功能恢复非常不利，要高度重视心理康复。患者常存在自卑、抑郁、烦躁、悲观失望、淡漠甚至拒绝交流等情况。护士要重视对患者精神情绪变化的监控，应用语言、体态语言等方法与患者沟通交流，对其进行解释、安慰、鼓励、保证，尽量消除存在的顾虑，增强战胜疾病的信心，使其坚信经过持之以恒的康复训练，身体功能能够得到较好的恢复。抑郁症与焦虑症，均应同时辅以药物治疗及行为治疗。

（五）健康教育

（1）指导患者及家属了解脑卒中发病的主要危险因素和诱发因素，有关预防、治疗等基本知识，积极控制可干预的生理学危险因素（如高血压、糖尿病、高脂血症、心脏病、高半胱氨酸血症等）和行为学危险因素（如吸烟、酗酒、肥胖、抑郁等），预防脑卒中再发。

（2）强调持续康复的意义，出院不是治疗和康复的结束，患者仍需在出院后继续进行康复训练。指导患者进行各期的康复训练，针对患者存在的功能缺陷及障碍，制定站立、步行等计划，使患者早日回归正常的生活，提高生活质量。

（3）让家庭成员充分了解患者的情况，包括功能障碍、心理问题，以便能相互适应，还应使其掌握帮助患者康复的方法，协助患者进行康复训练。

（4）定期复查，一旦出现前驱症状，要及早就诊。

二、短暂性脑缺血的护理

短暂性脑缺血发作（TIA）是由于脑动脉狭窄、闭塞或血流动力学异常而导致的短暂性、反复发作性脑局部组织的血液供应不足，使该动脉所支配的脑组织发生缺血性损伤，表现出相应的神经功能障碍。典型的临床表现症状可持续数分钟至数小时，可反复发作，但在24h内完全恢复，不遗留任何后遗症。但有部分可发展为完全性卒中，可分为颈内动脉系统及椎－基底动脉系统TIA。其中，椎－基底动脉系统TIA可发生短暂的意识障碍。

（一）病因与发病机制

TIA的病因及发病机制至今尚不完全清楚，目前认为有以下几种学说：

1. 微栓塞学说

发现微栓子的来源部位，即颅脑动脉存在粥样硬化斑块及附壁血栓；脑动脉血流具有方向性，造成TIA在同一部位反复出现。

2. 脑动脉痉挛学说

脑动脉硬化、管腔狭窄，血流经过时产生的漩涡刺激动脉壁使动脉痉挛，造成短时缺血。

3. 颈椎学说

椎动脉硬化及横突孔周围骨质增生直接压迫椎动脉，突然过度活动颈部使椎动脉扭曲和受压，出现椎基底动脉系统的 TIA；增生的骨质直接刺激颈交感干，造成椎基底动脉痉挛。

4. 脑血流动力学障碍学说

在脑动脉粥样硬化、管腔狭窄的基础上，血压突然下降，脑分水岭区的灌注压下降，出现相应的脑缺血表现。

5. 心脏病变学说

心脏产生的栓子不断进入脑动脉导致阻塞或心功能减退导致脑动脉的供血不足。引起 TIA 最常见的心脏病有心瓣膜病、心律失常、心肌梗死等。

6. 血液成分异常学说

红细胞增多症、血小板增多症、骨髓增生性疾病、白血病、避孕药、雌激素、产后、手术后等。

7. 脑动脉壁异常学说

动脉粥样硬化病变、系统性红斑狼疮、脑动脉纤维肌肉发育不良、烟雾病及动脉炎等。

（二）临床表现

本病多发于中、老年人，大多伴有高血压、高血脂、心脏病、糖尿病病史。典型特点：发病突然；症状和体征数秒钟达高峰，可持续数分钟至数小时；24h 内完全恢复；可反复发作，每次发作症状和体征符合脑神经功能定位。

1. 椎基底动脉系统 TIA 临床表现

①复视；②偏盲；③眩晕呕吐；④眼球震颤；⑤声音嘶哑、饮水呛咳、吞咽困难；⑥共济失调，猝倒发作；⑦单侧或双侧口周及舌部麻木，交叉性面部及肢体感觉障碍，单侧或双侧肢体无力及病理反射阳性；⑧一过性遗忘症。

2. 颈内动脉系统的 TIA 临床表现

①大脑中动脉 TIA 最多见，表现为以上肢和面瘫为主的对侧肢体无力，病理反射阳性，可有对侧肢体的感觉障碍、对侧偏盲、记忆理解障碍、情感障碍、

失用等。在左侧半球者可有失语、失读、失算、失写等。②大脑前动脉 TIA 表现为精神障碍、人格障碍、情感障碍等。③除以上症状和体征外，颈内动脉主干发生 TIA 时，还伴有同侧眼球失明及对侧上下肢体无力等症状。

（三）辅助检查

（1）血生化高血脂、高血糖。

（2）脑 CT、MRI 检查一般无明显异常，发作期间可发现片状缺血性改变。

（3）DSA 或 MRA 可有脑动脉粥样硬化斑块、溃疡及狭窄。

（4）颈动脉超声可见颈动脉狭窄或动脉粥样斑块。

（5）心电图冠状动脉供血不足。

（四）治疗原则

1. 明确病因

进行系统的病因学检查，制订治疗策略。

2. 抗血小板聚集治疗

肠溶阿司匹林、氯吡格雷、缓释双嘧达莫与阿司匹林复合制剂。

3. 抗凝血治疗

短期内频繁发作，1 天发作 3 次以上或 1 周发作 5 次，或有进展性卒中的可能，尤其是椎基底动脉系统 TIA。药物有肝素、双香豆素类药物、低分子肝素等。

4. 他汀类药物

用于动脉粥样硬化引起的短暂性脑缺血发作。

5. 扩容药物

用于低灌注引起的短暂性脑缺血发作。

6. 病因、危险因素、并发症的治疗

针对引起 TIA 的病因如动脉粥样硬化、高脂血症、高血糖、高血压、颈椎病等进行相应的治疗。

7. 外科手术治疗

当发现颈动脉粥样硬化狭窄在 70% 以上时，在患者和家属的同意下，可考虑行颈动脉内膜剥离术或颈动脉支架置入术。

8. 预后

短暂性脑缺血发作可完全恢复正常，但频繁发作而不积极正规治疗可发生脑梗死。

（五）护理

1. 评估

（1）健康史：在短暂性脑缺血发作中，男性患病率高于女性，平均发病年龄是 55 岁。在急性脑血管病中，短暂性脑缺血发作占 10%。

（2）身心状况：对频繁发作的 TIA 患者应密切观察发作的时间、次数、临床症状等。

2. 护理要点及措施

（1）检查患者感觉障碍侧的肢体活动及皮肤情况。

（2）防止烫伤、扭伤、压伤、撞伤等。

（3）对于患者有视觉障碍，特别是偏盲者，病房环境应简洁整齐，物品放置规范，生活用品放在患者视觉范围内（训练时除外）。

（4）发作时应做好肢体功能位的护理。

（5）加强饮食护理，选择营养丰富、软食、团状或糊状食物，保证患者的营养摄入，防止误吸。

（6）根据患者 TIA 发作频次、时间等制订保护措施。发作频繁者限制活动，给予卧床。必要时给予陪护，并向陪护人员讲解预防摔伤的相关知识。

（7）发作时的护理：密切观察发作时的临床表现，有无意识障碍等症状，并立即给予吸氧；发作后检查患者有无摔伤、骨折，必要时行 X 线片、CT 等检查。

（8）并发症的护理：当出现饮水呛咳、吞咽困难时，应给予相应的护理。

（9）密切观察药物的作用与不良反应。

3. 健康教育

（1）积极治疗基础病，如动脉粥样硬化、高脂血症、高血糖、高血压、颈椎病进行相应的治疗。有针对性地采取措施，尽量减少危险因素的损害。血压控制不可太低，以免影响脑组织供血、供氧。

（2）做好出院指导：特别是预防再次发作的相关知识，最重要的是向患者宣讲 TIA 发作时的各种临床表现，一旦有症状应立即就诊。

（3）药物指导：指导患者正确遵医嘱规律服药，不得擅自增减药物，并注意观察药物的不良反应。当发现皮肤有出血点、牙龈出血等，应及时就诊。服用抗凝血药物及抗血小板聚集药物，定期复查 PT/INR。

（4）饮食指导：合理饮食，低盐、低脂、高纤维饮食，增加植物蛋白、单纯不饱和脂肪酸的摄入，多食水果和蔬菜，戒除烟酒等不良嗜好。

（5）适当运动：活动中避免劳累，选择适宜的运动方式，起坐、转身要慢，防止摔伤。

（6）定期复查：定期到医院复查，复查血压、血脂、血糖情况，根据检查情况请医师调整药物剂量。

第二节　开放性颅脑损伤与硬膜下血肿的护理

一、开放性颅脑损伤的护理

（一）概述

开放性颅脑损伤是指颅骨和硬脑膜破损，脑组织直接或间接地与外界相通。多因锐器、钝器打击和坠伤与跌伤所造成。按受伤原因，开放性颅脑损伤可分为以下几种：

1. 钝器伤

致伤物为棍棒、砖、锤、斧背等。该类损伤所造成的头皮挫裂伤创缘不整，颅骨呈粉碎性骨折伴凹陷，硬脑膜常被骨折片刺破，脑组织挫裂伤面积较大，可伴有颅内血肿及一定程度的脑对冲伤，常有异物、毛发、泥沙等污染创面，感染发生率高。

2. 锐器伤

致伤物有刀、斧、匕首等。该类损伤所致的头皮损伤创缘整齐，颅骨呈槽形裂开或陷入，硬脑膜及脑组织也有裂伤及出血，对冲性脑损伤少见。通常锐器伤污染较轻，颅内异物亦少见，感染发生率较低。

3. 坠伤、跌伤

由于快速运动的头颅撞击在有棱角或突起的固定物上所致。常引起头皮裂伤，伴局限性或广泛性颅骨骨折及脑挫裂伤，对冲性脑损伤较多见，颅内出血及感染的机会也较多。

（二）临床表现

1. 头部伤口

观察伤口大小和形状、有无活动性出血、有无异物及碎骨片、脑组织或脑脊液流出。

2. 意识障碍

广泛性脑损伤，脑干或下丘脑损伤，合并颅内血肿或脑水肿引起颅内高压者，可出现不同程度的意识障碍。

3. 局灶性症状

依脑损伤部位不同，可出现偏瘫、失语、癫痫、同向偏盲、感觉障碍等。

4. 颅内高压症状

出现头痛、呕吐、进行性意识障碍，甚至发生脑疝。

5. 全身症状

早期可出现休克及生命体征改变。此外，开放性颅脑损伤可有低热，而伤口或颅内感染可引起高热、脑膜刺激征阳性。

6. 脑损害症状

开放性颅脑损伤患者常有不同程度的意识障碍。脑重要功能区损害时可出现局灶症状；脑干或下丘脑等重要结构受损时临床表现危重，预后不良。开放性颅脑损伤癫痫的发生率较闭合性脑损伤高。

7. 辅助检查

（1）X 线平片：了解颅骨骨折范围、凹陷深度、颅内异物、骨碎片分布以及气颅等情况。

（2）CT 检查：明确脑损伤的部位和范围，了解有无继发颅内血肿，并能对异物或骨片的位置、分布做出精确的定位。对后期的脑积水、脑脓肿、脑穿通畸形及癫痫病灶均有重要的诊断价值。

（3）其他检查：如腰椎穿刺，目的在于了解颅内有无感染；脑血管造影，目的在于了解有无外伤性动脉瘤及动静脉瘘的形成。

（三）治疗原则

1. 及时清创处理，预防感染

应尽早清除挫碎组织、异物、血肿，修复硬脑膜及头皮创口，变有污染的开放性伤道为清洁的闭合性伤道，为脑损伤的修复创造有利条件。

2. 清创手术

尽可能在伤后 6 ~ 8h 行清创。目前应用抗生素的条件下，早期清创缝合时间最晚可延长至 48h。清创完毕后应缝好硬脑膜与头皮。伤道与脑室相通时，应清除脑室内积血，留置脑室引流管。如果脑组织膨胀，术后颅内压仍高，可以不缝硬脑膜，并视情况做外减压（额肌下减压或去骨瓣减压术）。

3. 特殊伤的处理

钢钎、钉、锥等刺入颅内形成较窄的伤道，不要贸然将其拔除，以免引起颅内大出血或附加损伤引起不良后果。了解伤道以及致伤物大小、形状、方向、深度是否带有钩刺，以及伤及的范围。根据检查所获取的资料，分析可能出现的情况，研究取出致伤物方法，做好充分准备后再进行手术。

（四）护理评估

了解与现患疾病相关的外伤史、受伤时间、致伤物及出血情况；观察意识、瞳孔、生命体征、肢体障碍、语言等神经系统功能，是否有休克表现；观察伤口的形状、深浅、出血量，是否与颅腔相通。

（五）护理要点及措施

1. 术前护理

（1）观察创面情况，记录出血量，对创面和伤口的异物不可贸然取出，以防造成出血和脑损伤。患者有脑膨出时，可用敷料绕其周围，上面用无菌油纱覆盖，或用无菌碗罩于膨出的脑组织，再加包扎，保护脑组织，以免污染和损伤。

（2）饮食视病情而定，神志清醒的患者，应鼓励其食用高蛋白、高热量、多维生素等易消化食物，以满足机体的生理需要，增强抗病能力，促进创伤的修复。病情严重需手术治疗的患者应禁食水。

（3）开放性颅脑损伤要及时注射破伤风抗毒素，为预防二重感染，周围环境要保持清洁，适当限制探视，室内定期空气消毒。

（4）严密观察患者的意识、瞳孔生命体征及神经功能损害程度，特别在伤后 24 ～ 48h，每小时观察测量 1 次并记录。对出现休克、颅内血肿、脑疝等前期症状，应立即通知医师，并协助抢救。

（5）合并颅底骨折和颌面创伤时，要及时清除口腔和呼吸道分泌物及血凝块，以防引起窒息和吸入性肺炎。患者伤后昏迷、呼吸不畅，分泌物较多致呼吸困难者，需及时吸痰或及早行气管切开，以保持呼吸道通畅。

（6）做好术前准备工作。

2. 术后护理

（1）按神经外科术后护理常规及全身麻醉术后护理。

（2）意识、瞳孔、生命体征的观察。患者术毕 15 ~ 30min 应测量血压、脉搏、呼吸各 1 次，同时注意观察意识、瞳孔及肢体活动的变化。

（3）保持呼吸道通畅。在麻醉清醒前患者易发生舌后坠、喉痉挛、呼吸道分泌物多，咳嗽、吞咽反射减弱等，因此术后要保持呼吸道通畅，及时清除呼吸道分泌物，注意有无呼吸困难、烦躁不安等呼吸道梗阻症状。

（4）伤口的观察。严密观察伤口渗血、渗液情况，并严密观察伤口周围组织有无肿胀、“波动”感。保持切口敷料的清洁、干燥；注意体温变化，若体温持续升高，应及时做腰穿及脑脊液常规、生化、细菌培养等；同时术前术后严格遵医嘱使用抗生素。

（5）保持头部引流管的固定可靠，防止脱落及扭曲，发现引流管不畅及时报告医师，引流袋每日更换 1 次，认真观察并记录引流液的色及量，若引流量及色异常应及时报告医师。

（6）对躁动患者仔细分析引起躁动的原因，特别要考虑颅内再出血、脑水肿等颅内因素，应及时通知医生，复查 CT 确诊，对躁动患者加强护理，防止坠床，但不宜加强约束，否则患者会因反抗外力消耗能量而衰竭。

（7）并发症护理。①防治应激性溃疡引起的上消化道出血。要密切观察患者的生命体征，鼻饲患者要及时抽吸胃液，动态观察有无应激性溃疡的发生。如有上消化道出血，要通知医生，遵医嘱给予 H 受体拮抗药，暂禁食，给予持续胃肠减压、冰盐水洗胃或胃内注入去甲肾上腺素 2mg 加生理盐水 50mL，避免生、冷、硬食物。②预防肺部感染。定时给患者翻身、叩背、吸痰。③防治肾衰竭及尿路感染。严格记录液体出入量，观察尿液色、量、比重，防止血容量不足导致急性肾衰竭。留置导尿管患者每日膀胱冲洗，3 天更换 1 次性尿袋，防止尿路感染。④防止压疮的发生。每 2h 翻身 1 次，在搬动患者时注意身体各部分的位置，避免拉、扯、拽患者。⑤预防下肢深静脉血栓的形成。每天有计划地为患者做被动肢体活动和肢体按摩。给患者静脉输液时尽量选择上肢静脉。⑥术后肢体偏瘫或活动障碍者，要保持肢体处于功能位，急性期过后要尽早给患者进行瘫痪肢体的功能训练，促进肢体的功能恢复，防止足下垂，肢体僵硬及失用性萎缩。

3. 心理护理

开放性颅脑损伤的患者，由于躯体上突然遭到极大的创伤，不少患者可留有某些神经或精神障碍方面后遗症，如失语、肢体瘫痪、智能降低，或表现头晕、记忆力减退、心悸等功能性表现。为促进患者的康复，要关心患者的痛苦，耐心解释伤情。家庭、社会等各方面人员都要注意避免夸大伤情，以防造成患者的恐慌心理。及时掌握患者的心理活动，有效地给予患者心理上的支持，并向其介绍疾病的治疗效果和治疗方法，使患者能够正确地接受现实，与医护人员合作，树立战胜疾病的信心。叮嘱家属全力配合，共同协助患者康复。

（六）健康教育

（1）颅脑损伤者，易出现焦虑不安，对生活失去乐趣的病态心理。针对患者的心理特点，针对性地进行疏导、启发、解释和鼓励。帮他们排除病态心理、稳定情绪、提高信心，主动配合康复治疗，并鼓励他们主动参与社交活动和建立良好的人际关系。

（2）帮助肢体瘫痪患者拟定功能锻炼计划，叮嘱患者及家属定期回院复查，评估康复效果。

（3）应告知家属营养支持的重要性，指导摄入高热量、高蛋白、高维生素等富有营养的食物，预防感冒，保持个人卫生。

（4）癫痫患者应告知不宜单独外出、登高、游泳、驾驶车辆，严格按时服药。

（5）颅骨缺损患者注意保护骨窗，外出戴防护帽，术后 6 个月可行颅骨修补术。

（6）告知患者及家属出院后 3 ～ 6 个月进行复查，有任何不适症状应及时就诊。

二、硬脑膜下血肿的护理

（一）概述

硬脑膜下血肿是指出血积聚在硬脑膜下腔，是最常见的颅内血肿。约占外伤性颅内血肿的 40%，多属急性（3 天内）或亚急性（4 ～ 21 天）型。急性或亚急性硬脑膜下血肿的出血来源主要是脑皮质血管，大多由对冲性脑挫裂伤所致，好发于额极、颞极及基底面，可视为脑挫裂伤的一种并发症，称为复合型硬脑膜下血肿。另一种较少见的血肿是由于大脑表面回流到静脉窦的桥静脉或静脉窦本身撕裂所致，范围较广，少数不伴有脑挫裂伤，称为单纯性硬脑膜下血肿。慢性硬脑膜下血肿（22 天以上）的出血来源及发病机制尚不完全清楚。好发于老年人，大多有轻微头部外伤史，部分患者无外伤，可能与营养不良、维生素C缺乏、血管性或出血性疾病等相关。

（二）临床表现

1. 典型临床表现

急性或亚急性硬脑膜下血肿的主要表现如下。

（1）意识障碍：伴有脑挫裂伤的急性复合型血肿患者多表现为持续昏迷或昏迷进行性加重，亚急性或单纯性血肿则多有中间清醒期。

（2）颅内压增高：血肿及脑挫裂伤继发的脑水肿均可造成颅内压增高，导致头痛、恶心、呕吐及生命体征改变。

（3）瞳孔改变：复合型血肿的病情进展迅速，容易引起脑疝而出现瞳孔改变，单纯性或亚急性血肿瞳孔变化出现较晚。

（4）神经系统体征：伤后立即出现偏瘫等征象，因脑挫裂伤所致。逐渐出现的体征，则是血肿压迫功能区或脑疝的表现。

慢性硬脑膜下血肿进展缓慢，病程较长，可为数月甚至数年。临床表现差异很大，大致可归纳为三种类型：①以颅压增高症状为主，缺乏定位症状；②以病灶症状为主，如偏瘫、失语、局限性癫痫等；③以智力和精神症状为主，表现为头昏、耳鸣、记忆力减退、精神迟钝或失常。

2. 辅助检查

如有较重的头部外伤史，伤后即有意识障碍并逐渐加重，或出现中间清醒期，伴有颅压增高症状，多表明有急性或亚急性硬脑膜下血肿。CT扫描可以确诊，急性或亚急性硬脑膜下血肿表现为脑表面新月形高密度、混杂密度或等密度，多伴有脑挫裂伤和脑受压。慢性硬脑膜下血肿容易误诊或漏诊，应引起注意。凡老年人出现慢性颅压增高症状、智力和精神异常，或病灶症状，特别是曾经有过轻度头部受伤史者，应想到慢性硬脑膜下血肿的可能，及时行CT或MRI检查可以确诊。CT显示脑表面新月形或半月形低密度或等密度影，MRI则为短T1、长T2信号影。

（三）治疗

急性或亚急性硬脑膜下血肿的治疗原则是一经确诊即应手术。慢性硬脑膜下血肿患者凡有明显症状者，即应手术治疗，且首选钻孔置管引流术，引流2 ~ 3天，多可治愈。

（四）护理评估

详细了解患者的受伤过程，如暴力大小、方向、性质、速度，患者当时有无意识障碍，其程度及持续时间，有无中间清醒期、逆行性健忘，受伤当时有无口鼻、外耳道出血或脑脊液漏发生，是否出现头痛、恶心、呕吐等情况，了解现场急救情况，了解患者既往健康状况。全面检查并结合 X 线、CT 以及 MRI 检查结果判断损伤的严重程度及类型，评估患者损伤后的症状及体征，确定是开放或闭合性损伤，了解有无神经系统病症及颅内压增高征象；观察患者生命体征、意识状态、瞳孔及神经系统体征的动态变化，区分脑伤是原发性还是继发性。了解患者的营养状态、自理能力等，了解家属对患者的支持能力和程度，了解患者及家属对颅脑损伤及其功能恢复的心理反应。

（五）护理要点及措施

1. 术前护理

（1）保持呼吸道通畅：硬脑膜下血肿常有不同程度的意识障碍，丧失正常的咳嗽反射和吞咽功能，呼吸道分泌物不能有效排出，血液、脑脊液及呕吐物等可引起误吸；舌根后坠可引起呼吸道梗阻。因此，应尽快清除口腔和眼部血块或呕吐物，将患者侧卧或放置口咽通气道。禁用吗啡止痛，以防呼吸抑制。

（2）妥善处理伤口：单纯头皮出血，可在清创后加压包扎止血；如果有开放性颅脑损伤应剪短伤口周围头发，消毒时注意勿使乙醇流入伤口；伤口局部不冲洗、不用药；外露的脑组织周围可用消毒纱布保护，外加干纱布适当包扎，避免局部受压。

（3）防止休克：一旦出现休克征象，应协助医师查明有无颅外部位损伤，如多发性骨折、内脏破裂等。患者应平卧，注意保暖、补充血容量。

（4）做好护理记录：准确记录受伤经过、初期检查发现、急救处理经过及生命体征、意识、瞳孔、肢体活动等病情演变。

（5）术前准备：①皮肤准备。术前 1 天剃头，手术日早晨再次剃头，用聚维酮碘或 1 ∶ 1000 苯扎氯铵纱布消毒头皮，仔细检查手术野有无感染及破溃处，并戴上手术帽或用无菌治疗巾包裹。②有颅内压增高者切忌灌肠，可用轻泻药，如开塞露、番泻叶等。③术前 12h 禁食、8h 禁饮。④备齐带进手术室的药物、病历、

CT、MRI、取血单等。⑤手术日早晨按医嘱给药，监测生命体征，如有异常及时汇报医生。⑥做好接手术患者准备：铺麻醉床，垫尿垫，将床摇高，备好床旁用物，如负压吸引器、多功能监护仪、输液架、大别针 2 个、量杯、纸巾、漱口水、吸管、特护记录本、笔、输液盘、适量的药物和无菌物品。

2. 术后护理

（1）严密观察病情，及时发现颅内压增高：严密观察患者意识状态、生命体征、瞳孔、神经系统病症等变化，判断颅内血肿清除后效果并及时发现术后的血肿复发迹象。通常术后 3 天左右行 CT 检查，证实血肿消失后拔管。

（2）脑水肿的预防：多数患者于术后 12h 即出现脑水肿的变化，24 ~ 72h 为脑水肿反应的高峰期。因此，应严密观察并及时采取控制脑水肿的措施，观察有无颅内压增高的发生。遵医嘱及时、准确地使用脱水药，同时控制水、钠摄入。

（3）指导患者有效活动：术后待病情稳定后，制定活动计划，促进康复。轻者术后 24 ~ 48h 即可行肢体被动活动、局部按摩，防止肌肉萎缩和关节强直，随着病情的好转可在床上进行肢体的主动活动，根据病情恢复情况，增加活动量，进一步坐起，下床活动，并逐渐增加活动范围和量，以恢复活动能力。

（4）心理护理：对于术后出现后遗症的患者应加强心理护理，鼓励患者正视现实，积极配合治疗，减轻后遗症；主动了解患者的心理状态，有自伤、伤人倾向时，避免让患者独处、接触伤人物品；随时与患者交谈，沟通思想，稳定情绪，使其积极配合治疗。

第三节 高血压脑出血与颅内压增高的护理

一、高血压脑出血的护理

（一）概述

脑出血性疾病是指引起脑实质内或脑室内自发性出血的疾病，通常又称脑出血或出血性脑卒中。高血压脑出血的发病原因是脑内小动脉在长期高血压刺激下，发生慢性病变的基础上出现破裂所致。这些小动脉一般是颅内大动脉直接发出的直径 100 ~ 200μm 的穿通血管，包括豆纹动脉、丘脑穿通动脉及基底动脉的脑干穿通支等。微小动脉的慢性病变包括脑内小动脉硬化、脑血管透明脂肪样变性及粟粒状微动脉瘤形成等。此外，脑出血可能和脑梗死合并发作，二者可能互为因果。高血压可以引起脑血管痉挛、脑动脉栓塞，导致脑梗死，而脑梗死后可继发梗死灶内的脑血管发生管壁坏死，发生脑出血。

（二）临床表现

1. 一般临床特点

突然发作剧烈头痛、呕吐、意识障碍和精神功能缺失，少部分以癫痫发作或大小便失禁为首发症状。常有对侧偏瘫和偏身感觉障碍，优势半球出血者可伴有失语。如病程进展快，发生脑疝，会出现肌张力增高、病理征阳性等相应表现。眼底可能有视网膜出血或视盘水肿，瞳孔可不等大，双侧瞳孔缩小或散大。呼吸深大，节律不规则，脉搏徐缓有力，血压升高，体温升高。部分患者可发生急性消化道出血，呕吐咖啡色胃内容物。

2. 按不同的出血部位，脑出血还可能有不同的临床特点

（1）基底节出血：脑出血最常见的部位。除头痛呕吐、意识障碍等一般症状外，因为内囊受压或被破坏而表现出“三偏”征象，即对侧偏瘫、偏身感觉障碍和同向偏盲。此外，还可能有双眼向病灶侧凝视。

（2）丘脑出血：当血肿较小且局限在丘脑本身时，可出现嗜睡及表情淡漠，对侧偏身感觉障碍；如累及脑干背侧，可出现双眼向上凝视、瞳孔大小不等；下丘脑出血会出现高热、昏迷、脉搏加快、血压升高及内环境紊乱等反应。

（3）脑干出血：脑桥是脑干出血的常见部位。表现为起病急骤，突发剧烈头痛呕吐，可立即出现意识障碍，甚至迅速陷于深昏迷；针尖样瞳孔常是脑桥出血的特征性改变，尚有四肢瘫、面瘫及双侧锥体束征阳性；脑桥出血还常有中枢性高热和呼吸节律紊乱，预后较差。

（4）小脑出血：表现为突发剧烈呕吐、枕部头痛、眩晕及因共济失调而摔倒。查体可能伴有颈项强直、眼球震颤及构音不清。如出血量较大时可致颅内压迅速升高，甚至发生急性枕骨大孔疝，出现生命体征紊乱，严重者可迅速死亡。

（5）脑叶出血：头痛呕吐、颈项强直。额叶出血，可出现高级活动障碍、精神异常、抽搐发作、对侧偏瘫，优势半球出血有失语；颞叶出血，可出现部分性偏盲、癫痫发作，以及感觉性失语；顶叶出血，可出现偏身感觉障碍、失语、失用；枕叶出血，可出现对侧视野同向偏盲。

（6）脑室出血：临床表现为脑膜刺激症状和脑积液循环阻塞引发的颅内高压症状，以及出血部位脑组织损伤或受压引起的神经功能障碍。

3. 辅助检查

（1）实验室检查：血、尿、脑脊液成分异常。血白细胞计数增高、尿蛋白质增高、血尿素氮增高及电解质紊乱。脑脊液常为血性。

（2）影像学检查：脑 CT 是快速诊断脑出血最有效的检查手段，除了可以显示血肿本身的大小、形态、出血部位和范围，还可以了解周围脑组织受压的情况、脑水肿的严重程度，以及是否合并脑积水等。

（三）治疗原则

对于脑出血患者，视出血程度和患者的全身情况，可分别采取内科治疗和外科治疗。

1. 内科治疗

主要以控制血压、降颅压、止血及对症处理为主。

2. 外科治疗

确定手术应对患者的全身情况、年龄、意识状态、血肿量、出血部位，以及是否合并脑积水等进行综合评估后决定。手术指征明确应尽早手术。

（四）护理评估

了解与现患疾病相关的病史和药物使用史，如高血压病史、脑血管病史等；了解患者是否以急性意识丧失、失语、肢体瘫痪为首发症状；了解发病时间及患者的意识、瞳孔、生命体征、神经系统功能。

（五）护理要点及措施

1. 术前护理

（1）按神经外科疾病术前护理常规。

（2）严密观察患者的意识、瞳孔生命体征及神经功能损害程度，遵医嘱给予脱水药、降压药，限制探视人员，保持病房安静及患者的情绪稳定。

（3）有癫痫病史者按癫痫护理常规，同时床旁备好地西泮等急救药品，并做好安全防护措施，以防止自伤、坠床等意外的发生。

（4）肢体偏瘫的患者应尽量避免患侧卧位，患肢摆放功能位，颅内压增高患者呕吐时给予侧卧位或平卧位头偏向一侧，以免引起误吸或窒息。

（5）做好术前准备，如剃头，配血，采血进行血型，凝血检查，准备好吸痰，气管插管，气管切开及各种抢救药，以备急用，严格控制血压，以防止再出血。

2. 术后护理

（1）按神经外科术后护理常规及全身麻醉术后护理常规。

（2）严密观察患者意识、瞳孔，生命体征变化及肢体活动情况。

（3）保持呼吸道通畅。及时清除呼吸道分泌物并保持通畅，注意有无呼吸困难、烦躁不安等呼吸道梗阻症状，气管切开或气管插管患者应定时雾化吸入、吸痰，以防止管道阻塞及意外脱管。

（4）维持颅内压相对稳定。患者绝对卧床休息，单纯的颅内血肿（血肿腔）引流时，术后患者采取头低脚高位；血肿破入脑室，要将床头抬高15°～30°，有利于静脉回流，减轻脑水肿。严格遵医嘱使用降压药及脱水药，使血压平稳下降，同时要限制液体的摄入量，避免引起颅内压增高。

（5）防止颅内感染及穿刺点的感染。术后观察切口的渗血、渗液情况，保持切口敷料的清洁、干燥；注意体温变化，若体温持续升高，应及时做腰穿及脑脊液常规、生化、细菌培养等；严格无菌操作。

3. 心理护理

评估患者的心理状态，了解有无不良情绪，对于失语、肢体偏瘫等功能障碍的患者，应加强沟通、安慰患者、指导功能锻炼，使其保持情绪稳定，增强战胜疾病的信心。

（六）健康教育

（1）向患者家属宣教一些本病的常识，使其了解治疗的过程，从而取得家属配合，教会患者及家属识别早期出血征象及应急措施。

（2）教会患者及家属血压自我监测方法，减少再出血诱发因素，保持情绪稳定、避免过于激动导致血压增高诱发脑出血。

（3）告知家属要合理饮食，少食胆固醇高的食物，多吃蔬菜、水果及富含粗纤维易消化的食物，保持良好的心态，合理安排生活，戒烟戒酒。

（4）在医师指导下服用抗高血压药物，不可随便改药或换药。

（5）出院后定期到门诊随访，监测血压、血脂等，适当体育活动，如散步、太极拳等。

二、颅内压增高的护理

颅内压增高是神经外科常见的临床病理综合征，是颅脑损伤、脑肿瘤、脑出血、脑积水和颅内炎症等所共有的征象，由于上述疾病使颅腔内容物体积增加，导致颅内压持续在 2.0kPa（15mmHg）以上，从而引起相应的综合征，称为颅内压增高。

（一）临床表现

1. 头痛

是颅内压增高的最常见的症状之一，以早晨或夜间较重，部位多在额部及两颞部，可从颈枕部向前方放射至眼眶。头痛程度随颅内压的增高而进行性加重。用力、咳嗽、弯腰或低头活动时常使头痛加重。头痛性质以胀痛和撕裂痛为多见。

2. 呕吐

当头痛剧烈时，可伴有恶心和呕吐。呕吐呈喷射性，易发生于饭后。

3. 视神经盘水肿

是颅内压增高的重要客观体征之一。表现为视神经乳头充血，边缘模糊不清，中央凹陷消失，视盘隆起，静脉怒张，动脉曲张扭曲。

以上三者是颅内压增高的典型表现，称之为颅内压增高的“三主征”。

4. 意识障碍及生命体征的变化

疾病初期意识障碍可出现嗜睡，反应迟钝。严重者可出现昏睡、昏迷，伴有瞳孔散大、对光反射消失，发生脑疝，去脑强直。生命体征变化为血压升高、脉搏徐缓、呼吸不规则、体温升高等病危状态，甚至呼吸停止，终因呼吸循环衰竭而死亡。

5. 其他症状和体征

头晕、猝倒、头皮静脉怒张。小儿患者可有头颅增大、颅缝增宽或分裂、前囟饱满隆起，头颅叩诊时呈“破罐声”及头皮和额眶部浅静脉扩张。

（二）评估要点

1. 一般情况

观察生命体征有无异常，了解有无头部外伤、颅内感染、高血压、便秘、剧烈咳嗽、全身性严重疾病。有无过敏史、家族史。

2. 专科情况

（1）头痛：了解疼痛的性质、部位，有无搏动性头痛，是否尤以夜间、清晨为重。头痛部是否常在前额、两颞等部位。

（2）呕吐：了解呕吐性质、时间，是否喷射性呕吐，是否与剧烈头痛相伴发，与进食有无关系。

（3）视神经盘水肿：患者是否常有一过性的视力模糊，严重者失明。

（4）观察有无意识障碍的变化：是否由嗜睡、淡漠逐渐发展成昏迷。

3. 辅助检查

头颅 X 线片可显示颅缝增宽、蝶鞍扩大、蛛网膜颗粒压迹增大加深、鞍背及前后床突的吸收或破坏等颅内压增高征象。

（三）护理诊断

1. 疼痛

与脑内压增高有关。

2. 组织灌注量改变

与脑内压增高导致脑血流量下降有关。

3. 组织灌注不足

与频繁呕吐、控制摄入量及应用脱水剂有关。

4. 潜在并发症

脑疝。

（四）护理措施

1. 一般护理

（1）体位：床头抬高 15° ~ 30° 的斜坡位，有利于颅内静脉回流，减轻脑水肿。

（2）饮食与补液：不能进食者，成人每人每天静脉输液量在 1500 ~ 2000mL。神志清醒者给予普通饮食，但要限制钠盐摄入量。

（3）吸氧：通过持续或间断吸氧，有助于降低颅内压。

（4）加强生活护理：避免约束患者，以免患者挣扎而致颅压增高。

2. 病情观察

每 30min 至 lh 观察意识、生命体征、瞳孔和肢体活动的变化，急性颅内压增高的患者生命体征常有“二慢一高”等现象，即脉搏缓慢，呼吸减慢，血压升高。

3. 防止颅内压骤然升高的护理

（1）休息：立即让患者卧床休息，稳定患者情绪，保持病房安静。

（2）保持呼吸道通畅：抬高下颌，头向后仰，配合医生及早行气管切开术。

（3）避免剧烈性咳嗽和用力排便。

（4）控制癫痫发作：注意观察有无癫痫症状出现。

4. 用药的护理

（1）脱水剂：常用 20% 甘露醇 250mL，应在 30min 内快速静脉滴注。

（2）糖皮质激素：在治疗中应注意防止并发高血糖感染和应激性溃疡。监测血糖，并注意患者有无便血及胃肠减压引流血性胃液。

5. 降低体温

2h 测量体温 1 次，在表浅的大血管处，如腋下及腹股沟，直接使用冰袋可加速降温，或使用低温毯并减少盖被。

（五）应急措施

脑疝：表现为剧烈头痛，与进食无关的频繁的喷射性呕吐，瞳孔和意识的改变等。首先保持呼吸道通畅，吸氧，立即使用 20% 甘露醇 200 ~ 400mL 加地塞米松 10mg 静脉快速滴入，呋塞米 40mg 静脉注射，同时做好术前准备。

（六）健康教育

（1）对疑有颅脑外伤等患者者，如出现原因不明的头痛症状进行性加重，经一般治疗无效或头部外伤后有剧烈头痛并伴有呕吐者，应及时到医院做检查以明确诊治。

（2）颅内压增高的患者要预防剧烈咳嗽、便秘、提重物等使颅内压骤然升高的因素，以免诱发脑疝。

（3）对有神经系统后遗症的患者，要针对不同的心理状态进行心理护理，调动他们的心理和躯体的潜在代偿能力，鼓励其积极参与各项治疗和功能训练，如肌力训练、步态平衡训练、膀胱功能训练等，最大限度地恢复其生活能力。

第四节　脑脓肿与脑血管病变的护理

一、脑脓肿的护理

化脓性细菌侵入脑组织引起化脓性炎症，并形成局限性脓肿称为脑脓肿，属脑实质内的感染性占位病变。

（一）临床表现

1. 全身感染症状

在细菌侵入颅内阶段大多数患者有全身不适、皮疹、发热、头痛、呕吐等急性脑炎或脑膜炎表现。当脓肿包膜形成以后，患者体温大多正常或低热，而颅内压增高或脑压迫症状逐渐加重。脑脓肿进入局限阶段，临床上可有潜伏期，在潜伏期内患者可伴有头痛、消瘦、疲倦、记忆力减退、表情淡漠或反应迟钝等症状。

2. 颅内压增高症状

随着脑脓肿包膜的形成和增大，出现颅内压增高，患者再度伴有不同程度的头痛，可出现呕吐及不同程度的精神和意识障碍。

3. 脑局灶定位症状

常在外伤所致的脑机能障碍的基础上，使已有的症状逐渐加重或出现新的症状和体征。

4. 脑疝或脓肿破溃

这是脑脓肿患者的两大严重危象。前者与其他颅内占位性病变所致的脑疝相似；后者为脓肿接近脑表面或脑室时，由于脓肿内压力骤然改变而致脓肿突然破溃，脓液流入蛛网膜下腔或脑室内引起急性化脓性脑膜炎，患者突然出现高热、昏迷、抽搐。

（二）评估要点

1. 一般情况

要了解患者有无化脓性中耳炎、脓毒血症病史，头部近期有无外伤史等。

2. 专科情况

（1）有无急性全身感染中毒症状。体检时是否可发现颈项强直和脑膜刺激征，化验检查白细胞及中性粒细胞是否升高。

（2）有无颅内压增高症状。

（3）有无脑局灶性症状，根据脑脓肿部位不同，局灶性症状亦不同，多在晚期明显。

3. 辅助检查

外周血液中的白细胞总数剧增，脑脊液常呈脓性。头颅 CT、MRI 及脑血管造影等检查。

（三）护理诊断

1. 清理呼吸道无效

与意识障碍有关。

2. 体温过高

与脑脓肿导致全身感染中毒有关。

3. 疼痛

与颅内压增高有关。

4. 语言沟通障碍

与脑脓肿导致的感觉性失语及运动性失语有关。

5. 组织灌注不足

与高热、呕吐等有关。

6. 营养失调，低于机体需要量

与进食困难、呕吐有关。

7. 感染

与颅内存在化脓性感染和免疫力低下有关。

8. 焦虑

与对疾病知识缺乏、存在适应危机有关。

9. 潜在的并发症

脑疝。

（四）护理措施

1. 术前护理

（1）心理护理：向患者进行疾病有关问题的解释和说明，降低其恐惧程度，给予心理、情绪支持，并给予恰当的护理，以解除患者的适应危机。

（2）给予头高脚低位，防止颅内压力增高，特别在癫痫病发作时颅内压增高致呕吐及小脑半球脓肿而出现饮水呛咳时。

（3）协助患者做好各项检查，同时做好必要的术前准备。

（4）癫痫发作：癫痫大发作时突然意识丧失，四肢痉挛抽搐，容易因跌倒或碰撞导致损伤，因此对有癫痫病史者应限制活动范围，发作频繁者需卧床并加用床档，防止癫痫发作时窒息。

2. 术后护理

（1）保持呼吸道通畅，密切观察病情变化，1 ~ 2h 测量生命体征 1 次。

（2）防止剧烈咳嗽，用力喷嚏和用力大便，避免颅内压进一步增高。

（3）注意营养和维生素的补充，保持水、电解质及酸碱平衡，必要时输血、血浆、蛋白等，以改善全身状况，增强抵抗力。

（4）脓腔引流管的护理：①引流管置于低位，距脓腔至少 30cm，引流管的位置应保留在脓腔的中心。②患者卧位须符合体位引流的要求。③术后 24h 方可进行脓腔冲洗，冲洗液用庆大霉素生理盐水缓慢注入腔内，再轻轻抽出，不可过分加压。

（五）应急措施

1. 癫痫大发作

突然意识丧失，四肢痉挛抽搐容易因跌倒或碰撞导致损伤，应卧床并加用床档，防止癫痫发作时窒息，及时通知医生进行相应处理。

2. 感染性休克

表现为高热、头痛、呕吐、颈项强直等，脉搏细速，脉压小于 4.0kPa（30mmHg），应立即吸氧、保持呼吸道通畅，建立静脉通路并及时通知医生。

（六）健康教育

（1）对于各种严重感染要及时治疗，防止病变的再次发生。

（2）出院后进行病情跟踪观察，特别是出现颅内压增高症状时，应高度重视。

（3）加强营养，增强抵抗力，改善全身状况。

二、脑血管病变的护理

脑血管病是指供应脑部血液的血管疾患所致的一种神经系统疾病，主要指脑卒中。临床主要表现为突然发生的局灶性神经功能缺失，如偏瘫、失语、意识障碍等。

（一）临床表现

1. 短暂性脑缺血发作

临床特点是突然发病，神经功能障碍持续数分钟至数小时，并在24h内恢复，可以反复发作。

2. 可逆性缺血性神经功能障碍

临床表现似短暂性脑缺血发作，但持续时间超过24h，可达数天，也可完全恢复。

3. 完全性脑卒中

症状较上述两种类型严重，有不同程度的昏迷，神经功能障碍长期不能恢复。

4. 出血性脑卒中

是指高血压病引起的脑实质内出血。多见于50岁以上，长期有高血压及动脉粥样硬化的患者，因脑内硬化的细小动脉变性和破裂，导致脑实质内的自发性出血，血肿压迫脑组织，同时可发生颅内压增高甚至脑疝，是高血压病患者的主要死亡原因。

（二）评估要点

1. 一般情况

了解患者的意识障碍程度、病史等。

2. 专科情况

（1）询问患者有无眩晕、恶心、呕吐、半身麻木等。

（2）观察患者有无言语不清、一侧肢体无力、失语以及排便排尿失禁。

（3）观察有无呼吸深而有鼾声、脉搏慢而有力、血压升高。

（4）了解患者对疼痛的刺激，瞳孔对光反射、角膜反射等情况。并了解是否有特殊类型的昏迷，如去皮质综合征等。

3. 辅助检查

（1）腰椎穿刺：脑动脉瘤和颅内动静脉畸形腰椎穿刺抽出脑脊液呈血性，是诊断蛛网膜下腔出血的最直接证据。

（2）CT 扫描：①颅内动脉瘤可见到中央呈高密度的圆形或椭圆形靶标状影块，但 CT 阴性并不能排除动脉瘤的存在。②颅内动脉畸形可显示急性期的出血，脑局部萎缩及增强扫描中的高密度畸形血管团，部分供应动脉及引流静脉，可为病变的定位提供明确的信息。③高血压脑出血表现为高密度影区，可确定出血部位。

（3）MRI 检查：颅内动静脉畸形可显示畸形血管团的流空现象。

（4）脑血管造影：①颅内动脉瘤要求做双侧脑血管造影，有时需做全脑血管造影，可显示出动脉瘤的部位、大小、形状及数目。②颅内动静脉畸形显示病变位置、受累范围，还能显示供血动脉及回流静脉，确定其颅内动静脉畸形的级别。

（三）护理诊断

1. 清理呼吸道无效

与意识障碍有关。

2. 意识障碍

与脑血管病变有关。

3. 疼痛

与颅内出血及手术切口有关。

4. 排尿异常、排便失禁

与中枢神经系统自主控制发生障碍或意识不清有关。

5. 营养失调

与不能正常进食、呕吐有关。

6. 语言沟通障碍

与神经功能障碍有关。

7. 焦虑

与生命受到威胁及肢体伤残有关。

8. 潜在并发症

脑疝。

（四）护理措施

1. 心理护理

建立良好的护患关系，护士应耐心介绍脑卒中的病因和治疗方法，有计划地指导患者配合治疗、合理用药、平衡饮食、改进不良生活习惯和训练康复技能，满足患者的心理需要。

2. 术前护理

术前要继续进行内科治疗护理，并做好术前常规护理，按规定备皮，严密观察病情，遵医嘱使用脱水剂等药物，预防脑疝发生。

3. 术后护理

术后患者置 ICU 病房进行监测，具体护理措施参照脑损伤患者的护理。

4. 康复护理

脑卒中康复的目标是心理康复、恢复或重建功能、防治并发症、减少后遗症、学习使用移动工具（如轮椅）和辅助器具，达到独立生活和工作的能力以提高生活质量。恢复功能的护理措施包括：运动功能锻炼、感觉功能康复、口面部功能康复、智能康复训练、高压氧治疗及护理、中医治疗法的护理。

（五）应急措施

脑出血现象为突然意识障碍、呼吸急促、脉搏缓慢、血压升高，继而出现偏瘫、大小便失禁等。应立即通知医师，做好手术止血的准备。

（六）健康教育

（1）积极治疗高血压、心脏病、糖尿病等疾病，纠正酗酒、吸烟等不良生活习惯，可以降低脑卒中的发病和复发。避免情绪激动、便秘、慢性咳嗽等脑卒中的诱发因素。

（2）病情稳定后应及早开始康复锻炼，有利于防止肌肉萎缩，防止直立性低血压，有效预防骨质疏松、压疮、肺部感染和泌尿系统感染等并发症。指导患者和家属掌握被动运动方法和注意事项。

（3）调整患者的心理状态，对情绪抑郁者，开展及时的心理治疗和药物治疗。有的偏瘫患者在恢复期仍会采取自杀行为，在护理中应引起注意，床旁不要放置安眠药及锐利物品。

（4）告知患者及家属有再次脑出血、脑栓塞的危险，一旦发现异常应及时就诊。

第五节　脑卒中与脑损伤的康复护理

一、脑卒中及脑损伤的病因与评估

（一）概述

脑部血管供血、供氧、供养的情况突然中断，并引发一侧上下肢体、上下半身或全身无力，呈现麻痹的现象（偏瘫），即称为脑卒中，其医学名称为脑血管意外病变（CVA）。脑卒中是一组突然起病的脑血液循环障碍，表现为局灶性神经功能缺失，甚至伴意识障碍。其主要病理过程为脑梗死和脑出血。脑血管疾病是一种主要致死、致残的常见病，它与心脏病、恶性肿瘤构成人类的三大致死病因。

脑卒中大多发生在中老年人，成人以下的年龄层发生偏瘫者多半是由于脑部受伤。脑部受伤与脑卒中的疾病机制不同，但所造成的影响及身体功能丧失的情况类似，其康复原则亦大致雷同。原则上，任何一侧脑部受伤造成身体功能的丧失是在另一侧，如右脑受伤时，左侧肢体瘫痪，反之亦然。

（二）病因及临床表现

脑部血管病变或脑部受伤，其病变的原因主要有下列四点。

（1）脑梗死。脑梗死是指局部脑组织包括神经细胞、胶质细胞和血管，由于血液供应缺乏而发生坏死所致的脑软化。引起脑梗死的根本原因是供应脑部血液的颅外或颅内动脉中发生闭塞性病变而未能获得及时、充分的侧支循环，使局部脑组织的代谢需要与可能得到的血液供应之间发生超过一定限度的供不应求现象。临床上最常见的类型有脑血栓形成和脑栓塞。

①脑血栓形成：脑血栓形成是脑血管疾病中最常见的一种。颅内、外供应脑部的动脉血管壁发生病理改变，使管腔变狭窄，最终完全闭塞，引起某一血管供血范围内的脑梗死性坏死，称为脑血栓形成。

脑血栓形成最常见的病因为脑动脉粥样硬化。脑动脉硬化常伴有高血压，两者互相影响，使病变加重。高脂血症、糖尿病等则往往加速脑动脉硬化的发展。脑血栓形成的次要原因是各种原因所引起的脑动脉炎，以及少见的血管外伤、先天性动脉狭窄、肿瘤及真性红细胞增多症等。在颅内血管壁病变的基础上，如动脉内膜损害破裂或形成溃疡，当处于睡眠、失水、心力衰竭、心律失常、红细胞增多症等情况时，引起血压下降、血流缓慢，胆固醇易沉积于内膜下层，引起血管壁脂肪透明变性，进一步纤维增生，动脉变硬、迂曲，管壁厚薄不均，血小板及纤维素等血中的有形成分黏附、聚集、沉着，导致形成血栓。血栓逐渐增大，使动脉管腔变狭窄，最终使动脉完全闭塞。

脑血栓形成一般为供血不足引起的白色梗死，少数梗死区的坏死血管可继发破裂而引起出血，红细胞进入脑脊液中，亦可呈血管周围套状出血，称出血性梗死。

脑血栓形成可发生于任何年龄，多见于 50 ~ 60 岁以上患有动脉粥样硬化者，多伴有高血压、冠心病或糖尿病。多数患者在睡眠、安静等血流缓慢、血压降低的情况下发生。通常患者可有某些未加注意的前驱症状，如头昏、头痛等，不少病例在睡眠中发病，次晨被发现不能说话，一侧肢体瘫痪。典型病例在 1 ~ 3 天内达到高峰。患者通常意识清楚，少数患者可有不同程度的意识障碍，持续时间较短，生命体征一般无明显改变。部分患者在脑损伤症状出现后的数十分钟、数小时至 24h 内完全恢复，数天、数周或数月后可反复出现，此现象称为短暂性脑缺血发作，简称 TIA。脑损害在数小时至 1 ~ 2 日内发展至高峰后，又在数周内完全恢复者称为可逆性缺血性神经损害，简称 RIND。此型大多认为可能是缺血未导致不可逆的神经细胞损害、侧支循环迅速而充分地代偿、形成的血栓不牢固、伴发的血管痉挛及时解除等机制的结果。经数天或长达一周左右的发展之后，神经损害完全者称为完全性脑卒中。多数患者不伴头痛和意识障碍，若不伴肺、肾、心脏等诸器官的并发症，多数患者预后良好。

脑血栓急性期治疗是视病情（需经 CT 证实无出血灶）给予各种早期溶栓治疗、控制血压、抗脑水肿、降低颅内压、改善微循环等。

②脑栓塞：由于异常物体（固体、液体、气体）沿血液循环进入脑动脉或供应脑的颈部动脉，造成血流阻塞而引起相应供血区的脑功能障碍，称为脑栓塞。约占脑卒中发病率的 15% ~ 20%。只要产生栓子的病原不消除，脑栓塞就有复发的可能。

脑栓塞最常见的原因为风湿性心瓣膜病伴发慢性心房颤动、细菌性心内膜炎、心脏人工瓣膜等心源性赘生物脱落。非心源性栓塞中常见的为主动脉弓及其发出的大血管的动脉粥样硬化斑块和附着物脱落，引起血栓栓塞。还有败血症，尤其是肺部感染性脓栓，癌栓，寄生虫虫卵栓子，长骨骨折的脂肪栓子，胸腔手术、人工气胸、气腹以及潜水员或高空飞行员所致的减压病时的气体栓子、异物栓子等。

脑栓塞的病理改变大体上与脑血栓相似。栓子脱落引起的脑梗死可发生于一处一次，亦可以发生一次多处和多次多处梗死。梗死引起的神经症状取决于栓子的大小和阻塞的部位。小栓子阻塞的脑梗死可在数分钟内迅速恢复。大栓子阻塞血管，引起大块组织缺血、脑水肿和血管通透性增加，可发生继发性出血，称为梗死性脑出血。感染性栓子阻塞可继发脑水肿，癌肿栓子阻塞则继发肿瘤脑内转移。

脑栓塞常见于青壮年，多数与心脏病尤其是风湿性心脏病有关。起病急骤是其主要特征，大多数患者并无任何前驱症状，在数秒钟或很短的时间内症状发展到高峰。个别患者可在数天内呈阶梯式进行性恶化，系由反复栓塞所致。常见的脑局部症状为局限性抽搐、偏盲、偏瘫、失语等，如有意识障碍亦较轻而很快恢复。严重者可突然昏迷、全身抽搐，因脑水肿或颅内出血、发生脑癌而死亡。

脑栓塞急性期的治疗要点包括脑部病变及引起栓塞的原发病两方面。脑部病变的治疗与脑血栓形成相同；原发病的治疗在于根除栓子来源，防止脑栓塞的复发。

（2）脑出血。脑出血亦称脑溢血，系指脑内小动脉、毛细血管破裂等原因引起脑实质内出血。

高血压和动脉粥样硬化是脑出血最常见的原因。多数为高血压和动脉硬化同时并存，一般认为单纯高血压或动脉粥样硬化发生脑出血者较少。

脑出血的发病是在原有高血压病和脑血管病变的基础上，如用力和情绪改变等外加因素使血压进一步骤升及血管破裂所致。先天性脑内血管畸形、先天性动脉瘤、外伤性动脉瘤以及内科血液病（白血病、血小板减少性紫癜等）、抗凝治疗、溶栓治疗等均可引起脑出血。

脑出血的病理改变主要为脑组织局部出血及血肿形成所引起的脑水肿，脑组织受压、推移、坏死、软化等。其过程依赖于出血部位和出血量的多少。内囊后肢或外囊部位较少量的出血，脑组织损害常不严重，偏瘫较轻，可无意识障碍；

脑干和小脑出血，出血量虽不多，但可迅速引起致命。脑出血发生后，血液可被邻近脑组织吸收，少量出血可在 2 ～ 4 周内完全吸收；大量出血和血肿形成者，必须手术引流或取出血块，以解危急。

高血压性脑出血以 50 岁左右高血压患者的发病最为常见。由于高血压发病有年轻化趋势，因此在年轻的高血压患者中也可以发生脑出血。高血压性脑出血发生前常无预感，少数有头昏、头痛、肢体麻木和口齿不清等前驱症状。多在白天情绪激动、过度兴奋、劳累、使劲排便或脑力劳动紧张的时刻发病。起病突然，往往在数分钟至数小时内病情发展到高峰。急性期常见的主要表现为：头痛，呕吐，意识障碍，肢体瘫痪，失语等。呼吸深沉带有鼾声，重则呈潮式呼吸或不规则呼吸。患者在深昏迷时四肢呈迟缓状态，局灶性神经体征不易确定，此时需与其他原因引起的昏迷相区别；若昏迷不深，体查时可能发现轻度脑膜刺激症状以及局灶性神经受损体征。

脑出血患者有半数在发病后七日内死亡，其死亡的主要原因为脑疝，以出血量多的严重患者多见。若出血量不大，虽有严重脑水肿和脑干受压、意识障碍等，经过适当治疗后生命体征平稳可望成活，但常有长期昏迷或精神异常的后遗症。脑出血量极少的轻症患者，经短期昏迷后多数预后良好，部分患者尚可恢复行走自如或恢复部分劳动能力。

脑出血急性期治疗的主要原则是防止再出血、控制脑水肿、维持生命体征和防治并发症。

（3）脑损伤。脑损伤型脑卒中是因脑部受到撞击，如车祸、工伤事故、自然灾害、跌倒、坠落、锐器伤或钝器伤，而导致脑及运动伤害。

脑部受伤常引起脑水肿，形成脑部受压因素，造成脑部暂时性缺血或功能不良，出现一系列局灶性神经系统体征。待水肿因素消除后，功能会逐渐恢复，约需 4 ～ 5 个月。

颅内血肿是脑损伤后一种常见的、致命的却又是可逆的继发性病变。当出血聚集于颅腔内某一部位，达到相当体积，造成脑受压而引起相应的临床症状。一旦确诊，需立即手术，清除血肿。如发现、处理得及时，则预后良好。

一般来说，没有一例脑损伤的病情是相似的。最常见的引起脑卒中的典型部位是中脑动脉处，是脑卒中的易发区。

（4）其他。因脑部长瘤而致脑卒中的情形虽不多见，但也是引起脑卒中的因素之一。一旦发生，其复健处理的方针大致同于脑卒中的复健治疗。其他如动脉硬化、高血压、脑部血管痉挛等也会引发脑血管阻塞或出血。如粥状动脉瘤易在动脉分支或弯曲处形成，造成血管阻塞；患者若有高血脂、甘油三酯偏高的倾向，也易得冠状动脉疾病，潜伏着罹患脑卒中的危机。慢性高血压会迫使血管受压，增加破裂的趋势；而脑血管痉挛的发生使脑血流量减少，可引发短暂性脑缺血症状。

脑卒中的病因虽然较多，但不同的病变部位各有其特殊功能受到影响，程度亦不相同，完全依据下列几个因素来判定：

①脑部受伤侧。

②病变部位为大脑、小脑或脑干。

③病变范围。

④循环状况。

⑤病变组织恢复力。

（三）脑卒中及脑损伤的评估

脑卒中或脑受伤的症状依发病部位在左脑半球或右脑半球而定。左脑半球病变可能会出现沟通（说话、了解、书写和判断）能力障碍，且合并右侧手脚瘫痪现象；右脑半球病变则有知觉（视觉缺损）及判断能力的丧失，且合并左侧手脚瘫痪。左撇或右撇患者，因受左右脑半球的控制，不论惯用右手或左手者，左脑半球皆有管辖，但右脑半球所管的沟通功能仅对 15% 的左撇患者有影响。

考虑患者康复治疗开始的时间及计划的制定，均应先评估患者的身体和智力状态及自我照顾能力，有利于医护人员及家属、患者本人的配合，及早开始康复训练。

（1）运动功能丧失。脑卒中会造成一侧手脚偏瘫，称之为半身不遂，而较轻微的功能丧失则称轻偏瘫或半身轻瘫。运动功能丧失将导致肌肉力量降低，翻身或行动暂时困难；位置转换所能达到的程度也是评估的项目之一。脑卒中发生后，患者的肢体功能会历经三个阶段：软弱无力期；痉挛期；恢复期。此三阶段有时并不明显，有可能在软弱无力期出现痉挛，而肢体能够移动。至于在恢复期，痉挛现象可能尚存在，而干扰恢复期的进展。

①运动失调：运动失调是指动作不能顺利完成，出现颤抖或跳跃式动作，且平衡和协调有障碍。

②阵挛：阵挛常发生于痉挛之后，是一种阵发性痉挛。遇刺激时产生反射作用形成的动作，抖动且合并痉挛状，常无法自我控制。

（2）感觉障碍。感觉障碍是患侧肢体对冷、热、触、压、痛及位置的感觉变得较迟钝，甚至完全丧失；可将冷、热水装在试管内分别测试患侧肢体的温度觉。若评估患者有感觉迟钝或丧失的情形，在照护时要倍加注意。一般情况下，不要在被子里放置冰水或热水袋予以降温或升温处理；注意定时翻身按摩受压部位，注意将肢体置于功能位置，以防冻伤（或烫伤）、褥疮、扭伤、足下垂等的发生可能。

（3）疼痛。脑卒中患者常见的疼痛部位是患者的肩部、髋部和颈部；肩部疼痛多因患侧手臂无力、关节活动减少、有粘连或下垂、拉伤肩部韧带所引起，严重者甚至会发生肩部脱臼。防范之策是给予肩吊带，支托手臂及活动肩关节；视丘综合征也会引起患者肢体有烧灼感及痛感的发生。

（4）沟通能力障碍。

①拼音困难：因为脑神经受到病变的影响，致使控制喉、舌、唇、颊等构音器官的精神失常，在功能上或协调上运用障碍，说话时发不出声音或声音很小、模糊不清，不易清楚地表达己见或意思。左半身不遂和右半身不遂患者皆有可能出现此种情况，并常伴有颜面神经麻痹。

②失语症：系因脑部血管病变影响语言区受损而引起，因为病变部位在大脑的位置不尽相同，因而造成的失语症各有不同类型，其主要类型有以下几种：

魏尼凯氏失语症：脑部病变在第一颞脑回的魏尼凯氏区，此区是语言的接受部位，诠释并收集讯息内容。一般而言，患魏尼凯氏失语症时，其发音器官不受影响，说话流畅，速度正常，但内容空洞，使用的词汇也会有错误，如将叉子说成汤匙；患者也能书写，但同样的文辞空泛无意。因此，当其功能丧失时，患者就会出现答非所问的情况，故又称为接受性失语症。患者的视、听并无缺陷，完全是此区功能丧失所致。

布洛卡氏失语症：典型的布洛卡氏失语症是患者的语言表达慢而有困难，患者仅能说简单或单一的字词，尚能正确回答问题，但不能说出完整的句子。布洛卡氏失语症患者虽然表达能力受影响，却尚能唱歌或作曲。因失语症病变位置主要在额叶邻侧脑沟的布洛卡氏区，该区主管说话肌肉（咽、喉、口腔）的收缩和协调作用，一旦丧失此功能，患者虽能听懂话语，但口述和书写的表达能力则有困难，故又称为表达性失语症，但智力才能不受影响。

弓状束失语症：脑部病变位置在弓状束，弓状束的功能仿佛是一个媒介者，将魏尼凯氏区所接收的信息传给布洛卡氏区，患者因接受和表达功能皆正常，所以既能说也能听得懂，然而却无法复诵，此又称传导性失语症。

完全性失语症：大部分人的语言区位于左侧大脑半球，不论其惯用左手或右手。完全性失语症即是整个大脑半球的语言区皆受影响，故又称球性失语症。患者既无法听懂，也无法表达，沟通非常困难，是最严重的一种失语症，所以语言治疗的时间也相当长。不论何种类型的失语症，均应及早开始语言治疗，即使是以“是”“不是”或以点头、摇头的方式来表达，问话也要以简单为原则。

（5）心智功能。主要评估内容包括患者的最近记忆力和过去记忆力是否丧失、方向感、注意力集中和学习动机、判断力、情绪稳定情形（是否出现无意义的笑个不停或有不伤心的落泪行为）及应变能力。脑卒中或脑受伤的患者，经常会出现心智混淆状态，尤其是在急性阶段，须与老年痴呆症相区别。

（6）自我照顾能力。评估患者的衣、食、住、行及自我照顾能力，如穿衣、进食、如厕、梳洗、下床、翻身等是否需人扶助，后独立程度如何，有否心理依赖因素或家属过度保护，使之无机会学习。

（7）大小便功能。评估患者有无大小便失禁的现象，因脑卒中或脑受伤患者常会伴有短暂性大小便失控情形，此种情况不严重者会自然恢复其功能，严重者要予以训练才能纠正过来。

（8）视力障碍。评估患者有无偏盲或视野受限制的情形。最常出现的偏盲发生在其患侧，患者无法看见他的食物或放置于其患侧的东西，有的患者还会出现复视。

除了沟通、知觉、运动和感觉障碍外，脑卒中和脑受伤患者尚有其他继发性问题存在，经常发生于恢复期和康复治疗过程中，如情绪低落、挛缩、痉挛、猝发、肩痛、肺炎、泌尿道感染、高血压、心肌梗死、动脉硬化、周边血管疾病、糖尿病、镰状红细胞性贫血及颜面肌肉麻痹等。

（四）护理诊断

（1）慢性意识障碍与疾病引起的意识模糊和意识不清等因素有关。

（2）感知改变与疾病所致的感觉异常等因素有关。

（3）躯体移动障碍与疾病导致的躯体活动障碍等因素有关。

（4）语言沟通障碍与疾病导致的语言交流障碍等因素有关。

（5）成人自理缺陷与躯体活动障碍所致的自理能力下降等因素有关。

（6）有皮肤完整性受损的危险与长期卧床皮肤受压所致的皮肤受损有关。

（7）有感染的危险与疾病后导致的抵抗力降低等因素有关。

二、脑卒中及脑损伤的康复护理机制、目标与措施

（一）护理机制和原则

脑卒中及脑损伤引起的偏瘫属脑性偏瘫，其运动功能障碍的本质是由于上运动神经元受损，使运动系统失去其高位中枢的控制，从而使原始的、被抑制的、皮层以下中枢的运动反射释放，引起运动模式异常。表现为肌张力增高甚至痉挛，肌群间协调紊乱，出现异常的反射活动即共同运动、联合反应和紧张性反射脊髓水平的运动形式。

偏瘫的康复机制除取决于脑组织和血管病变的恢复过程（侧支循环的建立、病灶周围水肿的消退、血肿的吸收、血管的再沟通等）外，还依赖于中枢神经系统的可塑性。因此，对本病的康复治疗，除积极抢救受损的脑组织、促进病理过程的恢复外，还要充分发挥中枢神经系统功能重组的作用。重组的可能因素有突触阈值变化、功能转移、再生作用、同侧支配等学说。功能再训练可使感受器接受的传入性冲动促进大脑功能的可塑性发展，使丧失的功能重新恢复。因此，功能再训练是中枢神经系统功能重组的主要条件，这是一个再学习的过程，一种运动技巧的获得，需要多次的重复。

脑卒中或脑损伤后，一般功能的恢复情形有两种：一种是自发性复原，另一种则是经过训练或适应后复原。自发性复原通常开始于脑水肿消除或脑血循环改善后，开始时间多在发病后 3 ～ 6 个月内。中脑动脉处是脑卒中发病的易发区，另有后脑动脉处及前脑动脉处也较常见。一般而言，典型的中脑动脉处脑卒中，其自发性复原的下肢比上肢先恢复，近端肌肉比远端肌肉先恢复。所以，手的功能常是最后恢复的，甚至无法恢复。平均大约有 90% 的脑卒中患者能学习再行走，而手的功能可恢复到很好者仅有 10% 左右。手功能的恢复，开始在发病后第 3 周即出现，其预后较好；否则，在 3 周后都不见手有任何改善的迹象，则功能恢复相当不乐观。自发性恢复大部分在发病 3 个月后即已完成。

通过训练和适应而使功能改善的情形是患者利用其残存体能配合指导和教育

的结果，经过再学习而获得技能的熟练。学习动机对复健的训练是相当重要的，早期发现和早期治疗对身体功能的恢复也极为重要。

偏瘫的功能训练原则首先是抑制异常的、原始的反射活动，改善运动模式，重建正常的运动模式，其次是加强软弱肌肉的力量训练。训练的过程包括患侧的恢复和健侧的代偿，强调首先把重点放在前者。

另外，对康复的预后有所影响的因素有以下几点：

（1）昏迷期越短（或无昏迷现象），身体功能恢复越好。

（2）偏瘫肢体功能越早恢复，全面性恢复就越有可能。

（3）年龄越轻，恢复越好。

（4）功能恢复开始的时间在发病 2 个月以上者，其最大功能恢复的可能性不高。

（5）发病前患者的人格、身体状况及生活环境均对康复的预后有所影响。

（6）家人的支持及住院期的缩短，皆表示康复成功的可能性增大。

（7）社会经济与教育背景较佳者，更能积极加入康复。

（二）护理目标

（1）身体功能恢复。

（2）避免挛缩形成。

（3）预防褥疮形成。

（4）运用健肢处理日常生活活动。

（5）训练患肢使之改善或进步。

（6）行走训练。

（7）心理、社会和职能的重建。

（8）其他症状的处理。

（9）预防脑卒中的再发生。

（三）护理措施

1. 急性期的康复护理

在急性期，即发病初期，应以临床抢救为主。康复护理的开始可在发病后 24 ~ 48h，若为血栓性脑卒中患者，病情稳定即可着手；但出血性脑卒中或脑损伤者必须等到患者意识清醒、病情稳定后方可考虑，以不影响临床抢救为前提。

康复护理是配合内科或外科的治疗，呈相辅相成的效用。其目的主要是预防并发症和继发性损害，同时为下一步的功能训练做准备。

（1）预防并发症包括预防呼吸道感染、泌尿道感染、褥疮等。

在康复初期应注意维持患者呼吸道通畅，勤吸痰，注意无菌操作，仍不能使气道通畅者，向医生报告建议作气管切开。给予足够的营养，发病 3 天后待病情稳定，如神智仍不清楚、不能进食者，应予鼻饲流质，以保证营养供给。患者在急性期会有大小便失禁的情况，常以插导尿管维持膀胱功能。只要患者清醒合作，就应鼓励其自行排尿，避免插管时间太长造成逆行感染。在急性期，患者卧床不宜保持同一姿势过久，原则上每两小时应翻身一次，更换卧姿，以防褥疮形成。清醒而无特别内科情况的患者，不宜长期躺卧，应逐渐增加床的倾斜度至坐立；而乘轮椅患者，应鼓励其早期下床活动，防范并发症的发生，促进身体康复。近年来，充气床垫及智能按摩床垫的广泛使用，使褥疮得到了有效控制。

（2）预防关节挛缩、变形，肌肉萎缩制动超过 3 周，易致关节挛缩变形，应采取以下措施。

①正确的卧床姿势：第一，仰卧：为了减少日后产生严重的痉挛，患者宜睡卧于硬质床上，在患侧腋部放一软枕，使肩部呈外展及外转状态，并将手及前臂用枕头垫高，促进远心端血循环，减轻肿胀的可能。手腕宜用毛巾卷支撑，避免屈曲，两手呈自然张开或握以锤形物体或毛巾卷。下肢宜使用沙袋或 A 字形垫固定，避免大腿内收或外转；膝部保持伸展，以免大腿后肌挛缩；足跟关节应予以特别注意，避免重物或棉被等压迫而致垂足和内翻，最好让足抵住床板，或使用足踏板支撑之。第二，侧卧：患者不宜长时间仰卧，应学会健侧和患侧卧位交替。健侧卧时，健侧下肢伸直，弯曲患侧下肢（髋部和膝部），置放一枕在两腿之间，支持并防髋部外展。上肢则以一枕置放在胸部和患侧手臂之间，使患侧手臂避免挛缩，整个身体呈 S 形弯曲状。患侧卧时，患肩前伸，避免受压和后缩，肘伸直，前臂旋后，手指张开，掌面朝上；健腿屈曲向前置于体前支撑枕上，患腿在后，膝微屈，踝关节尽量保持 90° 。第三，俯卧：俯卧是预防髓部屈曲及膝部屈曲造成挛缩的最佳卧姿。俯卧时，放一枕头在大腿及膝部以防压迫，另一枕头则放在腹部。男性患者若插有导尿管，此姿势不但有助于排尿，并可预防臀部褥疮的形成；女性患者宜多放几个枕头在胸部，以防压迫乳房，头部宜转往健侧。若患者不习惯此种卧姿，家属宜陪伴在旁，以防呼吸窒息的发生。

②挛缩的预防：除了正确的卧姿外，每日规则性地运动麻痹瘫痪的患肢关节，亦有助于防范挛缩的发生。患者昏迷或其他原因（如全瘫、严重合并症）在数日后仍不能开始主动活动者，应做患肢关节的被动运动，每日 3 ~ 4 次，直至主动运动恢复。活动顺序由大关节到小关节，循序渐进，缓慢进行，幅度从小至大以牵伸挛缩的肌肉、肌腱和关节周围组织，要多做与挛缩倾向相反的活动，特别是肩外展外旋、前臂旋后、踝背伸及指关节的伸展活动，但切忌粗暴，因瘫痪早期肌张力低，关节周围肌肉松弛，暴力易致软组织损伤，特别是肩关节周围的软组织损伤。另外，被动运动可与按摩交替或配合进行，并鼓励患者适当地用健肢带动患肢做被动运动。

③按摩：可促进血液、淋巴回流，防止或减轻浮肿，对患肢也是一种感觉刺激，有利于恢复。按摩时要轻柔、缓慢、有节律地进行，作用中等深度，不使用强刺激性手法；对肌张力高的肌群（如上肢屈肌）用安抚性质的推摩，使其放松，而对肌张力低者如上肢伸肌，则予以擦摩和揉捏，按摩可配合循经点穴以增强疗效。

④日常生活的处理：急性期应鼓励患者及教导家属暂时使用健侧，以健肢完成日常生活活动动作，增强其独立性，在学习中找回自信心。刚开始时也许并不顺利，但慢慢练习也就自然了。

2. 恢复期的康复护理

一般病后 1 ~ 3 周（脑出血 2 ~ 3 周，脑血栓 1 周左右）意识清楚，血压、脉搏、呼吸稳定，便进入恢复期，可进行功能训练。脑血栓患者若发病时无意识障碍，仅有偏瘫，第二天便可以进行。此期目的在于进一步恢复神经功能，争取达到步行和生活自理。其工作要点则是着重于走、位置转换、进食、穿衣、个人卫生、认知、沟通、社会和家庭功能、家事技巧、职能等训练。恢复期一般可分为软瘫期、痉挛期和改善期。

（1）软瘫期。此期的治疗主要是利用各种方法恢复或提高肌张力，诱发肢体的主动运动。应鼓励患者在床上进行主动运动，这不仅可以预防挛缩，更重要的是使他们认识到自己“能动”，增强对恢复的信心。还可以配合针灸、电疗等。可先给予物理治疗，如先予以局部热疗，再施行被动运动（每日至少 1 ~ 2 次），待训练进步时则可改为辅助自动运动，后再采取自如运动。

（2）痉挛期。治疗的主要目标是控制肌痉挛和异常的运动模式，促进分离运动的出现。痉挛较严重时，治疗方法除被动外尚有背侧支托及周围神经阻断术，以降低痉挛的程度。

（3）改善期。治疗的主要目标是促进选择性运动和使速度运动更好地恢复，同时继续控制肌肉痉挛。此时应更多地让患者体验正常的肌张力、姿势和运动的机会，促进其学习多肌群协调的运动，增大其正常的运动感觉输入。

运动训练按照人类运动发育的规律，由简到繁、由易到难进行：如翻身—坐—坐位平衡—站—站立平衡—步行。至于从哪个阶段开始训练要根据患者的病情决定。

第一，床上训练：由于锥体束约有 15% 的纤维不经交叉而直接支配同侧躯干肌，所以，通常躯干肌的瘫痪不明显或较轻，大多数患者能很快从仰卧位转到侧卧位。床上训练包括翻身和上下左右移动身躯等体位变换，腰背肌、腹肌及呼吸肌训练，伸髋练习（双侧桥式、单侧桥式动作），上、下肢活动以及洗漱、进餐、使用便器等日常生活活动训练。

第二，坐起及坐位平衡训练：应尽早进行，以防坠积性肺炎、直立性低血压及全身脏器功能低下。进行坐位耐力训练应先从半坐位（30° ~ 45°）开始，逐渐加大角度、延长时间和增加次数；然后从仰卧位到床边坐位，最后坐到椅子或轮椅上，接着进行坐位平衡训练。要求达到三级平衡：一级为静态平衡，即躯干在无倚靠下坐稳，体重平均分配；二级平衡为自动动态平衡，即能做躯干各方向不同摆幅的摆动活动；三级平衡为他动动态平衡，即在他人一定的外力推动下仍能保持平衡。利用摇椅也有助于平衡训练。

第三，从坐到站起的训练：要点是掌握重心的转移，要求患腿负重，体重平均分配。动作基本点是双足后移，躯干前倾，双膝前移，然后髋膝伸展而站起。坐下时，躯干前倾，膝前移，髋膝屈曲而坐下。坐立训练先由床侧开始训练患者坐起，当患者能够坐稳时，即可下床在平行杆内学习站立。

第四，站立及站立平衡训练：从病情稳定到离床站立，一般需 2 ~ 3 周。先做站立的准备活动，如坐位提腿踏步、患侧下肢或双下肢蹬圆木训练以增加肌力；起立床训练，逐渐加大角度和延长时间，双足负重后感受器受刺激而引起强烈冲动，对训练下肢伸肌、提高活动能力很有好处；然后逐步进入扶持站立、平行杆间站立、徒手站立及站立平衡训练，要求达到三级平衡。

第五，步行训练：步行能力是偏瘫患者维持整体健康、争取达到生活自理的重要一环。让患者在平地、阶梯及斜坡等不同地形接受步态训练，可利用辅助器如助行器或手杖等教导其使用方法，以利步态行走训练。上下台阶训练时，开始要按“健腿先上，病腿先下”的原则，待安全可靠后再任其自然。

第六，上肢及手功能训练：上肢和手功能对于生活自理及劳动至关重要。一般大关节活动恢复较早、较好，手的精细动作恢复较慢、较差，需进行强化训练。

①肩关节及肩带的活动：目的是训练肩关节的控制能力和防止肩胛退缩、下降、肩痛和不全脱位。方法：以仰卧位上举手臂，手臂向不同方向移动，用手摸前额、摸枕头，坐位直臂前举、外展、后伸及上举等。

②肘关节活动：如肘关节屈伸、前臂旋前旋后。

③腕关节屈伸、尺侧偏移：尤其要多做与功能活动密切相关的背伸和桡侧偏移活动。

④掌指、指间关节各方向的活动及对掌、对指、抓拳、释拳等。

⑤手的灵活性、协调性和精细动作训练：如拍球、投球、接球、投环、用匙、用筷、写字及梳头等。

第七，职能训练：重点是对偏瘫患者日常生活活动能力的评估、训练和矫正等，目的主要在于训练患者自立。对吞咽困难的患者应先行鼻饲，以后带着鼻饲管训练从口进食，呛咳不明显时可取掉鼻饲管，从坐位流食过渡到正常饮食。在洗漱方面，瘫痪重者先用健手，逐渐锻炼患手或以健手协助。衣服宜宽大柔软，操作简便。穿着时先穿患侧，再穿健侧，脱衣时相反。去厕所或洗澡时，开始应有人协助，以防直立性低血压、摔倒或用力过猛时再次发病。根据病情安排手工艺活动、训练手的精细活动和双手的协调应用、安排适当的家务劳动和户外活动，后者要注意保护和安全。性生活的重建也是一个重要的康复内容，许多患者或家属都担心因性生活而可能导致另一次脑卒中，因而夫妻不敢同房。实际上，患者在出院后，若是医生没有特别嘱咐，且患者没有严重的心脏病，应该可以准备开始性生活，但在原则上不可太激动。在这方面患者往往羞于启齿而难以主动咨询，护理人员应主动进行宣教。

偏瘫患者在康复训练中的主要危险因素有脑血管意外复发、心血管合并症、摔倒致软组织损伤或骨折、继发肺栓塞等，在康复中要予以监护和防范。同时，要保持患者的平稳情绪，练习过程中要穿插适当的休息，避免过度疲劳，对年老体弱的患者更要注意。在训练阶段，如安静时心率超过 100 次 /min、血压收缩压超过 180mmHg、有心绞痛发作或严重心律失常时应暂停训练。

3. 后遗症的康复护理

有的学者认为，偏瘫后功能恢复一般在一年后停止。但也有学者提出，即使在发病一年后，如过去未经正规的运动治疗，仍可在康复训练下获得一定进步。此期患者不同程度地留下各种后遗症，如痉挛、肌力减退、挛缩畸形、共济失调、姿势异常甚至呈软瘫状态。康复治疗的目的是继续训练和利用残余功能，防止功能退化，并尽可能改善患者的周围环境条件以适应残疾，争取最大限度的日常生活自理；对于有工作潜力的未达退休年龄的患者，酌情进行职业康复训练，使患者尽可能回归社会。

（1）继续进行维持性康复训练（包括全身体质增强和针对性功能训练），以防功能退化。

（2）适时使用必要的辅助器具（如手杖、步行器、轮椅、支具等），以补偿患肢的功能。

（3）对患侧功能不可能恢复或恢复很差者，应充分发挥健侧的代偿作用。事实上，健手通过训练是完全可以达到生活自理的，必要时可加用自助器具。

（4）对家庭环境做必要和可能的改造，如门槛和台阶改成坡道，蹲式便器改为坐式便器，厕所及浴室加扶手等。

（5）应重视职业、社会、心理康复。

4. 其他康复治疗方法

作为整体康复的综合考虑，病情稳定后，可对脑部及瘫痪肢体进行物理治疗。对脑部病灶的理疗，有利于脑部病灶的吸收、消散及侧支循环形成，改善脑组织的血液供应和代谢。常采用碘离子直流电导入法和超声波疗法。对瘫痪肢体的理疗，可改善患肢的血液循环，降低肌张力，促进功能恢复，延缓和防止肌肉萎缩。常用超短波治疗痉挛肌，电刺激疗法、中频电疗法、水疗等均有一定作用。针灸对肢体瘫痪和言语障碍有一定疗效，除体针外，还可应用头针、耳针等。按摩、气功等对瘫痪肢体也有一定效果。

5. 心理护理

脑血管意外或脑外伤等引起偏瘫、失语等障碍对患者精神打击很大，在意识逐渐恢复的过程中常出现遗尿、失语、肢体活动障碍等，使患者在不同程度上丧失了独立生活的能力，影响其个人卫生、仪容仪态，也难以进行正常的学习和工作，不能顺利回归社会，给患者造成很大的心理负担。此外，多数患者有程度不同的抑郁症，表现为忧愁、悲观、失望、焦虑、淡漠，甚至企图自杀等。作为护理人员及家属，要多与患者交谈，了解其心理需要，对废损功能的再训练应非常耐心。指导中务必让患者随时感到被关怀、支持和鼓励，避免情绪激动和不良刺激。应鼓励患者参加一些社交活动，积极治疗，促进功能恢复，并根据病情进行生活自理及家务劳动训练，使之尽快地回归社会，恢复尊严。

（四）评价

（1）患者意识状态恢复程度，对人、时、地是否有清楚的定向力，有无知觉剥夺。

（2）皮肤是否完整无破损。

（3）能否与他人进行沟通。

（4）患者能否执行自我照顾活动，是否得到必要的协助和训练。

（5）患者有无肌萎缩、挛缩等废用综合征的发生。

（6）患者及家属是否积极参与制定康复计划，参与康复活动。

第五章　颅脑损伤患者的护理

第一节　头皮损伤的护理

头皮是颅脑最表浅的软组织，由皮肤、皮下组织、帽状腱膜、腱膜下层和骨膜组成，颞部还有颞肌筋膜、颞肌覆盖。

头皮损伤是头部直接受暴力作用而产生的损伤。根据暴力作用方式（暴力的大小、速度、方向）的不同，可产生不同的头皮损伤，如头皮血肿、头皮裂伤和头皮撕脱伤等。

一、头皮血肿

头皮血肿是头皮被钝器撞击引起的头皮软组织闭合性损伤。头皮富含血管，遭受钝性打击或碰撞后可使组织血管破裂出血，而头皮仍属完整。按血肿形成部位的不同，头皮血肿分为皮下血肿、帽状腱膜下血肿和骨膜下血肿。

皮下血肿常见于产伤或撞击伤；帽状腱膜下血肿是头部受到斜向暴力，头皮发生剧烈滑动，撕裂该层间的血管所致；骨膜下血肿常是颅骨骨折或产伤所致。

（一）临床表现

1. 皮下血肿

血肿体积小、张力高、压痛明显，周边较中心区硬，易被误认为是颅骨凹陷性骨折。

2. 帽状腱膜下血肿

因该处组织疏松，出血较易扩散，严重者血肿可蔓延至全头部，有明显波动，小儿及体弱者可致贫血甚至休克。

3. 骨膜下血肿

血肿多局限于某一颅骨范围内，以骨缝为界，张力较高，可有波动。

（二）辅助检查

1. X 线平片检查

可见软组织肿块影像。

2. CT 检查

在骨窗缘下可见头皮血肿影像。

（三）治疗原则

1. 皮下血肿

早期应该冷敷局部或加压包扎头部限制其发展，24 ～ 48h 以后可做局部热敷促进其消散吸收，一般不做穿刺抽血，较小的血肿可在数日内自行吸收消失。

2. 帽状腱膜下血肿

出血量大时一定要注意全身情况，特别是发生在幼儿，应及时输血；因其出血量较大，一般不易自行吸收；穿刺抽血常不能一次将所有积血完全抽净，有时须多次方能完成；有时亦可用将连接无菌引流袋的粗针刺入血肿腔做持续外引流；有时血肿在血肿腔内凝集成块，穿刺和引流均不能奏效，需切开头皮将凝血块排出，然后加压包扎。

3. 骨膜下血肿

常见于新生儿产伤，也见于幼儿跌伤。最好能够早做穿刺或引流，若待其自行吸收，常留下骨性钙化隆起，严重时使头颅变形。如头皮血肿发生感染，应早做切开引流，同时全身应用抗生素治疗。

（四）护理评估

1. 健康史

（1）评估血肿部位、范围、张力及血肿波动情况，以判断血肿类型。

（2）评估包括患者年龄、性别、职业、家庭状况、文化程度、入院方式等。了解受伤经过、受伤时间、原因，暴力大小、性质、方向、着力点及次数，头皮是静止还是运动状况下受伤，受伤后的表现以及有无癫痫发作等。了解患者及家族是否有高血压、冠心病、短暂性脑缺血发作和癫痫等疾病，是否由此跌倒而引起脑损伤；患者有无各种血液病的出血史以及其他脏器的严重疾病史。有无某种药物或食物过敏，有无家族遗传性疾病。是否服用过阿司匹林等抗凝血药，有无接受过治疗及具体用药情况。有无吸烟、饮酒史，饮食习惯及排泄状态。了解患者在疾病各个阶段的自理需要和自理能力，以便采取不同的、连续的护理支持系统，满足其需要。

2. 身体状况

评估疼痛的部位、性质、程度，生命体征是否平稳，特别是婴幼儿巨大帽状腱膜下血肿可引起休克发生。

3. 心理－社会状况

（1）评估患者及家属对疾病发生后的心理反应和对疾病的认识程度。

（2）评估患者及家属是否得到相关的健康指导。

（3）评估费用支付方式，是否存在法律纠纷。

（4）评估有无良好的社会支持系统，以便调动一切有利于患者康复的因素。

（5）评估患者的个性特征，患者角色是否正常，以便提供针对性的指导。

（五）护理诊断

1. 急性疼痛

与头皮血肿有关。

2. 潜在并发症

失血性休克。

（六）护理措施

1. 体位护理

自动体位。有休克征象者取平，疼痛剧烈者取头高卧位。

2. 饮食护理

早期避免进食辛辣刺激性食物，以免扩张头部血管，加重出血。

3. 心理护理

头皮血肿患者常因意外受伤，局部疼痛而产生焦虑、恐惧心理。①应热情接待患者，给予及时妥善的治疗处理，以减轻患者的恐惧心理。②耐心倾听患者的主观感受，解释其发生的原因，因头皮富含血管、神经组织，受伤后易致血肿形成，且疼痛明显，但经治疗后能较快治愈，不会产生后遗症，以消除患者的焦虑、紧张心理。

4. 疼痛的护理

疼痛常因头皮血管、神经受牵拉、刺激所致。

（1）伤后48h内冷敷可减轻疼痛，可将小毛巾浸于冰水或冷水中，拧至半干，以不滴水为宜，敷于患处，每3 ~ 5min更换1次，持续15 ~ 20min，但应避免挤揉血肿，以免加重出血。

（2）疼痛剧烈者可遵医嘱适当给予镇痛药，但禁止使用吗啡类镇痛药，以免掩盖病情。

（3）主动向患者解释疼痛发生的机制，显示出理解患者的痛苦，并安慰患者。

5. 休克的护理

婴幼儿巨大帽状腱膜下血肿可导致休克发生。

（1）密切观察病情变化，如患者出现面色苍白、皮肤湿冷、表情淡漠及血压下降、脉搏细数等表现提示休克发生，应报告医师并迅速建立静脉通路，遵医嘱补液及应用血管活性药物，必要时补充血容量。

（2）协助医师行血肿穿刺抽吸，并给予抗生素治疗，以防穿刺抽吸造成感染。

（3）同时做好休克相关护理，如平卧、保暖、吸氧等。

6. 潜在并发症的护理

硬脑膜外血肿常因骨膜下血肿或合并有脑膜中动脉撕裂所致。

（1）骨膜下血肿忌用强力加压包扎，以防血液经骨折缝流向颅内；但婴幼儿患者宜及时穿刺抽吸后加压包扎，以免时间过长形成骨性包块，难以消散。

（2）严密观察病情，如出现剧烈头痛、呕吐、躁动不安，甚至出现意识障碍、一侧瞳孔散大、偏瘫等提示硬脑膜外血肿形成，应及时报告医师处理。

（3）及时协助患者行 CT 检查确诊，必要时行开颅探查血肿清除术。

（七）健康教育

（1）注意休息，避免过度劳累。

（2）限制烟酒及辛辣刺激性食物。

（3）遵医嘱继续服用镇痛、抗菌药物。

（4）如原有症状加重、头痛剧烈、频繁呕吐者应及时就诊。

二、头皮裂伤

头皮裂伤是由锐器或钝器直接作用于头皮所致的损伤。头皮血管丰富，头皮裂伤出血较多，不易自止，易导致血容量不足；头皮含有大量毛囊、汗腺和皮脂腺，容易隐藏污垢、细菌，损伤后容易导致感染。

（一）临床表现

头皮裂伤患者自觉局部剧痛、伴有不同程度的出血，出血量依裂伤大小及深浅有所不同浅层裂伤，常因断裂血管不能随皮下组织收缩而自凝，故反而比全层裂伤出血更多。

（二）辅助检查

1. X 线平片检查

可见软组织肿块影像。

2. CT 检查

在骨窗缘下可见头皮血肿影像。

（三）治疗原则

头皮裂伤的紧急处理主要是止血。最常用的方法是加压包扎，然后在有条件的地方将伤口清创缝合。清创时要注意将帽状腱膜下的毛发等异物完全清除，否则容易导致其后的伤口感染。由于头皮血供丰富，愈合能力强，故头皮裂伤均应争取一期缝合。有的伤口在 3 日以内，只要无明显的化脓性感染，也应争取在彻底清创后一期缝合。

（四）护理评估

1. 健康史

评估包括患者年龄、性别、职业、家庭状况、文化程度、宗教信仰、入院方式等。了解受伤经过、受伤时间、原因，暴力大小、性质、方向、着力点及次数，头皮是静止还是运动状况下受伤；受伤后的表现，有无癫痫发作等。了解患者及家族是否有高血压、冠心病、短暂性脑缺血发作和癫痫等疾病，是否由此跌倒而引起脑损伤；患者有无各种血液病的出血史以及其他脏器的严重疾病史，有无某种药物或食物过敏，有无家族遗传性疾病。是否服用过阿司匹林等抗血凝药，有无接受过治疗及具体用药情况。有无吸烟、饮酒史，饮食习惯及排泄状态。了解患者在疾病各个阶段的自理需要和自理能力，以便采取不同的连续的、护理支持系统，满足其需要。

2. 身体状况

了解出血情况及患者生命体征的变化，以判断有无血容量不足。

3. 心理－社会状况

（1）评估患者及家属对疾病发生后的心理反应和对疾病的认识程度。

（2）评估患者及家属是否得到相关的健康指导。

（3）评估费用支付方式，是否存在法律纠纷。

（4）评估有无良好的社会支持系统，以便调动一切有利于患者康复的因素。

（5）评估患者的个性特征，患者角色是否正常，以便提供针对性的指导。

（五）护理诊断

1. 疼痛

与头皮裂伤有关。

2. 潜在并发症

感染。

3. 血容量不足的危险

与头皮裂伤后大量出血、血量补充不及时有关。

4. 自我形象紊乱

与脑损伤后皮肤组织完整性受损、肢体功能障碍及长期卧床有关。

（六）护理措施

1. 饮食护理

给予营养丰富的普通饮食，限制烟酒、辛辣刺激性食物。

2. 体位护理

采取自动卧位。

3. 心理护理

患者常因出血较多、受伤当时情景的刺激而产生恐惧心理。

（1）迅速处理创口，及时清理血迹，使患者感到得到了妥善的治疗、护理。

（2）主动将可能给患者带来的痛苦和威胁做适当说明，并给予安全暗示和保证。

（3）指导患者学习身心放松、深呼吸并想象手心发热，以缓解恐惧心理。

（4）关心体贴患者，动作轻柔熟练，态度和蔼，使患者感到危险情境消除或减弱，增强安全感。

4. 疼痛护理

观察伤口有无渗血、渗液及红肿热痛等感染征象。

（1）耐心听取患者的诉说，敏锐地观察患者的疼痛反应，脸色苍白、紧皱眉头、咬紧牙关、握紧拳头及深沉的呻吟等都提示疼痛显著。

（2）恰当地向患者解释疼痛的机制，并显示出理解患者的痛苦，安慰患者。

（3）对行为反应过激的患者，要进行耐心劝解，以防止影响其他患者；对强烈克制的患者，给予鼓励，并允许其呻吟；对疼痛强度突然改变、严重的持续疼痛的患者，应慎重对待，以免发生器质性改变。

（4）分散患者注意力，如听收音机、聊天、看电视等，以降低机体对疼痛的感受性。

（5）遵医嘱给予镇静药、镇痛药，减轻疼痛。

5. 伤口护理

（1）观察伤口，有无渗血、渗液及红肿热痛等感染征象。

（2）仔细清洗伤口及周围血迹，协助医师行清创缝合术。

（3）出血不止者予加压包扎止血，避免失血过多，必要时予补液、输血处理。

（4）遵医嘱及时注射破伤风抗毒素，按时使用抗生素。

6. 潜在并发症——感染的护理

（1）密切观察患者感染的征象，遵医嘱合理使用抗生素。

（2）枕上垫无菌巾，保持伤口敷料干燥，如有渗湿、污染应及时更换。

（3）监测体温，每 4 ~ 8h1 次。

（4）鼓励患者进食营养丰富的食物，以增强机体抵抗力。

（5）指导患者避免搔抓伤口，不配合者适当约束四肢。

（七）健康教育

（1）指导家属鼓励患者正视现实，并安慰、开导患者，鼓励其参加社会活动，消除负面心理。

（2）加强营养，进食高热量、高蛋白、维生素丰富的饮食，增强机体抵抗力。

（3）避免搔抓伤口，可用 75% 酒精或络合碘消毒伤口周围，待伤口痊愈后方可洗头。

（4）形象受损者，可暂时戴帽、戴假发修饰，必要时可行整容、美容术。

（5）如出现伤口发红、渗液、积液，不明原因发热等情况应及时就诊。

三、头皮撕脱伤

头皮撕脱伤常因头发被卷入机器而使大块头皮自帽状腱膜下或连同颅骨骨膜一并撕脱。伤后可因大量出血及疼痛而发生休克，女性多见。

（一）临床表现

头皮撕脱伤是一种严重的头皮损伤，几乎都是因为留有长发辫的妇女不慎将头发卷入转动的机轮而导致。由于表皮层、皮下组织层与帽状腱膜 3 层紧密连接在一起，故在强力的牵扯下，常将头皮自帽状腱膜下间隙全层撕脱，有时连同部分骨膜也会被撕脱，使颅骨裸露。头皮撕脱的范围与受到牵扯的发根面积有关，严重时可达整个帽状腱膜的覆盖区，前至上眼睑和鼻根，后至发际，两侧累及耳郭，甚至面颊部。患者大量失血，可导致休克，但较少合并颅骨骨折或脑损伤。

（二）辅助检查

1. X 线平片检查

可见软组织肿块影像。

2. CT 检查

在骨窗缘下可见头皮肿影像。

（三）治疗原则

头皮撕脱伤的处理原则与头皮裂伤相同。由于损伤范围太广，常常伴有头皮缺损，处理时应注意以下几点：

（1）对部分撕脱伤的患者要确认尚存的蒂部是否有足够的血流供应撕脱的皮瓣，如没有足够的血流，则应按完全性撕脱伤处理（但不要切断尚存的联系），否则术后会导致大片的头皮坏死。

（2）对完全性撕脱伤的患者应将撕下的头皮彻底清洗、消毒（不用碘酊）后，切除皮下组织制成皮片（越薄越好），紧贴于创口周边稀疏缝合还原（注意修复耳郭和眉毛）。

（3）对头皮撕脱伤同时伴有头皮缺损的患者，可根据情况做减张切口或弧形皮瓣转移，尽量缩小头皮的缺损部分，然后再行身体其他部位（如腹部或大腿内侧）取皮覆盖伤口。

（四）护理评估

1. 健康史

评估包括患者年龄、性别、职业、家庭状况、文化程度、宗教信仰、入院方式等。了解受伤经过、受伤时间及头皮创面情况，颅骨是否裸露，评估疼痛程度和全身情况，了解受伤原因，暴力大小、性质、方向、着力点及次数，头皮是静止还是运动状况下受伤；受伤后的表现，有无癫痫发作等；了解患者及家族是否有高血压、冠心病、短暂性脑缺血发作和癫痫等疾病，是否由此跌倒而引起脑损伤；患者有无各种血液病的出血史以及其他脏器的严重疾病史。有无有无家族遗传性疾病。是否服用过阿司匹林等抗血凝药物，有无接受过治疗及具体用药情况。有无吸烟、饮酒史，饮食习惯及排泄状态。了解患者在疾病各个阶段的自理需要和自理能力，以便采取不同的、连续的护理支持系统，满足其需要。

2. 身体状况

评估出血量，意识、生命体征是否正常，以判断有无休克及休克的类型。

3. 心理－社会状况

（1）评估患者及家属对疾病发生后的心理反应和对疾病的认识程度。

（2）评估患者及家属是否得到相关的健康指导。

（3）评估费用支付方式，是否存在法律纠纷。

（4）评估有无良好的社会支持系统，以便调动一切有利于患者康复的因素。

（5）评估患者的个性特征，患者角色是否正常，以便提供针对性的指导。

（五）护理诊断

1. 恐惧

与不了解疾病的相关知识、缺乏疾病相关知识有关。

2. 疼痛

与头皮损伤有关。

3. 血容量不足的可能

与头皮撕脱伤后大量出血、血量补充不及时有关。

4. 潜在并发症

感染与头皮开放性损伤有关；出血性休克与头皮损伤后引起大出血有关。

5. 自我形象紊乱

与脑损伤后皮肤组织完整性受损、肢体功能障碍及长期卧床有关。

（六）护理措施

1. 术前护理

（1）饮食护理：急行手术者应即刻禁食禁饮，饱胃患者应行胃肠减压，防止麻醉后食物反流引起窒息。

（2）体位护理：①低颅压患者取平卧位，防止因头高位时颅压降低致头痛加重。②颅压增高时取头高位，以利于颅内静脉回流，降低颅压。③脑脊液漏时，取平卧位或头高位，以减轻脑脊液漏并促使漏口粘连封闭。④昏迷患者取平卧且头偏向一侧或侧卧、俯卧位，以利于口腔与呼吸道的分泌物引流，保持呼吸道通畅。⑤休克时取平卧或头低仰卧位，以保证脑部血氧供给，但时间不宜过长，以免增加颅内瘀血。

（3）心理护理：颅脑损伤对患者或家属都是意外打击。家属在患者病情危急时可能会有应对能力不足而产生感伤、无助或过度要求医护人员的举止；意识清醒的患者情绪上也会经历休克、退缩、认知与适应四期。①护士应理解患者及家属的行为，安排时间，引导患者及家属说出所担忧的事，并给予满意的解释。②对需要手术者如实向患者及家属介绍手术的必要性及可能出现的问题，鼓励患者及家属面对现实。③适当地介绍有关知识，如CT检查后结果，目前的病情进展，治疗措施，护理计划及预期的结果等。

（4）头痛、头昏的护理：①卧床休息，注意卧位的合理调整，避免过度劳累和精神紧张。②去除诱发或加重头痛的因素，如创造安静环境，保持尿便通畅，减少或避免咳嗽、屏气、大幅度转头、突然的体位改变等。③重视患者主诉，严密观察意识、瞳孔、生命体征的变化。④适时向患者解释头痛主要是局部损伤使硬脑膜、血管及神经受到牵拉、刺激所致，理解、同情患者的痛苦，关心、安慰患者。⑤针对原因进行处理。

（5）休克的护理：对合并头皮裂伤或撕脱伤者，应立即包扎伤口，压迫止血，并妥善保护撕脱的头皮。若观察中发现血压下降，脉搏增快，面色苍白，肢端湿冷等休克征象，还应考虑是否有其他合并伤（如多发性骨折、内脏破裂等），需立即抗休克处理，并协助医师查找休克原因，必要时做好手术前准备工作。

（6）创面的护理：①在无菌、无水和低温密封下保护撕脱头皮。②伤后立即用大块无菌棉垫、纱布压迫创面，加压包扎，防止失血性休克。③协助医师迅速处理创面，将被撕脱头皮的毛发剃尽，争取手术时间，尽快完善术前准备，行头皮再植术。④常规注射破伤风抗毒素，遵医嘱使用抗生素。

2. 术后护理

（1）饮食护理：给予高蛋白、高维生素高热量、易消化吸收饮食，提高机体修复能力和抵抗力。

（2）体位护理：避免压迫创伤局部，头皮全部撕脱者，术后为保证植皮或皮瓣存活，除短暂俯卧位外，应整日端坐。

（3）心理护理：患者多为女性，伤后对容貌影响较大，直接影响患者的家庭生活和社会活动，从而造成患者心理创伤，多表现为焦虑、抑郁、悲观或情绪多变。①认真倾听其主诉，耐心解释所提出的问题，引导其阅读一些娱乐方面的书籍，观看令人快乐的电视节目。②多与患者及家属沟通，鼓励患者面对现实，解除思想顾虑，争取早日康复。③指导并协助患者进行修饰，保持较好的自我形象。④主动把可能给患者带来的痛苦和威胁做适当说明，并给予安全暗示和保证。⑤关心、体贴患者，满足其提出的合理要求，动作轻柔，操作熟练，减轻患者对疼痛的恐惧。

（4）疼痛护理：①耐心听取患者的诉说，敏锐地观察患者的疼痛反应，脸色苍白、紧皱眉头、咬紧牙关、握紧拳头及深沉的呻吟等都提示疼痛显著。②恰当地向患者解释疼痛的机制，并显示出理解患者的痛苦，安慰患者。③对行为反应过激的患者，要进行耐心劝解，以防止影响其他患者；对强烈克制的患者，给予鼓励，并允许其呻吟；对疼痛强度突然改变、严重的持续疼痛的患者，应慎重对待，以免发生器质性改变。④分散患者注意力，如听收音机、聊天、看电视等，以降低机体对疼痛的感受性。⑤遵医嘱给予镇静药、镇痛药，减轻疼痛。

（七）健康教育

（1）指导家属鼓励患者正视现实，并安慰、开导患者，鼓励其参加社会活动，消除负面心理。

（2）食用高热量、高蛋白、维生素丰富的饮食，增强机体抵抗力。

（3）避免搔抓伤口，可用75%酒精或络合碘消毒伤口周围，待伤口痊愈后方可洗头。

（4）形象受损者，可暂时戴帽、戴假发修饰，必要时可行整容、美容术。

（5）若出现伤口发红、渗液、积液，不明原因发热等情况应及时就诊。

第二节　颅骨骨折的护理

颅骨骨折是颅骨受外力作用所致的颅骨结构改变，骨折的形式通常与外力作用的方式和程度有关。外力的作用面积越大、速度越快，颅骨的损伤越重。一般按骨折的部位可以分为颅盖骨折和颅底骨折；按骨折形态可以分为线性骨折（包括骨缝分离）、凹陷骨折和粉碎骨折；按骨折与外界是否相通分为开放性与闭合性骨折，开放性骨折和累及鼻窦的颅底骨折有合并骨髓炎和颅内感染的可能，必须及时处理。

一、临床表现

（一）颅盖骨折

（1）线性骨折：几乎均为颅骨全层骨折，骨折线多为单一，也可为多发。形状呈线条状，也有的呈放射状，触诊有时可发现颅骨骨折线。

（2）凹陷骨折：绝大多数为颅骨全层凹陷骨折，个别情况下亦有内板单独向颅内凹陷入者。头部触诊可及局部凹陷，多伴有头皮损伤。

（3）粉碎骨折：患者的头颅 X 线片显示受伤处颅骨有多条骨折线，可呈纵横交错状，并分裂为数块，同时合并头皮裂伤及局部脑挫裂伤。

（二）颅底骨折

（1）颅前窝：骨折后可见球结膜下出血及迟发性眼睑皮下瘀血，呈紫蓝色，俗称“熊猫眼”。常伴有嗅神经损伤，少数可发生视神经在视神经管部损伤。累及筛窝或筛板时，可致脑脊液鼻漏，早期多呈血性。

（2）颅中窝：骨折可见耳后迟发性瘀斑，常伴有听力障碍和面神经周围性瘫痪以及脑脊液耳漏。

（3）颅后窝：骨折可见乳突和枕下部皮下瘀血，前者又称 Battle 征，有时可见咽喉壁黏膜下瘀血，偶见舌咽神经、迷走神经、副神经和舌下神经损伤以及延髓损伤的表现。

二、辅助检查

（一）X 线检查

颅盖骨折依靠头颅 X 线片确诊，凹陷骨折者可显示骨折片陷入颅内的深度；颅底骨折 X 线片检查价值不大。

（二）CT 检查

有助于了解骨折情况和有无合并脑损伤。

三、治疗原则

（一）颅盖骨折

1. 线形骨折

本身不需特殊治疗，应着重处理骨折可能引起的硬脑膜外血肿、脑脊液漏。

2. 凹陷骨折

（1）凹陷程度轻、陷入深度小于 1cm 又无临床症状者不需手术治疗。

（2）凹陷 1cm 以上或出现压迫症状者，行骨折片复位术。

（3）有颅内高压者应对症处理。

3. 粉碎骨折

行骨片摘除，必要时于 3 ～ 6 个月后行颅骨成形术。

（二）颅底骨折

1. 颅前窝骨折

本身无须特殊处理，以防止感染为主。若发生脑脊液漏，应按开放性损伤处理，不可堵塞，适当取头高位并予以抗感染治疗。经处理后，鼻漏多可在 2 周内自行封闭愈合，对长期漏液长达 4 周以上，或反复引发脑膜炎及大量溢液的患者，则应实施手术。

2. 颅中窝骨折

处理同上。若伴有海绵窦动静脉瘘，早期可采用 Mata 试验，即于颈部压迫患侧颈总动脉，每日 4 ～ 6 次，每次 15 ～ 30min，对部分瘘孔较小者有一定效果，但对为时较久、症状有所加重或迟发的动静脉瘘，则应及早手术治疗。

3. 颅后窝骨折

急性期主要是针对枕骨大孔区及高位颈椎的骨折或脱位。若有呼吸功能紊乱或颈脊髓受压时，应及早行气管切开，颅骨牵引，必要时做辅助呼吸或人工呼吸，甚至施行颅后窝及颈椎椎板减压术。

四、护理评估

（一）健康史

评估包括患者年龄、性别、职业、家庭状况、文化程度、宗教信仰、入院方式等。了解受伤经过、受伤时间、原因，暴力大小、性质、方向、着力点及次数，头颅是静止还是运动状况下受伤；受伤后的表现，有无癫痫发作等。了解患者及家族是否有高血压、冠心病、短暂性脑缺血发作和癫痫等疾病，是否由此跌倒而引起脑损伤；患者有无各种血液病的出血史以及其他脏器的严重疾病史。有无某种药物或食物过敏，有无家族遗传性疾病。是否服用过阿司匹林等抗血凝药物，有无接受过治疗及具体用药情况。有无吸烟、饮酒史，饮食习惯及排泄状态。了解患者在疾病各个阶段的自理需要和自理能力，以便采取不同的、连续的护理支持系统，满足其需要。

（二）身体状况

（1）评估颅盖骨折患者有无局部软组织挫伤、压痛、肿胀或血肿，有无骨片凹陷，以了解骨折类型及程度；评估颅底骨折患者有无皮下瘀血及瘀血部位，有无脑脊液鼻漏、耳漏及漏出液量、性质、部位，以判断骨折类型和部位。

（2）评估颅盖骨折患者有无癫痫、偏瘫和其他神经系统阳性体征，以提供相应的治疗护理措施；评估颅底骨折患者意识状态、生命体征变化，评估有无失明、听力下降、面瘫等神经受损表现。

（三）心理 – 社会状况

（1）评估患者及家属对疾病发生后的心理反应和对疾病的认识程度。

（2）评估患者及家属是否得到相关的健康指导。

（3）评估费用支付方式，是否存在法律纠纷。

（4）评估有无良好的社会支持系统，以便调动一切有利于患者康复的因素。

（5）评估患者的个性特征，患者角色是否正常，以便提供针对性的指导。

五、护理诊断

（一）焦虑 / 恐惧

与患者对骨折的恐惧、担心预后有关。

（二）有受伤的危险

与脑损伤引起癫痫、意识障碍、视力障碍等有关。

（三）有感染的危险

与脑脊液外漏有关。

（四）知识缺乏

缺乏疾病的相关知识。

（五）潜在并发症

1. 癫痫

与颅骨骨折致脑损伤有关。

2. 颅内低压

与颅骨骨折致脑脊液漏出过多有关。

3. 颅内高压

与颅骨骨折致继发性颅内出血或脑水肿有关。

4. 感染

与颅骨骨折致颅底开放性损伤有关。

六、护理措施

（一）病情观察

（1）严密观察生命体征，及时发现病情变化。

（2）有癫痫发作的患者应注意观察发作前的征兆、持续时间及发作类型。

（3）注意观察有无颅内低压症状。

（4）早期发现继发性颅内出血和颅内高压，及时进行手术治疗。

（5）早期发现继发脑神经损害，及时处理。

（二）预防颅内感染

1. 体位护理

患者取半坐卧位，头偏向患侧，借重力作用使脑组织移至颅底，促使脑膜形成粘连而封闭漏口，待脑脊液漏停止 3 ～ 5 日后可改平卧位。如果脑脊液外漏多，应取平卧位，头稍抬高，以防颅压过低。

2. 保持局部清洁

每日 2 次清洁、消毒外耳道、鼻腔或口腔，注意消毒棉球不可过湿，以免液体逆流入颅内。劝告患者勿挖鼻、掏耳。

3. 预防颅内逆行感染

脑脊液漏者，禁忌堵塞、冲洗鼻腔、耳道和经鼻腔、耳道滴药，禁忌做腰椎穿刺脑脊液鼻漏者，严禁从鼻腔吸痰或放置鼻胃管。注意有无颅内感染迹象，如头痛、发热等。遵医嘱应用抗生素和破伤风抗毒素。

4. 避免颅压骤升

嘱咐患者勿用力屏气排便、咳嗽、擤鼻涕或打喷嚏等，以免颅压骤然升降导致气颅或脑脊液逆流。

（三）并发症的观察与处理

1. 脑脊液漏

患者鼻腔、耳道流出淡红色液体，可疑为脑脊液漏。但需要鉴别血性脑脊液与血性渗液，可将血性液滴于白色滤纸上，若血迹外周有月晕样淡红色浸渍圈，则为脑脊液漏；或行红细胞计数并与周围血的红细胞比较，以明确诊断。另外，还应区别血性脑脊液与鼻腔分泌物。根据脑脊液中含糖而鼻腔分泌物中不含糖的原理，用尿糖试纸测定或葡萄糖定量检测以鉴别是否存在脑脊液漏。在鼻前庭或外耳道口松松地放置棉球，随湿随换，记录 24h 浸湿的棉球数，以估计脑脊液外漏量。有时颅底骨折虽伤及颅骨岩部，且骨膜及脑膜均已破裂但鼓膜尚完整时，脑脊液可经耳咽管流至咽部进而被患者咽下，故应观察并询问患者是否经常有腥味液体流至咽部。

2. 颅内继发性损伤

颅骨骨折患者可合并脑挫伤、颅内出血，继发脑水肿导致颅压增高。脑脊液外漏可推迟颅压增高症状的出现，一旦出现颅压增高的症状，救治更为困难。因此，应严密观察患者的意识、生命体征、瞳孔及肢体活动等情况，以及时发现颅压增高及脑疝的早期迹象。

3. 颅内低压综合征

若脑脊液外漏多，可使颅压过低而导致颅内血管扩张，出现剧烈头痛、眩晕、呕吐、厌食、反应迟钝、脉搏细弱、血压偏低。头痛在立位时加重，卧位时缓解。若患者出现颅压过低的表现，可遵医嘱补充大量水分以缓解症状。

（四）心理护理

做好心理护理，稳定患者情绪。有脑神经损伤导致视力、听力、嗅觉损害以及面部周围性瘫痪者，护理人员要关心、体贴患者，加强生活护理和健康指导。

七、健康教育

（一）饮食指导

卧位患者进食时，头应偏向一侧，食物不宜过稀，也不宜过硬过稠。指导患者吞咽动作和正确的咳嗽方法，以防误吸。

（二）心理指导

针对患者的性格特点帮助他们树立战胜疾病的信心，正确面对，积极配合康复训练，争取早日康复。

（三）出院宣教

根据自身的体力，适当活动，并遵从康复医师的指导，循序渐进地进行各种功能锻炼及康复，充分发挥患者的主动性，锻炼日常生活能力。

（四）预防护理

颅骨缺损者应避免局部碰撞，以免损伤脑组织，嘱咐患者在伤后半年左右做颅骨成形术。

（五）复诊随访

术后 3 个月门诊随访。

第三节　原发性闭合性脑损伤的护理

一、脑震荡

脑震荡是头部受暴力作用后立即出现短暂的大脑功能障碍，但无明显的脑组织器质性损害。脑震荡是原发性脑损伤中最轻的一种，其特点是头部外伤后短暂意识丧失，旋即清醒，除有近事遗忘（即对受伤经过及伤前的近期事物不能记忆）外，无任何神经系统缺损表现，多数患者在 2 周内恢复正常，预后良好。

（一）临床表现

1. 意识障碍

多数程度较轻，可以有意识丧失或仅是一过性的神志恍惚，意识障碍可以短至数秒钟、数分钟，一般不超过 30min，意识清醒后可以恢复正常。

2. 遗忘症

多表现为逆行性遗忘症，即伤员对受伤当时情况或受伤的经过不能记忆。

3. 头痛、头昏

在受伤后数日内明显，以后逐渐减轻，有的患者自觉症状很重，头痛、头昏常持续很长时间。

4. 恶心、呕吐

多数较轻，1 ~ 2 日内消失；小儿常较明显，有的甚至可以成为主要症状。

5. 其他

可出现自主神经功能紊乱症状，表现为情绪不稳、易激惹、不耐烦、注意力不集中、耳鸣、心悸、多汗、失眠或噩梦等。

（二）辅助检查

1. 脑脊液检查

无红细胞。

2. CT 检查

颅内无异常发现。

（三）治疗原则

脑震荡的患者大多可以不治而愈，一般不需住院。在家卧床休息，光线宜暗，环境安静，饮食清淡。休息时间为 7 ～ 10 日。有的伤员自觉症状很重，可以针对性地进行镇静、镇痛等药物处理。有条件的地方对脑震荡患者最好能够保持 3 ～ 5 日的医疗联系或观察，这样常可以发现一些有并发症的患者，尤其是合并迟发性颅内血肿者，常需要进行紧急医疗处理。

（四）护理评估

1. 健康史

评估包括患者年龄、性别、职业、家庭状况、文化程度、宗教信仰、入院方式等。了解受伤经过、受伤时间、原因，暴力大小、性质、方向、着力点及次数，头颅是静止还是运动状况下受伤；受伤后的表现，有无癫痫发作等。了解患者及家族是否有高血压、冠心病、短暂性脑缺血发作和癫痫等疾病，是否由此跌倒而引起脑损伤；患者有无各种血液病的出血史，以及其他脏器的严重疾病史。有无某种药物或食物过敏，有无家族遗传性疾病。是否服用过阿司匹林等抗血凝药，有无接受过治疗及具体用药情况。有无吸烟、饮酒史，饮食习惯及排泄状态。了解患者在疾病各个阶段的自理需要和自理能力，以便采取不同的、连续的护理支持系统，满足其需要。

2. 身体状况

（1）评估患者有无意识障碍及意识障碍的持续时间，单纯脑震荡意识障碍一般不超过 30min。

（2）评估患者的记忆力，有无近事遗忘现象；评估有无头痛、头昏、恶心、呕吐、失眠等表现，以便提供针对性护理措施。

3. 心理 – 社会状况

（1）评估患者及家属对疾病发生后的心理反应和对疾病的认识程度。

（2）评估患者及家属是否得到相关的健康指导。

（3）评估费用支付方式，是否存在法律纠纷。

（4）评估有无良好的社会支持系统，以便调动一切有利于患者康复的因素。

（5）评估患者的个性特征，患者角色是否正常，以便提供针对性的指导。

（五）护理诊断

1. 焦虑

与缺乏脑震荡相关知识、担心疾病预后有关。

2. 急性疼痛

与脑震荡有关。

（六）护理措施

1. 饮食护理

普通饮食。给予营养丰富、富含纤维素、健脑饮食。

2. 体位护理

卧床休息 1 ~ 2 周。

3. 心理护理

部分患者因担心颅内病情变化或自觉症状较重，而产生焦虑心理。

（1）应理解、同情患者的感受，耐心倾听患者的诉说。

（2）向患者及家属讲解可能出现的症状及产生原因是短暂的大脑功能障碍，经过治疗和休息可痊愈，以消除其思想顾虑。

（3）避免不良因素影响，如避免与其他焦虑患者接触。

（4）鼓励患者尽早自理生活，以免产生过分依赖心理。

4. 症状护理

常见症状为头痛、头昏：①观察意识状况及自觉症状。②嘱咐患者卧床休息，提供安静、舒适的休息环境，避免不良外界刺激。③症状显著者可遵医嘱给予镇静、镇痛药，但禁用吗啡、哌替啶，以免影响病情观察。④分散患者注意力，如听轻音乐、聊天等，但禁止看书报、电视。⑤解释头痛非器质性损害所致，以消除思想顾虑，并指导患者身心放松的方法，如深呼吸、想象手心发热。

5. 继发性脑损伤的护理

继发性脑损伤是脑震荡的潜在并发症。重度脑挫裂伤患者，常因脑膜、脑实质内血管损伤或术后颅内压增高、缺血缺氧而继发脑水肿、颅内血肿，使原有病情加重，甚至危及生命。①术后要加强动态病情观察，观察重点包括意识状态、瞳孔、生命体征、神经系统体征及头痛、呕吐或躁动不安等，因继发性脑损伤多在术后 3 日内出现。②重症患者使用颅内压监护仪连续观察和记录颅内压的动态变化，通常以 0.7 ~ 2kPa 为正常颅内压，2.1 ~ 2.7kPa 为轻度增高，2.8 ~ 5.3kPa 为中度增高，5.3kPa 以上为重度增高；如颅内压进行性增高，提示有血肿的可能，如经过相应治疗后颅压仍持续在 5.3kPa 以上，提示预后较差。③按颅内高压症状护理。④观察中若发现有继发性脑损伤征象时，应立即报告医师，对于潜在脑疝危险（如颅内血肿、颅压进行性升高）或已存在脑疝的患者应做好再次手术的准备，及时手术治疗，以挽救患者生命。

（七）健康教育

（1）保证充足睡眠，适当进行体能锻炼（太极拳等），避免过度用脑和过度劳累。

（2）保持室内空气清新，保持周围环境安静舒适。

（3）解除思想上对所谓“后遗症”的紧张和忧虑，保持心情愉快。

（4）加强营养，多食健脑食品（如动物脑、栗子、核桃等）。

二、脑挫裂伤

脑挫裂伤主要指暴力作用于头部，引起大脑皮质的可见的器质性损害，包括脑挫伤和脑裂伤。脑挫伤指脑组织遭受破坏较轻，软脑膜尚完整的损伤；脑裂伤指软脑膜、血管和脑组织同时有破裂的损伤，常伴有外伤性蛛网膜下腔出血。脑挫裂伤的继发性改变为脑水肿和血肿形成。

（一）临床表现

脑挫裂伤的临床表现比脑震荡严重，主要表现为：

1. 意识障碍

脑挫裂伤的意识障碍一般比较严重，昏迷程度和持续时间与损伤程度和部位有关。昏迷可由数分钟至数十分钟不等，有的甚至长达数日或长期昏迷。

2. 头痛

脑挫裂伤造成的蛛网膜下腔出血、脑水肿和脑肿胀，可引起较为严重的头痛并且持续时间较长。头痛的性质主要为全头部胀痛或跳痛，咳嗽时加重。

3. 恶心、呕吐

脑挫裂伤时脑脊液对第四脑室的冲击、脑血管运动功能的紊乱、颅内压力的改变以及蛛网膜下腔出血的刺激等，都可引起恶心和呕吐。大多伤后立即出现，呕吐为喷射性，若患者处于昏迷状态，常造成严重的误吸。

4. 癫痫

脑挫裂伤的早期癫痫发作多见于儿童，一般发生于伤后数小时或数日内，有的甚至发生在外伤的当时。发作形式多以大发作和局限性发作为主，晚发和局限性癫痫常要警惕颅内血肿的可能。

5. 脑膜刺激征

脑挫裂伤造成蛛网膜下腔出血，后者引起颈强直，直腿抬高试验阳性。若无新鲜出血，陈旧的蛛网膜下腔出血一般 5 ~ 7 日可被逐渐吸收。颈强直可随脑脊液中含血量的减少而逐渐减轻。

6. 局灶性神经系统体征

依脑挫裂伤的发生部位而定，若损伤累及脑的功能区，常于伤后即刻出现相应肢体的单瘫、偏瘫或偏身感觉障碍，以及失语或偏盲等。

7. 脑脊液

脑挫裂伤者早期腰椎穿刺即可发现肉眼或显微镜下血性脑脊液，压力一般高于正常，压力过高时不宜过多地放出脑脊液。

（二）辅助检查

1. 影像学检查

CT 检查是首选项目，可了解脑挫裂伤的部位、范围及周围脑水肿的程度，还可了解脑室受压及中线结构移位等。MRI 检查有助于明确诊断。

2. 腰椎穿刺检查

腰椎穿刺脑脊液中含大量红细胞，同时可测量颅压或引流血性脑脊液，以减轻症状。但颅压明显增高者禁忌腰穿。

（三）治疗原则

（1）脑挫裂伤患者一般应卧床休息 2 ~ 3 周，在伤后 3 ~ 5 日内应密切观察病情，注意血压、脉搏、呼吸、瞳孔和意识的变化，以便早期发现颅内血肿。

（2）呕吐频繁的患者可暂禁食，每日补充液体 2000 ~ 2500mL。

（3）头痛严重者可适当选用镇静药物，有的尝试每日或隔日行腰椎穿刺术，放出部分血性脑脊液以减缓头痛，但颅内压力较高时不主张做腰椎穿刺。

（4）脱水可用 20% 甘露醇、25% 山梨醇、20% 甘油果糖等药物进行治疗，其他可酌情使用止血药、抗生素等。

（四）护理评估

1. 健康史

（1）受伤史及现场情况：详细了解受伤过程，如暴力大小、方向、性质、速度，患者受伤后有无意识障碍，其程度及持续时间，有无逆行性遗忘，受伤当时有无口鼻、外耳道出血或脑脊液漏发生，是否出现头痛、恶心、呕吐、呼吸困难等情况，了解现场急救和转送过程。

（2）既往史：了解患者既往健康状况。

2. 身体状况

（1）局部：了解患者头部有无破损、出血，呼吸道是否通畅。

（2）全身：检查患者生命体征、意识状态、瞳孔及神经系统体征的变化，了解患者有无颅压增高和脑疝症状。了解患者营养状况：如体重、氮平衡、血浆蛋白、血糖、血电解质等，以及时调整营养素的种类和量。

3. 心理－社会状况

了解患者及家属的心理反应，了解家属对患者的支持能力和程度。

（五）护理诊断

1. 清理呼吸道无效

与脑损伤后意识障碍有关。

2. 营养失调（低于机体需要量）

与脑损伤后高代谢、呕吐、高热等有关。

3. 有失用综合征的危险

与脑损伤后意识和肢体功能障碍及长期卧床有关。

4. 潜在并发症

颅压增高、脑疝、蛛网膜下腔出血、癫痫发作、消化道出血。

（六）护理措施

1. 保持呼吸道通畅

（1）体位护理：意识清醒者取斜坡卧位，以利于颅内静脉回流。昏迷或吞咽功能障碍者取侧卧位或侧俯卧位，以免呕吐物、分泌物误吸。

（2）及时清除呼吸道分泌物：颅脑损伤患者常有不同程度的意识障碍，丧失正常的咳嗽反射和吞咽功能，不能有效排除呼吸道分泌物、血液、脑脊液及呕吐物。因此，应及时清除口腔和咽部血块或呕吐物，定时吸痰。呕吐时将头转向一侧以免误吸。

（3）开放气道：深昏迷者抬起下颌或放置口咽通气道，以免舌根后坠阻碍呼吸。短期不能清醒者必要时行气管插管或气管切开。呼吸减弱并潮气量不足不能维持正常血氧者，及早使用呼吸机辅助呼吸。

（4）加强气管插管、气管切开患者的护理：保持室内适宜的温度和湿度，湿化气道，避免呼吸道分泌物黏稠，以利于排痰。

（5）预防感染：使用抗生素防治呼吸道感染。

2. 加强营养

创伤后的应激反应可产生严重分解代谢，使血糖增高、乳酸堆积，后者可加重脑水肿。因此，必须及时、有效补充能量和蛋白质以减轻机体损耗。早期可采用肠外营养，待肠蠕动恢复后无消化道出血者尽早行肠内营养支持，以利于胃肠功能恢复和营养吸收。昏迷患者通过鼻胃管或鼻肠管给予每日所需营养，成人每日补充总热量约 8400kJ 和 10g 氮。当患者肌张力增高或癫痫发作时，应预防肠内营养液反流导致误吸。

3. 病情观察

（1）意识：意识障碍是脑损伤患者最常见的变化之一。观察患者的意识状态，不仅应了解有无意识障碍，还应注意意识障碍程度及变化。意识障碍的程度可辨别脑损伤的轻重。意识障碍出现的迟早和有无继续加重可作为区别原发性和继发性脑损伤的重要依据。

（2）生命体征：为避免患者躁动影响结果的准确性，应先测呼吸，再测脉搏，最后测血压。①体温：伤后早期，由于组织创伤反应，可出现中等程度发热；若损伤累及间脑或脑干，可导致体温调节紊乱，出现体温不升或中枢性高热；伤后即发生高热，多系视丘下部或脑干损伤，伤后数日体温升高，常提示有感染性并发症。②脉搏、呼吸、血压：注意呼吸节律和深度、脉搏快慢和强弱以及血压和脉压变化。若伤后血压上升、脉搏缓慢有力、呼吸深慢，提示颅压升高，警惕颅内血肿或脑疝发生；枕骨大孔疝患者可突然发生呼吸心跳停止；闭合性脑损伤呈现休克征象时，应检查有无内脏出血，如迟发性脾破裂、应激性溃疡出血等。

（3）瞳孔变化：可因动眼神经、视神经及脑干部位的损伤引起。观察两侧睑裂大小是否相等，有无上睑下垂，注意对比两侧瞳孔的形状、大小及对光反应。伤后一侧瞳孔进行性散大、对侧肢体瘫痪、意识障碍，提示脑受压或脑疝；双侧瞳孔散大、对光反应消失、眼球固定伴深昏迷或去皮质强直，多为原发性脑干损伤或临终表现；双侧瞳孔大小形状多变、对光反应消失，伴有眼球分离或异位，常是中脑损伤的表现；眼球不能外展且有复视者，多为展神经受损；眼球震颤常见于小脑或脑干损伤。

有无间接对光反应可以鉴别视神经损伤与动眼神经损伤。观察瞳孔时应注意某些药物、剧痛、惊骇等也会影响瞳孔变化，如吗啡、氯丙嗪可使瞳孔缩小，阿托品、麻黄碱可使瞳孔散大。

（4）神经系统体征：原发性脑损伤引起的偏瘫等局灶症状，在受伤当时已出现，且不再继续加重；伤后一段时间才出现一侧肢体运动障碍且进行性加重，同时伴有意识障碍和瞳孔变化，多为小脑幕切迹疝压迫中脑的大脑脚，损害其中的锥体束纤维所致。

（5）其他：观察有无脑脊液漏，有无剧烈头痛、呕吐、烦躁不安等颅压增高表现或脑疝先兆。注意 CT 和 MRI 扫描结果及颅压监测情况。

4. 并发症的观察与护理

（1）昏迷患者易发生的并发症：昏迷患者生理反应减弱或消失，全身抵抗力下降，易发生多种并发症。

①压疮：保持皮肤清洁干燥，定时翻身，尤应注意骶尾部、足跟、耳郭等骨隆突部位，不可忽视敷料覆盖部位。消瘦者伤后初期及高热者常需每小时翻身 1 次，长期昏迷、一般情况较好者可每 3 ～ 4h 翻身 1 次。

②呼吸道感染：加强呼吸道护理，定期翻身叩背，保持呼吸道通畅，防止呕吐物误吸引起窒息和呼吸道感染。

③失用综合征：脑损伤患者因意识或肢体功能障碍，可发生关节挛缩和肌萎缩。保持患者肢体于功能位，防止足下垂。每日四肢关节被动活动及肌按摩 2 ～ 3 次，防止肢体挛缩和畸形。

④泌尿系感染：昏迷患者常有排尿功能紊乱，短暂尿潴留后继以尿失禁。长期留置导尿管是引起泌尿系感染的主要原因。必须导尿时，严格执行无菌操作；留置尿管过程中，加强会阴部护理，夹闭导尿管并定时放尿以训练膀胱贮尿功能；尿管留置时间不宜超过 3 ～ 5 日；需长期导尿者，宜行耻骨上膀胱造瘘术，以减少泌尿系感染。

⑤暴露性角膜炎：眼睑闭合不全者，角膜涂眼药膏保护；无须随时观察瞳孔

时，可用纱布遮盖上眼睑，甚至行眼睑缝合术。

（2）蛛网膜下腔出血：因脑裂伤所致，患者可有头痛、发热、颈强直等表现。可遵医嘱给予解热镇痛药物对症处理。病情稳定，排除颅内血肿及颅压增高、脑疝后，为解除头痛可以协助医师行腰椎穿刺，放出血性脑脊液。

（3）消化道出血：多因下丘脑或脑干损伤引起的应激性溃疡所致，大量使用皮质激素也可诱发。除遵医嘱补充血容量、停用激素外，还应使用止血药和抑制胃酸分泌的药物，如奥美拉唑、雷尼替丁等。及时清理呕吐物，避免消化道出血发生误吸。

（4）外伤性癫痫：任何部位的脑损伤均可能导致癫痫，尤其是大脑皮质运动区受损。早期癫痫发作的原因是颅内血肿、脑挫裂伤、蛛网膜下腔出血等；晚期癫痫发作主要是由脑的瘢痕、脑萎缩、感染、异物等引起。可采用苯妥英钠预防发作。癫痫发作时使用地西泮 10 ~ 30mg 静脉缓慢注射，直至控制抽搐为止。

（5）颅压增高：①严密观察并记录患者的意识、瞳孔、生命体征及头痛、呕吐情况。②抬高床头 15° ~ 30°，以利颅内静脉回流，减轻脑水肿；氧气吸入改善脑缺氧，降低脑血流量。③控制液体摄入量，成人每日补液量不超过 2000mL，液体应在 24h 内均匀输入，不可在短时间内过快或大量输入，以免加重脑水肿。④避免一切引起颅压增高的因素，如呼吸道梗阻、高热、剧痛、便秘、癫痫发作及情绪波动等。⑤遵医嘱适当应用镇静、镇痛药，但禁用吗啡、哌替啶，以免抑制呼吸中枢。⑥较长时间使用甘露醇应观察尿量及肾功能，以防发生急性肾衰竭。静脉输入脱水药降低颅压，应保证脱水药顺利快速输入，避免药物外渗引起组织坏死，一旦发现液体外渗应立即更换静脉穿刺部位，局部外涂达氢锌霜或给予 0.5% 普鲁卡因局部封闭。

（七）健康教育

（1）轻型患者应鼓励其尽早自理生活和恢复活动，注意劳逸结合。瘫痪患者制定具体计划，指导协助肢体功能锻炼，尤应注意发挥不全瘫痪部位或肢体的代偿功能，为日后生活自理做准备，静止状态时瘫痪肢体应置于功能位，以防畸形造成日后生活障碍。

（2）脑挫裂伤可留有不同程度的后遗症，某些症状可随时间的延长而逐渐消失。对有自觉症状（如头痛、头晕、耳鸣、记忆力减退、注意力分散等）的患者，应与患者及家属及时沟通，给予恰当的解释和宽慰；鼓励患者保持乐观情绪，主动参与社交活动和建立良好的人际关系，树立康复信心。

（3）颅骨缺损的患者要注意保护缺损部位，尽量少去公共场所，外出戴安全帽，在手术后 3 ~ 6 个月做颅骨成形术。

（4）有癫痫发作者不能单独外出、攀高、游泳、骑车，指导按医嘱长期定时服用抗癫痫药，随身携带疾病卡，并教给家属癫痫发作时的紧急处理方法。

（5）对语言障碍者，有意识、有计划地进行语言功能训练，并教会非语言性沟通的方法。

（6）如原有症状加重，头痛、头昏、呕吐、抽搐，手术切口发炎、积液等应及时就诊。

（7）3 ~ 6 个月后门诊影像学复查。

三、脑干损伤

脑干损伤是指中脑、脑桥和延髓的损伤。脑干损伤分为原发性损伤和继发性损伤。原发性损伤是指在外伤的当时，由外力所致的脑移位使脑干撞击在颅底斜坡或小脑幕裂孔边缘，或由外力所致的脑干本身的扭转、牵拉造成的损伤。原发性脑干损伤约占重型颅脑损伤的 5% ~ 7%，占颅脑损伤死亡病例的 1/3。损伤发生时，脑干在外力的作用下，与小脑幕游离缘或斜坡撞击，或受脑室内液体压力的冲击致伤。损伤多发生在一侧脑干背部或中央部，局部可见不同程度的挫裂伤，出血、水肿和缺血坏死、软化等病理变化。

（一）临床表现

脑干内有重要的脑神经核、网状结构和运动、感觉神经的传导束，所以脑干是生命的中枢，脑干受损以后会出现一系列威胁患者生命的临床症状和体征。

1. 生命体征改变

脑干内呼吸中枢受损可出现呼吸表浅、不规则和呼吸暂停等呼吸功能衰竭的表现。心血管中枢受损可出现低血压、脉搏频数、心律失常。脑干损伤引起自主神经中枢功能障碍，体温调节失衡出现高热，体热不能及时发散，致使高热达 40℃持续不退。

2. 意识障碍

意识障碍的程度与脑干受损的部位和程度有关，一般昏迷程度较深，而且持续时间较长。

3. 眼球和瞳孔改变

脑干损伤常出现眼球分离、双眼同向凝视或同向运动障碍；瞳孔大小多变且形状不规则，双侧缩小如针或两侧散大固定，亦可双侧不等大；对光反射消失。

4. 锥体束征

由于脑干内锥体束损伤，可出现肢体瘫痪、肌张力增高、腱反射亢进、浅反射消失，还可出现一侧或双侧的病理反射。若受伤后一切反应消失，肌张力由增高而变为松弛，则为死亡前征兆。

5. 去大脑强直

为中脑受损所特有的症状，全身肌张力增高，阵发性四肢过度伸直，头向后仰呈角弓反张，此强直发作受到刺激时更加明显。这种发作常预示伤者病情严重并且预后不良。

（二）辅助检查

1. MRI 检查

MRI 最能明确诊断，T2 加权图像上呈现为椭圆形或条状高信号，T1 加权图像上呈现低信号。

2. 脑干听觉诱发电位（BAEP）检查

BAEP 可较准确地反映脑干损伤的平面及程度，通常在听觉通路病灶以下的各波正常，病灶水平及其上的各波则显示异常或消失。

3. 颅压监测

可鉴别原发性或继发性脑干损伤；原发性脑干损伤其颅压正常，而继发性脑干损伤颅压明显升高。

（三）治疗原则

原发性脑干损伤的治疗基本上与重度脑挫裂伤相同。

1. 保持呼吸道通畅

脑干损伤患者深度昏迷，呼吸不畅，应当早期行气管切开，从而减少呼吸道无效腔，有利于呼吸道排痰，保证氧气供给。也可采用高压氧舱治疗。

2. 人工冬眠低温治疗

降低脑组织的新陈代谢，提高脑组织对缺氧的耐受力，从而保护受损的脑组织，减轻脑水肿。

3. 控制脑水肿、脑肿胀

可用高渗性脱水药治疗，常用的药物有 20% 甘露醇、20% 甘油果糖及利尿药等。

4. 应用止痉药物

脑干损伤后出现的肌张力增高和去大脑强直，可用抗癫药物或镇静药物控制，常用的有苯巴比妥钠、地西泮、10% 水合氯醛、苯妥英钠等。

5. 应用改善脑组织代谢药物

可用能量合剂如腺苷三磷酸、胞磷胆碱、脑活素、脑多肽、神经节苷脂类等。

6. 加强护理

防止出现肺炎、压疮、泌尿系感染、肢体挛缩等并发症。

（四）护理评估

1. 健康史

评估包括患者年龄、性别、职业、家庭状况、文化程度、宗教信仰、入院方式等。了解受伤经过、受伤时间、原因，暴力大小、性质、方向、着力点及次数，头颅是静止还是运动状况下受伤；受伤后的表现，有无癫痫发作等。了解患者及家族是否有高血压、冠心病、短暂性脑缺血发作和癫痫等疾病，是否由此跌倒而引起脑损伤；患者有无各种血液病的出血史以及其他脏器的严重疾病史。有无某种药物或食物过敏，有无家族遗传性疾病。是否服用过阿司匹林等抗凝血药，有无接受过治疗及具体用药情况。有无吸烟、饮酒史，饮食习惯及排泄状态。了解患者在疾病各个阶段的自理需要和自理能力，以便采取不同的、连续的护理支持系统，满足其需要。

2. 身体状况

（1）评估意识障碍的程度和持续时间：原发性脑干损伤一般表现为受伤后立即昏迷，持续时间长短不一。

（2）评估眼球和瞳孔的变化：患者常表现为瞳孔大小不一，形态多变且不规则，眼球偏斜或眼球分离。

（3）评估生命体征有无异常改变：脑干损伤可导致呼吸循环功能紊乱或呼吸循环衰竭。

（4）评估有无去皮质强直和锥体束征阳性表现：去皮质强直表现为四肢伸直，角弓反张；锥体束征阳性表现为肢体肌张力增高，腱反射亢进及病理征阳性。

3. 心理－社会状况

（1）评估患者及家属对疾病发生后的心理反应和对疾病的认识程度。

（2）评估患者及家属是否得到相关的健康指导。

（3）评估费用支付方式，是否存在法律纠纷。

（4）评估有无良好的社会支持系统，以便调动一切有利于患者康复的因素。

（5）评估患者的个性特征，患者角色是否正常，以便提供针对性的指导。

（五）护理诊断

1. 意识障碍

与原发性脑干损伤有关。

2. 有失用综合征的可能

与脑损伤后意识和肢体功能障碍及长期卧床有关。

3. 体温过高

与脑干损伤引起自主神经中枢功能障碍、体温调节失衡有关。

4. 潜在并发症

感染、应激性溃疡、角膜溃疡等。

（六）护理措施

1. 饮食护理

给予高热量、高蛋白、高维生素、低糖、易消化饮食，昏迷患者伤后 48h 给予鼻饲饮食，必要时辅以静脉营养，以满足机体需要。

2. 体位护理

取平卧或侧卧位，头偏向一侧，以利于口腔与呼吸道的分泌物引流；生命体征平稳者可抬高床头 15° ~ 30°，以利于颅内静脉回流，降低颅压；大脑强直的患者颈部垫软枕，勿强力约束四肢，以免造成损伤。

3. 心理护理

因患者起病突然、病情严重且常存在不同程度的后遗症，患者家属产生焦虑、恐惧、急躁等不良心理。①迅速、热情地接诊，并亲切、耐心地询问患者情况，使患者家属感到医务人员可亲、可信，从而减轻恐惧，配合治疗。②待患者意识恢复时，无论预后如何，原则上都应给予肯定性支持和鼓励，尽量避免消极暗示，尤其是来自家属、病友方面的消极暗示，使患者能够身心放松，感到安全，增强康复的信心。③加强基础护理，协助完成日常生活，使患者感觉舒适，保持心理相应平衡。④对清醒患者应做适当解释，让患者知道有些症状是可以恢复的，以消除患者的思想顾虑。⑤对遗留后遗症的患者，应积极向患者及家属提出合理建议，鼓励患者面对现实，并指导家属安慰、开导患者。

4. 中枢性高热的护理

脑干损伤合并下丘脑损伤或蛛网膜下腔出血可引起体温调节中枢功能失常，导致高热。降温处理措施：①每 4h 测量 1 次体温，必要时持续体温监测。②根据病情选择适合的降温方法，如药物降温、酒精擦浴、冰敷、冰液体快速输入、冰盐水保留灌肠、降温毯降温或冬眠低温疗法等。③正确采集血培养标本，及时送检。④嘱咐患者多饮水，鼓励咳嗽排痰，保持呼吸道通畅，痰液黏稠时予雾化吸入。⑤记录 24h 出入量，定时检测电解质，遵医嘱静脉补充丢失的水、电解质。⑥选择清淡、易消化的高热量、高蛋白流食或半流食。⑦加强口腔护理及皮肤护理，定时翻身叩背。为了降低中枢性高热，必要时采用半导体降温毯降温与冬眠药物相结合的方法进行控制。同时应注意：①严密观察患者的心率、心律、血压等，如有血压下降、心率缓慢等异常改变，应及时报告医师处理。②用药 30min 后使用降温毯，降温速度不宜过快。③持续体温监测，使患者肛温维持在 32℃ ~ 35℃，持续 3 ~ 5 日。④加强呼吸道管理，定时翻身、叩背，防止压疮和肺部感染发生。⑤因低温状态下胃肠道功能减弱，一般不从胃肠进食，予以静脉营养支持。

5. 意识障碍的护理

（1）保持呼吸道通畅，预防肺部并发症。

（2）加强泌尿系统的护理，防止尿路感染。

（3）加强营养支持护理，防治胃肠系统并发症。

（4）定时翻身、按摩，便后及时处理，保持皮肤清洁干燥，预防压疮及皮肤破损。

（5）加强五官护理，口腔护理每日 2 次，常规予以氯霉素眼药水滴眼，眼睑闭合不全者涂眼膏，防止口腔炎、角膜炎等并发症。

（6）注意保持肢体功能位，并进行早期功能锻炼，防止肢体失用性萎缩及关节挛缩、变形。

6. 肢体活动障碍的护理

（1）保持患者舒适体位，保持肢体功能位置。

（2）定时变换体位，保持皮肤清洁干燥，预防压疮。

（3）对瘫痪肢体定时进行按摩和被动运动，由小到大活动肢体各关节，每次 30min，每日 3 ~ 4 次，以防止肌肉萎缩和关节挛缩、变形。

（4）慎用热水袋，以免烫伤。

7. 呼吸功能紊乱的护理

（1）动态监测呼吸节律、呼吸频率、氧饱和度及血气分析。

（2）保持呼吸道通畅，昏迷患者尽早行气管切开。

（3）下列情况应行呼吸机辅助呼吸：动脉血氧分压（PaO_2）$<$ 60mmHg 或动脉二氧化碳分压（$PaCO_2$）>60mmHg；无自主呼吸或呼吸节律不规则，呼吸缓慢（每分钟小于 10 次）或呼吸加快（每分钟大于 35 次）。

8. 潜在并发症——继发性脑损伤的护理

重度脑干损伤患者常因脑膜、脑实质内血管损伤或术后颅压增高、缺血缺氧而继发脑水肿、颅内血肿，使原有病情加重，甚至危及生命。

9. 潜在并发症——上消化道出血的护理

（1）遵医嘱及早给予雷尼替丁、西咪替丁、氢氧化铝凝胶等药物，预防出血。

（2）鼻饲前抽吸胃内容物时发现有咖啡色液体，或出现柏油样便、腹胀、肠鸣音亢进等说明有上消化道出血。重者则可能有呕血或大量便血，面色苍白，脉搏快数，血压下降等休克征象。观察中若发现上述现象应立即报告医师。

（3）遵医嘱应用止血药和抑制胃酸分泌的药物，停用糖皮质激素如地塞米松。

（4）经胃管用冰盐水反复灌洗抽吸后，注入氢氧化铝凝胶、云南白药、三七粉、奥美拉唑等药物止血。

（5）必要时行胃肠减压，并做好大量失血的各项抢救准备工作。

10. 潜在并发症——感染的护理

重症患者呼吸道分泌物增多及潴留、留置导尿管、机体防御能力降低等因素是引起感染的常见原因。

（1）注意体温变化，定期检测血液、体液常规及分泌物培养检查，以及时发现感染征象。

（2）尿潴留者宜先用针刺关元、气海、曲池、三阴交等穴位，并配合按摩膀胱等方法使患者排尿，如仍不能排出或残留尿较多时，可行留置导尿管；导尿过程均需严格无菌操作，并加强泌尿系统护理；留置时间较长者 1 ～ 2 周更换导尿管 1 次，膀胱冲洗已不作为常规预防措施，必要时可遵医嘱执行，防止泌尿系统感染。

（3）尿失禁的男性患者，可用男式接尿器或直接用尿壶接尿；女性患者则应根据排尿规律，经常主动用尿盆接尿或及时更换尿布，不可将留置导尿管作为解决尿失禁的常规方法。

（4）加强口腔护理，及时清除口腔内分泌物，防止发生口腔炎、口腔溃疡及化脓性腮腺炎等并发症。

（5）正确放置引流袋高度，避免逆行感染；枕上垫无菌巾，保持伤口敷料干燥固定，如有渗湿、污染应及时更换。

11. 肺部并发症的护理

重型颅脑损伤后因肺实质多有瘀血、水肿，吞咽、咳嗽反射减弱或消失致误吸、呼吸道内分泌物不能排除，加上侵入性操作和机体免疫力下降等因素极易并发肺部感染，严重肺部感染可导致呼吸功能不全，危及患者生命。

（1）及时清除口腔及呼吸道的分泌物、呕吐物及血细胞凝集块等，以免呼吸道堵塞。

（2）昏迷患者及早行气管切开，吸痰管应分别从鼻腔、口腔或从气管切开处深入气管内吸引，以吸尽呼吸道分泌物，并避免将口鼻内细菌带入气管、肺部。

（3）患者采取侧卧和侧俯卧位，以利于呼吸道分泌物引流，防止呕吐物误吸；按时翻身、叩背，以利于痰液排出。

（4）患者表现为呼吸困难、发绀、大量血性泡沫样痰及肺泡布满湿啰音时提示急性肺水肿，应保持呼吸道通畅，给予高流量输氧，必要时间断性加压呼吸或高频通气，静脉滴注地塞米松或氢化可的松，以改善肺水肿。

12. 潜在并发症——深静脉血栓的护理

昏迷患者长期卧床，肢体活动减少，易导致静脉血栓形成。应注意以下几个方面：

（1）严密观察肢体皮肤温度、色泽、弹性及肢端动脉搏动情况，如局部皮肤发绀、肿胀等提示有血栓形成，应及时报告医师处理。

（2）鼓励患者早期下床活动，卧床患者定时给予肢体按摩和被动运动，预防血栓形成。

（3）抬高下肢，给患者穿弹力袜，促进静脉血回流，减轻静脉血淤滞；弹力袜大小要合适，过紧反而会导致血栓形成，过松则起不到效果。

（4）一旦发生深静脉血栓，下肢应抬高制动，局部湿热敷，禁止按摩，防止栓子脱落随血液流动，导致心、脑、肺等重要器官栓塞。

（5）遵医嘱使用尿激酶等抗凝剂。

第四节　继发性脑损伤的护理

继发性脑损伤系指在原发性脑损伤的基础上，随着伤后的组织反应、病理生理改变与出血等因素所发生的水肿、肿胀或颅内血肿。其中颅内血肿是最多见、最危险的继发性、致命性病变，其主要危害是压迫、推移脑组织，引起进行性颅压增高，形成脑疝，危及患者生命。按伤后至血肿症状出现的早晚可分为：急性血肿（3 日内）、亚急性血肿（4 ~ 21 日）、慢性血肿（22 日以上）；根据血肿所在解剖部位不同又可分为：硬脑膜外血肿、硬脑膜下血肿、脑内血肿。

一、硬脑膜外血肿

血肿位于颅骨内板之下和硬脑膜之间，发生率占颅内血肿的 25% ~ 30%，仅次于硬脑膜下血肿。其中以急性者为主，约占 85%；亚急性者约占 12%；慢性者极少。如及时治疗预后均良好。

（一）临床表现

主要表现为急性脑受压症状，症状出现的急缓与出血的速度、部位以及人体的代偿能力有关。出血越快，颅内代偿能力越差，急性脑受压的症状就越重。血肿的部位与脑疝形成的关系：血肿位于颞部者，早期可表现为小脑幕切迹疝的症状；位于额叶或顶枕叶者，脑疝症状出现较晚；位于颅后窝者，少量出血即可导致枕骨大孔疝，后果严重。

1. 意识障碍

分原发性和继发性意识障碍，前者的意识障碍发生于受伤的当时，此后意识可以完全清醒，即进入所谓的中间清醒期，以后随着血肿的出现和增大，再次出现意识障碍；后者的意识障碍发生于伤后的一段时间内，表现为进行性加深，直至发展为脑疝甚至死亡。典型的硬脑膜外血肿的原发性意识障碍一般都比较轻微，多数是脑震荡的一过性脑功能障碍，有的甚至完全没有意识障碍。中间清醒期的长短取决于血肿形成的速度，可自数十分钟至数日不等，但约 90% 的病例发生于外伤后的 8 ~ 18h。急性硬脑膜外血肿的患者约 70% 表现有中间清醒期。其他非典型的患者可以表现为伤后持续昏迷，或昏迷由浅变深，直至出现脑疝症状。

2. 头痛、恶心和呕吐

随着血肿的增大，颅内压力进行性增高，患者出现头痛、恶心和呕吐症状。有的患者头痛剧烈，在继发昏迷之前甚至出现频繁的躁动。

3. 瞳孔改变

在受伤的当时，有的可以出现双侧瞳孔扩大，以后在中间清醒期恢复正常；在脑疝前期时，可以出现血肿侧的瞳孔稍有缩小，对光反射迟钝，此为动眼神经受刺激症状；出现脑疝时，血肿侧的瞳孔明显扩大，对光反射消失，眼球固定，此时动眼神经受压并瘫痪。

4. 偏瘫

可有两种形式，一种是因血肿在运动区附近，压迫运动区皮质出现对侧的锥体束征，肢体无力或瘫痪，上、下肢程度可不相等；另一种是脑疝时因大脑和脚受压出现对侧肢体的偏瘫，上、下肢同时发生，且程度一致。

5. 生命体征

随着颅内压力的不断升高和脑疝的形成，可出现脉搏变慢、血压升高、呼吸加深变慢等代偿现象。当脑疝继续发展加重时，脑干功能衰竭，则出现血压下降，脉搏、呼吸加快，最后呼吸停止、心脏停搏。

（二）辅助检查

1. X 线检查

颅骨平片常显示有骨折。当骨折线通过脑膜中动脉沟或静脉窦时，要高度警惕硬脑膜外血肿的发生。

2. CT 扫描

在颅骨内板的下方可以看到局限性梭形或半月形高密度区，CT 值为 40 ~ 100Hu，血肿的密度均匀一致；调骨窗显示时，常可见颅骨骨折。

3. 超声波探测

可以发现中线波移位。

（三）治疗原则

1. 非手术治疗

适应证：①意识无进行性恶化。②无继发性神经系统阳性体征出现或原有神经系统阳性无进行加重。③无进行性颅压增高征。④ CT 检查示幕上血肿 $< 10mL$，中线结构移位 $< 5mm$，环池和侧裂池 $>4mm$。常采用脱水、激素、止血及活血化瘀药（丹参、川芎等）治疗，并严密观察患者的临床表现，必要时行 CT 检查做动态监护。

2. 手术治疗

手术方法：主要有骨窗开颅血肿清除术、骨瓣开颅血肿清除术或钻孔穿刺清除血肿术。手术适应证为：①有明显临床症状和体征。② CT 检查提示明显脑受压。③幕上血肿 $>30mL$，幕下血肿 $>10mL$。④患者意识障碍进行性加重或出现再昏迷。

（四）护理评估

1. 健康史

（1）评估患者有无诱发脑疝的因素存在：如呼吸道梗阻、尿潴留、便秘、剧烈咳嗽、癫痫等可诱发脑疝形成。

（2）个人史：评估包括患者年龄、性别、职业、家庭状况、文化程度、宗教信仰、入院方式等。了解受伤经过、受伤时间、原因，暴力大小、性质、方向、着力点及次数，头颅是静止还是运动状况下受伤；受伤后的表现，有无癫痫发作等。了解患者及家族是否有高血压、冠心病、短暂性脑缺血发作和癫痫等疾病，是否由此跌倒而引起脑损伤；患者有无各种血液病的出血史以及其他脏器的严重疾病史。有无某种药物或食物过敏，有无家族遗传性疾病。是否服用过阿司匹林等抗凝血药，有无接受过治疗及具体用药情况。有无吸烟、饮酒史，饮食习惯及排泄状态。了解患者在疾病各个阶段的自理需要和自理能力，以便采取不同的、连续的护理支持系统，满足其需要。

2. 身体状况

（1）评估患者的意识状态：有无意识障碍由浅变深。硬脑膜外血肿具有典型的昏迷 – 清醒 – 昏迷的过程（中间清醒期）。

（2）评估有无瞳孔改变：当血肿不断增大引起小脑幕切迹疝时，疝入大脑后动脉及脑组织压迫动眼神经，将出现患侧瞳孔散大。

（3）评估患者有无颅内压增高症状：是否出现剧烈头痛、反复呕吐、烦躁不安，有无血压升高、脉搏压增大、脉搏及呼吸缓慢等血肿形成占位效应时导致的颅压增高。

3. 心理－社会状况

（1）评估患者及家属对疾病发生后的心理反应和对疾病的认识程度。

（2）评估患者及家属是否得到相关的健康指导。

（3）评估费用支付方式，是否存在法律纠纷。

（4）评估有无良好的社会支持系统，以便调动一切有利于患者康复的因素。

（5）评估患者的个性特征，患者角色是否正常，以便提供针对性的指导。

（五）护理诊断

1. 意识障碍

与颅内血肿、颅压增高有关。

2. 清理呼吸道无效

与脑损伤后意识不清有关。

3. 营养失调

（低于机体需要量）与脑损伤后高代谢、呕吐、高热等有关。

4. 有失用综合征的危险

与脑损伤后意识和肢体功能障碍及长期卧床有关。

5. 潜在并发症

颅压增高、脑疝、术后血肿复发。

（六）护理措施

1. 饮食护理

清醒患者给予高热量、高蛋白、高维生素、高纤维素、易消化饮食，意识障碍患者伤后 48h 予以鼻饲流质。

2. 体位护理

全身麻醉未清醒时取平卧位，头偏向一侧，清醒后血压平稳者可抬高床头 15° ~ 30° ，以利颅内静脉回流，降低颅压。

3. 心理护理

（1）向患者或家属介绍目前的病情进展、治疗措施、手术的必要性及可能出现的问题，以取得患者或家属的理解和配合。

（2）当患者清醒后，应及时告知目前的状况，并以亲切和蔼的语气进行适当的解释和安慰，以减轻患者的恐惧。

（3）应多与患者及家属进行沟通，引导患者说出所担忧的事，并给予满意的答复，运用有利的社会支持系统，以消除其思想顾虑。

（4）让患者及家属参与制定护理计划，调动积极性。

（5）对机体的代偿功能和可逆性多做解释，经常给予鼓励和支持，帮助患者树立信心。

4. 颅内高压的护理

（1）严密观察并记录患者的意识、瞳孔、生命体征及头痛、呕吐情况。

（2）抬高床头 15° ~ 30°，以利于颅内静脉回流，减轻脑水肿；氧气吸入改善脑缺氧，降低脑血流量。

（3）控制液体摄入量，成人每日补液量不超过 2000mL，液体应在 24h 内均匀输入，不可在短时间内过快或大量输入，以免加重脑水肿。

（4）避免一切引起颅压增高的因素，如呼吸道梗阻、高热、剧痛、便秘、癫痫发作及情绪波动等。

（5）遵医嘱适当应用镇静、镇痛药，但禁用吗啡、哌替啶，以免抑制呼吸中枢。

（6）较长时间使用甘露醇应观察尿量及肾功能，以防发生急性肾衰竭，静脉输入脱水药降低颅压，应保证脱水药顺利快速输入，避免药物外渗引起组织坏死，一旦发现液体外渗应立即更换静脉穿刺部位，局部外涂达氢锌霜或给予 0.5% 普鲁卡因局部封闭。

5. 躁动的护理

躁动不安是颅脑损伤急性期的常见表现之一，应注意以下几个方面：

（1）分析引起躁动的因素，包括额叶脑挫裂伤，合并颅内血肿、脑水肿和脑肿胀所致的颅内高压状态，呼吸道不畅所致的缺氧，尿潴留引起的膀胱过度充盈，粪便干结引起的强烈排便反射，呕吐物或尿便浸透衣服，瘫痪肢体受压以及冷、热、痛、痒、饥饿等因素。

（2）当患者突然由安静转入躁动，或由躁动转为安静嗜睡状态时，都应提高警惕，观察是否有病情恶化，特别应考虑是否存在颅内高压或呼吸道梗阻。

（3）勿轻率给予镇静剂，以防混淆病情观察，对确诊为额叶挫裂伤所致的躁动，可给予适量镇静剂。

（4）对于躁动患者不能强加约束，捆绑四肢，以免患者过度挣扎使颅压进一步增高及加重能量消耗。

（5）防止意外受伤，可加床栏以防坠床，必要时由专人守护。

（6）注射时需有人相助以防断针，勤剪指甲以防抓伤，保持床单位平整，以防皮肤擦伤。

6. 癫痫的护理

癫痫是脑损伤常见的继发性病理综合征，频繁发作不但加重原有病情，而且使患者产生不同程度的精神或社会心理障碍，应积极预防和控制其发作。

（1）立即给予抗癫痫药或镇静剂如地西泮 10mg 肌内注射或静脉注射，或苯巴比妥 0.1g 肌内注射。

（2）立即帮患者松解衣扣和裤带，头偏向一侧，清除呼吸道分泌物，保持呼吸道通畅，并予以氧气吸入。

（3）用纱布包裹的压舌板垫在患者上下牙齿之间，防止咬伤舌及颊部，同时必须避免舌后坠影响呼吸，发生窒息。

（4）注意保护患者，避免过度用力按压患者，以防患者碰伤、肌肉撕裂、骨折或关节脱位。

（5）注意观察意识、瞳孔及生命体征的变化。

7. 高热的护理

（1）每 4h 测量 1 次体温，必要时持续体温监测。

（2）根据病情选择适合的降温方法，如药物降温、酒精擦浴、冰敷、冰液体快速输入、冰盐水保留灌肠、降温毯降温或冬眠低温疗法等。

（3）正确采集血培养标本，及时送检。

（4）嘱咐患者多饮水，鼓励咳嗽排痰，保持呼吸道通畅，痰液黏稠时予以雾化吸入。

（5）记录 24h 出入量，定时检测电解质，遵医嘱静脉补充丢失的水、电解质。

（6）选择清淡、易消化的高热量、高蛋白流食或半流食。

（7）加强口腔护理及皮肤护理，定时翻身叩背。

8. 呕吐的护理

（1）观察并记录呕吐的次数、性质及伴随症状，呕吐物的性状、量、色，为治疗提供依据。如颅压增高引起的呕吐应予以脱水降颅压处理，中枢性呕吐可在肌内注射甲氧氯普胺、氯丙嗪。

（2）应给予患者热诚的关怀、同情，及时安慰患者，解除其紧张情绪。

（3）协助患者侧卧，头偏向一侧，及时清理呕吐物，保持呼吸道通畅，防止窒息。

（4）及时更换污染的床单被服，清洁口腔及周围皮肤，使患者舒适。

（5）呕吐不止者，需暂停进食，呕吐缓解后，应及时补充水分和营养。

（6）正确记录 24h 出入量，定时检测电解质，为补液提供依据，维持水、电解质平衡。

9. 头痛、头昏的护理

（1）卧床休息，注意卧位的合理调整，避免过度劳累和精神紧张。

（2）去除诱发或加重头痛的因素，如创造安静环境，保持尿便通畅，减少或避免咳嗽、屏气、大幅度转头、突然的体位改变等。

（3）重视患者主诉，严密观察意识、瞳孔、生命体征的变化。

（4）适时向患者解释头痛主要是局部损伤使硬脑膜、血管及神经受到牵拉、刺激所致，理解、同情患者的痛苦，关心、安慰患者。

（5）针对原因进行处理。

10. 意识障碍的护理

（1）保持呼吸道通畅，预防肺部并发症。

（2）加强泌尿系统的护理，防止尿路感染。

（3）加强营养支持护理，防治胃肠系统并发症。

（4）定时翻身、按摩，便后及时处理，保持皮肤清洁干燥，预防压疮及皮肤破损。

（5）加强五官护理，口腔护理每日 2 次，常规予以氯霉素眼药水滴眼，眼睑闭合不全者涂眼膏，防止口腔炎、角膜炎等并发症。

（6）注意保持肢体功能位，并进行早期功能锻炼，防止肢体失用性萎缩及关节挛缩、变形。

11. 潜在并发症——脑疝的护理

（1）严密观察意识、瞳孔、生命体征及肢体活动的变化，及时发现脑疝。

一侧瞳孔散大，对光反射消失，对侧偏瘫及病理征阳性时常，提示小脑幕切迹疝存在；如突然出现呼吸节律改变，呼吸缓慢甚至停止，提示枕骨大孔疝。

（2）重视患者主诉和临床表现。当患者头痛剧烈、频繁呕吐或躁动不安时为脑疝先兆，需及时通知医师并遵医嘱给予脱水、降颅压处理。

（3）去除引起颅压骤然增高的不利因素，保持呼吸道通畅，保持尿便通畅，控制癫痫发作。

（4）脑疝发生时应迅速处理，大脑半球血肿引起小脑幕切迹疝时，应快速静脉滴注 20% 甘露醇；颅后窝血肿引起的枕骨大孔疝，应首先协助医师行侧脑室前角穿刺外引流，同时静脉滴注 20% 甘露醇，并做好急诊手术准备。

二、硬脑膜下血肿

硬脑膜下血肿发生在硬脑膜与蛛网膜之间，在颅内血肿中约占 60%，是最为常见的颅内血肿。根据血肿症状出现的早晚，可以分为急性、亚急性和慢性硬脑膜下血肿。

（一）临床表现

1. 急性硬脑膜下血肿

由于合并原发性脑挫裂伤，临床症状多较严重，而且发展迅速。伤后多持续昏迷，或昏迷不断加深，极少有中间清醒期。根据脑挫裂伤的不同部位，可以出现脑受损的局灶症状或抽搐。出现急性脑受压和脑疝时，瞳孔和生命体征明显改变，危重患者常有去大脑强直、双侧瞳孔散大、病理性呼吸等危急征象。

2. 亚急性硬脑膜下血肿

伤后 3 日 ~ 3 周内出现症状，在硬脑膜下血肿中较少见一般原发性脑损伤较急性者为轻，脑表面的挫裂伤损伤的仅是较小的静脉，出血缓慢，临床经过良性。常可出中间清醒期，生命体征变化不明显，有充裕的时间进行术前检查和准备。

3. 慢性硬脑膜下血肿

主要是原发损伤轻微、慢性脑受压和脑的局灶性症状。

（1）原发损伤轻微：多数伤者的外伤并不严重，有些甚至是在出现症状以后自己也不能回忆起最初是何时何地发生的损伤。

（2）慢性脑受压症状：头痛、头昏并不严重，多有注意力不集中、记忆力下降、嗜睡或失眠、视力减退、视盘水肿、精神疲惫等，工作效率明显降低。

（3）脑的局灶性症状：表现为偏侧肢体的肌力弱、轻瘫或锥体束征，一侧中枢性面瘫，运动性失语或混合性失语等。

（二）辅助检查

CT 检查可助诊断以下两种硬脑膜下出肿。

1. 急性或亚急性硬脑膜下血肿

示颅骨内板与脑组织表面之间有高密度、等密度或混合密度的新月形或月形影，多伴有脑挫裂伤和脑受压。

2. 慢性硬脑膜下血肿

示颅骨内板下低密度的半新月形、半月形或双凸镜形影。

（三）治疗原则

1. 急性、亚急性硬脑膜下血肿

以手术治疗为主，辅以非手术治疗。手术方法：①钻孔冲洗引流术（适用于血肿呈凝块状）。②骨窗或骨瓣开颅术（适用于血肿呈凝块状）。③颞肌下减压或去骨瓣减压术。

2. 慢性硬脑膜下血肿

应采取手术治疗，一旦出现颅压增高症状，应施行手术治疗，首选方法是颅骨钻孔冲洗引流术，小儿前肉未闭者可经前肉行硬脑膜下穿刺抽吸积血，包膜较肥厚或已有钙化的慢性硬脑膜下血肿应选择骨瓣开颅血肿清除术。

（四）护理评估

1. 急性、亚急性硬脑膜下血肿

（1）健康史：评估包括患者年龄、性别、职业、家庭状况、文化程度、宗教信仰、入院方式等。了解受伤经过、受伤时间、原因，暴力大小、性质、方向、着力点及次数，头颅是静止还是运动状况下受伤；受伤后的表现，有无癫痫发作等。了解患者及家族是否有高血压、冠心病、短暂性脑缺血发作和癫痫等疾病，是否由此跌倒而引起脑损伤；患者有无各种血液病的出血史以及其他脏器的严重疾病史有无某种药物或食物过敏，有无家族遗传性疾病。是否服用过阿司匹林等抗凝药物，有无接受过治疗及具体用药情况。有无吸烟、饮酒史，饮食习惯及排泄状态。了解患者在疾病各个阶段的自理需要和自理能力，以便采取不同的、连续的护理支持系统，满足其需要。

（2）身体状况：①评估有无原发昏迷及进行性意识障碍加重：急性硬脑膜下血肿伤后意识障碍较为突出，原发昏迷时间长且进行性加重，无明显的中间清醒期，仔细观察，有时可发现短暂的中间好转期。②评估有无剧烈头痛、频繁呕吐或躁动不安等颅压增高或脑疝先兆症状：颅压增高和脑疝征象多在 1 ~ 3 日内进行性加重。③评估是否存在局灶性体征（如偏瘫、失语、癫痫）及发生时间：伤后即有相应的体征可因脑挫裂伤累及某些脑功能区；伤后逐渐出现新的体征或原有阳性体征明显加重则可能是颅内继发血肿所致。

（3）心理 - 社会状况：①评估患者及家属对疾病发生后的心理反应和对疾病的认识程度。②评估患者及家属是否得到相关的健康指导。③评估费用支付方式，是否存在法律纠纷。④评估有无良好的社会支持系统，以便调动一切有利于患者康复的因素。⑤评估患者的个性特征，患者角色是否正常，以便提供针对性的指导。

2. 慢性硬脑膜下血肿

（1）健康史：①个人史：评估包括患者年龄、性别、职业、家庭状况、文化程度、宗教信仰、入院方式等。了解受伤经过、受伤时间、原因，暴力大小、性质方向、着力点及次数，头颅是静止还是运动状况下受伤；受伤后的表现，有无癫痫发作等。了解患者及家族是否有高血压、冠心病、短暂性脑缺血发作和癫痫等疾病，是否由此跌倒而引起脑损伤；患者有无各种血液病的出血史以及其他脏器的严重疾病史。有无某种药物或食物过敏，有无家族遗传性疾病。是否服用过阿司匹林等抗凝血药，有无接受过治疗及具体用药情况。有无吸烟饮酒史，饮食习惯及排泄状态。了解患者在疾病各个阶段的自理需要和自理能力，以便采取不同的、连续的护理支持系统，满足其需要。②外伤史：评估患者有无头部外伤史及受伤时间。多数患者有轻微的头部外伤史，常因当时无明显症状而被忽略。

（2）身体状况：①评估患者有无头痛、乏力、眼底水肿等表现：小儿有无嗜睡、头颅增大、顶骨膨隆、囟门凸出等特点。慢性硬脑膜下血肿造成占位效应，可引起慢性颅压增高的上述表现。②评估患者有无精神症状：特别是老年人有无痴呆、精神异常等。③评估患者有无癫痫发作及局灶性神经功能缺损体征（如偏瘫、失语），是否进行性加重。

（3）心理－社会状况。①评估患者及家属对疾病发生后的心理反应和对疾病的认识程度。②评估患者及家属是否得到相关的健康指导。③评估费用支付方式，是否存在法律纠纷。④评估有无良好的社会支持系统，以便调动一切有利于患者康复的因素。⑤评估患者的个性特征，患者角色是否正常，以便提供针对性的指导。

（五）护理诊断

1. 意识障碍

与颅内血肿、颅压增高有关。

2. 潜在并发症

颅压增高、脑疝、术后血肿复发。

（六）护理措施

1. 急性、亚急性硬脑膜下血肿

2. 慢性硬脑膜下血肿

（1）饮食护理。给予高热量、高蛋白、高维生素、易消化吸收的饮食。

（2）体位护理。钻孔引流术后，为了利于脑组织复位和血肿腔闭合，常采用头低脚高卧位。

（3）心理护理。①应鼓励家属陪伴在身边，同时建立良好的医患关系，减轻患者的恐惧心理。②应主动观察询问患者的主观感受，并通过患者的肢体语言理解患者头痛、不适等主观感受。③主动将可能给患者带来的痛苦和威胁做适当说明，并给予安全暗示和保证。

（4）偏瘫、偏身感觉障碍的护理。①加强安全防护措施，上床挡，躁动不安者予以适当约束肢体。②协助完成生活护理，定时翻身、按摩，防止压疮发生。③瘫痪肢体应进行被动运动、按摩，以免肌肉失用性萎缩。④指导患者慎用热水袋，以免发生烫伤。

（5）失语的护理。①主动关心患者，细心观察，及时发现患者存在的问题。②指导并鼓励患者进行非语言性沟通，如固定手势、留言等。③同情、理解患者，对构音困难者应耐心倾听，并给予支持鼓励。④指导患者及家属进行语言训练，如教患者发单音字、数数等。

（6）精神症状的护理。①做好保护性措施，上床档，适当约束四肢，防止坠床、自伤或伤及别人。②做好家属解释工作，并指导家属细心看护，避免发生意外。③遵医嘱使用抗精神失常药或镇静剂。④尊重患者人格，不可取笑、嘲弄患者。⑤加强自我保护意识，防止被患者抓伤、打伤。

（7）硬脑膜下引流管护理。①患者平卧或头低脚高位，以利体位引流。②引流袋低于创腔30cm，以较快引流出创腔内液体。③保持引流通畅，观察排液、排气情况，一般高位引流管排气，低位引流管排液，引流液多呈棕褐色陈血及碎血块，后期引流液减少。④拔管48h内注意观察有无颅压增高表现。

（8）潜在并发症——再发血肿的护理。①观察意识状态、瞳孔变化，小儿注意观察囟门张力情况和情绪变化。②观察神经功能缺损体征有无加重或缓解。③宜采取头低位，卧向患侧，利于脑组织复位和血肿腔闭合。④嘱咐患者多饮水，不使用强力脱水药，必要时适当补充低渗液体。⑤必要时做动态CT观察。

三、脑内血肿

脑内血肿是指头部外伤以后在脑实质内出血形成的血肿。脑内血肿的发生率约占闭合性颅脑损伤的1%，占颅内血肿的5%。多见于成人和老年伤者，可能与脑的血管脆性有关。脑内血肿多数伴有脑挫裂伤，常与硬脑膜下血肿并发；少数因凹陷骨折刺伤脑组织所致；部分因外伤时脑组织在颅内动荡引发脑内血管破裂出血。

（一）临床表现

以进行性加重的意识障碍为主，若血肿累及重要脑功能区，可能出现偏瘫、失语、癫痫等症状。

（二）辅助检查

常规做头部CT扫描，可见脑内不规则高密度区或混杂密度区，常伴有脑水肿、脑室系统的挤压变形和脑的移位。浅部血肿常合并硬脑膜下血肿，深部血肿要注意与有些自发性脑内血肿相鉴别。

（三）治疗原则

1. 手术治疗

采用骨窗或骨瓣开颅血肿清除术，必要时去骨瓣减压，解除脑受压。

2. 非手术治疗

若脑内血肿较小，患者无意识障碍和颅压增高症状，或症状已明显好转，可在严密观察患者的病情时，采用脱水等非手术治疗治疗。其间一旦出现颅压进行性升高、局灶性脑损害、脑疝早期症状，应紧急手术。

（四）护理评估

1. 健康史

评估包括患者年龄、性别、职业、家庭状况、文化程度、宗教信仰、入院方式等。了解受伤经过、受伤时间、原因，暴力大小、性质、方向、着力点及次数，头颅是静止还是运动状况下受伤；受伤后的表现，有无癫痫发作等。了解患者及家族是否有高血压、冠心病、短暂性脑缺血发作和癫痫等疾病，是否由此跌倒而引起脑损伤；患者有无各种血液病的出血史以及其他脏器的严重疾病史。有无某种药物或食物过敏，有无家族遗传性疾病。是否服用过阿司匹林等抗凝血药，有无接受过治疗及具体用药情况。有无吸烟、饮酒史，饮食习惯及排泄状态。了解患者在疾病各个阶段的自理需要和自理能力，以便采取不同的、连续的护理支持系统，满足其需要。

2. 身体状况

（1）评估患者有无意识障碍及其程度，是否出现意识障碍进行性加重的脑内血肿主要表现。

（2）评估患者有无血压增高，脉搏、呼吸缓慢等颅压增高反应。

（3）评估患者有无偏瘫、偏盲、失语、癫痫等脑局灶性症状。

（4）评估患者营养状况能否满足机体需要，有无电解质及酸碱平衡紊乱。

3. 心理－社会状况

（1）评估患者及家属对疾病发生后的心理反应和对疾病的认识程度。

（2）评估患者及家属是否得到相关的健康指导。

（3）评估费用支付方式，是否存在法律纠纷。

（4）评估有无良好的社会支持系统，以便调动一切有利于患者康复的因素。

（5）评估患者的个性特征，患者角色是否正常，以便提供针对性的指导。

（五）护理诊断

1. 意识障碍

与脑内血肿、颅压增高有关。

2. 潜在并发症

脑疝、昏迷、角膜溃疡、颅压增高、术后血肿复发。

（六）护理措施

1. 病情监测

严密观察神志、瞳孔、生命体征的变化，若有异常及时报告医师并给予对症处理。

2. 保持呼吸道通畅

有意识障碍的患者要注意保持呼吸道通畅，及时吸痰，必要时行气管切开术。

3. 安全护理

躁动不安者，注意安全保护，适当约束患者，防止意外发生，必要时复查 CT。

4. 饮食护理

术后给予高蛋白、高热量、高维生素的饮食，以增加患者的抵抗力。对于昏迷、吞咽困难者，术后给予鼻饲饮食。

5. 脑内血肿位于额叶、颞叶的患者的护理

护理上应注意：

（1）偏瘫的患者定时翻身，同时按摩受压部位皮肤，床单位保持清洁干燥，以防止压疮的发生。

（2）失语的患者，通过手势、笔写等方式与其进行有效的沟通，并注意语言功能训练。

（3）癫痫的患者，注意观察癫痫发作的先兆、类型、持续时间，遵医嘱按时给予抗癫痫药，防止因癫痫发作引起血肿增大。

6. 高热护理

高热的患者，进行药物及物理降温处理，必要时给予人工冬眠。

7. 药物护理

遵医嘱按时给予脱水药，并定时巡视。

8. 脑内血肿位于颅后窝的患者的护理

应严密观察呼吸变化及是否出现颈强直症状。因颅后窝空隙较小，少量血肿即可引起猝死。

9. 并发症的预防护理

（1）肢体偏瘫者，要保持肢体功能位，防止足下垂。

（2）眼睑闭合不全者，注意护眼，可涂眼药膏，防止角膜溃疡。

（3）加强口腔护理，每日 2 次，防止口腔疾患的发生。

第五节　先天性颅骨疾病的护理

一、寰枕部畸形

寰枕部畸形也称枕骨大孔区畸形，主要是指枕骨底部及第 1、第 2 颈椎发育异常，此病包括多种多样的畸形，除骨骼为主的发育异常外，还合并有神经系统和软组织发育异常。其中包括扁平颅底、颅底陷入、寰枕融合、颈椎分节不全（klippel-Feil 综合征）、寰枢椎脱位及小脑扁桃体下疝畸形（Arnold-Chiari 畸形）。该疾病颈部的起源与颅骨不同，其发育过程复杂，在胎儿发育过程中，受到某些因素影响而形成上述各种畸形。

（一）临床表现

1. 颈神经根的刺激症状

一般可见头颈部偏斜、面部不对称、颈短、后发际低及脊柱侧凹，常见有颈神经根的刺激症状，出现颈项疼痛、活动受限及强迫头位，部分患者可出现上肢麻木、疼痛、肌肉萎缩及腱反射减低等。在第Ⅸ～Ⅻ对脑神经受累时，表现为声音嘶哑、吞咽困难、进食发呛、舌肌萎缩等，严重者可以累及Ⅴ、Ⅶ、Ⅷ脑神经，出现面部感觉减退、眩晕、听力下降等症状。

2. 颈部脑组织受累

可以出现颈髓、延髓及小脑受压迫、牵拉。此多合并有小脑扁桃体下疝畸形。可出现四肢乏力或瘫痪、感觉障碍、呼吸和吞咽困难、尿潴留、眩晕、共济失调、眼球震颤、步态蹒跚，指鼻试验及跟膝试验不准。晚期可出现颅压增高，表现为头痛、恶心、呕吐、眼底水肿，甚至发生枕骨大孔疝，突然呼吸停止而死亡。

（二）辅助检查

1. 颅颈部 X 线检查

颅底陷入患者的颅颈部 X 线检查可见枢椎齿状突上移，在矢状位而清楚地看到导水管。还可见第四脑室及脑干的改变，以及小脑扁桃体下疝的程度及受压的情况。

2. CT 扫描

寰枢椎脱位在侧位片上，尤其是断层片上，寰椎前弓与枢椎齿状突前面的距离 >2.5mm，儿童 >4.5mm。

3. MRI 检查

可清楚地看到小脑扁桃体下疝畸形的具体部位，有无延髓及第四脑室下疝，脑干的移位，有无脊髓空洞及脑积水等。

（三）治疗原则

单纯扁平颅底、颅底陷入、寰枕融合和颈椎分节不全，如没有明显神经系统症状和体征，无须特殊治疗；如多种畸形同时存在，产生压迫症状时则应行相应的手术治疗；寰枢椎轻度半脱位的患者，多无神经系统体征或有轻微的体征，可行颈椎牵引，一般可使用颌枕带牵引。对于有先天性齿状突分离或发育不全的患者应采用颅骨牵引，病情严重者则需手术治疗小脑扁桃体下疝畸形以手术治疗为主要手段，其目的是解除枕骨大孔及颈椎对小脑、脑干、脊髓、第四脑室及其他神经组织的压迫。

（四）护理评估

1. 健康史

（1）个人史：了解患者的文化程度和家庭背景，如患者的居家环境、家庭住址、家庭成员，患者在家庭中的地位、经济情况以及以往病史等。

（2）询问患者起病方式：患者出现颈项部疼痛，活动受限及强迫头位为颅底陷入时颅底骨组织内翻，寰椎向内陷入，颅后窝体积缩小使神经根受压表现患者可出现声音嘶哑、吞咽困难、饮水呛咳、舌肌萎缩，为颅底陷入或小脑扁桃体下疝畸形使第Ⅸ - Ⅻ对脑神经受损所致患者出现步态不稳，眼球震颤等为小脑扁桃体下疝畸形累及小脑所致症状。

2. 身体状况

（1）评估意识、瞳孔、生命体征：患者出现生命体征异常或意识瞳孔改变，提示小脑扁桃体下疝畸形引起脑脊液循环受阻。晚期患者可出现颅压增高，表现为头痛、恶心、呕吐、眼底水肿，甚至发生枕骨大孔疝，突然呼吸停止而死亡。

（2）评估有无神经功能受损：①有无咳嗽吞咽异常，患者出现声音嘶哑、饮水呛咳、舌肌萎缩、吞咽困难等提示小脑扁桃体下疝畸形或颅底陷入累及第Ⅸ-Ⅻ对脑神经。②面部感觉减退、眩晕、视力下降提示颅底陷入累及第Ⅴ、第Ⅶ、第Ⅷ对脑神经。③有无肢体运动障碍，患者出现肢体运动障碍、偏瘫或四肢瘫、腱反射亢进、排便障碍，则说明小脑扁桃体下疝畸形使延髓和脊髓上段受压。

3. 心理－社会状况

了解患者家庭背景，如文化程度、家庭成员、患者及家属对疾病的认知程度及对疾病治疗的期望值，以便进行心理疏导和鼓励。

（五）护理诊断

1. 焦虑、恐惧

与患者对手术的恐惧、担心预后有关。

2. 呼吸形态改变

与饮水呛咳引起的不适有关。

3. 舒适的改变

与头痛、眩晕、恶心、呕吐等有关。

4. 有外伤的危险

与疾病累及神经导致步态不稳有关。

5. 知识缺乏

缺乏与寰枕部畸形相关的自我保健知识。

6. 自理能力缺陷

与乏力、瘫痪及疼痛引起的活动受限有关。

7. 有皮肤完整性受损的危险

与瘫痪有关。

8. 潜在并发症

颅压增高、脑疝。

（六）护理措施

1. 术前护理

（1）饮食护理。轻度吞咽困难，无进食及饮水呛咳者，少食多餐，选用易消化且富含优质蛋白质、维生素的流质或半流质饮食。严重者禁止从口进食，防止呼吸道梗阻、窒息，采取鼻饲流质提供营养，以保证机体需要量，提高机体对手术的耐受性。

（2）体位护理。患者一般取自主体位，但要防止颈部外伤，禁忌做颈部按摩及强制性的颈部旋转活动，以防止出现延髓压迫、呼吸中枢衰竭，行牵引治疗的患者应注意保持正确的牵引姿势，头颈部制动。

（3）心理护理。患者可因颈项部疼痛、活动受限、强迫头位等出现自理能力下降，还可因头颈部偏斜、面部不对称等产生自卑心理，以及手术对生命的威胁等因素产生焦虑、恐惧的心理反应。应通过与患者及家属进行沟通交流，观察了解其心理反应，并给予针对性的心理指导。向患者宣教手术知识及手术的必要性；提供日常生活的护理支持；提供本病治愈病例的信息，增强患者的自信心，拟行气管切开者，向患者宣教术后沟通的方式，如手势、写字等以适于手术后交流。

（4）症状护理。①吞咽困难：观察患者吞咽情况，如严重吞咽困难者，禁止经口进食，予以鼻饲饮食。加强饮食护理，给予色、香、味俱全的易消化饮食，及时漱口，保持口腔清洁。②颅内高压危象：密切观察病情变化，防止脑疝及呼吸衰竭的发生。患者出现剧烈头痛、喷射性呕吐、血压升高、呼吸深慢、心跳减慢、瞳孔散大等颅内高压危象时，应及时报告医师，并做好急诊手术准备。

（5）术前准备。①常规术前准备。皮肤准备：剃光头后用肥皂水和热水洗净并用络合碘消毒，以免术后伤口或颅内感染；天冷时，备皮后戴帽，以防感冒。下列情况暂不宜手术：术前半个月内服用阿司匹林类药物、女性患者月经来潮，以免导致术中出血不止，术后伤口或颅内继发性出血；感冒发热、咳嗽，使机体抵抗力降低，呼吸道分泌物增加，易导致术后肺部感染。手术日早晨准备：取下活动义齿和贵重物品并妥善保管；指导患者排空尿便；术前 30min 给手术前用药；备好术中用药、病历等用物；有脑室引流者进手术室前要关闭引流管，并包以无菌纱布，进手术室途中不要随意松动调节夹，以免体位改变造成引流过量、逆行感染或颅内出血。②麻醉需行气管插管时颈部过度后仰可因局部受压造成呼吸困难甚至呼吸停止，必要时先做气管切开。

2. 术后护理

（1）心理护理。患者可因麻醉不适、手术创伤等出现疼痛、呕吐等反应，加之伤口引流管、导尿管、静脉输液等限制了患者的躯体活动，使患者产生孤独、恐惧的心理反应。因此，在护理工作中应做到：①及时了解患者的心理状态，指导患者正确配合，告知患者手术成功，适当安排患者家人或朋友探视，必要时陪护，指导其安慰、鼓励患者，分担患者的痛苦，使之消除孤独感。②呕吐时应协助患者侧卧，将呕吐物及时清除，更换污染的衣服，减少感官刺激；同时应避免患者吞下呕吐物加重呕吐，或呛入气管引起窒息。③指导患者保持正确体位，以防止颈项屈曲，引起呼吸中枢损伤导致呼吸衰竭。④有气管切开时，需以与患者约好的沟通方式，及时交换护患信息，消除患者的孤独、恐惧感。

（2）饮食护理。麻醉清醒后 4 ～ 6h 内不可进食、喝水，以免引起呕吐，进食时应缓慢，避免呛咳而引起窒息。因术前用药阿托品的作用，患者常口渴，应做好解释工作 . 并用棉签蘸水湿润唇舌，可缓解渴感。麻醉清醒 4 ～ 6h 后患者如无呕吐，无气管切开者可进食少量流质，如米汤；避免进产气食物，如牛奶，以免引起肠胀气；进食时应密切观察患者有无吞咽困难，有无呛咳，如有上述情况出现应暂缓进食；术后 48h 吞咽困难、呛咳明显、行气管切开者，应鼻饲流质，以保证机体营养供给。

（3）体位护理。患者卧硬板床，颈部制动。麻醉未清醒患者去枕平卧，出现呕吐时应协助患者侧身将呕吐物吐出，禁止将头颈扭曲，以免延髓脑干受压导致呼吸骤停。麻醉清醒后生命体征平稳时翻身 1 次 /2h，翻身时应注意保持头、颈、躯干一致，呈卷席样翻身；侧卧时，应将头与肩垫高，避免头下垂使颈呈过伸位，同时注意保护引流管，防止其脱落折叠。使用呼吸机者应注意妥善保护，以防止管道脱落。

（4）症状护理。①头痛、呕吐：手术创伤及麻醉反应等均可引起头痛、呕吐，当脑水肿严重继发颅内高压时患者可出现剧烈头痛、呕吐，甚至伴有呼吸、血压的改变。护理中应注意：密切观察头痛的性质、部位、呕吐是否为喷射性，并加强生命体征及意识、瞳孔的观察，及时发现脑危象。不能耐受的头痛、呕吐，可给予药物处理，必要时遵医嘱给予脱水药降颅压，并密切观察用药后效果。②呼吸困难：术后可由于脑水肿或手术对延髓脑干不可避免地牵拉出现呼吸困难。护理时应注意：严密观察病情变化，尤其注意呼吸情况。及时正确执行医嘱，使用脱水药减轻脑水肿。正确翻身，以防止颈部扭曲使延髓脑干损伤。做好解释工作，以取得患者及家属正确配合。备气管切开包、呼吸机、各种抢救药物及其他抢救设备于床旁。使用呼吸机者应正确记录 24h 出入量，监测生化、血气指标，根据结果随时调节呼吸机参数及输液速度。及时清除呕吐物及呼吸道分泌物，排痰不畅时可用叩背、超声雾化、负压吸引等方法保持呼吸道通畅。

（5）潜在并发症的护理。①肺部感染：肺部感染多与气管切开、进食呛咳有关，护理要点有：及时清除呼吸道分泌物。吸痰时注意无菌操作，吸痰盘每日更换，气管切开处每日消毒并更换无菌纱布 4 次。做好物理治疗，如定时翻身叩背，雾化吸入等。防止进食呛咳与食物反流。②压疮：压疮多与患者术后卧床时间长、被动体位有关，在护理中应注意：定时翻身，并按摩受压部位。骨突处应垫软枕或海绵垫。侧卧时注意耳郭、局部头皮等受压部位皮肤情况。保持床单位整洁、干燥、平整。

（6）管道护理。术后患者常有创腔引流、导尿管、输氧管、输液管，甚至气管导管，应妥善固定好各种管道，保证通畅，以防止非计划性拔管造成意外或外源性感染的发生。

（七）健康教育

1. 心理指导

及时与患者沟通交流，观察了解其心理反应，对遗留有尿便障碍或瘫痪患者应加强心理开导，同时鼓励患者及家属积极进行康复训练，建立健康的人格，以提高生活质量。

2. 饮食指导

多进食高蛋白富含营养的饮食，增强机体抵抗力。

3. 日常护理

应指导佩戴颈托患者坐位或离床活动时不可取下颈托，同时应坚持佩戴 3 个月以上，以防止颈椎移位造成呼吸中枢受压，颈托应定时清洁，避免对局部皮肤压迫及引起皮肤损伤。

4. 就诊及复查

出现原有症状或原有症状加重，或局部伤口异常者及时就诊。术后 3 ~ 6 个月门诊复查。

二、颅裂及脑膜脑膨出

颅裂系先天性颅骨发育异常，表现为颅缝闭合不全而遗留一个缺口。颅裂一般发生在颅骨中线部位，少数可偏于一侧，颅穹隆部、颅底部均可发生。发生于颅穹隆部者，可自枕、后囟、顶骨间、前囟、额骨间或颞部膨出。发生于颅底部者，可自鼻根部、鼻腔、鼻咽腔或眼眶等部位膨出。有颅内组织从缺损处膨出则称为囊性或显性颅裂，为较常见的先天畸形。

目前尚不清楚病因，可能与胚胎时期神经管发育不良有关。

（一）临床表现

隐形颅裂多无明显症状和体征。少数病例到达一定年龄后，可能有相应的局部及神经、脑的受损表现。囊性颅裂的临床表现如下：

1. 局部症状

可见头颅某处囊性膨出包块，大小各异，包块表面软组织厚薄相差悬殊。薄者可透明，甚至破溃，引起脑脊液漏，反复感染。厚者软组织丰满，触之软而有弹性，其基底部蒂状或广阔基底，有的可触及骨缺损边缘。

2. 神经系统症状

轻者无明显症状。重者可出现智力低下、抽搐、不同程度瘫痪，腱反射亢进，不恒定的病理反射。另外，视发生部位可出现该处脑神经受累的表现。

3. 邻近器官的受压表现

膨出发生的部位不同，可有头形的不同改变。如发生在鼻根部，则出现颜面畸形、鼻根扁宽，眼距加大，眶腔变小，有时出现“三角眼”。

（二）辅助检查

1. CT 检查

可显示颅骨缺损及由此向外膨出具有脑脊液同样密度的囊性肿物，脑膜脑膨出则可见与脑同样密度的表现，可见脑室的大小、移位、变形等。

2. MRI 检查

可见颅骨缺损及由此膨出的脑脊液、脑组织、脑血管及硬脑膜组织信号的肿物，可见颅内其他结构的改变及畸形的表现。

（三）治疗原则

（1）单纯颅裂一般无须特殊治疗。

（2）合并膨出者一般均需手术治疗，手术目的是切除膨出囊，还纳膨出的脑组织等内容物，修复不同层次的裂孔，一般应在出生 6 ~ 12 个月内施行修补术。

（3）如膨出之囊壁浅薄欲破或者已破裂有脑脊液溢出而无感染者，需急诊手术。

（4）如巨型脑膜脑膨出或脑膜脑室膨出，合并神经系统症状，智力低下及明显的脑积水者，无须手术治疗。

（四）护理评估

1. 健康史

询问患儿年龄、胎次、产时有无产伤、喂养方式及是否符合营养要求，有无尿便异常，家长对患儿的关爱程度与疾病知识了解情况，以便提供相应的指导。

2. 身体状况

（1）评估患儿局部情况：观察患儿局部包块大小，覆盖物厚薄，一般多为圆形或椭圆形等囊性膨出包块。如位于鼻根部则为扁平包块，其大小各异，覆盖之软组织厚薄亦各异，薄者可透明，甚至破溃而致脑脊液漏导致反复感染，厚者软而有弹性，触压时有波动感，患儿哭闹时包块增大且张力增高。

（2）评估患儿有无神经系统症状：观察患儿有无智力低下，询问有无抽搐，观察有无瘫痪、腱反射亢进，不恒定的病理反射等。评估有无嗅觉丧失，有无皮质性视觉障碍及小脑受损的表现，轻者无明显神经系统症状，重者可出现上述症状和体征，由膨出脑组织受损所致。

（3）评估有无邻近器官受压表现：观察患儿有无颜面畸形、鼻根扁宽、眼眶加大、眶腔变小、眼呈三角形、双眼球被挤向外侧等，出现上述体征时说明膨出位于鼻根部；观察呼吸是否通畅，膨出物突入鼻腔时可影响呼吸；观察患儿有无舟状头，枕部巨大膨出时，患儿被迫长期侧卧导致头的前后径明显加大而形成舟状头。

3. 心理－社会状况

观察了解患儿在家庭的地位，家长对患儿的关爱程度，对疾病的认识和对康复的期望值，以便进行心理疏导。

（五）护理措施

1. 术前护理

（1）心理护理。患儿因陌生环境，面对陌生人群，产生恐惧的心理反应；对手术的担心与未知、医疗费用的支付，使患儿家长产生焦虑不安的心理反应。应让父母陪伴患儿，医务人员的语调应亲切和蔼，并创造良好的治疗环境，消除患儿的恐惧心理；通过与患儿家长及时沟通交流，了解其心理特点，进行有针对性的指导，如讲解手术的重要性、必要性及相关知识，提供本病治愈病例的信息等。

（2）饮食护理。进高蛋白饮食，未断乳患儿提倡母乳喂养，以提高机体耐受力，应注意饮食卫生，防止腹泻。

（3）体位护理。采取自主卧位，但应注意膨出部位勿受压，保持床单位平整无杂物，以防硬物刺穿较薄的囊壁引起脑脊液漏及感染。

2. 术后护理

（1）心理护理。各种管道限制了患儿躯体活动，加上疼痛、手术创伤使之产生孤独、恐惧情绪，为了让患儿安静，配合治疗，应安排家长陪护，以鼓励、安抚患儿。

（2）饮食护理。麻醉清醒后 4 ~ 6h 内原则上不进食，但由于患儿年龄小，耐受饥饿能力差，应用棉签蘸水或奶给患儿吸吮，减少患儿哭闹。麻醉清醒 4 ~ 6h 后可进流质，如母乳。

（3）体位护理。麻醉未清醒前取去枕平卧，头偏向健侧，防止呕吐物误入气管或反流入胃内。麻醉清醒后，生命体征平稳，应抬高床头 15° ~ 30°，颈下不宜垫枕，以利静脉回流，减轻脑水肿，翻身 1 次 /2h，以防压疮形成，翻身时注意保护各管道，不配合患儿应适当约束，防止管道脱出等意外拔除引流管后，年幼患儿可由家长搂抱，以增强孩子的安全感。

（4）症状护理。①严密观察患儿生命体征、意识、瞳孔变化。②患儿哭闹时应查明原因，分清是脑水肿导致头痛引起哭闹，还是饥饿或不安全感所致，并针对原因予以对症处理，使患儿安静合作以利治疗及病情观察。

（六）健康教育

（1）向家长讲解预后，如未合并其他器官的畸形及神经系统症状，患儿的智力不会受到影响，使家长放心。

（2）注意饮食卫生，多进高蛋白、多维生素及微量元素的饮食，以促进患儿的生长发育。

（3）患儿可像正常儿童一样玩耍、学习，但应注意保护手术区域。

（4）需做二期整容术者 3 ~ 6 个月后复诊。

（5）手术部位出现红、肿、热、痛、流液、流脓者应及时复诊。

第六章　消化系统疾病的护理

第一节　急性与慢性胃炎的护理

一、急性胃炎

急性胃炎指各种外在和内在因素引起的急性广泛性或局限性的胃黏膜急性炎症。急性单纯性胃炎的症状体征因病因不同而不尽相同，其病因多样，包括急性应激、药物、缺血、胆汁反流和感染等。临床上将急性单纯性胃炎分为急性糜烂性胃炎、急性化脓性胃炎、急性腐蚀性胃炎，前两种较为常见。

（一）护理评估

1. 病因

（1）物理因素。过冷、过热的食物和饮料，浓茶、咖啡、烈酒、刺激性调味品、过于粗糙的食物均可刺激胃黏膜，破坏黏膜屏障。

（2）化学因素。阿司匹林等药物干扰胃黏膜上皮细胞合成硫糖蛋白，使胃黏液减少，脂蛋白膜的保护作用减弱，以致胃黏膜充血、水肿、糜烂和出血等病理过程，前列腺素合成受抑制，胃黏膜的修复亦受到影响。

（3）生物因素。细菌及其毒素：常见致病菌为沙门菌、嗜盐菌、致病性大肠杆菌等，常见毒素为金黄色葡萄球菌或毒素杆菌毒素，尤其是前者较为常见。进食污染细菌或毒素的食物数小时后即可发生胃炎或同时合并肠炎此即急性胃肠炎。葡萄球菌及其毒素摄入后亦可合并肠炎，且发病更快。近年来因病毒感染而引起本病者渐多。

（4）精神、神经因素。精神、神经功能失调，各种急重症的危急状态，以及机体的变态（过敏）反应均可引起胃黏膜的急性炎症损害。

（5）胃内异物或胃石、胃区放射治疗。均可作为外源性刺激，导致本病。

2. 临床表现

（1）上消化道出血。临床表现重者通常以上消化道出血为首发表现。上述应激因素发生后，常在应激后 24h 出现黏膜糜烂，2 ～ 4 天出现呕血及黑便，也有 24h 内或 2 ～ 3 周后发生者，出血量一般不大，常呈间歇性。可伴有上腹隐痛、烧灼痛、腹胀、恶心、呕吐。大量出血者占 1% ～ 10%，会出现晕厥或休克等循环血容量不足的表现。体检可有上腹或胳膊周围压痛。

（2）症状与体征。轻者多无症状或仅有上腹不适、疼痛及食欲下降、恶心、呕吐等消化不良表现。胃部出血一般呈少量、间歇，可自行停止。大出血时呈呕血、黑粪。持续少量渗血可致贫血。体检可有上腹部轻压痛。

（3）急性单纯性胃炎。起病急，主要表现为上腹饱胀、隐痛、恶心、呕吐，嗳气重者出现血性呕吐物，若由细菌或毒素导致者则于进食后数小时或 24h 内发病，并伴有腹泻、发热，严重者会出现脱水、酸中毒，甚至休克。

（4）急性糜烂性胃炎。轻者无明显症状，或仅有上腹部不适、食欲缺乏等消化不良症状。严重者起病急骤，在原发病的病程中突发上消化道出血，可有呕血及黑粪，一般为少量、间歇性，可自止，但少数也可发生大量出血，甚至出血性休克。

（5）急性腐蚀性胃炎。早期为口腔、咽喉、胸骨后、上腹部剧烈疼痛，咽下困难，伴有恶心、呕吐，重者呕血，甚至虚脱或休克，严重者可出现食管穿孔和狭窄。

3. 诊断与检查

（1）诊断。根据各种严重疾病史，典型临床表现及急诊胃镜可诊断。

（2）辅助检查。X 线上消化道造影检查缺乏实际诊断价值，确诊有赖于急诊胃镜检查。镜下见到胃黏膜糜烂、出血或浅表溃疡可确诊，如内镜检查结果阴性而出血不止，应行血管造影检查，明确出血部位同时可栓塞止血。

（3）内镜检查。时机强调内镜检查宜在出血发生后 24 ～ 48h 内进行，因病变（特别是非甾体抗炎药或乙醇引起者）可在短期内消失，延迟胃镜检查可能无法确定出血病因。有近期服用非甾体抗炎药史、严重疾病状态或大量饮酒患者，如发生呕血或黑便，应考虑急性糜烂出血性胃炎的可能。

4. 治疗

（1）去除病因或诱因。如由药物引起者应立即停止用药，酗酒者宜戒酒。

对症治疗，如上消化道出血、胃酸过多等的治疗。

（2）急性糜烂出血性胃炎。应针对原发病和病因采取防治措施。

（3）处于急性应激状态的上述严重疾病患者。除积极治疗原发病外，应常规给予抑制胃酸分泌的 H_2 受体拮抗药或质子泵抑制药，或具有黏膜保护作用的硫糖铝作为预防措施。

（4）服用非甾体抗炎药的患者。应视情况应用 H_2 受体拮抗药、质子泵抑制药或米索前列醇预防。

（5）已发生上消化道大出血者。按上消化道出血治疗原则采取综合措施进行治疗，质子泵抑制药或 H_2 受体拮抗药静脉给药可促进病变愈合和有助止血，积极补充血容量，必要时输血，纠正休克。积极治疗原发病，除去致病因素。

（6）止血。静脉用抑酸药提高胃内 pH 值：弥漫性胃黏膜出血可用 8mg/dl 去甲肾上腺素冰盐水溶液，分次口服；呕血停止后可予以胃黏膜保护药；小动脉出血者可胃镜直视下采取金属止血夹、高频电凝、激光凝固或氧离子凝固术（APc）止血，也可用肾上腺素盐水或硬化剂注射，如经上述治疗仍未能控制的大出血者，可考虑手术治疗。

（二）护理措施

1. 一般护理措施

（1）休息。患者要注意休息，减少活动，避免劳累。急性出血时应卧床休息。

（2）饮食。一般进无渣、温热、半流质饮食。少量出血时可给予牛奶、米汤等流质饮食，以中和胃酸，有利于胃黏膜的修复。呕血者应暂禁食，可静脉补充营养。

（3）环境。为患者创造整洁、舒适、安静的环境，定时开窗通风，保证空气新鲜及温湿度适宜，使其心情舒畅。

（4）观察。出血期间监测生命体征的变化并记录。观察腹痛的性质、部位、是否有压痛及反跳痛，观察有无上消化道出血等并发症，发现异常应及时告知医师并配合处理。

（5）出血期间协助患者用生理盐水漱口，每日 2 次。

（6）评估。评估患者的心理状态，有针对性地疏导，解除患者的紧张情绪。

2. 重点护理措施

（1）病情观察。观察上腹部不适的部位，疼痛的性质、程度不同，有无上消化道出血等。

（2）评估。①询问患者的饮食习惯、用药史以及有无应激因素等，了解与本疾病有关的诱因。评估患者有无暖气、反酸、食欲减退、上腹饱胀、隐痛、恶心、呕吐等胃肠道症状。②评估患者有无黑便或呕血，并评估呕吐物和排泄物的量及性状。密切观察各种药物作用和副作用。③评估患者对疾病的认知程度及心理状态，有无焦虑、抑郁等情绪。

（3）药物治疗护理。观察药物的作用、不良反应、服用时的注意事项，如抑制胃酸的药物多于饭前服用，抗生素类多于饭后服用；并询问患者有无过敏史，严密观察用药后的反应；应用止泻药时应注意观察排便情况，观察大便的颜色、性状、次数及量，腹泻控制时应及时停药；保护胃黏膜的药物大多数是餐前服用，个别药例外；应用解痉止痛药，如山莨菪碱或阿托品时，会出现口干等不良反应，并且青光眼及前列腺肥大者禁用。保证患者每日的液体入量，根据患者情况和药物性质调节滴注速度，合理安排所用药物的前后顺序。

（4）高热。高热39℃以上者，头部置冰袋或冷水毛巾冷敷，应行物理降温，如头置冰袋或用冰水冷敷、乙醇或温水擦浴。效果不理想者，遵医嘱给予解热药。对畏寒患者应注意保暖。注意禁用解热止痛药物。患者退热时往往大量出汗，应及时更换衣裤、被盖，并给予保暖，防止湿冷受凉而感冒。

3. 治疗过程中可能出现的情况及应急措施

（1）消化道出血的急救。①患者有呕血、便血等出血病史，出现面色苍白，表情淡漠，出冷汗，脉搏细速，肠鸣音亢进，应首先考虑有出血情况，严密观察血压。②患者出现呕血，立即去枕平卧，头偏向一侧，绝对卧床，禁食，及时备好吸引器。③立即通知值班医师或主管医师。④迅速建立静脉通路（大号针头），同时验血型、交叉配血，如已有输液的患者，则加快输液速度，如已有备血立即取血。⑤测血压、脉搏、体温，每隔15 ~ 30min监测1次并做好记录。⑥给予吸氧，保持呼吸道通畅，同时注意保暖。⑦密切观察病情变化，注意呕吐物及大便的颜色、性质、量，做好记录。⑧食道静脉曲张破裂出血，备好三腔二囊管，配合医师插三腔二囊管进行止血。⑨按医嘱给予止血药及扩容药。⑩正确记录24h出入量，必要时留置导尿，做好重病护理记录。做好心理指导，消除紧张、焦虑情绪。如经内科治疗出血不止，应考虑手术治疗，做好术前准备。

（2）窒息的预防及抢救配合。①应向患者说明呕血时不要屏气，应尽量将血轻轻呕出，以防窒息。②准备好抢救用品，如吸引器、鼻导管、气管插管和气管切开包等。③一旦出现窒息，开放气道是抢救的关键一环，上开口器。④立即清除口腔、鼻腔内血凝块，用吸引器吸出呼吸道内的血液及分泌物。⑤迅速抬高患者床脚，使成头低足高位。如患者意识清楚，鼓励用力咳嗽，并用手轻拍背部帮助支气管内淤血排出。如患者意识不清则应迅速将患者上半身垂于床边并一手托扶，另一手轻拍患侧背部。⑥清除患者口、鼻腔内之淤血。用压舌板刺激其咽喉部，引起呕吐反射，使其能咯出阻塞于咽喉部的血块，对牙关紧闭者用开口器及舌钳协助。⑦如以上措施不能使血块排出，则应立即用吸引器吸出淤血及血块，必要时立即行气管插管或气管镜直视下吸取血块。气道通畅后，若患者自主呼吸未恢复，应行人工呼吸，给高流量吸氧或按医嘱应用呼吸中枢兴奋药。

（3）腹痛。①应观察其发生的时间、部位、性质、程度及其有否发热、腹泻、呕吐等伴随症状和体征。②明确诊断后可遵医嘱给予局部热敷、按摩、针灸，或给予止痛药物等缓解腹痛症状，同时应安慰、陪伴患者以使其精神放松，消除紧张、恐惧心理，保持情绪稳定，从而增强患者对疼痛的耐受性。③非药物止痛方法还可以用分散注意力法，如数数、谈话、深呼吸等。④行为疗法，如放松技术、冥想、音乐疗法等。

（4）恶心、呕吐、上腹不适。①评估症状是否与精神因素有关，关心和帮助患者，消除紧张情绪。②观察患者呕吐的次数及呕吐物的性质和量的情况。③及时为患者清理呕吐物、更换衣物，协助患者采取舒适体位。④避免不良刺激。严重呕吐患者要密切观察和及时纠正水、电解质平衡紊乱。一般呕吐物为消化液和食物时有酸臭味，混有大量胆汁时呈绿色，混有血液呈鲜红色或棕色残渣。

（5）呕血、黑粪。①排除鼻腔出血及进食大量动物血、铁剂等所致呕吐物呈咖啡色或黑粪。②观察患者呕血与黑粪的颜色、性状和量的情况，必要时遵医嘱给予输血、补液、补充血容量治疗。

4. 健康教育

（1）知识宣教。急性胃炎是由各种原因所致的胃黏膜急性炎性病变。急性胃炎按病因分为急性药物性胃炎、急性应激性胃炎、急性酒精性胃炎、急性腐蚀性胃炎、急性感染性胃炎、急性化脓性胃炎、急性食物中毒性胃炎、急性碱性反流性胃炎、缺血性胃炎、放射性胃炎、机械创伤性胃炎等。急性药物性胃炎是由各种药物引起的胃黏膜充血、水肿、糜烂。临床最为常见的是水杨酸盐类等非甾体抗炎药，其他还有肿瘤化疗药、氯化钾、铁剂、碘剂、洋地黄、肾上腺糖皮质激素等。

（2）饮食指导。①急性期病情较重，排便次数多，常伴有呕吐，严重者会出现脱水和电解质紊乱。此时应禁食，使胃肠道彻底休息，依靠静脉输液以补充水和电解质。②病情较轻的患者，可饮糖盐水，补充水和盐，纠正水盐代谢紊乱。③病情缓解后的恢复期，首先试食流质饮食。④一般患者呕吐停止后可选用清流质软食，注意少量多餐，以每日 6 ~ 7 餐为宜。开始可给少量米汤、藕粉、杏仁霜等，待症状缓解，排便次数减少，可改为全流质食物。⑤尽量少用产气及含脂肪多的食物，如牛奶及奶制品、蔗糖、过甜食物以及肉类。

（3）心理指导。①解释症状出现的原因：患者因出现呕血、黑粪或症状反复发作而产生紧张、焦虑、恐惧心理。护理人员应向其耐心地说明出血原因，并给予解释和安慰。应告知患者，通过有效治疗，出血会很快停止；并通过自我护理和保健，可减少本病的复发次数。②心理疏导：耐心解答患者及家属提出的问题，向患者解释精神紧张不利于呕吐的缓解，特别是有的呕吐与精神因素有关，紧张、焦虑还会影响食欲和消化能力，而树立信心及情绪稳定则有利于症状的缓解。③应用放松技术：利用深呼吸、转移注意力等放松技术，减少呕吐的发生。

（4）出院指导。向患者及家属进行卫生宣教，本病为胃的一种急性损害，只要去除病因和诱因，是能治愈的，也是可以防止发展为慢性胃炎的。应向患者及家属讲明病因，如是药物引起，应告诫今后禁用此药；如疾病需要必须用该药，必须遵医嘱配合服用制酸药以及胃黏膜保护药。指导患者饮食要有规律性，要少食多餐，避免刺激性食物和对胃有损害的药物，或遵医嘱从小量开始、饭后服药；要节制烟酒。遵医嘱坚持服药，如有不适，及时来院就医。并定期门诊复查，嘱咐患者进食要有规律，避免食生、冷、硬及刺激性食物和饮料。

二、慢性胃炎

慢性胃炎系指不同病因引起的各种慢性胃黏膜炎性病变，是一种常见病，其发病率在各种胃病中居首位。自纤维内镜广泛应用以来，对本病认识有明显提高。常见慢性浅表性胃炎、慢性糜烂性胃炎和慢性萎缩性胃炎。后者黏膜肠上皮化生，常累及贲门，伴有G细胞丧失和胃泌素分泌减少，也可累及胃体，伴有泌酸腺的丧失，导致胃酸，胃蛋白酶和内源性因子的减少。

（一）护理评估

1. 病因

（1）感染幽门螺杆菌、病毒或其他毒素，多见于急性胃炎之后，胃黏膜病变经久不愈而发展为慢性浅表性胃炎。主要指幽门螺杆菌感染。

（2）长期饮烈性酒、浓茶、浓咖啡等刺激性物质，可破坏胃黏膜保护屏障而发生胃炎。

（3）药物。有些药物如保泰松、吲哚美辛、辛可芬及水杨酸盐、洋地黄等可引起慢性胃黏膜损害。

（4）口腔、咽部的慢性感染。

（5）胆汁反流。胆汁中含有的胆盐可破坏胃黏膜屏障，使胃液中的氢离子反弥散进入胃黏膜而引起炎症。

（6）X线照射。深度X线照射胃部，可引起胃黏膜损害，产生胃炎。

（7）如环境改变和气候变化，人若不能在短时间内适应，就可引起支配胃的神经功能紊乱，使胃液分泌和胃的运动不协调，产生胃炎。

（8）长期精神紧张，生活不规律。

（9）其他病变的影响，如尿毒症、溃疡性结肠炎等均可引起慢性胃炎。

2. 临床表现

（1）由幽门螺杆菌引起的慢性胃炎多数患者病程迁延多无明显症状。

（2）部分患者有消化不良的表现，有上腹饱胀不适，以进餐后加重；无规律性隐痛、嗳气、反酸、烧灼感，食欲减退、恶心、呕吐等；少数可有上消化道出血表现，一般为少量出血，可伴有贫血。典型恶性贫血会出现舌炎、舌萎缩和周围神经病变，如四肢感觉异常，特别在两足。

3. 辅助检查

（1）胃镜及活组织检查：胃镜检查并同时取活组织做病理组织学检查，这是诊断慢性胃炎的最可靠方法。

（2）幽门螺杆菌检测：活组织病理学检查时可同时检测幽门螺杆菌，并可在内镜检查时再多取一块活组织做快速尿素酶检查，以增加诊断的可靠性。

（3）自身免疫性胃炎的相关检查。

4. 诊断

确诊主要依赖胃镜检查和胃黏膜活检。

（1）胃液分析。

（2）血清学检查。

（3）幽门螺旋杆菌检测。

（4）维生素吸收试验。

5. 治疗

（1）病因治疗。根除幽门螺杆菌：①伴有胃黏膜糜烂、萎缩及肠化生、异型增生者。②有消化不良症状者；③有胃癌家族史者。

（2）对症治疗。如胃酸缺乏者可服用稀盐酸、胃蛋白酶合剂，恶性贫血者注射维生素 B_2，胆汁反流者服用考来烯胺等。

（3）有消化不良症状而伴有慢性胃炎的患者。症状与慢性胃炎之间并不存在明确的关系，因此症状治疗事实上属于功能性消化不良的经验性治疗，抑酸或抗酸药、促胃肠动力药、胃黏膜保护药、中药均可试用，这些药物除对症治疗作用外，对臂黏膜上皮修复及炎症也可能有一定作用。

（4）自身免疫性胃炎的治疗。

（二）护理措施

1. 一般护理

（1）休息指导。患者急性发作时应卧床休息，并可用转移注意力、做深呼吸等方法来减轻疼痛。恢复期患者应避免劳累，注意劳逸结合，保证充分的休息。

（2）饮食。①急性发作时可给予少渣半流食，恢复期患者指导其服用富含营养、易消化的食物，避免食用辛辣、生冷等刺激性食物及浓茶、咖啡等饮料。②嗜酒患者嘱咐其戒酒。③指导患者加强饮食卫生并养成良好的饮食习惯，定时进餐、少量多餐、细嚼慢咽。④如胃酸缺乏者可酌情食用酸性食物，如山楂、食醋等。⑤饮食要有规律性，要选择具有丰富维生素、蛋白质、易消化食物，避免进食粗糙、辛辣、坚硬的食物；要少食多餐，避免暴饮暴食。

（3）活动。病情缓解时，进行适当的锻炼，以增强机体抵抗力。嘱咐患者生活要有规律，避免过度劳累，注意劳逸结合。

（4）环境。为患者创造良好的休息环境，定时开窗通风，保证病房的温湿度适宜。

（5）基础护理。除日常漱洗外，定时洗澡、洗头、剪指（趾）甲、理发、剃须、更衣。重症卧床者做床上擦浴、更衣和换被单。长期卧床者制订预防压疮的措施，定时翻身、变换体位、受压部位以温水擦拭及按摩，保持床位平整、清洁、干燥、舒适。

2. 重点护理措施

（1）对症护理。主要是减少或避免损害胃的因素：如有胆汁反流时应遵医嘱使用考来烯胺等；因其他疾病需用阿司匹林、激素、铁剂等对胃损害较大的药物时嘱咐患者饭后服用，或从小剂量开始，对幽门螺杆菌感染者遵医嘱使用抗菌药物。

（2）药物治疗护理。①抗酸分泌治疗：临床常用抑制胃酸分泌药物有为受体拮抗药（如雷尼替丁、西咪替丁等）和质子泵抑制药（如奥美拉唑、泮托拉唑、雷贝拉唑等），胃溃疡质子泵抑制药的疗程一般为 6 ～ 8 周，十二指肠溃疡质子泵抑制药的服药疗程约 4 ～ 6 周，质子泵抑制药需饭前 30min 服用。②保护胃黏膜治疗：胃黏膜保护剂主要有硫糖铝、达喜等，达喜一般饭后 2h 嚼服。

（3）评估。①评估面色、有无休克征象：急性大量出血一般表现为头晕、心慌、乏力，突然起立发生晕厥，口渴、肢体湿冷、心率加快、血压偏低等。休克时表现为烦躁不安或意识不清、面色苍白、四肢湿冷、口唇发绀、呼吸急促等，血压下降、脉压变小、心率加快、尿量减少等。②评估既往疾病史、既往手术史、用药史、饮食习惯、烟酒嗜好、营养状况、最近劳累程度等。③评估此次发病的原因、心理状况、家庭支持情况及家族史。④常见消化性溃疡的病因有幽门螺杆菌感染，使用非甾体抗炎药，胃酸、胃蛋白酶自身消化，遗传因素，胃及十二指肠运动异常，应激紧张，烟酒嗜好等。⑤鉴别胃炎疼痛与溃疡疼痛，询问疼痛的性质、程度及部位。

3. 病情观察

观察患者对慢性胃炎的病因、诱因的了解情况，了解患者对如何防治慢性胃炎的基本知识的掌握情况，如饮食上应注意什么、为什么要戒烟酒等。有无腹痛及腹痛的性质、部位、时间、程度以及疼痛的规律性和与饮食的关系。大便的性质及大便潜血和肠鸣音情况。有无头晕、心悸、出汗、黑便等症状，有无出血的可能。有无腹胀、嗳气、反酸、恶心、呕吐，呕吐后症状是否缓解。了解饮食、生活习惯，既往有无溃疡病史。有无紧张、焦虑等。

（三）治疗过程中可能出现的情况及应急措施

1. 恶心、呕吐

（1）协助患者采取正确体位，头偏向一侧，防止误吸。

（2）安慰患者，消除患者紧张、焦虑的情绪。

（3）呕吐后及时为患者清理，更换床单元并协助患者采取舒适体位。

（4）观察呕吐物的性质、量及呕吐次数。

（5）必要时遵医嘱给予止吐药物治疗。

2. 营养不良

（1）提供可口的、不油腻的、高营养的、易于咀嚼的食物，如鱼、蛋。

（2）注意少量多餐，当患者感到恶心、呕吐时，暂停进食。

（3）预防性使用止吐药，观察药物疗效。

（4）告诉患者减轻和预防恶心、呕吐的方法，如深呼吸、分散注意力等。

（5）指导患者进食易消化的优质蛋白，如动物瘦肉、鱼肉、蛋类、奶类，进食各种新鲜蔬菜、水果，以补充维生素类。

（6）加强口腔护理，保持口腔湿润、清洁，以增进食欲。

（7）患者进餐时，给患者充分的咀嚼、吞咽时间，喂饭速度不要快。

（8）遵医嘱给予肠道外营养，如静滴复方氨基酸、脂肪乳剂。

3. 腹痛

（1）评估患者疼痛的部位、性质及程度。

（2）嘱咐患者卧床休息，协助患者采取有利于减轻疼痛的体位。

（3）可利用局部热敷、针灸等方法来缓解疼痛。

（4）必要时遵医嘱给予止痛药物。

4. 活动无耐力

协助患者进行日常生活活动。指导患者体位改变时动作要慢，以免发生直立性低血压。根据患者病情与患者共同制定每日的活动计划，指导患者逐渐增加活动量。

（四）健康教育

1. 知识宣教

慢性胃炎是由各种病因引起的胃黏膜慢性炎症。根据病理组织学改变和病变在胃的分布部位，结合可能病因，将慢性胃炎分为非萎缩性（以往称浅表性）、萎缩性和特殊类型三大类。慢性非萎缩性胃炎是指不伴有胃黏膜萎缩性改变、胃黏膜层可见以淋巴细胞和浆细胞为主的慢性炎症细胞浸润的慢性胃炎。根据炎症分布的部位，慢性胃炎又分为胃窦胃炎、胃体胃炎和全胃炎。幽门螺杆菌感染首先发生于胃窦胃炎，然后逐渐向胃近端扩展为全胃炎，全胃炎发展与否及发展快慢存在明显的个体差异和地区差异；自身免疫引起的慢性胃炎主要表现为胃体胃炎。慢性萎缩性胃炎是指胃黏膜已发生了萎缩性改变的慢性胃炎。

2. 饮食指导

（1）注意食用具有营养的食物。多吃高蛋白食物及高维生素食物，保证机体的各种营养素充足，防止贫血和营养不良。对贫血和营养不良者，应在饮食中增加富含蛋白质和血红素铁的食物，如瘦肉、鸡肉、鱼肉及肝、猪腰等动物内脏。高维生素的食物和新鲜蔬菜及水果，如绿叶蔬菜、西红柿、茄子、红枣等。每餐最好吃 2 ~ 3 个新鲜山楂，以刺激胃液的分泌。

（2）注意饮食的酸碱平衡。当胃酸分泌过多时，可喝牛奶、豆浆、吃馒头或面包以中和胃酸；当胃酸分泌减少时，可用浓缩的肉汤、鸡汤、带酸味的水果或果汁，以刺激胃液的分泌，帮助消化，要避免引起腹部胀气和含纤维较多的食物，如豆类、豆制品、蔗糖、芹菜、韭菜等。当患有萎缩性胃炎时，宜饮酸奶，因酸奶中的磷脂类物质会紧紧地吸附在胃壁上，对胃黏膜起保护作用，使已受伤的胃黏膜得到修复，酸奶中特有的成分乳糖分解代谢所产生的乳酸和葡萄糖醛酸能增加胃内的酸度，抑制有害菌分解蛋白质产生毒素，同时使胃免遭毒素的侵蚀，有利于胃炎的治疗和恢复。

（3）当口服抗生素治疗某些炎症性疾病时，应同时饮用酸奶，既补充了营养，又避免了抗生素对人体产生的副作用。因为酸奶中含有大量的活性杆菌，可以使抗菌药物引起的肠道菌群失调现象重新获得平衡，同时保护了胃黏膜。平时一定要把握进餐量，不能因喜好的食物而多吃，一定要少吃多餐，以增进营养、减轻胃部负担为原则，同时要禁忌烟酒。

3. 心理指导

减轻焦虑，提供安全舒适的环境，减少患者的不良刺激。树立信心，向患者讲解疾病的病因及防治知识，指导患者如何保持合理的生活方式和去除对疾病的不利因素。还可以邀请有过类似疾病的患者讲解采取正确应对机制所取得的良好效果。

4. 出院指导

（1）向患者及家属讲解引起慢性胃炎的有关病因，指导患者如何防止诱发因素，从而减少或避免复发。

（2）保持良好的心理状态，生活要有规律，合理安排工作和休息时间，注意劳逸结合，积极配合治疗。

（3）保持乐观情绪，避免精神过度紧张、焦虑、愤怒、忧郁。

（4）加强饮食卫生和饮食营养，养成有规律的饮食习惯。

（5）嗜酒者应戒酒，防止乙醇损伤胃黏膜。

（6）选择营养丰富易于消化的食物，定时定量，少量多餐，不暴饮暴食。

（7）食物宜选富含营养、新鲜、易消化的细软食物为主，多吃植物蛋白、维生素多的食物，避免过硬、过辣、过咸、过热、过分粗糙、刺激性强的食物和浓茶、咖啡等饮料。

（8）对胃酸缺乏者，宜选酸性食物及水果；萎缩性胃炎者不宜多食脂肪。

（9）用餐时及用餐后 2 ~ 3h 应尽量少饮水，勿食过冷过热易产气的食物和饮料等。

（10）胃酸过多者应避免进食能刺激胃酸分泌的食物。

（11）养成细嚼慢咽的习惯，使食物和唾液充分混合，以帮助消化。

（12）避免使用对胃黏膜有刺激的药物，如阿司匹林、对乙酰氨基酚、保泰松、吲哚美辛、四环素、红霉素、泼尼松等药物，尤其在慢性胃炎活动期。必须使用时应同时服用制酸药或胃黏膜保护药。

（13）介绍药物的不良反应，本病易复发，幽门螺杆菌感染严重时可出现急性胃炎表现，部分病例可有癌变倾向，应嘱咐患者定期复查。对萎缩性胃炎要追踪观察。

（14）定期做纤维胃镜检查，轻度萎缩性胃炎 1 ~ 1.5 年复查 1 次，重度者 3 ~ 6 个月复查 1 次。

第二节　消化性溃疡与肠结核的护理

一、消化性溃疡

消化性溃疡主要指发生于胃和十二指肠的慢性溃疡，是一种多发病、常见病。溃疡的形成有各种因素，其中酸性胃液对黏膜的消化作用是溃疡形成的基本因素，因此得名。酸性胃液接触的任何部位，如食管下段、胃肠吻合术后吻合口、空肠以及具有异位胃黏膜的 Meckel 憩室，绝大多数的溃疡发生于十二指肠和胃，故又称胃、十二指肠溃疡。

（一）护理评估

1. 病因

近年来的实验与临床研究表明，胃酸分泌过多、幽门螺杆菌感染和胃黏膜保护作用减弱等因素是引起消化性溃疡的主要环节。胃排空延缓和胆汁反流、胃肠肽的作用、遗传因素、药物因素、环境因素和精神因素等，都与消化性溃疡的发生有关。

2. 临床表现

（1）症状。上腹痛为主要症状，性质多为灼痛，亦可为钝痛、胀痛、剧痛或饥饿样不适感。

（2）体征。溃疡活动时上腹部可有局限性轻压痛，缓解期无明显体征。

3. 辅助检查

（1）胃镜检查。

（2）X 线钡餐检查：可见到龛影。

（3）幽门螺杆菌检测。

4. 诊断

慢性病程、周期性发作的节律性上腹疼痛，且上腹痛可在进食或口服抗酸药有所缓解的临床表现，是诊断消化性溃疡的重要临床线索。但应注意，一方面，有典型溃疡样上腹痛症状者不一定是消化性溃疡；另一方面，部分消化性溃疡患者症状可不典型甚至无症状。因此，单纯依靠病史难以做出可靠诊断。确诊有赖胃镜检查，X 线钡餐检查发现龛影亦有确诊价值。

5. 治疗

（1）一般治疗。生活要有规律，避免过度劳累和精神紧张。注意饮食规律，戒烟、酒。服用非甾体抗炎药者尽可能停用，即使未用亦要告诫患者今后慎用。

（2）药物治疗。①抑制胃酸。H_2 受体拮抗药可抑制基础及刺激的胃酸分泌，质子泵抑制剂抑制胃酸作用更强且作用持久。②保护胃黏膜硫糖铝和胶体。③根除幽门螺杆菌的治疗方案根除幽门螺杆菌三联疗法。

（3）外科手术指征。①大量出血经内科治疗无效。②急性穿孔。③瘢痕性幽门梗阻。④胃溃疡癌变。⑤严格内科治疗无效的顽固性溃疡。

（二）护理措施

1. 一般护理措施

（1）基础生命体征观察。①体温。大量出血后，多数患者在 24h 内出现低热，一般不超过 38.5℃，持续 3 ~ 5 天。②出血时先出现脉搏加快，再出现血压下降。③注意测量坐卧位血压和脉搏（如果患者卧位改坐位血压下降大于 15 ~ 20mmHg，心率上升大于 10 次 / 分提示血容量明显不足，是紧急输血的指征）。

（2）病情观察。注意观察及详细了解患者疼痛的规律和特点，注意观察疼痛的部位、性质、发作规律、呕吐物及粪便颜色、性质和数量。对呕吐者应同时准确记录出入液量，并注意监测酸碱代谢和电解质变化。

（3）饮食。出血期禁食。关注补液量是否恰当，以防血容量不足。恢复期根据医嘱给予适当饮食，如流质、无渣半流等。饮食从流质－无渣（低纤维）半流－低纤维普食。

（4）心理指导宣教。患者及家属保持良好的心态，正确对待疾病，安慰鼓励患者，出血患者急需心理支持，保持情绪稳定。

（5）活动与体位。病房环境应安静、舒适；疼痛剧烈者应给予卧床休息，避免头晕跌倒；有大出血时应绝对卧床休息，并取平卧位、下肢稍抬高，出现休克时应注意保暖，并给予氧气吸入；呕吐时头偏向一侧；床边悬挂防跌倒牌，休克患者平卧位床档拉起。禁食患者做好口腔护理，解释禁食的目的。

2. 重点护理措施

（1）病情观察有出血时应每 30 ~ 60min 测量生命体征 1 次，同时应进行心电监护。①严密观察出血量、呕吐物和粪便的颜色，定期测量红细胞、血红蛋白、网织红细胞计数等，以了解贫血的程度、出血是否停止等；②注意观察患者的肤色、皮肤温度、出汗情况及尿量，患者的尿量应保持在 30mL/h 以上；要准确记录出入量。区别呕血与咯血，排便必须先看后冲，正确记录尿量。

（2）对症护理。①帮助患者减少或去除加重或诱发疼痛的因素，停服非甾体抗炎药物；避免食用刺激性食物；戒除烟酒。因乙醇可刺激黏膜引起损伤，烟中的尼古丁不仅能损伤黏膜，刺激壁细胞增生和胃酸分泌，还可降低幽门括约肌张力，使胆汁易反流入胃，并抑制胰腺分泌，削弱十二指肠腔内对胃酸的中和能力。②如十二指肠溃疡表现空腹痛或午夜痛，指导患者在疼痛前进食制酸性食物，如苏打饼干或服用制酸药物，以防疼痛发生，也可采用局部热敷或针灸止痛。③发生并发症时应有针对性地采取相关护理措施，并通知医师，协助救治。④如一旦确定有急性穿孔，应立即禁食、禁水，留置胃管抽吸胃内容物并做胃肠减压。⑤患者若无休克症状可将床头抬高 35° ~ 45°，以利于胃肠漏出物向下腹部及盆腔引流，并可松弛腹肌，减轻腹痛及有毒物的吸收。⑥迅速建立静脉通道、输液、做好备血等各项术前准备工作。⑦幽门梗阻频繁呕吐者需禁食、置胃管进行连续的胃肠减压。⑧每天清晨和睡前可用 3% 盐水或 2% 碳酸氢钠溶液洗胃，加强支持疗法，静脉补液，2000 ~ 3000mL/d，以保证机体能量供给。

（3）药物治疗护理。遵医嘱给患者进行药物治疗，并注意观察药效及不良反应。①生长抑素及其类似物。善宁和思他宁静脉推注时需注意药物的连续性、速度，注意有无副反应，如恶心、呕吐等。②根除幽门螺杆菌治疗。幽门螺杆菌阳性患者，常服用杀幽门螺杆菌的三联用药：质子泵抑制药 + 阿莫西林（需做青霉素皮试）+ 克拉霉素，幽门螺杆菌治疗疗程一般为 7 天。③抗酸分泌治疗。临床常用抑制胃酸分泌药物有 H_2 受体拮抗药（如雷尼替丁、西咪替丁等）和质子栗抑制药（如奥美拉唑、泮托拉唑、雷贝拉唑等），胃溃疡质子泵抑制药的疗程一般为 6 ~ 8 周，十二指肠溃疡质子泵抑制药的服药疗程 4 ~ 6 周，质子泵抑制药需饭前 30min 服用；抗酸药乳剂给药前要充分摇匀，服用片剂时应嚼服；抗酸药与奶制品相互作用可形成络合物，要避免同时服用。酸性的食物及饮料不宜与抗酸药同服。氢氧化铝凝胶能阻碍磷的吸收，老年人长期服用应警惕引起骨质疏松。凡受体拮抗药长期使用可导致乏力、腹泻、粒细胞减少、皮疹，部分男性患者可有乳房轻度发育等不良反应，亦可能出现头痛、头晕、疲倦等反应，治疗过程中应向患者加以解释并注意观察，一旦出现应及时告知医师；另外，这类药物口服给药，空腹吸收快，药物应在餐中或餐后即刻服用，也可将一日剂量一次在夜间服用，但不能与抗酸药同时服用；静脉给药时注意控制速度，速度过快可引起低血压和心律失常。质子泵抑制药类可引起头晕，特别是用药初期，应嘱咐患者避免开车或做其他必须注意力高度集中的事。④保护胃黏膜治疗。胃黏膜保护药主要有硫糖铝、达喜等，达喜一般饭后2h嚼服。硫糖铝片只在酸性条件下有效，故对十二指肠溃疡疗效好；应在饭后2～3h给药，亦可与抗胆碱药同服，不能与多酶片同服，以免降低两者的效价；可伴有口干、恶心、便秘等副作用。铋剂在酸性环境中方能起作用，故应餐前服用，并向患者说明服药期间粪便可呈黑色。

（4）评估。①评估生命体征，询问呕血及黑便的次数、量及性状，以判断失血程度。②评估面色、有无休克征象（急性大量出血一般表现为头晕、心慌、乏力，突然起立发生晕厥、口渴、肢体湿冷、心率加快、血压偏低等。休克时表现为烦躁不安或意识不清、面色苍白、四肢湿冷、口唇发绀、呼吸急促等，血压下降、脉压变小、心率加快、尿量减少等）。③评估既往疾病史、手术史，用药史，饮食习惯，烟酒史，营养状况，最近劳累程度等。④评估此次发病的原因，心理状况、家庭支持情况及家族史。⑤评估腹痛的规律性。胃溃疡的疼痛多在餐后1h内出现，经1～2h后逐渐缓解，直至下餐进食后再复现上述节律；十二指肠溃疡的疼痛多在两餐之间发生，持续不减直至下餐进食或服用抗酸药后缓解，可发生在夜间，多出现在午夜或凌晨1点左右。

（5）输血护理。①立即配血，建立静脉通道，配合医师迅速、准确地实施输血、输液，输注速度根据病情需要而定，也可测定中心静脉压，调整输液量和速度；输血输液过程中应注意加强观察，防止发生急性肺水肿。②遵医嘱应用止血药物和其他抢救药物并观察其疗效和不良反应，如去甲肾上腺素可引起高血压，故有高血压的患者应慎用。③心理指导。向患者和家属说明安静休息有利于止血，躁动会加重出血；要关心、体贴和安慰患者，抢救工作要忙而不乱，以减轻患者的紧张情绪；要经常巡视病房，大出血和有休克时应陪伴患者，使之有一种安全感；解释各项检查、治疗措施，听取和解答患者及家属的提问，以消除他们的疑问；患者呕血和黑便后要及时清除血迹和污物，以减少对患者的不良刺激。

3. 治疗过程中可能出现的情况及应急措施

（1）消化道出血。①凡年龄在45岁以上，有长期溃疡病史反复发作者，8h内输血400～800mL，血压仍不见好转者或大出血合并幽门梗阻或穿孔时，需做好术前准备。②冰盐水洗胃法。作用主要是利用冰盐水来降低胃黏膜的温度，使血管收缩，血流量减少，以达到止血目的。洗胃过程中要密切观察患者的腹部情况，有无急性腹痛、腹膜炎，并观察心跳、呼吸和血压的变化。

（2）活动无耐力。活动后乏力、虚弱、气喘、出汗、头晕、眼前发黑、耳鸣。注意休息，适量活动，贫血程度轻的可参加日常活动，无须卧床休息。对严重贫血者，应根据其活动耐力下降程度制定休息方式、活动强度及每次活动持续时间。增加患者的营养，提供高蛋白、高维生素、易消化饮食，必要时静脉输血、血浆、白蛋白。

（3）穿孔。应早期发现，立即禁食，补血，补液，迅速做好术前准备，置胃管给予胃肠减压，争取6～12h紧急手术。

（4）幽门梗阻。轻症患者可进流质饮食，重症患者需禁食，静脉补液，每日清晨和睡前准备3%盐水或2%碳酸氢钠溶液洗胃，保留1h后排出。必要时行胃肠减压，一般连续吸72h，使胃得到休息，幽门部水肿消退，梗阻松解；准确记录出入量，定期复查血电解质。

（5）癌变。

4. 健康教育

（1）知识宣教。一般将胃溃疡和十二指肠溃疡总称为消化性溃疡，有时简称为溃疡。原本消化食物的胃酸（盐酸）和胃蛋白酶（酶的一种）却消化了自身的胃壁和十二指肠壁，从而损伤黏膜组织，这是引发消化性溃疡的主要原因。胃溃疡好发于中老年人，十二指肠溃疡则以中青年人为主。男性患消化性溃疡的比例高于女性。近年来，随着强效抑制胃酸分泌的H_2受体阻断剂和胃黏膜保护剂等药物的开发，消化性溃疡的死亡率已经逐年降低了。与胃溃疡相比，患十二指肠溃疡的人更多，约为胃溃疡的3倍。近年来，城市中患十二指肠溃疡的人数有所增加。与食用谷物等含糖物质相比，食用肉类时的胃酸分泌会增加。当胃酸过多的状态长期持续，积存在十二指肠球部（十二指肠的入口处）时，就容易损害黏膜导致十二指肠溃疡。胃主要可分为胃体部（上2/3）和幽门部（下1/3）两个部分，胃溃疡大多发生在幽门窦胃角部附近。随着年龄增长，易发生溃疡的部位将逐渐移向胃体部上部的食管附近。十二指肠溃疡多易发生在靠近胃的十二指肠球部。

（2）饮食指导。①进餐和少量多餐，让患者养成定时进餐的习惯，嘱咐患者定时进餐，每餐不宜过饱，以免胃窦部过度扩张而刺激胃酸分泌。在病变活动期还应少量多餐，每日 4 ~ 6 餐，使胃酸分泌有规律。症状缓解后应及时恢复正常餐次饮食。②忌食刺激性强的食物，机械性刺激较强的食物包括生、冷、粗、硬类，如水果、蔬菜等以及产气性食物如葱头、芹菜、玉米、干果等。化学性刺激强的食物多为产酸类或刺激胃酸大量分泌类，如浓肉汤、咖啡、油炸食物、酸辣、香料等调味品及碳酸饮料类等，同时还应戒除烟酒。③选择营养丰富、易消化的食物。主食以面食为主，因面食较柔软、含碱、易消化，不习惯于面食者可以用软饭、米粥代替。蛋白质类食物具有中和胃酸作用，适量饮用脱脂淡牛奶，能稀释胃酸，宜安排在两餐之间饮用，因其钙质吸收反过来刺激胃酸分泌，故不宜多饮。脂肪到达十二指肠时可使小肠分泌肠抑胃泌素，抑制胃酸分泌，但又因其可使胃排空延缓而促进胃酸分泌，所以脂肪的摄入应适量。协助患者建立合理的饮食习惯和结构。

（3）心理指导。①不良的心理因素可诱发和加重病情，而消化性溃疡的患者因疼痛刺激或并发出血，易产生紧张、焦虑等不良情绪，使胃黏膜保护因素减弱，损害因素增加，使病情加重。②应为患者创造安静、舒适的环境，减少不良刺激。③多与患者交谈，使患者了解本病的诱发因素、疾病过程和治疗效果，增强治疗信心，克服焦虑、紧张心理。④针对溃疡病患者临床心理特点，心理护理工作必须要重视患者的情绪变化。⑤除了通过解释、支持、暗示等基本心理护理技术以外，应选择认知调整指导模式。⑥要耐心倾听患者的痛苦与忧伤，了解患者的不良精神因素及各种应激。⑦在取得患者绝对信任的基础上，指导患者调整各种不良的生活方式与饮食习惯，消除各种心理、社会压力。例如帮助患者建立正确的自我观念，不苛求自己，不给自己造成过重的压力；要学会放松自己，做到悦纳自己；学会表达自己的内心感受，让别人理解自己；应适当处理自己的不良情绪，不致太压抑自己。在人际关系处理上学会顺其自然，不过分关注自己，克服以自我为中心；也不要过分地迎合别人，以致委曲求全。

（4）出院指导。①向患者及家属讲解引起溃疡病的主要病因，以及加重和诱发溃疡病的有关因素。②本病治愈率较高，但易复发，病程迁延，易出现相应并发症，故积极消除诱因、合理饮食、按时服药，对预防复发十分重要。③指导患者合理安排休息时间，保证充足的睡眠，生活要有规律，避免精神过度紧张，长时间脑力劳动后要适当活动，保持良好的心态。④指导患者规律进食，少量多餐，强调正确饮食的重要性。⑤嘱咐患者按医嘱服药，指导患者正确服药的方法，学会观察药效及不良反应，不随便停用药物，以减少复发，尤其在季节转换时更应注意。⑥嘱咐患者注意病情变化，定期复诊，及早发现和处理并发症，如上腹疼痛节律发生变化并加剧，或者出现呕血、黑粪时应立即就医。⑦养成便后观察大便的习惯。

二、肠结核

肠结核是结核分枝杆菌（TMB）引起的肠道慢性特异性感染。主要由人型结核分枝杆菌引起。少数地区有因饮用未经消毒的带菌牛奶或乳制品而发生牛型结核分枝杆菌肠结核。本病一般见于中青年人，女性稍多于男性。

（一）护理评估

1. 病因

90% 以上肠结核由人型结核杆菌引起，此外，饮用未经严格消毒的乳制品可因牛型结核杆菌而致病，肠结核感染可经口、血行播散和邻近器官结核的波及所致。结核病的发病是人体和结核菌相互作用的结果，经上述途径获得感染仅是致病的条件，只有当入侵的结核菌数量较多，毒力较大，并有人体免疫功能异常、肠功能紊乱引起局部抵抗力削弱时才会发病。

2. 临床表现

本病一般见于中青年，女性稍多于男性。

（1）腹痛。多位于右下腹或胳膊周围，间歇性发作，常为痉挛性阵痛伴腹鸣，于进餐后加重，排便或肛门排气后缓解。

（2）腹泻与便秘。腹泻是溃疡型肠结核的主要临床表现之一。排便次数因病变严重程度和范围不同而异，一般每日 2 ~ 4 次，重者每日达 10 余次。粪便呈糊样，一般不含脓血，不伴有里急后重。有时患者会出现腹泻与便秘交替。

（3）腹部肿块。腹部肿块常位于右下腹，一般比较固定，中等质地，伴有轻度或中度压痛。

（4）全身症状和肠外结核表现。结核毒血症状多见于溃疡型肠结核，表现为不同热型的长期发热，伴有盗汗。患者倦怠、消瘦、贫血，随病程发展而出现维生素缺乏等营养不良的表现。可同时有肠外结核，特别是活动性肺结核的临床表现。

3. 诊断

（1）X 线小肠钡剂检查发现跳跃征、溃疡、肠管变形和肠腔狭窄等征象。

（2）结肠镜检查发现主要位于回盲部的肠黏膜炎症、溃疡、炎症息肉或肠腔狭窄。

（3）PPD（结核菌素）试验强阳性。

4. 治疗

（1）药物治疗原则。主要是抗结核药物治疗。

（2）常用抗结核病药物。①异烟肼：成人剂量每 300mg，顿服；儿童为 5 ~ 10mg/（kg·d），最大剂量每日不超过 300mg。结核性脑膜炎和血行播散型肠结核的用药剂量可加大，儿童 20 ~ 30mg/kg，成人 10 ~ 20mg/kg。②利福平：成人剂量为 8 ~ 10mg/（kg·d），体重在 50kg 及以下者为 450mg，50kg 以上者为 600mg，顿服。儿童 10 ~ 20sg/（kg·d）。间歇用药为 600 ~ 900mg，每周 2 次或 3 次。③吡嗪酰胺：成人用药为 1.5g/d，间歇给药每周 3 次，用药为 1.5 ~ 2.0g/d。儿童为 30 ~ 40mg/（kg·d）。④乙胺丁醇：成人剂量为 0.75 ~ 1.0g/d，间歇给药每周 3 次，用药为 1.0 ~ 1.25g/d。⑤链霉素：肌内注射，用量为 0.75g/d，每周 5 次；间歇用药每次为 0.75 ~ 1.0g，每周 2 ~ 3 次。

（3）其他治疗。①对症治疗：如伴有腹痛者，可用解痉药（阿托品等）；便秘者可用开塞露或生理盐水低压灌肠；腹泻者，纠正水、电解质失衡等。②糖皮质激素：糖皮质激素在结核病的应用主要是利用其抗炎、抗毒作用，仅用于结核毒性症状严重者，必须确保在有效抗结核药物治疗的情况下使用。使用剂量依病情而定，一般用泼尼松口服 20mg/d，顿服，1 ~ 2 周，以后每周递减 5mg，用药时间为 4 ~ 8 周。

（二）护理措施

1. 一般护理措施

（1）休息。保持病房环境整洁、安静、舒适；患者应卧床休息，避免劳累；全身毒血症状重者应严格卧床休息，以降低机体消耗，待病情稳定后可逐步增加活动量。

（2）饮食。患者应摄入高热量、高蛋白、高维生素、易消化的食物。

（3）心理。主动关心、体贴患者，做好有关疾病及其自我护理知识的宣传教育。特别对于有精神、神经症状的患者，更应给予关照，关注其情绪变化，及时疏导其不良心理状态，使之安心疗养。

2. 重点护理措施

（1）评估。①评估患者肠结核的临床症状：肠结核一般起病缓慢，早期症状不明显，易被忽视，全身症状表现为发热、盗汗、消瘦、乏力等结核病中毒症状以及腹胀、腹痛、腹泻与便秘等消化道症状。观察患者餐后有无腹胀，伴有消化不良、食欲减退、恶心、呕吐等肠结核早期症状。②评估患者是否存在腹泻与便秘的症状：腹泻为肠结核最常见症状，粪便多为稀水样或糊状，一日数次或十几次，多在腹痛后出现。腹泻与便秘交替是肠道功能紊乱的结果。③评估患者腹痛的部位和疼痛程度：腹痛为主要常见症状，占 80% ~ 90%。为慢性腹痛，腹痛部位和病变部位相关。一般为隐痛，有时是绞痛，进食可以诱发或加重。④观察患者是否存在并发症。⑤肠梗阻、肠穿孔、肠出血、窦道形成等为肠结核的并发症。

（2）病情观察。观察结核毒血症状及腹部症状体征的变化；观察患者大便性状、颜色；监测血沉变化，以判断肠结核的转归情况。

（3）对症护理。腹痛时可采取分散患者注意力、腹部按摩、针灸等方法缓解疼痛，必要时遵医嘱应用阿托品等药物止痛；腹泻时应避免含纤维素多的食物；同时可适当使用止泻药物；便秘时嘱咐患者多食含纤维素高的食物，可使用开塞露、灌肠等通便方法。

（4）药物治疗护理。①根据病情、疼痛性质和程度选择性地给予药物止痛，是解除胃肠道疾病疼痛的重要措施。②一般疼痛发生前用药要比疼痛剧烈时用药效果好且剂量偏小。用药后应注意加强观察，防止不良反应、耐药性和成瘾性产生，如阿托品有加快心率、咽干、面色潮红等副作用，哌替啶、吗啡有成瘾性，吗啡还可抑制呼吸中枢等，故疼痛减轻或缓解后应及时停药。③观察抗结核药物毒副作用，使用链霉素、异烟肼（雷米封）、利福平等药物时，注意有无耳鸣、头晕、恶心、呕吐等中毒症状及过敏反应。

3. 治疗过程中可能出现的情况及应急措施

1）体温过高

①保持病房环境整洁、安静、舒适。②患者应卧床休息，避免劳累；全身毒血症状重者应严格卧床休息，以降低机体消耗，待病情稳定后可逐步增加活动量。③给予高热量、高蛋白、高维生素、易消化的流质或半流质饮食，鼓励多进食，多吃水果，多饮水，保证每日摄水量达 2500 ~ 3000mL。不能进食者，应按医嘱从静脉给予补充营养与水分，同时监测患者的尿量和出汗情况以便调整补液量，并保持大便通畅。④严密观察病情变化，体温高于 38.5℃时，应每 4h 测量 1 次体温、脉搏、呼吸，处于体温变化过程中的患者应每 2h 测量 1 次并做记录，或按病情需要随时监测。⑤体温高于 39℃以上者，应给予物理降温，如冷敷、温水擦浴，冷生理盐水灌肠等，以降低代谢率、减少耗氧量。冷湿敷法是用冷水或冰水浸透毛巾敷于头面部和血管丰富处，如腋窝、大腿根部、腋下、颈部，每 10 ~ 15min 更换 1 次；用冷生理盐水灌肠，婴儿每次 100 ~ 300mL。

2）腹痛

（1）病情观察：①密切观察疼痛的部位、性质、程度及其变化，增生型肠结核注意有无并发肠梗阻；②急性腹痛者还应观察生命体征的变化；③溃疡型肠结核注意有无盗汗、发热、消瘦、贫血等症状；④腹痛发作时严禁随意使用镇痛药，以免掩盖症状；⑤观察腹泻程度、粪便的性状、次数、量、气味和颜色的变化。注意有无脱水征。

（2）一般护理：①急性起病、腹痛明显者给予卧床休息，保持环境安静、舒适，温湿度适宜；②根据疼痛的性质、程度，按医嘱选择禁食、流质、半流质饮食。

（3）对症护理：①排便后用温水清洗肛周，保持清洁干燥，涂凡士林或抗生素软膏以保护肛周皮肤；②遵医嘱给予液体、电解质、营养物质输入，注意输入速度的调节；③全身毒血症状严重、盗汗多者及时更换衣服，保持床铺清洁干燥，加强口腔护理。

（4）向患者讲解有关缓解腹痛的知识：①指导和帮助其用鼻子深吸气，然后张口慢慢呼气，如此有节奏地反复进行。②指导式的想象。利用一个人对某一特定事物的想象力达到预期效果，如通过回忆一些有趣的往事等使注意力转移、疼痛减轻。③局部热疗法。除急腹症外，可对疼痛的局部用热水袋热敷。④放松疗法。通过自我意识，集中注意力，使全身各部分肌肉放松，从而提高患者对疼痛的耐受力。

（5）用药护理：据病情、疼痛性质和程度选择性地给予药物止痛，是解除胃肠道疾病疼痛的重要措施。一般疼痛发生前用药要比疼痛剧烈时用药效果好且剂量偏小。

（6）心理指导：慢性腹痛患者因病程长、反复发作，且又无显著疗效，常出现焦虑情绪。疼痛发作时可通过心理疏导或转移注意力及介绍必要的疾病相关知识等方法，消除患者恐惧、焦虑、忧郁等心理，稳定患者的情绪，使患者情绪放松，增强对疼痛的耐受性，从而减轻或消除疼痛。

3）腹泻护理

可用热敷，以减弱肠道运动，减少排便次数，并有利于腹痛等症状的减轻。慢性轻症者可适当活动，饮食以少渣、易消化食物为主，避免生冷、多纤维、刺激性食物。急性腹泻应根据病情和医嘱，给予饮食护理，如禁食或用流质、半流质、软食。排便频繁时，因粪便的刺激，可使肛周皮肤损伤，引起糜烂及感染。排便后应用温水清洗肛周，保持清洁、干燥。

4）失眠

（1）安排有助于睡眠和休息的环境，在患者睡眠时间关闭门窗、拉上窗帘，夜间睡眠时使用壁灯。

（2）保持病房内温度舒适，盖被适宜。

（3）尽量满足患者以前的入睡习惯和入睡方式，建立与以前相类似规律的活动和休息时间表。有计划地安排好护理活动，尽量减少对患者睡眠的干扰。

（4）提供促进睡眠的措施，睡前减少活动量。睡前避免喝咖啡或浓茶水。睡前热水泡脚或洗热水澡，可以做背部按摩、听轻柔的音乐或提供娱乐性的读物。

（5）指导患者使用放松技术，如缓慢地深呼吸，全身肌肉放松疗法等。

（6）限制晚饭的饮水量，睡前排尿，必要时，入睡前把便器放在床旁。

遵医嘱给予镇静催眠药，评价效果，并积极实施心理治疗。

4. 健康教育

（1）知识宣教。肠结核是由于结核分枝杆菌侵犯肠管而引起的慢性特异性感染。继发于肠外结核病者称之为继发性肠结核，原发于肠道本身者为原发性肠结核。肠结核是消化道的常见病之一，其发病年龄以中青年居多，女性比男性多。结核分枝杆菌侵犯肠道可有三条途径：肠源性即消化道感染、血源性即血行感染、直接蔓延。好发部位为回盲部，可占肠结核的 85% ~ 90%。

（2）饮食指导。①向患者解释营养对治疗肠结核的重要性。由于结核病是一种慢性消耗性疾病，只有保证营养的供给，提高机体抵抗力，才能促进疾病的痊愈。②与患者及家属共同制定饮食计划。③应给予高热量、高蛋白、高维生素又易于消化的食物。④腹泻明显的患者应少食乳制品、富含脂肪的食物和粗纤维食物，以免加快肠蠕动。⑤肠梗阻的患者要严格禁食。严重营养不良者应协助医师进行静脉营养治疗，以满足机体代谢需要。⑥每周测量患者的体重，并观察有关指标，如电解质、血红蛋白，以评价其营养状况。

（3）心理指导。肠结核治疗效果不明显时，患者往往对预后感到担忧。纤维结肠镜等检查有一定痛苦。因此，应注重患者的心理护理，通过解释、鼓励来提高患者对配合检查和治疗的认识，稳定患者情绪。

（4）出院指导。①肠结核的预后取决于早期诊断与及时正规治疗，一般预后良好。必须向患者强调有关结核病的防治知识，特别是肠结核的预防重在肠外结核，如肺结核的早期诊断与积极治疗对于防治肠结核至关重要。②注意个人卫生，提倡公筷进餐或分餐制，鲜牛奶应消毒后饮用。③患者的餐具及用物均应消毒，对患者的粪便也应进行消毒处理。④嘱咐患者注意休息，要劳逸结合，避免疲劳、受凉。⑤指导患者坚持抗结核药物治疗，说明规范治疗与全程治疗结核病的重要性，按时、按量服用药物，切忌自行停药。⑥要注意观察药物的疗效和不良反应，了解抗结核药物毒副作用及如何预防，有不适立即到医院就诊，并遵医嘱定期门诊复查。

第三节 溃疡性结肠炎与肝硬化的护理

一、溃疡性结肠炎

溃疡性结肠炎是一种病因尚不十分清楚的结肠和直肠慢性非特异性炎症性疾病，病变局限于大肠黏膜及黏膜下层。病变多位于乙状结肠和直肠，也可延伸至降结肠，甚至整个结肠。病程漫长，常反复发作。本病见于任何年龄，但20 ~ 30岁最多见。

（一）护理评估

1. 病因

溃疡性结肠炎的病因至今仍不明。心理因素在疾病恶化中占有重要地位，原来存在的病态精神如抑郁或社会距离在结肠切除术后明显改善。有人认为，溃疡性结肠炎是一种自身免疫性疾病。

目前认为炎性肠病的发病是外源物质引起宿主反应、基因和免疫影响三者相互作用的结果。根据这一见解，溃疡性结肠炎与克罗恩病是一个疾病过程的不同表现。

2. 临床表现

（1）消化系统表现：①腹泻和黏液脓血便。②腹痛：轻型患者可无腹痛或仅有腹部不适。③其他症状：可有腹胀，严重病例有食欲缺乏、恶心、呕吐等症状。④体征：轻、中型患者仅有左下腹轻压痛，有时可触及痉挛的降结肠或乙状结肠。重型和暴发型患者常有明显压痛和鼓肠。若有腹肌紧张、反跳痛、肠鸣音减弱应注意中毒性巨结肠、肠穿孔等并发症。

（2）全身表现：一般出现在中、重型患者身上，中、重型患者活动期常有低度至中度发热，高热多提示并发症或见于急性暴发型。重症或病情持续活动可出现衰弱、消瘦、贫血、低蛋白血症、水与电解质平衡紊乱等表现。

3. 诊断

（1）血液检查。

（2）粪便检查。粪便常规检查肉眼观察常有黏液脓血，显微镜检可见红细胞和脓细胞，急性发作期可见巨噬细胞。

（3）结肠镜检查。该检查是本病诊断与鉴别诊断的最重要手段之一。

（4）X 线钡剂灌肠检查。

4. 治疗

治疗目的是控制急性发作，维持缓解，减少复发，防治并发症。

1）药物治疗

（1）氨基水杨酸制剂：①柳氮磺吡啶（SASP）：是治疗本病的常用药物。用药方法：4g/d，分 4 次口服。病情完全缓解后仍要继续用药长期维持治疗。该药不良反应分为两类：一类是剂量相关的不良反应，如恶心、呕吐、食欲减退、头痛、可逆性男性不育等，餐后服药可减轻消化道反应。另一类不良反应属于过敏，有皮疹、粒细胞减少、自身免疫性溶血、再生障碍性贫血等，口服 5-ASA 新型制剂，有各种控释剂型的美沙拉嗪、奥沙拉嗪和巴柳氮。② 5-ASA 的灌肠剂：适用于病变局限在直肠乙状结肠者；栓剂适用于病变局限在直肠者。

（2）糖皮质激素：一般予口服泼尼松 40 ~ 60mg/d；重症患者先予较大剂量静脉滴注，如氢化可的松 300mg/d、甲泼尼龙 48mg/d 或地塞米松 10mg/d，7 ~ 10 天后改为口服泼尼松 60mg/d，病情缓解后以每 1 ~ 2 周减少 5 ~ 10mg 用量至停药。减量期间加用氨基水杨酸制剂逐渐接替激素治疗。

（3）病变：局限在直肠乙状结肠者可用琥珀酸钠氢化可的松（不能用氢化可的松醇溶制剂）100mg 或地塞米松 5mg 加生理盐水 100mL 做保留灌肠，每晚 1 次。病变局限于直肠者如有条件也可用布地奈德泡沫灌肠剂 2mg 保留灌肠，每晚 1 次。

（4）免疫抑制药：硫唑嘌呤或巯嘌呤可试用于对激素治疗效果不佳或对激素依赖的慢性持续型病例，加用这类药物后可逐渐减少激素用量甚至停用，大部分患者可取得暂时缓解而避免急症手术。

2）手术治疗

紧急手术指征为：并发大出血、肠穿孔、重型患者，特别是合并中毒性巨结肠经积极内科治疗无效且伴有严重毒血症状者。

（二）护理措施

1. 一般护理措施

（1）一般护理。①重者、慢性衰弱者应卧床休息，保证睡眠。②轻者应鼓励从事一般的轻工作，生活有规律，注意劳逸结合。③给予足够热量，富有蛋白质、维生素，少渣饮食，少量多餐，避免对肠道有刺激性的食物。严重者可采用静脉高营养治疗。④腹泻频繁者应做好肛周皮肤清洁护理。⑤药物保留灌肠时宜在晚睡前执行，先嘱咐患者排净大便，行低压保留灌肠。⑥给予心理支持，促进早日康复。

（2）病情观察

腹泻的性质、次数、量，肉眼血尿的程度，腹痛的部位、程度，体温变化及体重减轻情况。

（3）症状护理。①腹痛的护理。观察腹痛部位、性质、时间。必要时遵医嘱应用解痉药，观察生命体征情况、肠鸣音，及时发现有无急性肠穿孔、弥漫性腹膜炎等并发症，病情变化及时通知医师。②腹泻的护理。准确记录大便次数与性质，血便量多时应估计出血量及时留取化验标本，并通知医师，遵医嘱给予止血药物。严重者观察生命体征变化、准确记录出入量。③营养支持。指导患者进食刺激性小、纤维素少、高热量饮食。大出血时禁食，根据病情过渡到流食和无渣饮食，慎用牛奶和乳制品。

2. 重点护理措施

（1）药物灌肠护理。①最好选在临睡时（21：00～22：00）进行，为患者提供整洁安静的环境，关闭门窗，用屏风遮挡，注意保暖，避免着凉。②取现配药物 50～100mL，嘱咐患者排空大小便，用温水清洗会阴保证局部清洁。一般取左侧卧位，臀部垫高 10cm，灌肠液温度为 38℃～40℃。患者便血量多，温度应适当降低，患者怕冷选择灌肠液的温度应适当提高，以患者没有不适感觉为最好。过凉刺激肠黏膜引起肠蠕动，不利于药物的保留；温度过高可使肠黏膜受刺激处于充血、水肿，易引起排便反射。③插管深度以 10cm 为宜。肛管前端要用液状石蜡充分润滑，药物要摇匀，动作要轻柔，叮嘱患者做深呼吸、放松。旋转肛管，以防止有粪块堵塞肛管引起药流不畅。④同时分散患者的注意力，使肛门括约肌放松；药液要缓慢注入肠内。⑤重症患者每天保留灌肠 2 次。灌肠后嘱咐患者每 15min 更换体位 1 次，让药物与肠壁充分接触以利于病变黏膜修复。⑥

在操作过程中，要有整体观念，密切观察病情，如出现腹痛、腹胀、头晕、出汗等立即停止灌肠并通知医师处理，做好护理记录。灌肠液保留大于 2h，以完全吸收为宜，14 天为 1 个疗程。

（2）灌肠后护理。①用药后严密观察病情，及时准确地收集和记录有关资料。②注意观察患者腹痛情况，大便次数、量、性质等。治疗的前几天，大便次数可能会增加，应事先向患者解释清楚，避免其紧张。③对年老、体弱、消瘦患者，应注意纠正或避免水、电解质平衡紊乱。④将治疗前后的观察与检查结果比较，以便综合判断疗效。

（3）药物治疗护理。嘱咐患者不要自行更改或随便加减药物，并告知服药的目的及注意事项。①水杨酸制剂。SASP（柳氮磺吡啶），5-ASP（5- 氨基水杨酸），此类药物饭后口服，可能有恶心、呕吐、皮疹等反应。②激素类。泼尼松口服或地塞米松、氢化可的松等静脉用。③保留灌肠。生理盐水内加激素、抗生素等，并加适量淀粉（生粉）通过局部用药，以抑制炎症，促进痊愈。

3. 治疗过程中可能出现的情况及应急措施

（1）疼痛。①病情观察：严密观察疼痛的部位、性质、程度及其变化。急性腹痛者还应观察有无生命体征改变，如溃疡病并发急性胃肠穿孔可引起休克。腹痛发作时严禁随意使用镇痛药，以免掩盖症状，应及时报告医师。②一般护理：急性起病、腹痛明显者予以卧床休息；保持环境安静、舒适，温、湿度适宜。③对症护理：介绍有关缓解腹痛的知识，指导和帮助患者缓解疼痛。

（2）体液不足。①病情观察：定时测量和记录生命体征及意识状态，血容量不足时可发生心动过速、呼吸急促、血压降低，甚至休克；腹泻严重时因碱性物质含量高的小肠液丧失，可导致代谢性酸中毒，常有呼吸加深加快；持续性呕吐易导致代谢性碱中毒，呼吸浅慢，病情严重时可出现意识障碍；准确观察和记录呕吐及腹泻的次数、性状、量、颜色、气味和伴随症状等，记录每日的液体出入量，尿相对密度、体重、皮肤弹性，并估算脱水的程度。②一般护理：病情较重者应卧床休息，病房环境整洁、安静、舒适。制定出每日的摄入水量，计划每日应补充的液量是：已经损失量；当日生理需要量；当日的额外损失量。饮食以少渣、易消化为主，避免生冷、多纤维及刺激性强的食物。

（3）腹泻。①给予清淡、少油腻、易消化、低渣、高营养饮食，勿食牛奶和乳制品。②病情严重者，给予禁食，或从静脉补充营养及电解质。③腹泻频繁者，嘱咐便后用温水清洗，防止肛周皮肤黏膜破溃、糜烂。④使用水杨酸制剂或甲硝唑治疗时，注意胃肠道的副作用，宜饭后服用，注意观察大便的性质、颜色、形态、次数、伴随症状及便后症状。

4. 健康教育

（1）知识宣教。溃疡性结肠炎又称非特异性溃疡性结肠炎，是指一种病因不明的慢性结肠炎性疾病，可能与感染、遗传、免疫三大因素及其相互作用有关。临床以腹泻、黏液脓血便、腹痛为主要特征，发作期与缓解期交替，可发生于任何年龄，以青壮年多见，男性多于女性。

（2）饮食指导。①饮食对本病的治疗效果有较大影响。指导患者饮食要节制，少量多餐、不要暴饮暴食，尽量进食细、软、烂、易消化、高热量、高蛋白、高维生素、低脂肪饮食（如鱼、瘦肉、水蒸蛋、豆制品等）。②发作期间进无渣半流质饮食，忌生冷、油腻、多纤维素及辛辣刺激性食物等，以免加重病情或导致症状复发。③注意饮食卫生，避免肠道感染诱发或加重病情。④在配餐上应根据患者的口味、具体条件和病情轻重给予适当的调整。

（3）心理指导。由于溃疡性结肠炎易发难愈，需要长期治疗，药费价格昂贵，经济负担难以承受，社会及家人的支持减少，致使患者心情焦虑、抑郁、治疗的依从性差，从而影响疗效。所以，护理人员要主动关心体贴患者，通过经常不断地沟通交流，与他们建立起相互信任关系，主动向患者介绍本病的主要表现、特点和诱发加重因素，让患者了解治疗的安全性及疗效，以增强患者的信心，使其积极配合治疗。

（4）出院指导。①告诉患者及其家属，本病的轻型和长期缓解者预后较好，反复发作、暴发型或有并发症者预后较差。②告诫患者合理休息，正确对待疾病，做到劳逸结合，保持良好的心理状态，树立战胜疾病的信心。③指导患者合理饮食，保证每日摄取足够营养，避免粗纤维食物及刺激性食物，忌冷食。④嘱咐患者坚持治疗，并教会患者识别药物的不良反应，不得随意停药或换药。服药期间应大量饮水，如出现异常情况及时就诊，以免延误病情。⑤避免一切诱发因素，在肠黏膜没有完全恢复正常的时候，特别强调不能食用海产品，注意天气变化及时增减衣服，避免各种感染，如有异常应及时就医。⑥对于病程超过 10 年、有恶变倾向的，应嘱咐患者每年定期复查。

二、肝硬化

肝硬化是临床常见的慢性进行性肝病，由一种或多种病因长期或反复作用形成的弥漫性肝损害。在我国大多数为肝炎后肝硬化，少部分为酒精性肝硬化和血吸虫性肝硬化。病理组织学上有广泛的肝细胞坏死、残存肝细胞结节性再生、结缔组织增生与纤维隔形成，导致肝小叶结构破坏和假小叶形成，肝脏逐渐变形、变硬而发展为肝硬化。早期由于肝脏代偿功能较强可无明显症状，后期则以肝功能损害和门脉高压为主要表现，并有多系统受累，晚期常出现上消化道出血、肝性脑病、继发感染、脾功能亢进、腹水、癌变等并发症。

（一）护理评估

1. 病因

引起肝硬化的病因很多，可分为病毒性肝炎肝硬化、酒精性肝硬化、代谢性肝硬化、胆汁淤积性肝硬化、肝静脉回流受阻性肝硬化、自身免疫性肝硬化、毒物和药物性肝硬化、营养不良性肝硬化、隐源性肝硬化等。

（1）病毒性肝炎。目前在中国，病毒性肝炎尤其是慢性乙型、丙型肝炎，是引起门静脉性肝硬化的主要因素。

（2）酒精中毒。长期大量酗酒，是引起肝硬化的因素之一。

（3）营养障碍。多数学者承认营养不良可降低肝细胞对有毒和传染因素的抵抗力，而成为肝硬化的间接病因。

（4）工业毒物或药物。长期或反复接触含砷杀虫剂、四氯化碳、黄磷、氯仿等，或长期使用某些药物如双醋酚汀、异烟肼、辛可芬、四环素、氨甲蝶呤、甲基多巴，可产生中毒性或药物性肝炎，进而导致肝硬化。黄曲霉素也可使肝细胞发生中毒损害，引起肝硬化。

（5）循环障碍。慢性充血性心力衰竭、慢性缩窄性心包炎可使肝内长期淤血缺氧，引起肝细胞坏死和纤维化，称淤血性肝硬化，也称为心源性肝硬化。

（6）代谢障碍。如血色病和肝豆状核变性（亦称 Wilson 病）等。

（7）胆汁淤积。肝外胆管阻塞或肝内胆汁淤积时，高浓度的胆红素对肝细胞有损害作用，久之可发生肝硬化，肝内胆汁淤积所致者称原发胆汁性肝硬化，由肝外胆管阻塞所致者称继发性胆汁性肝硬化。

（8）血吸虫病。血吸虫病时由于虫卵在汇管区刺激结缔组织增生成为血吸虫病性肝纤维化，可引起显著的门静脉高压，亦称为血吸虫病性肝硬化。

（9）原因不明。部分肝硬化原因不明，称为隐源性肝硬化。

2. 临床表现

（1）代偿期。部分患者可无任何不适。多数患者早期以乏力、食欲缺乏较为突出，可伴有恶心、厌油腻、腹胀、腹泻及上腹不适等症状。症状多呈间歇性，常与劳累有关，休息和治疗后可缓解。患者多消瘦，肝脏可轻度肿大，质硬，伴有轻度压痛。脾亦可有轻、中度肿大。肝功能正常或轻度异常。

（2）失代偿期。主要表现为肝功能减退和门静脉高压所致的症状和体征。

3. 诊断

失代偿期肝硬化诊断并不困难，依据下列各点可做出临床诊断：

（1）有病毒性肝炎、长期大量饮酒等可导致肝硬化的有关病史。

（2）有肝功能减退和门静脉高压的临床表现。

（3）肝功能试验有人血清白蛋白下降、血清胆红素升高及凝血酶原时间延长等指标提示肝功能失代偿。

（4）B 超或 CT 提示肝硬化以及内镜发现食管胃底静脉曲张。必要时肝穿刺活检可获确诊。

4. 治疗

本病目前无特效治疗，关键在于早期诊断，针对病因给予相应处理，阻止肝硬化进一步发展，后期积极防治并发症，至终末期则只能有赖于肝移植。

（1）支持疗法。病情重、进食少、营养状况差的患者，可通过静脉纠正水及电解质平衡，适当补充营养，视情况输注白蛋白或血浆。

（2）限制钠和水的摄入。钠摄入量限制在 60 ~ 90mmol/d（相当于食盐 1.5 ~ 2g/d）。部分轻、中度腹水患者经此治疗可发生自发性利尿，腹水消退。应用利尿药时，可适当放宽钠摄入量。有稀释性低钠血症（< 125mmol/L）者，应限制水摄入，摄入水量在 500 ~ 1000mL/d。

（3）利尿药。临床常用的利尿药为螺内酯和呋塞米。前者为潴钾利尿药，单独长期大量使用可发生高钾血症；后者为排钾利尿药，单独应用应同时补钾。先用螺内酯 40 ~ 80mg/d，4 ~ 5s 后视利尿效果加用呋塞米 20 ~ 40mg/d，以后再视利尿效果分别逐步加大两药剂量（最大剂量螺内酯 400mg/d，呋塞米 160mg/d）。理想的利尿效果为每天体重减轻 0.3 ~ 0.5kg（无水肿者）或 0.8 ~ 1kg

（有下肢水肿者）。

（4）提高血浆胶体渗透压。对低蛋白血症患者，每周定期输注白蛋白或血浆，可通过提高胶体渗透压促进腹水消退。

（5）难治性腹水的治疗。①大量排放腹水加输注白蛋白。在 1 ~ 2h 放腹水 4 ~ 6L。同时输注白蛋白 8 ~ 10g/L，继续使用适量利尿药。②自身腹水浓缩回输。③经颈静脉肝内门体分流术（TIPS）。

（6）肝移植。是对晚期肝硬化治疗的最佳选择，掌握手术时机及尽可能充分做好术前准备可提高手术存活率。

（二）护理措施

1. 一般护理措施

（1）休息和体位。失代偿期应卧床休息，减少机体消耗和肝脏损害；病房环境要安静、舒适，有明显腹腔积液时应取半卧位或坐位，以改善患者的呼吸状况；卧床时尽量取平卧位，以增加肝、肾血流量，改善肝细胞的营养，提高肾小球滤过率。可抬高下肢，以减轻水肿。阴囊水肿者可用拖带托起阴囊，以利水肿消退。

（2）加强皮肤、口腔护理。

①肝硬化患者机体免疫力减退，容易合并各种各样感染而使病情加重，皮肤与口腔是多种感染发生的门户。

②严重腹水时，腹壁皮肤绷紧、变薄，发生脐突或胳疝，嘱咐患者内衣应宽松、柔软、清洁、舒适，要经常修剪指甲，避免抓破皮肤。

③臀部、阴囊、下肢水肿者要特别保持床褥干燥、平整，可用棉垫或水垫垫于受压部位，以防局部压疮，并局部给予热敷或按摩。协助翻身，动作要轻柔，以免擦伤皮肤。

④皮肤瘙痒用手轻拍皮肤，避免搔抓，每天温水擦洗皮肤 1 ~ 2 次，勿用刺激性的肥皂和沐浴液，沐浴后可用性质柔和的润肤品。对所有输液、注射穿刺处，严格执行无菌操作，注意预防穿刺部位引发的感染。

⑤对有慢性口腔疾病或重症患者要给予口腔护理，以保持口腔清洁，预防口腔溃疡。

（3）饮食。给予高热量、高蛋白、低脂肪、多维生素易消化饮食。有腹水或水肿时应给予低盐或无盐饮食；肝功能显著损害或血氨偏高应限制或暂时禁食蛋白质；有食管胃底静脉曲张时，应严格戒烟，避免进食坚硬及粗糙食物。

（4）病情观察。

①注意有无精神、性格、行为改变，以便及早发现肝性脑病。

②观察呕吐物及大便的颜色、性状改变，警惕消化道出血发生。

③应用利尿药时应注意水、电解质平衡情况。

④大量腹水及全身水肿者保持皮肤清洁、干燥，防止压疮发生。

⑤准确记录出入量，每日测量腹围与体重，以了解腹水增减情况。

2. 重点护理措施

（1）利尿药应用后的护理。

①肝硬化腹水患者多使用较大剂量的利尿药，护理人员要了解利尿药的作用机制，口服药要看服到口，静脉用药要严格掌握剂量。

②密切观察利尿药物的不良反应，如长期使用氢氯噻嗪、呋塞米可引起低钾、低钠反应。长期使用螺内酯、氨苯蝶啶可引起高钾血症。

③利尿速度不宜过快，以免诱发肝性脑病。

④观察患者有无意识改变、腹胀、乏力、疲倦、扑翼样震颤等肝性脑病先兆症状。

⑤准确记录24h尿量，测腹围（晨起排尿排便后，平卧位皮尺过脐一周）、测体重（五定：同一时间、同一秤、空腹、排空大小便、同一衣服和鞋子）。

⑥及时检查生化，注意血钠、钾、氯等离子的浓度变化，防止电解质紊乱。

（2）腹腔穿刺术的护理。大量顽固性腹水应用利尿药效果较差，一般给予腹腔穿刺进行腹水排放。

①术前准备：按病情需要备齐用物及药物。耐心详细地向患者解释穿刺的目的及治疗意义，解除患者的紧张、恐惧心理。嘱咐患者排尿以免损伤膀胱。

②术中配合：一次抽腹水不宜大于5000mL，以免大量放腹水诱发肝性脑病。穿刺过程中应注意观察患者有无恶心、头晕、心悸、面色苍白、出冷汗等现象，观察腹水颜色。抽取腹水标本，及时送检。

③术后护理：术后用无菌干棉签按压，用无菌纱布固定好，以防溢液不止，引起继发感染。24h观察穿刺部位有无渗血、渗液，并严格交接班，详细记录。

（3）胸腹腔置管引流的护理。观察是否通畅，记录量和颜色。按医嘱定量夹管，间歇开放。

（4）评估

①测量体温了解有无感染征象。

②观察心率：口服普萘洛尔不得＜ 55 次 / 分。

③神志水平：有无肝性脑病先兆症状。

④皮肤黏膜情况：有无肝性面容、脾大、皮肤瘙痒、色素沉着、黄疸、蜘蛛痣、肝掌、双下肢及全身水肿程度等。

⑤有无内分泌系统失调表现出男性乳房发育、女性闭经或不孕、血糖水平（肝硬化并发血糖异常）等。

⑥腹部体征：有无腹部隆起、腹胀、腹痛，有无肝脾肿大。

⑦有无便秘、腹泻，观察大便颜色及尿量、尿色。

⑧评估有无侧支循环建立：如腹壁静脉曲张、痔疮、消化道出血等。

⑨此次入院的原因，有无饮酒史、肝炎史、长期用药史、血吸虫病史及有无门静脉高压，是否行过内镜下治疗。

⑩有无出血情况：如呕血、便血、牙龈鼻腔出血、皮肤黏膜淤点、瘀斑等。

⑪心理状况及家庭支持情况。

（5）病情观察。肝硬化患者极易诱发肝性脑病、消化道出血、自发性腹膜炎、肝肾综合征等多种并发症。临床护理中通过密切观察患者体温、脉搏、呼吸、血压，可及早发现异常变化，及时报告医师，并采取积极的相应护理措施。如肝硬化患者多伴有食管胃底静脉曲张，腹水发生后增加了消化道出血发生的风险，临床护理要随时关注患者呕吐物和粪便颜色、性质和量。

（6）用药护理。

①应用谷氨酸钾和谷氨酸钠时，钠比例应根据血清钾钠浓度和病情而定，患者尿少时少用钾剂，明显腹水和水肿时慎用钠剂，谷氨酸盐是碱性，使用前可先注射 3 ～ 5g 维生素 C。

②应用精氨酸时，滴注速度不宜过快，否则可出现流涎、呕吐、面色潮红等反应，精氨酸不宜与碱性溶液配伍使用。

③乳果糖在肠内产气较多，可引起腹胀、腹绞痛、恶心、呕吐及电解质紊乱等，应用时应从小剂量开始。

④长期使用新霉素的患者少数可出现听力或肾功能损害，故新霉素不宜超过 1 个月，用药期间应监测听力和肾功能。

⑤大量输注葡萄糖时，必须警惕低钾血症、心力衰竭和脑水肿。

3. 治疗过程中可能出现的情况及应急措施

（1）食管胃底静脉曲张。出血患者有呕血、便血等出血病史，出现面色苍白，表情淡漠，出冷汗，脉搏细速，肠鸣音亢进，应首先考虑有出血情况。

①如果患者出现呕血，需要立即去枕平卧，头偏向一侧，绝对卧床，禁食，及时准备吸引器。

②立即通知值班医师或主管医师。迅速建立静脉通路（大号针头），同时抽血型、血交叉、配血，如已有输液患者，则加快输液速度，如已有备血立即提血。

③测血压、脉搏、体温，每隔 15 ~ 30min 监测 1 次并做好记录。

④给予吸氧，保持呼吸道通畅，同时注意保暖。

⑤密切观察病情变化，注意呕吐物及大便的颜色、性质、量，做好记录。

⑥食管静脉曲张破裂出血，备好三腔二囊管，配合医师插三腔管进行止血。

⑦按医嘱给予止血药及扩容药。

⑧正确记录 24h 出入量，必要时留置导尿，做好病重护理记录。

⑨做好心理指导，消除紧张、焦虑情绪。

⑩出血量的估计：每日出血量在 5mL 以上者大便潜血试验阳性；每日出血量在 60mL 以上者出现黑便；胃内储血量 250mL 以上者出现呕血；出血量不超过 400mL 时一般不引起全身症状。当出血量达 500 ~ 800mL 时，患者可有循环血容量减少的表现。当出血量达 1000 ~ 1500mL 时，临床上可出现失血性休克的改变。总之，出血量的估计应根据临床表现，特别是对血压和脉搏的动态观察，以及患者的红细胞计数、血红蛋白、血细胞比容和中心静脉压测定等综合考虑、全面估计。

⑪如经内科治疗出血不止，应考虑手术治疗，做好术前准备。

（2）肝性脑病注意有无性格及行为的异常表现，是否有扑翼样震颤，呼吸是否有烂苹果味，及早发现肝性脑病的先兆。

①病情观察：密切注意肝性脑病的早期征象，如患者有无冷漠或欣快、理解力和近期记忆力减退、行为异常以及扑翼样震颤等。

②监测并记录患者血压、脉搏、呼吸、体重及瞳孔的变化。

③定期复查血氨，肝、肾功能，电解质变化，若有情况及时协助医师进行处理。

④消除诱因，避免诱发和加重肝性脑病：常见诱因有上消化道出血、高蛋白

饮食、大量排钾利尿和放腹水、催眠镇静药和麻醉药、便秘、感染、尿毒症、低血糖、外科手术等。

⑤清除肠内积血，保持肠道清洁，维护正常的肠道环境是防止血氨升高的有效措施：清洁肠道，给予温盐水 1000mL 灌肠或弱酸 200mL（食醋加温水）保留灌肠（忌用肥皂水）；抑制肠内细菌生长：口服新霉素，抑制肠道菌丛，减少代谢产物生成；抑制蛋白质分解；口服乳果糖，乳果糖口服后完整到达结肠，被肠内糖分解菌分解，通过酸化肠腔、渗透性缓泻而抑制蛋白质分解菌和致病菌生长，从而减少氨和内毒素的产生和吸收。

⑥纠正氨基酸代谢紊乱：对于使用利尿药者，应定期抽血测定电解质及血气分析，并及时给予补充纠正。另外，库存血的输入也可使血氨增加。准确记录出入量，每日入液量不超过 2500mL，尿少时入液量相对减少，以免血液稀释，血钠过低。

（3）自发性细菌性腹膜炎合并自发性细菌性腹膜炎。常迅速加重肝损害、诱发肝性脑病等严重并发症。确诊后尽早给予抗生素治疗（以头孢克肟等第三代头孢菌素为首选）。同时须采取以下护理措施：

①住单独病房，加强室间消毒。

②严密观察病情，对肝硬化、重症肝炎腹水患者，凡有不明原因的发热、腹痛、腹水量进行性增多，利尿药反应差，病情加重应高度警惕自发性腹膜炎，及时做腹水检查。

③勤查血象，咽拭子、痰液、血液等培养。

④发现感染及早应用有效抗生素。

⑤严格无菌操作，加强病房管理，减少陪护探视，避免交叉感染。

（4）营养失调。

①病情观察：观察患者的食欲、有无恶心呕吐、对饮食的爱好；评估其营养状况，包括每日营养摄入量、体重、化验室检查的有关指标变化等。

②一般护理：失代偿期应卧床休息，减少机体消耗和肝脏损害；病房环境要安静、舒适，有明显腹腔积液时应取半卧位或坐位，以改善患者的呼吸状况。

③饮食护理：向患者及家属说明饮食治疗的意义和原则，共同分析导致患者营养状况下降的有关因素，既保证饮食中的营养供给，又必须遵守必要的饮食限制是改善肝功能、延缓肝硬化病情进展的基本措施；与患者共同制定既符合治疗要求，又照顾到患者饮食习惯及爱好的饮食计划。肝硬化患者的饮食原则是高热

量、高蛋白、高维生素、适量脂肪、易消化食物；蛋白质的主要来源以豆制品、鸡蛋、牛奶、鱼、瘦肉、鸡肉等为主，尤其是豆制品，因其所含蛋氨酸、芳香氨基酸和产氨基酸较少；血氨偏高者限制或禁止蛋白质饮食；待病情好转后再逐渐增加蛋白质的摄入量。

④有腹腔积液者应低盐或无盐饮食，钠限制在每日 500 ~ 800mg（氯化钠 1.2 ~ 2.0g），进水量限制在每日 1000mL 左右；要教会患者如何安排每日摄入的食盐量，并向患者介绍各种食物的成分。

⑤对症护理：食管胃底静脉曲张者要严格要求患者避免粗糙的、过硬的食物，以防损伤曲张的静脉而导致出血。可指导患者进食菜泥、果泥、肉末、软饭、面食等，且进餐时应细嚼慢咽；服用片剂的药物应先磨成粉末再行服用；恶心、呕吐时应遵医嘱应用甲氧氯普胺等药物。

（5）体液过多。

①病情观察：观察腹腔积液和皮下水肿的消长情况，准确记录出入液量、测量腹围及体重。在患者有进食量不足、呕吐、腹泻时，或遵医嘱使用利尿药及放腹腔积液后更应加强观察；监测血清电解质和酸碱变化，及时发现和纠正电解质和酸碱代谢紊乱；注意观察患者的精神、行为、言语变化，监测脑电图，以便及时发现并纠正肝性脑病。

②一般护理：嘱咐患者卧床休息，大量腹腔积液者可取半卧位，使膈肌下降，以利于减轻呼吸困难：肢体水肿者，可抬高下肢，以利静脉回流，减轻水肿；阴囊水肿者可用托带托起阴囊，以减轻不适感。

③对症护理：患者皮肤常有干燥、瘙痒、水肿等现象，每日用温水擦浴，水温不宜过高，否则可使皮肤更加干燥、皮肤瘙痒加重。注意保持皮肤清洁，衣着应宽松、柔软，床铺应平整、洁净。定时协助患者更换体位，防止压疮或感染。皮肤瘙痒者应遵医嘱给予止痒处理，嘱咐患者勿抓搔，以免皮肤破损和感染。

④用药护理：使用利尿药应注意利尿速度不宜过快，以每周体重减轻不超过 2kg 为宜。短时间内快速大量利尿可能诱发肝性脑病，故应小剂量、间歇用药。使用排钾利尿药者应注意补钾。

4. 健康教育

（1）知识宣教。肝硬化是一种以肝组织弥漫性纤维化、假小叶和再生结节形成为特征的慢性肝病。主要由病毒性肝炎、酒精中毒、胆汁淤积循环障碍、工业毒物或药物、代谢营养障碍等引起。临床以肝功能损害和门静脉高压为主要特征，晚期出现消化道出血、肝性脑病、继发感染等严重并发症。

（2）饮食指导。

①向患者及家属说明饮食治疗的意义和原则，共同分析导致患者营养状况下降的有关因素。既保证饮食中的营养供给，又必须遵守必要的饮食限制是改善肝功能、延缓肝硬化病情进展的基本措施。

②与患者共同制定既符合治疗要求，又照顾到患者饮食习惯及爱好的饮食计划。肝硬化患者的饮食原则是高热量、高蛋白、高维生素、适量脂肪、易消化食物。蛋白质是肝细胞修复和维持血浆白蛋白的重要物质基础，应保证其摄入量。但过多摄入蛋白质，会加重肝脏负担，甚至诱发肝昏迷。

③维生素：维生素 A、维生素 D、维生素 E、维生素 K、维生素 B_1、维生素 B_6 以及一些微量元素如锌、硒、铬等，应及时予以补充。肝硬化腹水患者体内缺乏锌和镁离子，因此在日常饮食中应适量摄取含锌和镁丰富的饮食，如瘦猪肉、牛肉、羊肉、鱼类以及绿叶蔬菜、豌豆和乳制品等。

④蛋白质的主要来源以豆制品、鸡蛋、牛奶、鱼、瘦肉、鸡肉等为主，尤其是豆制品。血氨偏高者限制或禁止蛋白质饮食，待病情好转后再逐渐增加蛋白质的摄入量。

⑤有腹腔积液者应低盐或无盐饮食，钠限制在每日 500 ~ 800mg（氯化钠 1.2 ~ 2.0g），进水量限制在每日 1000mL 左右。要教会患者如何安排每日摄入的食盐量，并向患者介绍各种食物的成分，例如含钠量高的食物有咸肉、咸鱼、酱菜、罐头食物及酱油、含钠味精等，应尽量减少食用。多食含钠较少的粮谷类、瓜茄类和水果等。低盐饮食常使患者感到食物淡而无味，可指导患者添加一些调味品以增进食欲，如柠檬汁、食醋等。

⑥适量摄入脂肪有助于增加患者的食欲，但要控制入量。

⑦糖类供应要充足。充足的糖类可保证肝脏合成并贮存肝糖原，防止毒素对肝细胞的损害。但是过多地进食糖类，不仅影响食欲，且容易造成体内脂肪的积聚，诱发脂肪肝及动脉硬化等症。

⑧避免损伤曲张静脉，食管胃底静脉曲张者应食菜泥、肉末、软食，进餐时细嚼慢咽，咽下的食团宜小且外表光滑，切勿混入糠皮、鱼刺、甲壳等，药物应磨成粉末，以防损伤曲张的静脉导致出血。

⑨营养状况监测：经常评估患者的饮食和营养状况，包括每日所进食物和进食量，体重和实验室检查有关指标的变化。

（3）心理指导。

①肝硬化患者病程长，久治不愈，症状多变，常有消极悲观情绪，多有抑郁、焦虑、恐惧，甚至绝望等心理反应，及时了解患者的思想动态，加强与患者的交流与沟通，针对不同患者可采用不同心理疗法，使患者树立战胜疾病的信心和掌握与疾病作斗争的方法。

②鼓励家属共同关心照顾患者，帮助患者树立战胜疾病的信心和勇气，保持良好的心态，积极配合治疗。多与患者沟通，向其传递爱、关心与支持，对烦躁、性格异常患者的异常表现和行为应给予理解，帮助患者树立正确面对疾病的心态，积极配合各项治疗和护理工作，建立良好的生活方式，从而提高生活质量。

③应重视患者家属的心理指导，与患者家属一起讨论护理问题，让其了解本病的特点，做好充分的心理准备。帮助患者亲属合理安排时间，制定一个切实可行的照顾计划，将各种需要照顾的内容和方法进行讲解和示范，帮助其进入角色，可提高家庭的应对能力，缓解患者亲属的焦虑。

（4）出院指导。

①代偿期患者：指导患者合理安排活动强度，根据病情调节好活动、休息，以保证充足的休息与睡眠。一般可参加轻体力活动，但应注意劳逸结合。失代偿期患者应卧床休息，适当下床活动，以减轻肝脏负担。

②强调正确饮食的重要性：指导患者根据病情制定合理的饮食计划和营养搭配，使患者充分认识到饮食治疗对肝硬化患者的重要性以及饮食注意事项，除应加强营养外，要避免粗糙食物，戒除烟酒等，切实落实饮食计划。

③对腹水患者的指导：轻度腹水者，可采取平卧位；大量腹水者，可取半卧位或端坐位，以使横膈下降，减轻呼吸困难。

④药物指导：向患者及家属解释严格遵医嘱用药，避免随意加用药物，以免加重肝脏负担，造成肝功能进一步损坏。用利尿药者，向患者介绍药物名称、剂量、给药时间和方法，教会其观察药物疗效及不良反应，如出现软弱无力、心悸等症状时，提示低钠低钾血症。

⑤定期查血常规及血生化，监测肝功能情况。

⑥卫生指导：嘱咐患者养成良好的卫生习惯，不吃不洁、不熟的食物。保持

个人卫生，防止继发感染。合理安排饮食，戒烟酒，养成良好的生活习惯。

⑦宣教如何观察各种症状，如患者出现性格行为改变等肝性脑病的前驱症状，或出现呕血、黑便等上消化道出血症状时，应及时就诊。

⑧帮助患者及家属掌握与本病相关的知识和自我护理的方法，以延缓肝损害的进程。

⑨心理指导：给患者及家属安慰与支持，让其了解到保持情绪乐观对疾病康复的重要性，使患者从精神上、心理上树立战胜疾病的信心。在康复过程中，可参加适当的文化娱乐活动。培养自己一定的生活情趣及适当的体育锻炼，从而带来愉悦的情绪。

第四节　原发性肝癌与肝性脑病的护理

一、原发性肝癌

原发性肝癌是我国常见的恶性肿瘤之一，高发于东南沿海地区。我国肝癌患者的中位年龄为 40 ~ 50 岁，男性比女性多见。其病因和发病机制尚未确定。随着原发性肝癌的早期诊断、早期治疗，总体疗效已有明显的提高。

（一）护理评估

1. 病因

原发性肝癌的病因和发病机制尚未确定。目前认为与肝硬化、病毒性肝炎以及黄曲霉素等化学致癌物质和环境因素有关。

2. 临床表现

（1）肝区疼痛。为最常见和最主要症状，约半数以上患者以此为首发症状，多呈间歇性或持续性钝痛或刺痛。主要是由于肿瘤迅速生长，使肝包膜张力增加所致，左侧卧位明显，夜间或劳累时加重。位于肝右叶顶部的癌肿累及横膈时疼痛可牵涉至右肩背部。

（2）消化道和全身症状。常表现为食欲减退、腹胀、恶心、呕吐或腹泻等，易被忽视。可伴有不明原因的持续性低热或不规则发热，抗菌药物治疗无效；早期消瘦、乏力不明显；晚期体重呈进行性下降，可伴有贫血、出血、水肿等恶病质表现。

（3）体征。肝大，为中、晚期肝癌的主要临床体征。肝呈进行性肿大、质地较硬、表面高低不平、有明显结节或肿块。晚期患者可出现黄疸和腹水。

（4）其他。患者还可出现肝性脑病、上消化道出血、癌肿破裂出血及继发性感染等并发症。

3. 诊断

（1）肿瘤标志物的检测。甲胎蛋白（AFP）诊断肝癌的指标是：AFP>500 μ g/L

持续 4 周；由低浓度逐渐升高不降；在 200μg/L 以上的中等水平持续 8 周。

（2）影像学标准。两种影像学检查均显示有大于 2cm 的肝癌特征性占位性病变；影像学结合甲胎蛋白标准的影像学检查显示有大于 2cm 的肝癌特征性占位性病变，同时伴有 AFPS400μg/L（排除妊娠、生殖系胚胎源性肿瘤、活动性肝炎及转移性肝癌）。

（3）组织学诊断标准。肝组织学检查证实原发性肝癌。对影像学尚不能确定诊断的 V 2cm 的肝内结节应通过肝穿刺活检以证实原发性肝癌的组织学特征。

4. 治疗

（1）手术治疗。

手术切除仍是目前根治原发性肝癌的最好手段。手术适应证为：

①诊断明确，估计病变局限于一叶或半肝，未侵及第一、第二肝门和下腔静脉者。

②肝功能代偿良好，凝血酶原时间不低于正常的 50%。

③无明显黄疸、腹水或远处转移者。

④心肺、肾功能良好，能耐受手术者。

⑤术后复发，病变局限于肝的一侧者。

⑥经肝动脉栓塞化疗或肝动脉结扎、插管化疗后，病变明显缩小，估计有可能手术切除者。

（2）肝动脉化疗栓塞治疗（TACE）。TACE 为原发性肝癌非手术治疗的首选方案，其主要步骤是经皮穿刺股动脉，在 X 线透视下将导管插至肝固有动脉或其分支，注射抗肿瘤药或栓塞剂。常用栓塞剂有吸收性碎片和碘化油。TACE 应反复多次治疗，一般每 4 ~ 6 周重复 1 次。

（3）无水乙醇注射疗法（PEI）。PEI 是在 B 超的引导下，将无水乙醇直接注入肝癌组织内，使癌细胞脱水、变性，产生凝固性坏死。PEI 目前已被推荐为肿瘤直径小于 3cm，结节数在 3 个以内伴有肝硬化而不能手术治疗的主要治疗方法。

（4）物理疗法。局部高温疗法不仅可以使肿瘤细胞变性、坏死，而且还可以增强肿瘤细胞对放疗的敏感性，常见的方法有微波组织凝固技术、射频消融、高功率聚焦超声治疗、激光等。

（5）放射治疗。一些病灶较为局限、肝功能较好的早期病例可选择，目前趋向于放射治疗联合化疗，效果更好。

（6）全身化疗。常用化疗药物有阿霉素、氟尿嘧啶、丝裂霉素等，单一药物疗效较差。

（7）生物和免疫治疗。

（二）护理措施

1. 一般护理措施

（1）治疗前向患者做好有关治疗的宣教和解释工作。尤其是采用介入疗法时，更应该给予心理疏导，增加患者战胜疾病的信心，解除其紧张、恐惧、消极的精神状态，以取得配合。

（2）化疗反应致体虚加重，生活不能自理的患者，应耐心细致地做好生活护理，以满足其基本需要，尽量创造良好的生活环境，限制探视人数，注意保暖，防止感冒。

（3）观察病情，有无恶心、呕吐、耳鸣、心慌、神疲、乏力、出血、脱发等反应。如有出现，应做好相应护理及必要的记录，严重者应立即报告医师。

（4）采用静脉给药治疗时应注意药液配制要现用现配，以免影响药效。剂量、浓度及使用方法要准确无误。注意保护血管，以备长期用药。操作时应先用生理盐水进行穿刺，待成功后再注药液，操作要稳、准、轻、快。事先做好穿刺局部的准备（按摩、保暖等），力求穿刺成功。药液滴注出现外渗及外漏时应立即停止注入，重新穿刺。局部可用季德胜加硫酸镁等清热解毒、活血化瘀药物外敷，或做局部封闭，以减轻局部组织的损伤，促其吸收并防止感染。

（5）饮食护理。治疗期间应给予清淡、营养丰富、易于消化的食物，并应注重食物的色、香、味、形，以增进食欲，保证营养。治疗间歇则宜多给具有补血、养血、补气作用的食物，以提高机体的抗病能力。

（6）加强心理护理，安慰患者，消除紧张、恐惧、抑郁、颓丧等心理，耐心做好治疗解释工作。如有脱发者，可配置发套。在病情允许的情况下，可以组织患者散步及娱乐活动，尽量使患者在接受化疗过程中处于最佳身心状态。

2. 重点护理措施

（1）病情观察。

①有无腹痛、腹胀、腹泻等症状，肝区疼痛的性质、部位、程度、持续时间，

有无恶心、呕吐症状及强迫体位。

②密切注意肝性脑病的早期征象，如患者有无冷漠或欣快，理解力和近期记忆力减退，行为异常以及扑翼样震颤。

③监测并记录患者的血压、脉搏、呼吸、体重及瞳孔的变化。

④定期复查血氨，肝、肾功能，电解质变化，若有情况需及时协助医师进行处理。

⑤有无门脉高压所致的出血现象，如肠鸣音情况，有无黑便、呕血、大便潜血等。

⑥皮肤的完整性和患者躯体活动能力。

⑦进食情况及营养状态。

（2）用药护理。遵医嘱给患者应用抗肿瘤的化学药物，注意观察药物的疗效，及时发现和处理副作用，如胃肠道反应、骨髓抑制等。

对实施肝动脉栓塞化疗的患者，应做好术前及术后护理。术前给患者解释有关治疗的方法、步骤及效果，使患者做到心中有数，从而减少患者对手术的疑虑，做好术中的配合工作。术后由于肝动脉供血量突然减少，可产生栓塞后综合征，即出现腹痛、发热、恶心、呕吐、人血清白蛋白降低、肝功能异常等改变。应做好相应护理：①术后禁食 2 ~ 3 天，逐渐过渡到流质饮食，注意少量多餐，以减少恶心、呕吐，同时避免因食物的消化吸收过程消耗门静脉含氧量；②密切观察患者的病情变化，注意局部有无出血，如发现肝性脑病前驱症状等，应配合医师及时加以处理；③术后应观察体温变化，高热患者应及时采取降温措施，避免机体消耗量增加；④鼓励患者深呼吸和及时排痰，预防肺部感染，必要时吸氧，以提高血氧分压，利于肝细胞的代谢；⑤栓塞术 1 周后，因肝脏缺血，影响肝糖原储存和蛋白质的合成，应根据医嘱静脉输入白蛋白，适量补充葡萄糖溶液。准确记录出入量，如出汗、尿量和尿密度，以作为补液的依据。

（3）评估。

①健康史及相关因素：患者的年龄、性别、婚姻和职业；是否居住于肝癌高发区；有无肝炎、肝硬化病史；饮食和生活习惯，有无进食含黄曲霉菌的食物、有无亚硝胺类致癌物的接触史等；家族中有无肝癌或其他肿瘤患者。

②疼痛发生的情况：疼痛发生的时间、部位、性质、诱因和程度；疼痛是否位于右上腹，疼痛是否呈间歇性或持续性钝痛或刺痛，与体位有无关系；是否夜

间或劳累时加重，有无牵涉痛；是否伴有消化道症状，如嗳气、腹胀；近期有无乏力、食欲减退等。

③既往史：有无其他部位肿瘤病史或手术史；有无其他系统伴随疾病；有无用（服）药史、过敏史等。

④心理和社会支持状况：患者对拟采取的手术方式，疾病预后及手术前后康复知识的了解和掌握程度；患者对手术过程、手术可能导致的并发症及疾病预后所产生的恐惧、焦虑程度和心理承受能力；家属对本病及其治疗方法、预后的认知程度及心理承受能力；家庭对患者手术、化疗、放疗等的经济承受能力。

3. 治疗过程中可能出现的情况及应急措施

（1）癌肿破裂出血是原发性肝癌常见的并发症，少数出血可自行停止，多数患者需要手术止血。对不能手术的晚期患者，可采用告诫患者尽量避免肿瘤破裂的诱因，如剧烈咳嗽、用力排便等使腹内压骤升的动作；加强腹部体征的观察，若原发性肝癌突然主诉腹痛，且伴有腹膜刺激征，应高度怀疑肿瘤破裂出血，及时通知医师，积极配合抢救，并稳定患者情绪，做好急诊手术的各项准备。

（2）上消化道出血是晚期肝癌伴肝硬化患者常见的并发症。

①指导患者保持情绪稳定、生活有规律。

②饮食以少粗纤维的饮食为主，忌浓茶、咖啡、辛辣等刺激性食物，以免诱发出血。

③加强肝功能的监测，及时纠正或控制出凝血功能的异常，必要时遵医嘱输注新鲜血液或凝血因子复合物等。

④一旦发生上消化道出血，若量少，可采取禁食、休息及应用止血药等方法出血量多时，在输血、补充血容量的同时使用双气囊三腔管压迫止血，经内镜或手术止血。

（3）肝性脑病。常发生于肝功能失代偿或濒临失代偿的原发性肝癌者。对患者加强生命体征和意识状态的观察，若出现性格行为变化，如欣快感、表情淡漠或扑翼样震颤等前驱症状时，及时通知医师，并给予一下七个方面的说明：

①避免肝性脑病的诱因，如上消化道出血、高蛋白饮食、感染、便秘、应用麻醉镇静催眠药、大量放腹水及手术等。

②禁用肥皂水灌肠，可用生理盐水或弱酸性溶液（如食醋 1 ~ 2mL 加入生理盐水 100mL），使肠道保持为酸性。

③口服新霉素或卡那霉素，以抑制肠道细菌繁殖，有效减少氨的产生。

④使用降血氨药物，如谷氨酸钾或谷氨酸钠静脉滴注。

⑤给予富含支链氨基酸的制剂或溶液，以纠正支链 / 芳香族氨基酸比例失调。

⑥肝性脑病者限制蛋白质摄入，以减少氨的来源。

⑦便秘者可口服乳果糖，促使肠道内氨的排出。

（4）肝区痛。

①注意观察疼痛发作的时间，疼痛的部位、性质、程度，疼痛伴随的症状，如恶心、呕吐，有无发热等。

②卧床休息，适当活动，但要避免疲劳。

③病房环境要整洁、安静、舒适，温、湿度适宜。

④应给予高蛋白、高维生素、适当热量、易消化饮食，避免摄入高脂肪食物。

⑤疼痛护理：第一，最新的镇痛方式为患者自控镇痛，即应用特制泵，连续性输注止痛药。患者可以自行控制，采取间歇性投药。给药途径包括静脉、皮下、椎管内。此方式用药灵活，可以克服投药的不及时性，降低患者对止痛药的要求，减少患者对止痛药的总需要量和对专业人员的依赖性，增强患者自我照顾和自主能力以及对疼痛控制的能力。按三级止痛的方法应用止痛药。第一阶段，从非阿片类镇痛药开始，如阿司匹林、布桂嗪、奈福泮、吲哚美辛栓等；第二阶段，若以上药物不能缓解，在此基础上，加弱阿片类镇痛药，如可待因、丙氧酚等；第三阶段，若疼痛剧烈，则可用强阿片类镇痛药，如哌替啶、美施康定等，现在又有一种新型贴剂多瑞吉，镇痛效果可达到 72h。第二，指导患者减轻疼痛的方法。疼痛时尽量深呼吸，以胸式呼吸为主，减轻腹部压力刺激。取患侧卧位及半卧位，可减轻腹壁紧张，减轻疼痛。第三，局部轻轻按摩，不可用力，否则易致肿块破裂或扩散。第四，保持大便通畅，减轻腹胀，以免诱发疼痛。第五，给予患者安慰、解释及鼓励，鼓励患者享受人的权力和尊严，保持情绪稳定，焦虑的情绪易引起疼痛加深。转移注意力，可看些小说、漫画等分散注意力。第六，正确可靠地估价患者的疼痛，其内容包括疼痛的程度、部位、性质、发作情况及并发症状等。在评估时，除了解身体因素外，还必须注意心理、社会及经济等诸因素的影响。

（5）感染。

①密切观察患者的体温、脉搏、呼吸，询问有无咽痛、咳嗽、腹泻、排尿异

常等不适。

②病房应定期紫外线消毒，减少探视人员，保持室内空气新鲜。

③应注意休息，避免劳累。

④应进食高蛋白、高维生素、适量热量、易消化饮食，多食蔬菜、水果。

⑤对症护理：指导或协助患者做好皮肤、口腔护理；注意会阴部及肛门部的清洁，减少感染机会；出现呼吸道、肠道、泌尿道等部位感染时，应遵医嘱及时用药控制；各项护理工作应严格遵循无菌原则进行操作，防止交叉感染。

（6）介入治疗护理。

①向患者解释介入治疗的目的、方法及治疗的重要性和优点，帮助患者消除紧张、恐惧的心理，争取主动配合。注意出凝血时间、血象、肝肾功能、心电图等检查结果，判断有无禁忌证。术前禁食 4h，备好一切所需物品及药品，检查导管的质量，防止术中出现断裂、脱落或漏液等。

②预防出血：术后嘱咐患者平卧位，穿刺处用 1 ~ 2kg 沙袋胶布固定位压迫止血；尽量减少搬动幅度。嘱咐患者绝对卧床 24h，患肢制动 8h，术侧下肢禁止屈髋髓，无出血方可稍活动下肢。要注意观察穿刺部位敷料有无渗血，局部有无血肿或血栓形成。

③导管护理：妥善固定和维护导管，严格遵守无菌原则，每次注药前消毒导管，注药后用无菌纱布包扎，防止细菌沿导管发生逆行性感染。为防止导管堵塞，注药后用肝素稀释液 2 ~ 3mL（25U/mL）冲洗导管。

④介入术后综合征的护理：肝动脉栓塞化疗后多数患者可出现发热、肝区疼痛、恶心、呕吐、心悸、白细胞下降等，称为栓塞后综合征。若体温高于 38.5℃，可给予物理、药物降温。肝区疼痛可适当给予止痛药。恶心呕吐可给予甲氧氯普胺、氯丙嗪等。当白细胞计数 $< 4 \times 10^9$/L 时，应暂停化疗，并应用升白细胞药物。

⑤并发症防治：密切观察生命体征和腹部体征，若因胃、胆、胰、脾动脉栓塞而出现上消化道出血及胆囊坏死等并发症时，及时通知医师并协助处理。肝动脉栓塞化疗可造成肝细胞坏死，加重肝功能损害，应注意观察患者的意识状态、黄疸程度，注意补充高糖、高能量营养素，积极给予保肝治疗，防止肝衰竭；介入治疗后嘱咐患者大量饮水，减轻化疗药物对肾的毒副作用，观察排尿情况。

⑥药物过敏：若出现血压下降、脉搏细数、大汗淋漓，应立即给予平卧、保

暖、皮下注射肾上腺素 1mg、静脉推注地塞米松 5mg，氧气吸入等。

⑦拔管护理：拔管后局部加压 15min，卧床 24h，防止局部出血。

（7）压疮。

①协助患者活动。不能活动的患者，协助其翻身，每 2h1 次。稍能活动的患者鼓励在床上活动，或在家属帮助下进行肢体锻炼。

②指导患者正确的翻身方法，勿拖动，以免摩擦使皮肤破损。

③久卧或久坐时，应在骨突处置小垫，可用纱布垫架空脚跟，以防局部受压。

④保持皮肤清洁，每天用温水拭净皮肤，被排泄物和汗液污染的衣服应及时更换。

⑤皮肤干燥者可用滋润霜涂擦。

⑥给予充足的营养，给予高蛋白、高热量饮食，不能进食者可鼻饲或静脉补充营养。

4. 健康指导

（1）知识宣教。肝癌是指发生于肝脏的恶性肿瘤，包括原发性肝癌和转移性肝癌两种。原发性肝癌是临床上最常见的恶性肿瘤之一，居恶性肿瘤的第五位。原发性肝癌按细胞分型可分为肝细胞型肝癌、胆管细胞型肝癌及混合型肝癌。

（2）饮食指导。

①保持口腔清洁，以增进食欲。

②鼓励患者进食，饮食应清淡，以高蛋白、适当热量、高维生素为主，避免摄入高脂肪、高热量和刺激性食物，使肝脏负担加重。不宜过饱，少量多餐，饮食多样化，注意食物搭配，做到色、香、味俱全。尽量选用生理价值高的动物性蛋白质，如乳、蛋、瘦肉等。鼓励患者多食新鲜蔬菜、水果，饮用果汁饮料，补充维生素。

③有腹水时应限制钠的摄入，给予低盐或无盐饮食。

④对晚期肝癌患者可根据医嘱静脉补充营养，维持机体代谢需要。

（3）心理指导。

①要关心、体贴患者，掌握患者的基本情况，如对饮食、生活、治疗及护理的需求并尽可能协助解决。

②对迫切想了解自己病情的患者，应尊重其求知权力，采用合适委婉的语言将诊断结果及预后告知患者，缩短其期待诊断的焦虑期。告知的目的不是宣告诊

断，而是通过告知，使患者认识癌症，用意识调动行动，同癌症进行斗争。在告知后要不失时机地给予心理援助，避免患者独自承受痛苦，通过正向引导，使患者面对现实，利用生的欲望调动潜在力量，提高生命质量。

③对不愿知道诊断的晚期患者，医疗人员应协助家属采取必要的保护措施，合理隐瞒，以防患者“精神崩溃”，致病情急转而下。

④要尊重患者，进行任何检查和治疗时须讲清目的和副反应，以消除不必要的顾虑，取得患者积极配合。

⑤患者在确诊为肝癌后，会出现一系列复杂的心理反应，主要表现为绝望、孤独、焦虑、紧张等心理，这些心理压力带来的威胁，甚至比疾病本身对躯体的威胁更严重。情绪紧张或忧虑消极的患者，应避免各种医源性不良刺激。

⑥对已了解自己病情且较乐观的患者，应教给有关的治疗知识，让患者参与治疗和护理，发挥其主观能动性和加强与疾病作斗争的信心。同时，使患者处于最佳的心理状态，调动其内在的康复潜力，增强机体的免疫力，对完成疗程和提高疗效极为重要。

（4）基础护理。

①充足的睡眠能保证机体内外环境的调节，让肝癌患者充分休息，避免劳累，提高抗病能力。失眠者应指导其采用合适的改善睡眠的方法，尽量避免使用镇静催眠的药物，保证规律的日常生活和良好的情绪。

②应做好口腔及皮肤护理，肝癌患者氨的排出增多，易引起皮肤瘙痒，应经常协助洗澡，忌用肥皂等碱性刺激性的用具。

③提高舒适程度。舒适是人类的基本需求，舒适护理是整体化、个性化、创造性、有效的护理模式。护理人员多巡视病房，重视晨晚间护理。保持床单整洁。经常协助其翻身、拍背、更换卧姿，预防压疮及肺炎等并发症。消除呼吸道分泌物，创造宁静的休养环境。室温控制在22℃～24℃，湿度在50%～60%，室内通风每日2次，每次15～30min，避免对流风以防感冒。

④晚期肝癌患者因长期卧床及治疗后白细胞下降、免疫功能低下等因素，易发生口腔感染、肺部感染和尿路感染。护理人员要密切观察生命体征的变化，保持室内空气流通，每天紫外线消毒，采取有效的消毒隔离措施，减少交叉感染。

（5）出院指导。

①鼓励患者保持乐观情绪，积极面对疾病。有条件者参加社会性抗癌组织活

动，增强精神支持力量，以提高机体抗肿瘤功能。

②坚持有规律的生活，防止情绪剧烈波动和劳累，以减少肝糖原的分解，减少乳酸和血氨的产生。

③指导术后恢复功能锻炼并讲解目的、意义。进行有效深呼吸，咳嗽、咳痰、吹纸训练，轻度谨慎肺叩击，防止肺部感染。

④饮食宜少量多餐，多食营养丰富、均衡和富含维生素的食物，以清淡、易消化为宜。伴有腹水、水肿者，应严格控制出入水量，限制食盐摄入量。戒烟、戒酒，减少对肝脏的损害。

⑤注意饮食和饮水卫生。

⑥有胃管、禁食者注意口腔卫生，防止口腔感染。指导患者放置各种导管的目的、注意事项。

⑦指导疼痛放松疗法，正确使用止痛药物。

⑧按医嘱服药，忌服对肝脏有损害的药物。

⑨定期放疗和化疗，其间定期复查血常规，根据病情发展不同随时调整治疗方案。

⑩每 3 ～ 6 个月复查 1 次，若出现进行性消瘦、贫血、乏力、发热等症状，应及时就医。

二、肝性脑病

肝性脑病（HE）又称肝性昏迷，是严重肝病引起的、以代谢紊乱为基础的中枢神经系统功能失调的综合病征，其主要临床表现是意识障碍、行为失常和昏迷。有急性与慢性脑病之分。

（一）护理评估

1. 病因

引起肝性脑病的原发病有重症病毒性肝炎、重症中毒性肝炎、药物性肝病、妊娠期急性脂肪肝、各型肝硬化、门－体静脉分流术后、原发性肝癌以及其他弥漫性肝病的终末期，而以肝硬化患者发生肝性脑病最多见，约占 70%。诱发肝性脑病的因素很多，如上消化道出血、高蛋白饮食、大量排钾利尿、放腹水，使用安眠、镇静、麻醉药，便秘、尿毒症、感染或手术创伤等。这些因素大体都是通过：①使神经毒质产生增多或提高神经毒质的毒性效应。②提高脑组织对各种毒性物质的敏感性。③增加血－脑脊液屏障的通透性而诱发脑病。

2. 临床表现

临床上主要表现为高级神经中枢的功能紊乱（如性格改变、智力下降、行为失常、意识障碍等）以及运动和反射异常（如扑翼样震颤、肌阵挛、反射亢进和病理反射等）。根据意识障碍程度、神经系统体征和脑电图改变，可将肝性脑病的临床过程分为 4 期。

（1）1 期（前驱期）。焦虑、欣快激动、淡漠、睡眠倒错、健忘等轻度精神异常，可有扑翼样震颤。此期临床表现不明显，易被忽略。扑翼（击）样震颤是肝性脑病中最具特征的体征，嘱患者两臂平伸，手掌背侧伸展，手指分开时，可见到手向外侧偏斜，掌指关节、腕关节甚至肘与肩关节的急促而不规则地扑翼样抖动。

（2）2 期（昏迷前期）。嗜睡、行为异常（如衣冠不整或随地大小便）、言语不清、书写障碍及定向力障碍。有腱反射亢进、肌张力增高、踝阵挛及巴宾斯基征阳性等神经体征，有扑翼样震颤。

（3）3 期（昏睡期）。昏睡，但可唤醒，各种神经体征持续或加重，有扑翼样震颤，肌张力高，腱反射亢进，锥体束征常阳性。

（4）4 期（昏迷期）。昏迷，不能唤醒。由于患者不能合作，扑翼样震颤无法引出。浅昏迷时，腱反射和肌张力仍亢进；深昏迷时，各种反射消失，肌张力降低。

3. 诊断

（1）1 ~ 4 期肝性脑病的诊断。

①有严重肝病和（或）广泛门体侧支循环形成的基础。

②出现精神紊乱、昏睡或昏迷，可引出扑翼样震颤。

③有肝性脑病的诱因。

④反映肝功能的血生化指标明显异常及血氨增高（正常人空腹静脉血氨值为 23 ~ 41 μmol/L）。

⑤脑电图异常。

（2）轻微肝性脑病的诊断。

①有严重肝病和（或）广泛门体侧支循环形成的基础。

②心理智能测验、诱发电位、头部 CT 或 MRI 检查及临界视觉闪烁频率异常。

4. 治疗

（1）及早识别及去除肝性脑病发作的诱因。

①慎用镇静药及损伤肝功能的药物：禁用鸦片类、巴比妥类、苯二氮卓类镇静药。

②纠正电解质和酸碱平衡紊乱。

③止血和清除肠道积血：可给予乳果糖、乳梨醇或 25% 硫酸镁口服或鼻饲导泻，生理盐水或弱酸液（如稀醋酸溶液）清洁灌肠。

④预防和控制感染：选用对肝损害小的广谱抗生素静脉给药。

（2）减少肠内氮源性毒物的生成与吸收。

①限制蛋白质饮食：起病数日内禁食蛋白质（1 ~ 2 期肝性脑病可限制在 20g/d 以内），意识清楚后蛋白质从 20g/d 开始逐渐增加至 lg/（kg·d）。植物蛋白较好，同时应尽量保证热量供应和补充各种维生素。

②清洁肠道。

③乳果糖每日 30 ~ 60g，分 3 次口服。

④口服抗生素：常用的抗生素有新霉素、甲硝唑、利福昔明等。

（3）促进体内氨的代谢。

① L- 鸟氨酸 -L- 门冬氨酸：每日静脉注射 20g。

②谷氨酸钾和谷氨酸钠：谷氨酸钾、钠比例视血清钾、钠浓度和病情而定，尿少时少用钾剂，明显腹水和水肿时慎用钠剂。

③精氨酸。

（4）人工肝可在体外代替肝的部分生物功能。

（5）肝移植严重和顽固性的肝性脑病有肝移植的指征。

（二）护理措施

1. 一般护理措施

（1）严密观察病情变化，及时发现肝性脑病的早期症状，如有无情绪反常、意识状态、性格、行为的改变，有无扑翼样震颤、睡眠失调等。昏迷期按昏迷护理常规进行护理。

（2）尽量安排专人护理，烦躁者加用床档，去除义齿、发卡，修剪指甲，加强安全防护，防止意外损伤。

（3）加强饮食护理，危重期禁食蛋白质，以高维生素、足够热量的糖类为主要饮食，清醒后逐渐增加蛋白质的摄入，并以植物蛋白为佳。限制水钠摄入。

（4）去除和避免诱发因素，注意保暖，防止受凉和感染，不滥用伤肝药物。保持大便通畅，清洁肠道，减少产氨，忌用肥皂水灌肠，戒烟酒，防止复发。

（5）提供情感支持，做好家属及清醒后患者的心理护理，安慰患者，尊重患者的人格，切忌嘲笑患者的异常行为。

2. 重点护理措施

（1）病情观察。

①密切注意肝性脑病的早期征象，患者有无冷漠或欣快、理解力和近期记忆力减退、行为异常以及扑翼样震颤等。

②监测并记录患者血压、脉搏、呼吸、体重及瞳孔变化。

③定期复查血氨，肝、肾功能，电解质变化，异常情况及时协助医师进行处理。

④认真记录患者 24h 出入量。应用利尿药者尤其要注意用药后的反应（尿量及血电解质变化）。

（2）用药护理。

①用谷氨酸钠或谷氨酸钾时应注意患者的尿量、腹腔积液和水肿情况。谷氨酸钠在明显腹腔积液、水肿时慎用，谷氨酸钾则少尿者慎用，但对伴低血钾者则效果更佳。

②精氨酸对伴有酸中毒者不宜使用。用药中应注意滴速不宜过快，不宜与碱性溶液配伍，以免引起流涎、面色潮红与呕吐。

③用苯甲酸钠时应注意观察有无恶心、呕吐、腹胀、腹痛等不良反应。

④应用新霉素的患者应做好听力和肾功能的监测，且不宜长期用药，以免发生听神经及肾损害。

⑤灌肠和导泻：急性门体分流性脑病昏迷患者应首先选用 66.7% 乳果糖 500mL 灌肠。可口服或鼻饲 25% 硫酸镁 30 ~ 60mL 导泻。导泻时应注意观察血压、脉搏，记录尿量、排便量和粪便颜色，加强肛周皮肤护理。血容量不足、血压不稳定者不能导泻，以防大量脱水而进一步影响循环血量。

⑥乳果糖：在肠道内产气较多，易出现腹胀、腹痛、恶心、呕吐，也可引起电解质紊乱。应用时从小剂量开始。

⑦支链氨基酸：静脉注射支链氨基酸输液速度不宜过快；大量输注葡萄糖须警惕低血钾、心衰及脑水肿。

（3）避免各种诱发因素。

①上消化道出血是最常见的诱因。大量血液在肠道内分解形成氨或其他具有神经毒性物质吸收后而诱发肝性脑病。

②摄入过多的含氮物质：如饮食中蛋白质过多，口服铵盐、蛋氨酸等。

③水、电解质紊乱及酸碱平衡失调：大量放腹水及利尿致电解质紊乱、血容量减低与缺氧，可导致肾前性氮质血症，使血氨增高。进食少、呕吐、腹泻、排钾利尿、继发性醛固酮增多及腹水等，均可导致低钾性碱中毒，从而促进血脑屏障进入脑内。

④缺氧与感染：增加组织分解代谢而增加产氨，缺氧与高热则增加氨的毒性。

⑤低血糖：葡萄糖的氧化磷酸过程有助于 NH_3 与谷氨酸的结合，故低血糖可增加氨的毒性。

⑥便秘：使含氨、胺类和其他有毒衍生物与结肠黏膜接触时间延长，有利于毒物吸收。

⑦安眠药、镇静药、麻醉及手术可增加肝、肾和脑功能的负担。镇静安眠药可直接抑制大脑，同时抑制呼吸中枢造成缺氧。

⑧忌用肥皂水灌肠，因其可使肠腔内呈碱性，有利于氨离子弥散入肠黏膜进入血循环至脑组织，使肝性脑病加重。

3. 治疗过程中可能出现的情况及应急措施

（1）意识障碍。

①病情观察：严密观察患者的思维及认知的改变，以判断有无意识障碍及其程度；加强对患者体温、脉搏、呼吸、血压、瞳孔的监测并做记录。定期检测肝、肾功能及电解质的变化。

②病房环境整洁，温湿度适宜。

③安排专人护理，对躁动的患者应加床栏，必要时使用约束带，防止发生坠床、跌撞伤等意外。

④以糖类为主要食物，每日保证充足的热量（1200 ~ 1600kcal/d）和维生素，尤其是维生素 C、维生素 B、维生素 K、维生素 E 等。

⑤昏迷患者可采用经鼻导管鼻饲或静脉滴注葡萄糖供给热量，以减少蛋白质的分解。需长期静脉内补充者可做锁骨下静脉和颈静脉穿刺插管供给营养。在大量滴注葡萄糖的过程中，须警惕低钾血症、心力衰竭和脑水肿。

（2）昏迷。

①保持呼吸道通畅：环境清洁舒适，温湿度适宜，室内空气流通；去枕平卧头偏向一侧，取出义齿，深昏迷患者取侧卧位或侧俯卧位；促进排痰，舌根后坠放置口咽通气管；超声雾化吸入稀释痰液，加强翻身叩背促进体位排痰（注意急性期不能过多搬动患者）；短期不能清醒者宜行气管插管、气管切开，必要时使用呼吸机辅助呼吸；定期做血气分析。使用抗生素防治呼吸道感染。

②安全护理：24h 专人守护，加床档，使用约束带，遵医嘱使用镇静剂，禁止使用热水袋以防烫伤。

③饮食指导：供给足够的营养，禁食期间给予静脉营养，准确记录出入量：昏迷超过 3 ~ 5 天给予鼻饲，成人鼻饲量 2000 ~ 2500mL/d（也可根据患者情况决定鼻饲量）。鼻饲前检查确认胃管在胃内，有无胃出血或胃潴留。有胃潴留者，延长鼻饲间隔时间或中止一次。胃出血者禁止鼻饲，抽尽胃内容物后按医嘱注入止血药。患者意识好转，出现吞咽、咳嗽反射，应及时争取经口进食。从半流质饮食开始，逐渐过渡到普通饮食。入量不足部分由胃管补充，抬高床头防止呛咳及反流。

④预防并发症：第一，防止压疮。保持床单元清洁干燥、平整、无皱折，及时处理大小便。减轻局部受压每 1 ~ 2h 翻身 1 次，用 50% 乙醇按摩受压部位，同时建立床头翻身卡。第二，肺部感染。加强呼吸道护理，定时翻身拍背，保持呼吸道通畅，防止呕吐物误吸引起窒息和呼吸道感染。第三，泌尿系感染。留置尿管应严格无菌操作。保持尿管引流通畅，防扭曲、受压、折叠，及时倾倒尿液防逆流。每日冲洗膀胱 1 ~ 2 次，洗净会阴及尿道口分泌物。放尿训练膀胱舒缩功能。第四，便秘。加强翻身，定时按摩下腹部促进肠蠕动。2 ~ 3 天未解大便应给予轻泻药，予以开塞露塞肛，必要时戴橡胶手套抠出大便。

⑤眼睑不能闭合者，给予眼药膏保护，无须随时观察瞳孔时，可用纱布遮盖双眼。

⑥保持肢体处于功能位，防足下垂。每日进行肌肉按摩，促进局部血液循环，防止血栓性静脉炎。尽早行肢体功能锻炼每日 2 ~ 3 次。

⑦尊重患者，维护自尊及自身形象。昏迷时间较长时，应与家属做好沟通，务必取得家属的理解和积极配合，指导家属参与部分护理工作，同时不定期评估护理效果。

4. 健康教育

（1）知识宣教。本病主要是以意识障碍为主的中枢神经功能紊乱。最根本的病因是急性、慢性肝功能障碍或门－体分流，使从肠道来的毒性物质不能被肝脏解毒或清除，或通过侧支循环绕过肝脏直接进入体循环，透过血脑屏障到达脑组织中而引起大脑功能紊乱。常常发生在急慢性肝衰竭、肝硬化、自发或人为造成的门体分流基础上，也可发生在原发性肝癌、妊娠急性脂肪肝、严重胆道感染的基础上。

（2）饮食指导。合理饮食是预防肝性脑病的重要环节：

①昏迷者应忌食蛋白质，可鼻饲或静脉补充葡萄糖供给热量，足量的葡萄糖除提供热量和减少组织蛋白分解产氨外，又有利于促进氨与谷氨酸结合形成谷氨酰胺而降低血氨。

②清醒后指导患者合理安排饮食，以低盐、低蛋白、高维生素、适量脂肪为原则，每天供给足够的热量和维生素，以糖类为主。忌食粗糙、坚硬粗纤维和刺激性食物。

③摄入蛋白质以植物蛋白质为主，因其含支链氨基酸较多，且可载留肠道细菌，增加大便量。蛋白质总量＜ 70g/d。对不能自我节制者，要耐心说明并严格监护进食情况，并要求家属配合。

④显著腹水者钠量应限制在 250mg/d，水入量一般为尿量加 1000mL/d，应尽量少给予脂肪类物质，脂肪可延缓胃的排空。

⑤酒精对肝脏损害较大，可加剧肝细胞坏死。对于酒精性肝硬化患者，应做好健康教育指导，严格禁酒。做好家属的健康教育尤为重要，嘱咐及时阻止患者饮酒。

（3）心理指导。

①根据患者的年龄、职业、学历和病情，有针对性地进行沟通，稳定患者情绪。

②多与患者谈心，开导患者，解除其顾虑。提供感情支持，对患者的异常思维及行为，不能嘲笑或表示不满，切忌伤害患者的人格，以尊重、体谅的态度对待患者。

③患者意识清楚时应训练患者的定向力，利用电视、报刊、探视者等为患者提供环境刺激。

（4）基础护理。

①有腹水时协助半卧位，下肢水肿严重时，协助患者抬高下肢，以利于水肿消退。

②注意患者安全，防止因乏力或腹水量多而导致摔伤、碰伤。

③保持床单清洁、平整、无渣屑，注意皮肤护理，预防压疮。

④冲洗会阴，观察有无会阴部水肿，若患者有阴囊水肿，可用吊带将阴囊托起，以免与双腿摩擦损伤局部皮肤。

⑤对有黄疸及皮肤瘙痒的患者，应注意个人卫生，勤洗澡，勤换内衣。经常用温水擦洗全身，不要搔抓及使用碱性肥皂，以免进一步刺激皮肤。

⑥尽量安排专人护理，训练患者定向力。

⑦对烦躁的患者注意保护，可加床档，必要时用约束带，防止坠床摔伤等意外事故的发生。在患者清醒时向其讲解意识模糊的原因，安慰患者，尊重患者的人格，切忌嘲笑患者。

⑧对于昏迷期患者，取仰卧位，头应偏向一侧以防止舌后坠阻塞呼吸道；做好口腔、眼的护理；保持床褥干燥、平整，定时协助患者翻身，按摩受压部位；尿潴留患者应给予留置导尿；定时做肢体运动，防止静脉血栓及肌肉萎缩。

（5）出院指导。

①本病的发生有明显诱因且易去除，肝功能恢复较好、门体分流性肝性脑病者预后较好；腹腔积液、黄疸明显，有出血倾向者预后较差。

②告诫患者及家属要保持合理的饮食，保持大便通畅，不滥用损伤肝脏的药物，积极防治各种感染、戒烟戒酒等，是减少和防止肝性脑病发生的重要措施。

③既要使患者认识本病的严重性，以引起患者重视，又要让患者对通过自我保健可使疾病不致恶化树立起信心，自觉地进行自我保健。

④严格遵医嘱用药，不可擅自停用和改换其他药物，也不能随意增减药物用量。

⑥应定期门诊复查。

第五节　急性与慢性胰腺炎的护理

一、急性胰腺炎

急性胰腺炎是多种病因导致胰酶在胰腺内被激活后引起胰腺组织自身消化、水肿、出血甚至坏死的炎症反应。临床以急性上腹痛、恶心、呕吐、发热和血胰酶增高等为特点。病变程度轻重不等，轻者以胰腺水肿为主，临床多见，病情常呈自限性，预后良好，又称为轻症急性胰腺炎。少数重者的胰腺出血坏死，常继发感染、腹膜炎和休克等，病死率高，称为重症急性胰腺炎。临床病理常把急性胰腺炎分为水肿型和出血坏死型两种。

（一）护理评估

1. 病因

本病病因迄今仍不十分明了，胰腺炎的病因与过多饮酒、胆管内的胆结石等有关。

（1）梗阻因素。由于胆道蛔虫、肝胰壶腹部结石嵌顿、十二指肠乳头缩窄等导致胆汁反流。如胆管下端明显梗阻，胆道内压力甚高，高压的胆汁逆流胰管，造成胰腺腺泡破裂，胰酶进入胰腺间质而发生胰腺炎。

（2）酒精因素。长期饮酒者容易发生胰腺炎，在此基础上，当某次大量饮酒和暴食的情况下，促进胰酶的大量分泌，致使胰腺管内压力骤然上升，引起胰腺泡破裂，胰酶进入腺泡之间的间质而促发急性胰腺炎。酒精与高蛋白高脂肪食物同时摄入，不仅使胰酶分泌增加，同时又可引起高脂蛋白血症。这时，胰脂肪酶分解甘油三酯释出游离脂肪酸而损害胰腺。

（3）血管因素。胰腺的小动、静脉急性栓塞、梗阻，发生胰腺急性血循环障碍而导致急性胰腺炎；另一个因素是建立在胰管梗阻的基础上，当胰管梗阻后，胰管内高压，将胰酶被动性地“渗入”间质。胰酶的刺激引起间质中的淋巴管、静脉、动脉栓塞，继而胰腺发生缺血坏死。

（4）外伤。胰腺外伤使胰腺管破裂、胰腺液外溢以及外伤后血液供应不足，导致发生急性重型胰腺炎。

（5）感染因素。急性胰腺炎可以发生各种细菌感染和病毒感染，病毒或细菌是通过血液或淋巴进入胰腺组织，而引起胰腺炎。一般情况下，这种感染均为单纯水肿性胰腺炎，发生出血坏死性胰腺炎者较少。

（6）代谢性疾病。与高钙血症、高脂血症等病症有关。

（7）其他因素。如药物过敏、血色沉着症、遗传等。

2. 临床表现

（1）腹痛。是急性胰腺炎的主要症状，位于上腹部，有时呈束带状，常向背部放射，多为急性发作，呈持续性、刀割样剧痛。

（2）腹胀。多数患者腹胀伴随腹痛出现，且多较严重。

（3）恶心、呕吐。发病初期即可出现。

（4）发热。常源于急性炎症、坏死胰腺组织继发感染或继发真菌感染。

（5）黄疸。

（6）低血压及休克。临床常见于重症急性胰腺炎。极少数患者休克可突然发生，甚至猝死。

3. 诊断

（1）病史。常在进高脂肪餐或暴食后发病，或有胆道结石病史。

（2）症状和体征。突然发生左上腹剧烈疼痛，伴有呕吐。严重者会出现休克并有明显腹膜刺激征。

（3）血清或尿淀粉酶值高于正常值血、尿淀粉酶测定。血清（胰）淀粉酶在起病后 6 ~ 12h 开始升高，48h 后开始下降，持续 3 ~ 5 天 0 血清淀粉酶超过正常值3倍可确诊为本病。升高若超过 500U/dl（正常值 40 ~ 180U/dl，Somogyi 法），即提示本病。但其高低与病变的严重程度不一定成正比；尿淀粉酶升高较晚，在发病后 12 ~ 14h 开始升高，下降缓慢，持续 1 ~ 2 周，但尿淀粉酶值受患者尿量的影响。尿淀粉酶若超过 300U/dl（正常值 80 ~ 300U/dl，Somogyi 法），具有诊断意义。

（4）影像学检查。CT 检查可明确急性胰腺炎的程度和胰周侵犯范围。轻症可见胰腺非特异性增大和增厚，胰周围边缘不规则；重症可见胰周围区消失；网膜囊和网膜脂肪变性，密度增加；胸腹膜腔积液。

4. 治疗

（1）轻症急性胰腺炎。经 3 ～ 5 天积极治疗多可治愈。治疗措施：

①禁食。

②胃肠减压。

③静脉输液，积极补足血容量。

④止痛：腹痛剧烈者可给予哌替啶。

⑤抗生素：急性胰腺炎属化学性炎症，如疑合并感染，必须使用。

⑥抑酸治疗：足受体拮抗药或质子泵抑制药静脉给药。

（2）重症胰腺炎。必须采取综合性措施，积极抢救。维持水、电解质平衡，保持血容量，重症患者常有休克，应给予白蛋白、鲜血或血浆代用品。

①营养支持：早期采用全胃肠外营养（TPN），如无肠梗阻，应尽早过渡到肠内营养（EN）。

②抗菌药物：以喹诺酮类或亚胺培南为佳，并联合应用甲硝唑。

③减少胰液分泌：生长抑素 250μg/h；奥曲肽为 25 ～ 50μg/h，持续静脉滴注，疗程 3 ～ 7 天。

④抑制胰酶活性：乌司他丁静脉滴注。

⑤内镜十二指肠乳头括约肌切开术（EST）：适用于胆源性胰腺炎合并胆道梗阻或胆道感染者。

⑥中医中药：对急性胰腺炎有一定疗效。主要有柴胡、黄连、黄芪、枳实、厚朴、木香、白芍、芒硝、大黄（后下）等，随症加减。

⑦手术：手术适应证有胰腺坏死合并感染；胰腺脓肿；胰腺假性囊肿；胆道梗阻或感染；诊断未明确，疑有腹腔脏器穿孔或肠坏死者行剖腹探查术。

（二）护理措施

1. 一般护理措施

（1）体位与活动。急性发作期卧床休息为主，以半卧位为宜，鼓励床上翻身。长期卧床患者督促或协助每 2h 翻身。病情好转，身体能耐受范围内下床活动。痛剧烈辗转不安时应注意安全，必要时加用床档，防止坠床。

（2）饮食。急性期禁食，必要时行胃肠减压；恢复期先试验饮水，逐渐给予低脂、低蛋白饮食，应少食多餐，忌高脂饮食。

（3）病情观察。严密观察体温、脉搏、呼吸、血压及意识变化，如出现脉速、出冷汗、血压下降等休克表现，应及时协助处理。注意腹痛部位、性质、有无腹膜刺激征，警惕急性出血性坏死性胰腺炎的发生。注意有无水、电解质及酸碱平衡失调。观察药物的作用及副作用。

2. 重点护理措施

（1）病情观察。

①注意观察及详细了解患者疼痛的规律和特点，疼痛的部位、性质、发作规律、呕吐物及粪便颜色、性质和数量。对呕吐者应同时准确记录出入液量，并注意监测酸碱代谢和电解质变化。

②重症胰腺炎患者腹痛主要表现为腹正中或偏左突发疼痛、持续性刀割样剧痛，一般镇痛药不能缓解，可伴有频繁的反射性恶心、呕吐，具有“症征分离”特点。

③生命体征的监测：严密监测患者的体温、脉搏、呼吸、血压、血氧饱和度及血气分析，如患者体温不升，同时血压及心率迅速升高、增快，尿量减少，提示循环功能衰竭，有休克的危险。立即通知医师给予血管活性药物，每 4h 监测体温 1 次，如果体温 >39℃则提示有感染，立即给予物理降温、抗感染等治疗。

④一般患者早期有低氧血症，故早期应给予中、低流量持续氧气吸入，必要时面罩给氧，如出现血氧饱和度继续下降，呼吸增快，意识改变，则应及早报告医师，给予呼吸机辅助呼吸，必要时行气管切开，同时保持呼吸道通畅，及时吸痰。

（2）评估。

①健康史：有无诱发因素，了解疾病的性质、严重程度及对手术的耐受性。

②局部：腹痛、呕吐的性质及程度，腹部体征。

③全身：生命体征、意识、皮肤黏膜色泽、肢体温度、尿量等。

④辅助检查：血、尿淀粉酶及其他实验室、影像学指标的变化。

⑤心理和社会支持状况；包括认知程度、心理承受程度和经济状况。

（3）呼吸道管理。

①观察患者的呼吸形态，监测血气分析和氧饱和度，必要时予以氧气吸入。

②咳嗽咳痰者指导深呼吸和有效咳嗽。协助翻身、拍背，帮助排痰，痰液黏稠者予以雾化吸入，根据医嘱用抗生素。

③胸腔积液或肺不张者指导呼吸功能锻炼。若出现严重呼吸困难及缺氧情况，应予以气管插管或气管切开，必要时用呼吸机辅助呼吸。

（4）疼痛护理。

①禁食，必要时胃肠减压，以减少对胰腺的刺激。

②评估疼痛的部位、性质、程度，疼痛大于5分或难以忍受，联系医师给予镇痛解痉药物，30min后观察止痛效果。禁用吗啡，因吗啡可引起奥迪括约肌收缩，增加胆道内压力。

③协助变换体位，取半卧位，使膝盖弯曲，靠近胸部以缓解疼痛。按摩背部，增加舒适感。

④疼痛剧烈者给予卧床休息，教会患者分散注意力的方法或放松技术，协助患者采取舒适体位缓解疼痛。

⑤维持水、电解质平衡：密切观察患者各项相关指标，判断有无失水，并根据病情及时予以纠正。

⑥对未确诊患者严禁使用止痛和解痉药物，以免掩盖病情。

（5）管道护理。

①胃管的护理：妥善固定，保持负压吸引；观察胃管的引流量、色、性质；保持胃管的通畅，常规每班2次检查胃管的通畅性，若发现胃管不通畅，可试冲胃管。

②腹腔引流管/胰周引流管的护理：妥善固定，定时挤压，保持引流通畅。观察引流液的量、色、性质，必要时配合医师做引流管的冲洗。

③肠内营养的护理：进行肠内营养阶段，在营养液滴注前后应用生理盐水或温开水冲洗，持续滴注时4h冲洗1次，保持滴注通畅。滴注完成后冲管并用封口塞封住营养管末端，没有封口塞的则将营养管末端反折并用无菌纱布包扎，妥善固定于腹部皮肤上。

④导尿管的护理：妥善固定，保持引流通畅，每天2次会阴护理；记录尿量；置管后次日起做好导尿管的夹管锻炼，以了解患者膀胱感觉的恢复情况及保持膀胱功能；根据患者的病情需要、体质和膀胱功能恢复情况选择拔除导尿管的时间。

（6）用药护理。

①抑制胰酶分泌药物：生长抑素类药物，如奥曲肽、善宁、思他宁等，对于持续静脉维持使用的控速的药物，务必定期检查药物的使用是否畅通。观察用药

后有无恶心、呕吐等副反应。

②抑制胰酶活性药物：抑肽酶、乌司他丁等。注意观察有无抑肽酶的过敏反应。

③抗感染治疗：根据病情使用抗生素，注意观察用药后的效果和有无药物不良反应。

④护肝治疗。

⑤解痉、止痛治疗。

⑥做好血糖监测，按医嘱根据患者血糖情况使用胰岛素，注意观察使用后的效果，避免低血糖的发生。

⑦补液支持治疗。

（7）肠内外营养护理。

①全胃肠外营养：根据全胃肠外营养使用规范，做好血糖规范监测。

②肠内营养：注意观察患者的腹痛、肠麻痹、腹部压痛等胰腺炎症状和体征是否加重，并定期复查电解质、血脂、血糖、总胆红素、人血清白蛋白水平、血常规及肾功能等。

（8）全身支持治疗的护理。

①重症胰腺炎患者早期需给予禁食、胃肠减压等抑制胰腺分泌的治疗，时间可长达 1 ~ 2 周以上。在此期间需要保证患者的营养需要，达到正氮平衡。

②禁食期间常先使用全胃肠外营养，待病情趋向缓解，考虑实施肠内营养。

③应给予锁骨下静脉或股静脉置管，以给予高渗糖、脂肪乳、白蛋白为主的能量。护理人员要及时观察穿刺点的皮肤情况，有无出血、渗血，及时更换敷贴，强化无菌观念，严格无菌操作，预防感染。

④输液速度要均匀，配置营养液要在特定的配置室，营养液超过 24h 禁止使用。

⑤在此期间需严密监测血糖、尿糖、电解质，准确记录 24h 出入量，严密监测尿量及中心静脉压，根据中心静脉压来调节输液的速度和量，必要时留置导尿。

（9）特殊治疗的护理。

①抗生素使用的护理：应早期、联合、足量静脉给予抗生素，降低感染率和病死率。用药期间熟悉各类抗生素的半衰期和组织内的有效浓度，现配现用。严格无菌原则，注意配伍禁忌，防止发生药物反应。

②减少胰腺分泌的护理：给予禁食、胃肠减压、抑制胰腺分泌的药物。在此期间，要注意观察胃肠减压的颜色、性质、量，准确记录 24h 的引流量，保持胃管的在位、通畅和有效负压。加强口腔护理，预防感染。同时注意观察腹痛、腹胀、恶心症状是否改变，发现不适后应及时报告医师。

③灌肠前后的护理：每次灌肠前让患者排尽大小便，以利于药物在肠腔内的保留，保留时间约 1h，灌肠液加热至 36℃ ~ 38℃，温度过高会刺激肠黏膜充血、水肿，加速药物排出，温度过低会使肠蠕动减弱，不利于药物的吸收。灌肠液距肛门约 30cm，速度 60 ~ 80 滴 / 分。

④血液滤过治疗的护理：建立和保护血管通路，采用股静脉双腔管建立血液通路，在进行血液滤过过程中，严格无菌操作，更换液体时，接口处用碘伏消毒并用无菌纱布包好。妥善固定好各种管道，保证各管道的通畅、密闭。在翻身及搬运患者时注意防止管路打折、受压、扭曲或拖出。

⑤防止体外循环凝血：凝血是最严重的并发症之一，治疗期间严密观察患者的牙龈、结膜及皮肤出血点的情况。及时给予肝素抗凝并根据凝血时间调整肝素用量。如疑有凝血现象（如滤器的中空纤维出现暗红色条纹）或跨膜压升高或静脉压升高，应及时更换滤器、管路。

⑥生命体征的监测：设专人护理，严密监测患者的血压、脉搏、心率、呼吸、意识状态、血氧饱和度。每小时监测中心静脉压、尿量等情况，记录 24h 出入量，保证出入量平衡。

3. 治疗过程中可能出现的情况及应急措施

（1）急性呼吸窘迫综合征。急性呼吸窘迫综合征是重症胰腺炎最突出的临床表现，患者会突然发生呼吸困难、过度换气、发绀、焦虑、大汗等症状，并且吸氧不能缓解，血氧饱和度进行性下降，此时要立刻通知医师，并积极处理。在处理过程中要注意一下几点：

①注意观察患者的呼吸频率节律、深浅度及口唇、甲床的变化，根据病情给予动脉血气分析。

②保持呼吸道的通畅，及时清除呼吸道分泌物，并给予糜蛋白酶和生理盐水雾化吸入。协助患者翻身、拍背，指导患者有效咳嗽，必要时给予吸痰。

③常规使用抗生素预防感染，一般给予第三代头孢类或喹诺酮类，以血培养或腹腔液培养及药敏为主。

④如果出现难以纠正的低氧血症，可使用面罩高流量给氧，必要时给予呼吸机辅助呼吸，呼吸机应遵循“早上早下”原则，以减少呼吸机引起的并发症，根据病情监测血气分析，以调节呼吸参数。

（2）上、下消化道出血。

①重症胰腺炎患者由于长期禁食、胃肠减压，引起机体应激性溃疡或胰源性门静脉高压，出现上、下消化道出血。主要表现突发腹痛、腹胀、心动过速、低血压，胃肠减压引出咖啡色液体等症状，严重时会出现呕血、便血症状。此时要立即通知医师，遵医嘱给予止血、抗酸、生长抑素静脉泵入等治疗。

②嘱患者卧床休息，保持情绪稳定。同时密切监测患者的血压、心率、呼吸及意识的改变。观察胃肠减压及大便的色、质、量，必要时留取标本送检。

③如患者需要输血，要严格三查七对，输血单独一条通路，严密观察，防止输血反应发生。

④预防和治疗消化道出血最重要的仍是积极有效地治疗重症胰腺炎，去除病因。

（3）肾衰竭。

①肾衰竭患者会出现少尿、无尿、电解质紊乱等症状。应严密监测患者的尿量、尿色、电解质、肾功能等各项指标，并准确记录 24h 出入量。如使用利尿药后应观察利尿效果并记录。

②检查患者四肢及眼睑有无水肿，保持患者皮肤清洁、干燥，四肢给予悬空减压。

③在使用药物时，要考虑药物对肾脏的损害作用。

④保持留置导尿管通畅，每天给予尿道口护理或会阴冲洗 2 次，防止尿路感染。如患者出现每小时尿量少于 30mL 时或 24h 尿量少于 400mL，应及时报告医师，给予血液滤过或透析治疗。

（4）胰性脑病。

①密切观察患者的意识、瞳孔、心率、血压、呼吸等变化。

②部分患者会出现烦躁不安、意识障碍或嗜睡、谵妄，继而发生昏迷，所以要早发现、早报告、早治疗，预防胰性脑病的发生。

③对于意识不清、烦躁不安的患者要加强安全护理，严防跌倒、坠床等意外发生。对使用呼吸机的患者，要给予四肢约束，防止患者躁动不安时拔出气

管插管。

（5）休克。

①注意观察患者有无烦躁不安，面色、皮肤苍白，口唇甲床轻度发绀，心率加快，呼吸频率增加，出冷汗，脉搏细速，血压下降，脉压缩小，尿量减少等休克表现。

②应立即协助患者取休克卧位（头躯干抬高15°～20°，下肢抬高20°～30°），建立静脉通道，必要时建立2～3条静脉通道。合理安排输液顺序（先快后慢，先盐后糖，先晶后胶，见尿补钾），遵医嘱及时、正确给药。

③保持呼吸道通畅，及时吸痰、给氧，必要时给予人工呼吸、气管插管或气管切开。

④尽快消除休克原因：如止血，镇静、镇痛（有呼吸困难者禁用吗啡），抗过敏，抗感染。

⑤严格交接班：交接班时要将患者的基础疾病、诊治经过、药物准备情况、患者目前情况、特殊医嘱和注意事项等详细进行交接班，每班要详细记录。

（6）胰瘘。若从腹壁渗出或引流出无色透明或胆汁样液体时应疑为胰瘘，应密切观察引流液的色泽和性质，动态监测引流液的胰酶值。注意保持负压引流通畅和引流管周围皮肤干燥、清洁。涂以氧化锌软膏，防止胰液对皮肤的浸润和腐蚀。

（7）肠瘘。若腹部出现明显的腹膜刺激，且引流出粪汁样或输入的肠内营养样液体时，则要考虑肠瘘。要保持局部引流通畅；保持水、电解质平衡；加强营养支持治疗。

（8）胰腺假性囊肿。观察，必要时手术，术后按开腹引流术后护理。

（9）胰腺脓肿。手术行外引流，术后按开腹引流术后护理。

（10）DIC评估。皮肤黏膜出血点，凝血功能，使用肝素。

4. 健康教育

（1）知识宣教。急性胰腺炎是指胰酶在胰腺内被激活后引起胰腺组织自身消化的化学性炎症。常由于胆道疾病、胆管阻塞、大量饮酒、暴饮暴食、手术创伤、感染等因素引起，以青壮年多见。临床以急性上腹痛、恶心、呕吐、发热、血与尿淀粉酶增高，重症伴休克、腹膜炎等为主要特征。腹痛为最早出现的症状，往往在暴饮暴食，或极度疲劳之后发生，多为突然发作，位于上腹正中或偏左。

疼痛为持续性进行性加重似刀割样。疼痛向背部、胁部放射。剧烈的腹痛多系胰腺水肿或炎性渗出压迫、刺激腹腔神经丛。若为出血坏死性胰腺炎，发病后短暂时间内即为全腹痛，急剧腹胀，似向腹内打气样感，同时很快即出现轻重不等的休克，腹痛在仰卧时加重，患者常取屈髋侧卧位或弯腰前倾坐位，以缓解疼痛。

（2）饮食指导。

①急性发作期应严格禁食，通常不少于 3 天，切忌过早进食。

②恢复期病情缓解，患者腹痛减轻或消失、腹胀减轻或消失、肠道动力恢复或部分恢复，同时淀粉酶指标接近或恢复正常，可以考虑进食。可给予无脂高糖流质，少量多餐。此期饮食营养素不平衡，能量及各种营养素含量低，不宜长期食用。可给予米汤、蛋白水、绿豆汤、藕粉、菜汁、果汁、果冻等食物。恢复期禁食浓鸡汤、浓鱼汤、肉汤、牛奶、豆浆、蛋黄等食物。

③病情逐渐稳定后饮食量可增加，改为低脂肪半流质。蛋白质不宜过多，供给充足的糖类，可给予米粥、面包、豆腐、蛋类、瘦肉泥、肝泥、浓果汁、浓菜汁等食物。禁食含脂肪多的和有刺激性的食物，如辣椒、咖啡、浓茶等，绝对禁酒。

④禁食后常出现电解质紊乱，如钾、镁、钠、钙等矿物质易下降，饮食要结合临床电解质的变化适时加以补充。

⑤少量多餐：每天 5 ~ 6 餐，每餐给予 1 ~ 2 种食物。注意选用软而易消化食物。

⑥烹调方法宜采用烧、煮、烩、卤、氽等方法，禁用油煎、炸、烙、烤等方法。烹调时不用或少用植物油。全天脂肪总量为 20 ~ 30g。

（3）心理指导。

①护理人员态度应亲切和蔼、热情认真、操作熟练、动作轻柔，以减少患者痛苦，使其感到有恢复的希望。护士在操作前说明操作的目的、步骤以及在操作中可能产生的不适，这样既能消除患者的顾虑，又能取得患者的合作。

②禁食期间往往需要大量补液，患者会感到不耐烦、急躁，护理人员要耐心解释，要让患者通过对疾病的了解来更好地配合治疗护理工作。

③经常巡视病房，密切注意观察患者的心理活动，消除疾病恢复的不良因素。

④帮助患者树立恢复健康的信心，调动患者积极的心理因素，提高内在的自身健康能力，多关心体贴患者，经常和患者谈心，使患者掌握疾病的发生规律，减少复发，有利于早日康复。

⑤患者的心理护理是一项复杂的工作，主要是在全程护理、全方位护理以及护理艺术方面下工夫，要做好这项工作，不但要具备丰富的临床护理经验，掌握熟练的护理技能，还要具备良好的心理品质，高度的责任心，高尚的同情心，同时必须掌握大量的心理学知识，不断提高语言技巧，学会控制自己的情绪，保持良好心态，将患者作为完整的人，在生理、心理、社会等方面进行全面监护。

（4）出院指导。

①宣教活动意义，鼓励患者每日进行可耐受的活动，以不出现心悸、气短、乏力等症状为宜。

②积极治疗胆道结石，消除诱发胰腺炎的因素。告知患者饮酒与胰腺炎的关系，强调戒酒的重要性。

③宣教低脂饮食，高热量、高蛋白、富含维生素易消化饮食的意义，少量多餐。

④指导患者遵医嘱服药及服药须知，如药名、作用、剂量、途径、副作用及注意事项。

⑤指导疼痛评估法，放松疗法及正确对待止痛药物使用。放置各种导管的目的、注意事项和引起的不适。

⑥指导并发糖尿病患者进行饮食控制，宣教糖尿病饮食和相关注意事项。

⑦保持良好的精神状态，避免情绪激动。

⑧帮助患者及家属正确认识胰腺炎易复发的特性，强调预防复发的重要性。注意腹部体征，若出现左上腹剧烈疼痛应及时就诊。

二、慢性胰腺炎

慢性胰腺炎是指由于各种不同原因所致的胰腺局部、节段性或弥漫性的慢性进展性炎症，导致胰腺组织和（或）胰腺功能不可逆的损害。

（一）护理评估

1. 病因

（1）梗阻。在欧洲、亚洲及我国较多见。最常见的梗阻原因是胆结石。引起乏特壶腹部阻塞的原因有：胆结石通过或嵌顿于肝胰壶腹、胆道蛔虫、十二指肠乳头水肿、壶腹部括约肌痉挛、壶腹部狭窄等。胆胰共同通路的梗阻，导致胆汁反流进入胰管，造成胆汁诱发的胰实质损伤。单纯胰管梗阻也足以引起胰腺损害。

（2）过量饮酒。在美国都市中过量饮酒是急性胰腺炎的主要原因。在我国此种情况也不少见。过量饮酒与急性胰腺炎的发病有密切关系。

（3）暴饮暴食。尤其过食高蛋白、高脂肪食物，加之饮酒，可刺激胰液的过量分泌，在伴有胰管部分梗阻时，可发生急性胰腺炎。

（4）高脂血症。也是急性胰腺炎的一个病因。高脂血症可继发于肾炎、去势治疗及应用外源性雌激素，以及遗传性高脂血症（Ⅰ型、Ⅴ型）。

（5）高钙血症。常发生于甲状旁腺功能亢进的患者。钙能诱导胰蛋白酶原激活使胰腺自身破坏；高钙可产生胰管结石造成胰管梗阻；高钙还可刺激胰液分泌增多，经腹膜吸收入血液，使血淀粉酶和脂肪酶升高；大量胰酶入血可导致肝、肾、心、脑等器官的损害，引起多器官功能不全综合征。

2. 临床表现

（1）腹痛。最突出的症状，初为间歇性，后转为持续性腹痛，性质可为隐痛、钝痛、钻痛甚至剧痛，多位于中上腹可偏左或偏右，可放射至后背、两肋部。患者取坐位，膝屈曲位时疼痛可有所缓解；躺下或进食时疼痛加剧。

（2）胰腺功能不全的表现。腹胀、食欲减退、恶心、嗳气、厌食油腻、乏力、消瘦、腹泻甚至脂肪泻。常伴有维生素 A、维生素 D、维生素 E、维生素 K 缺乏症，如夜盲症、皮肤粗糙、肌肉无力和出血倾向等。约半数患者可发生糖尿病。

（3）体征。多数仅有轻度压痛。当并发假性囊肿时，腹部可扪及表面光整的包块。当胰头肿大压迫胆总管，可出现黄疸。少数患者可出现腹水和胸腔积液、消化性溃疡和上消化道出血、多发性脂肪坏死、血栓性静脉炎或静脉血栓形成及精神症状。

3. 诊断

（1）实验室检查。急性发作期可见血、尿淀粉酶和胸腔积液、腹水中淀粉酶增高。粪便在显微镜下有多量脂肪滴和未消化的肌纤维等。部分病例尿糖和糖耐量试验阳性。

（2）影像学检查。腹部 X 线平片可显示胰腺的钙化或胰腺结石：B 超检查可作为初筛手段，但敏感性不高；超声内镜（EUS）可见胰实质回声增强、胰管狭窄、扩张和结石及假性囊肿等征象；CT/MRI 具有诊断价值。

4. 治疗

（1）去除病因。如戒酒，积极治疗胆道疾病。防止急性发作，宜进低脂肪、高蛋白食物，避免饱食。

（2）对症治疗。

①腹痛：胰酶制剂替代治疗有一定止痛作用：止痛药尽量先用小剂量非成瘾性镇痛药。

②胰腺外分泌功能不全症状：可用足量的胰酶制剂替代；可用抗酸药或 H_2 受体措抗药抑制胃酸分泌。

③合并糖尿病者可给予胰岛素治疗。

④营养不良者应注意补充营养、脂溶性维生素及维生素 B_2、叶酸、铁剂、钙剂及多种微量元素。严重吸收不良应考虑要素饮食或全胃肠外营养。

（3）内镜治疗。通过内镜排除胰管蛋白栓子或结石，对狭窄的胰管可放置内支架引流。

（4）手术治疗。手术方法包括胰管内引流、胰腺远端切除、胰十二指肠切除、胰腺支配神经切断、胆道切开取石，奥迪括约肌切开成形术等。

（二）护理措施

1. 一般护理措施

（1）休息体位。保持环境整洁、安静、空气流通及适宜的温湿度。协助患者取弯腰、屈膝侧卧位。

（2）饮食护理。避免刺激性强、产气高、高脂肪和高蛋白食物，严格禁酒。

（3）病情观察。观察腹痛的部位、性质、程度及伴随症状。观察呕吐物的量及性质。监测白细胞计数、血尿淀粉酶值、电解质与血气的变化。

（4）心理护理。经常巡视，了解患者的需要。解释引起疼痛的原因、治疗方法和预后以消除疑虑。指导减轻疼痛的方法。说明禁食、禁水的重要性，取得患者的配合。

2. 重点护理措施

（1）评估。

①采集病史，了解是否有胰腺炎病史，评估病因，如暴饮暴食、酗酒、胆道疾病病史。

②生命体征情况。

③患者与家属心理情况与需求，以了解患者的心理压力与应激表现，以便适时地提供适当心理 – 社会支持。

（2）疼痛护理。合理应用镇痛药；禁食、胃肠减压；遵医嘱给予抗胰酶药、解痉药或止痛药；协助患者变换体位，使之膝盖弯曲，靠近胸部以缓解疼痛；按摩背部以增加舒适感。

3. 治疗过程中可能出现的情况及应急措施

（1）血糖升高。若因胰腺内分泌功能不足而表现为糖尿病的患者，应遵医嘱服用降糖药物；如果行胰腺全切者，则需终身注射胰岛素。要定时监测血糖和尿糖C，此外，还要严格控制主食的摄入量，不吃或少吃含糖量较高的水果，多进食蔬菜；注意适度锻炼等。

（2）知识缺乏。帮助患者及家属正确认识胰腺炎，强调预防复发的重要性。避免过度疲劳。避免情绪激动，保持良好的精神状态。指导患者遵医嘱服药。

4. 健康教育

（1）知识宣教。慢性胰腺炎的病因与急性胰腺炎相似。慢性酒精中毒可引起。长期酗酒引起慢性胰腺炎的时间需要经过8 ~ 10年。酒精刺激胃泌素分泌，引起胃酸分泌增多，致使肠道的胰泌素和CCK-P2分泌增多，进而引起胰液和胰腺蛋白酶分泌亢进；酒精可引起胰腺蛋白酶分泌多于胰液的分泌，高浓度的胰腺蛋白酶能破坏胰管上皮细胞，引起胰液的蛋白质和钙浓度增高，两者结合形成蛋白质性栓子，引起胰管阻塞，腺泡组织增生和纤维化；酒精对胰腺泡细胞的直接毒性作用。

（2）饮食指导急性发作期禁食。待病情缓解后，可给予高糖低脂少渣半流质饮食。

①限制脂肪量，病情好转可递增至40 ~ 50g/d。

②每天供给蛋白质50 ~ 70g。注意选用含脂肪少、高生物价蛋白食物。

③因所需能量由糖类补充为主，每天可供给300g以上。

④慢性胰腺炎多伴有胆管病或胰腺动脉硬化，胆固醇供给量＜300mg/d为宜。

⑤维生素应供给充足，多选用富含B族维生素、维生素A、维生素C的食物。特别是维生素C每天应供给300mg以上。

⑥食物选择原则是富于营养、易于消化、少刺激性。宜用高蛋白高糖低脂饮食。

⑦少食多餐，每天以4 ~ 5餐为宜。烹调加工应使菜肴清淡、细碎、柔软，不用烹调油，可采取蒸、煮、烩、熬、烧、炖等方法。

⑧选择谷类及豆制品；选择猪瘦肉、牛瘦肉、猪肝、鸡肉、虾、鱼、鸡蛋清、

脱脂奶；蔬菜选择土豆、菠菜、胡萝卜、豇豆、莴苣、茼蒿、苦菜等；水果选择各种果汁；其他，蔗糖、红糖、蜂蜜等。

⑨指导患者戒烟酒，限制茶、咖啡、辛辣食物。当患者无不适后再缓慢增加进食量，对伴有糖尿病患者，应按糖尿病饮食进餐。

（3）心理指导。由于病程长，病情反复，患者常会产生焦虑、悲观、消极情绪。护士应为患者提供安全舒适的环境，了解患者的感受，耐心解答患者的问题，讲解有关疾病治疗和康复的知识，配合患者家属，帮助患者树立战胜疾病的信心。

（4）出院指导。

①向患者及家属介绍本病的主要诱发因素和疾病的过程。

②教育患者积极治疗胆道疾病，注意防治胆道蛔虫。

③指导患者及家属掌握饮食卫生知识，患者平时应养成富营养、食勿饱的规律进食习惯。

④慢性胰腺炎易脂泻（稍吃油荤即腹泻），加之长期难以根治，故患者易出现营养不良，应吃富含营养的食物，如鱼、瘦肉、蛋白、豆腐等。

⑤米、面等糖类以及新鲜蔬菜宜适当多吃，但每顿不能过饱，吃七八分饱即可（若合并有糖尿病者，则应适当控制糖类的摄入）。

⑥饮食中宜少吃煎炒，多吃蒸炖，以利消化吸收。盐也不宜多，以淡食为好。蔬菜可多吃菠菜、青花菜和花椰菜，萝卜须煮熟吃，将纤维煮软，防止增加腹泻。水果可选桃子、香蕉等没有酸味的水果。易产气使腹胀的食物不宜吃，如炒黄豆、蚕豆、豌豆、红薯等。调味品不宜太酸、太辣，因为能增加胃液分泌，加重胰腺负担。应避免刺激强、高脂肪和高蛋白食物。

⑦避免情绪激动，保持良好的精神状态。戒除烟酒，防止复发。感到不适时应及时就诊。

第七章　呼吸系统疾病患者的护理

第一节　急性呼吸道感染患者的护理

一、急性上呼吸道感染患者

急性上呼吸道感染是鼻腔、咽、喉部急性炎症的统称，是呼吸道最常见的感染性疾病。大多数由病毒引起，少数由细菌所致。

本病全年皆可发病，冬、春季节多发，病原体主要通过飞沫传播，也可由于接触被病毒污染的用具而传播。多数为散发性，在气候突变时可造成流行。由于病毒的类型较多，人体对各种病毒感染后产生的免疫力较弱且短暂，病毒间又无交叉免疫，并且在健康人群中有病毒携带者，故一个人一年内可能会多次发病，尤其是年老体弱、呼吸道有慢性炎症者更易患病。

（一）病因与发病机制

急性上呼吸道感染 70% ~ 80% 由病毒引起，主要有鼻病毒、流感病毒（甲、乙、丙三种类型的流感病毒）、副流感病毒、呼吸道合胞病毒、腺病毒、孤儿病毒、柯萨奇病毒、麻疹病毒、风疹病毒等。少数由原发或继发细菌感染引起，常见致病菌为溶血性链球菌，其次为流感嗜血杆菌、肺炎球菌和葡萄球菌等，偶见革兰氏阴性杆菌。

当有受凉、淋雨、过度疲劳等诱发因素，使全身或呼吸道局部防御功能降低时，原已存在于上呼吸道或从外界侵入的病毒或细菌可迅速繁殖，引起发病，尤其是年老体弱者或有慢性呼吸道疾病如鼻旁窦炎、扁桃体炎者更易罹病。

（二）临床表现

1. 症状和体征

（1）普通感冒。俗称“伤风”，又称急性鼻炎或上呼吸道感染，以鼻咽部感染症状为主要表现。潜伏期短（1 ~ 3 天），起病较急。初期有咽干、喉痒，继之打喷嚏、鼻塞、流清水样鼻涕，2 ~ 3 天后分泌物变稠。可伴有咽痛，有时由于耳咽管炎使听力减退，也可出现流泪、声音嘶哑、味觉迟钝、咳嗽或咳少量黏液痰等。一般无发热及其他全身症状，或仅有低热、轻度头痛、全身不适等症状。检查可见鼻腔黏膜充血、水肿、有分泌物，咽部轻度充血。如无并发症，一般 5 ~ 7 天后痊愈。

（2）病毒性咽炎和喉炎。急性病毒性咽炎表现为咽部发痒和灼热感，疼痛不持久，也不突出。当有吞咽疼痛时，常提示有链球菌感染，偶有咳嗽，可有发热和乏力。体检咽部明显充血和水肿，颌下淋巴结肿大且有触痛，腺病毒感染时可伴有眼结膜炎。急性病毒性喉炎常有发热，临床特征为声嘶、说话困难，咳嗽、咳痰时喉部疼痛，体检可见喉部水肿、充血，局部淋巴结轻度肿大和触痛，可闻及喘息声。

（3）细菌性咽炎、扁桃体炎。起病急，咽痛明显，吞咽时加剧，伴有畏寒、发热，体温可达 39℃以上。体检咽部充血明显，扁桃体充血肿大、表面有黄色点状渗出物，颌下淋巴结肿大，有压痛，肺部无异常体征。

2. 并发症

急性上呼吸道感染可并发急性鼻窦炎、中耳炎、气管支气管炎。部分患者可继发风湿热、肾小球肾炎、病毒性心肌炎等。

（三）实验室及其他检查

1. 血常规检查

病毒感染时白细胞计数正常或偏低，淋巴细胞比例升高。细菌感染时白细胞计数可偏高，中性粒细胞增多或核左移。

2. 病毒和细菌的检测

根据需要对病毒和（或）病毒抗体进行检测，以判断病毒的类型，区别病毒和细菌感染。细菌培养可判断细菌类型和进行药敏试验。

（四）治疗要点

急性上呼吸道感染不仅传染性强，而且可引起严重并发症，必须积极预防和治疗。治疗原则为对症处理和中医治疗。

1. 对症治疗

重点是减轻症状，缩短病程和预防并发症。应用解热镇痛药，如复方阿司匹林、对乙酰氨基酚等。

2. 病因治疗

细菌感染时常选青霉素类、大环内酯类、头孢菌素类等药物。利巴韦林、阿昔洛韦等对某些病毒有一定疗效。

3. 中药治疗

中成药板蓝根冲剂、清热宁等。

（五）护理评估

1. 健康史

主要评估有无受凉、淋雨、过度疲劳等使机体抵抗力降低等情况，应注意询问患者本次起病情况，既往健康情况，有无呼吸道慢性疾病史等。

2. 身体状况

个体的主要症状和体征差异大，根据病因不同可有不同类型，各型症状、体征之间无明显界限，也可互相转化。主要评估患者的症状和体征，并密切注意进展程度。如是否有咽部不适感、发热、咳嗽、咳痰、疼痛、水及电解质失衡等。尤其要注意，对发热患者的体温、持续时间、伴随症状以及用药情况应进行详细的评估。

3. 实验室检查

血常规检查、细菌培养、病毒和（或）病毒抗体的测定，是细菌或病毒感染及其类型的常用检查方法。

4. 心理社会资料

患者常因发热、全身酸痛而不能很好地休息，表现为疲惫不堪、情绪低落。青年人对疾病轻视，不能及时就诊，易致病情延误而使感染向下蔓延，病情加重。上呼吸道感染的患者虽然症状明显，但经休息和（或）治疗很快痊愈，一般不影响生活和工作，患者心理上比较轻松。

（六）常用护理诊断

（1）不舒适：与急性病毒或细菌感染中毒有关。

（2）体温过高：与病毒和（或）细菌感染有关。

（七）护理目标

（1）患者躯体不适缓解，日常生活不受影响。

（2）体温恢复正常。

（八）护理措施

1. 休息与营养

（1）休息：适当休息，不要过度活动，发热患者应卧床休息，保持室内空气流通，调节适宜的温度、湿度。

（2）营养：患者常伴有食欲不振、消化不良的症状，故应给予清淡、易消化的高热量、高维生素、低脂肪的流质或半流质饮食，摄入足够的水分，以补充出汗等消耗，维持体液平衡。

2. 降温

当患者体温超过 39℃时可进行物理降温，如头部冷敷、温水或酒精擦浴、4℃冷盐水灌肠等。必要时遵医嘱应用药物降温，并观察记录降温效果。患者寒战时可用热水袋保暖。退热时患者常大汗淋漓，应及时擦干汗液，更换衣服及被褥。

3. 病情观察

每 4h 测体温、脉搏、呼吸 1 次并记录，观察患者的发热程度和热型。

4. 用药护理

发热伴有头痛、全身酸痛者，可遵医嘱服用阿司匹林、去痛片、感冒清冲剂等解热止痛药；鼻塞、流涕用 1% 麻黄素滴鼻；咳嗽时给药；咽痛、声嘶用淡盐水含漱或消炎喉片含服，局部雾化治疗。遵医嘱给予抗生素或抗病毒药物治疗，防治感染并注意观察药物疗效。

（九）护理评价

（1）患者不适减轻。

（2）体温恢复正常。

（十）健康教育

（1）加强体育锻炼，坚持耐寒训练，增强体质。

（2）避免受凉、淋雨、过度疲劳等诱发因素，吸烟者应戒烟。

（3）在流行季节尽量少去公共场所，注意隔离患者，防止交叉感染；室内用食醋加热熏蒸，每日 1 次，连用 3 天；流感疫苗行鼻腔喷雾；也可用贯众、板蓝根、野菊花、桑叶等中草药熬汤饮用。

（4）恢复期若出现眼睑水肿、心悸、关节痛等症状，应及时诊治。

二、急性气管支气管炎患者

急性气管支气管炎是病毒或细菌等病原体感染所致的支气管黏膜炎症，为婴幼儿时期的常见病、多发病，往往继发于上呼吸道感染之后，也常为肺炎的早期表现。临床上以咳嗽伴（或不伴）有支气管分泌物增多为特征。

（一）病因与发病机制

感染是最主要的病因，过度劳累、受凉是常见的诱因。

1. 感染

引起本病的病毒有腺病毒、流感病毒、呼吸道合胞病毒、副流感病毒；细菌有流感嗜血杆菌、肺炎链球菌、链球菌、葡萄球菌等。病毒和细菌可以直接感染气管支气管，也可先侵犯上呼吸道，继而引起本病。近年来由支原体和衣原体引起者逐渐增多。

2. 物理、化学刺激

吸入冷空气、粉尘、刺激性气体或烟雾（如二氧化硫、二氧化氮、氨气、氯气、臭氧等）等可以引起气管支气管黏膜的急性炎症。

3. 变态反应

引起气管和支气管变态反应的常见变应原包括花粉、有机粉尘、细菌蛋白质、真菌孢子以及在肺内移行的钩虫、蛔虫的幼虫。

（二）病理

黏膜充血是早期改变，接着出现脱屑、水肿、黏膜下层白细胞浸润和黏稠或黏液脓性分泌物产生。支气管纤毛、巨噬细胞和淋巴管的防御功能障碍，细菌侵犯正常情况下无菌的支气管，继而细胞碎片以及黏液脓性分泌物积聚、支气管壁水肿、分泌物潴留以及某些患者的支气管平滑肌痉挛，可致气道阻塞。

（三）临床表现

急性感染性支气管炎往往先有急性上呼吸道感染的症状，如鼻塞、流涕、咽痛、声嘶等。剧烈咳嗽的出现通常是支气管炎出现的信号，开始时干咳无痰，但几小时或几天后出现少量黏痰，稍后出现较多的黏液或黏液脓性痰，明显的脓痰提示多重细菌感染。有些患者有烧灼样胸骨后痛，咳嗽时加重。在无并发症的严重病例中，发热（38.3℃～38.8℃）可持续数天，随后急性症状消失，持续发热提示合并肺炎。如迁延不愈，日久可演变为慢性支气管炎。

无并发症的急性支气管炎几乎无肺部体征，或可闻及散在的高调或低调的干啰音，偶可在肺底部闻及捻发音或湿啰音，尤其在咳嗽后，常可闻及哮鸣音。

（四）实验室检查

（1）血液检查：病毒感染时白细胞计数多正常；细菌感染时白细胞计数和中性粒细胞比例增高。

（2）痰涂片或培养可发现致病菌。

（3）X线检查：多无异常，或仅有肺纹理增粗。

（五）治疗要点

治疗原则是止咳、祛痰、平喘和控制感染。

1. 一般治疗

休息、保暖、多饮水，保证足够的营养物质供给。

2. 对症治疗

主要是止咳、祛痰、平喘，以减轻患者的不适。①发热时可服用阿司匹林0.3 ~ 0.6g，或吲哚美辛25mg，每日3次。②咳嗽频繁且无痰时，可服用喷托维林25mg，每日3次。③痰黏稠不易咳出时，可口服溴己新16mg，每日3次。④伴哮喘时可口服氯茶碱0.1 ~ 0.2g或沙丁胺醇2 ~ 4mg，每日3次。

3. 病因治疗

细菌感染时常选用青霉素类、大环内酯类、头孢菌素类等药物。利巴韦林、阿昔洛韦等对某些病毒有一定疗效。

（六）护理评估

1. 健康史

主要评估有无淋雨、受凉、过度劳累等诱发因素，询问患者有无急性上呼吸道感染史。

2. 身体状况

（1）咳嗽：评估咳嗽性质、音色、持续的时间。干咳多见于急性上呼吸道感染，常伴有发热；注意咳嗽的伴随症状，如疲乏、失眠、注意力不集中等。

（2）咳痰：痰液的色、质、量、气味等因病因不同而异。支气管炎咳白色泡沫样痰或黏痰，感染加重时咳黄脓痰，由于夜间睡眠后，管腔内积聚痰液，加之副交感神经兴奋，支气管分泌物增加，起床后或体位改变时可刺激排痰，故清晨排痰常较多。

3. 实验室和其他检查

病毒感染时白细胞计数增多；细菌感染时白细胞计数和中性粒细胞增多。

4. 心理社会资料

急性支气管炎患者常因咳嗽、咳痰等身体不适，有紧张、急躁、烦躁等心理反应。

（七）常用护理诊断

1. 清理呼吸道无效

与呼吸道感染、痰液多而黏稠有关。

2. 体温过高

与呼吸道感染有关。

（八）护理目标

（1）患者痰能咳出，喘息时缓解。

（2）体温恢复正常。

（九）护理措施

1. 休息与营养

（1）休息：适当休息，不要过度活动，发热患者应卧床休息，保持室内空气流通，调节适宜的温度、湿度。

（2）营养：患者常伴有食欲不振、消化不良，故应给予清淡、易消化的高热量、高维生素、低脂肪的流质或半流质饮食，摄入足够的水分，以补充出汗等消耗，维持体液平衡。

2. 观察

观察患者咳嗽与咳痰的性质、持续时间、咳痰的量，观察、记录发热患者的体温变化，同时观察患者的面色、呼吸、脉搏、血压变化。

3. 对症护理

当患者体温超过39℃时，可进行物理降温（详见急性上呼吸道感染“发热”的护理）。

（十）护理评价

（1）痰液能有效咳出。

（2）体温恢复正常。

（十一）健康教育

（1）加强体育锻炼，坚持耐寒训练，增强体质。

（2）避免受凉、淋雨、过度疲劳等诱发因素，吸烟者应戒烟。

（3）就医指导。告知患者在药物治疗后症状不能缓解，或出现其他不适时应及时就诊。

第二节 慢性支气管炎患者的护理

慢性支气管炎，简称慢支，是指气管、支气管黏膜及其周围组织的慢性非特异性炎症。临床上以慢性反复发作的咳嗽、咳痰或伴有喘息及反复发作的慢性过程为主要特征。病情进展缓慢，常并发阻塞性肺气肿甚至肺心病。它是一种严重危害人类健康的常见病，尤以老年人多见，患病率约为3.2%。

一、病因与发病机制

慢支的病因尚未完全清楚，可能与下列因素有关。

第一，空气中的刺激性烟雾、有害气体等大气污染对支气管黏膜损伤，使纤毛清除功能下降，分泌增加，为细菌入侵创造了条件。

第二，吸烟与慢支的发生有密切关系，吸烟能使呼吸道黏膜上皮细胞纤毛变短、不规则，支气管杯状细胞分泌黏液增多而使气管净化能力减弱，支气管黏膜充血、水肿、黏液积聚，肺泡中吞噬细胞功能减弱，而易引起感染。

第三，感染是本病发生、发展的重要因素，多为病毒和细菌感染，常见病毒为鼻病毒、腺病毒和呼吸道合胞病毒等，常见细菌为肺炎链球菌、流感嗜血杆菌、甲型链球菌和奈瑟球菌。

第四，喘息型慢支往往有过敏史，接触抗原物质如细菌、真菌、尘螨、花粉、尘埃、某些食物和化学气体等都可引起发病。

第五，除上述因素外，机体内在因素与慢支的发生也有关，如呼吸道的副交感神经反应性增高、呼吸道局部防御功能及免疫功能降低等。

二、临床表现

（一）主要症状

多缓慢起病，病程较长，因反复急性发作而加重。初期症状轻微，在寒冷季节、吸烟、劳累、感冒后可引起急性发作或症状加重，夏天气候转暖时可自然缓解。主要症状有慢性咳嗽、咳痰、喘息。

1. 咳嗽

支气管黏膜充血、水肿或分泌物积聚于支气管腔内均可引起咳嗽。一般晨间起床时咳嗽较重，白天较轻，睡眠时有时出现阵咳。急性发作时咳嗽加重。

2. 咳痰

由于夜间睡眠后，管腔内积聚痰液，加之副交感神经兴奋，支气管分泌物增加，故起床后或体位改变时可刺激排痰，常以清晨排痰较多。痰为白色黏液或浆液泡沫性，偶咳带血。急性发作伴有细菌感染时，则变为黏液脓性，痰量亦增加。

3. 喘息或气急

部分患者因支气管痉挛而出现喘息，常伴有哮鸣音。并发阻塞性肺气肿时，可表现为劳动或活动后气促。重者休息时亦气喘，生活无法自理。

（二）体征

早期可无任何异常体征。急性发作期可在背部或双肺底听到干、湿啰音，咳嗽后可减少或消失。喘息型慢支可听到哮鸣音和呼气延长，且不易完全消失。

（三）分型

可分为单纯型慢支和喘息型慢支两型。单纯型慢支的主要表现为咳嗽、咳痰；喘息型慢支除有咳嗽、咳痰外尚有喘息，常伴有哮鸣音，喘鸣在阵咳时加剧，睡眠时明显。

（四）分期

按病情进展可分为三期：

1. 急性发作期

一周内出现脓性或黏液脓性痰，痰量明显增加，或伴有发热等炎症表现，或咳嗽、咳痰、喘息症状中任何一项明显加剧。

2. 慢性迁延期

不同程度的咳嗽、咳痰、喘息症状迁延 1 个月以上者。

3. 临床缓解期

经治疗或临床缓解，症状基本消失，或偶有轻微咳嗽、痰液量少，持续 2 个月以上者。

（五）并发症

1. 阻塞性肺气肿

慢性支气管炎最常见的并发症。

2. 支气管肺炎

慢性支气管炎蔓延至支气管周围肺组织中，患者伴有寒战、发热，咳嗽增剧，痰量增加且呈脓性。白细胞及中性粒细胞增多。X线检查，两下肺野有小斑点或小片阴影。

3. 支气管扩张

慢性支气管炎反复发作，支气管黏膜充血、水肿、形成溃疡，管壁纤维增生，管腔或多或少变形，扩张或狭窄。扩张部分多呈柱状变化。

三、实验室及其他检查

（一）胸部X线检查

早期无异常，病程长者支气管管壁增厚，两肺纹理粗乱，呈网状、条索状或斑点状阴影，下肺野较明显。

（二）呼吸功能检查

早期常无异常，随病情逐渐进展出现阻塞性通气功能障碍，常表现为如下两点：① FEV1/FVC < 60%；② MBC（最大通气量）< 80%（预计值）。

（三）血液检查

慢支急性发作或并发肺部感染时白细胞、中性粒细胞增多。喘息型者嗜酸性粒细胞可增多。

（四）痰液检查

涂片或培养可见肺炎球菌、流感嗜血杆菌、甲型链球菌及奈瑟球菌等。涂片中可见大量中性粒细胞、已破坏的杯状细胞等，喘息型慢支者常见较多的嗜酸性粒细胞。

四、治疗要点

采取防治结合的综合措施。急性发作期和慢性迁延期应以控制感染及对症治疗为主，缓解期宜加强锻炼，增强体质，提高机体抵抗力，预防复发，减少并发症。

急性发作期的治疗要点如下：

（1）控制感染。根据感染的主要致病菌和严重程度选用抗生素。常用的抗生素有青霉素类、大环内酯类、氨基糖苷类、喹诺酮类、头孢菌素类等。

（2）祛痰。对急性发作和慢性迁延患者，在抗感染的同时还要结合其他治疗方法，但应避免应用强镇咳剂，如可待因等，以免抑制呼吸中枢及加重呼吸道阻塞及炎症。常用药物有氯化铵合剂、溴己新、喷托维林等。

（3）解痉、平喘。用于喘息患者，常选氨茶碱，沙丁胺醇等吸入，若气道舒张剂用后气道仍有持续阻塞，可用激素，如泼尼松 20 ~ 40mg/d。

五、护理评估

（一）健康史

主要评估如下几点：①成人随年龄增加，免疫功能逐渐减退，呼吸道防御功能退化，患病率随年龄的增加而增高，50 岁以上者发病率可高达 15%。②询问患者是否吸烟，了解吸烟的时间和量。③询问患者每次发作是否与季节和气候的突变有关。寒冷常为本病发作的重要原因和诱因，尤其是气候突变时，冷空气刺激使呼吸道局部小血管痉挛，纤毛运动障碍，呼吸道防御功能降低，净化作用减弱，有利于病毒、细菌入侵和繁殖。④有害的粉尘和大气污染（如二氧化硫、二氧化氮）等的慢性刺激，也是本病的重要诱因。

（二）身体状况

1. 主要症状

多缓慢起病，病程较长，因反复急性发作而加重。初期症状轻微，在寒冷季节、吸烟、劳累、感冒后可引起急性发作或症状加重，夏天气候转暖时可自然缓解。主要症状有慢性咳嗽、咳痰、喘息。

2. 评估要点

（1）咳嗽：评估咳嗽性质、音色、持续的时间。慢性支气管炎的咳嗽多在晨间出现，注意咳嗽的伴随症状，如疲乏、失眠、注意力不集中等。

（2）咳痰：痰液的色、质、量、气味等。由于夜间睡眠后，管腔内积聚痰液，加之副交感神经兴奋，支气管分泌物增加，故起床后或体位改变时可刺激排痰，常以清晨排痰较多。

（3）喘息或气急：喘息型慢支有支气管痉挛，可伴有喘息，可闻及哮鸣音。

（三）实验室和其他检查

主要评估如下几点：①胸部X线检查是否有支气管管壁增厚、两肺纹理粗乱，是否呈网状、条索状或斑点状阴影。②呼吸功能检查有无出现阻塞性通气功能障碍。③血液检查和痰液检查可判断是否发生了继发细菌感染。

（四）心理社会资料

慢性支气管炎患者早期由于症状和体征不明显，一般不会影响生活和工作，故患者往往不予重视，感染时治疗也不及时。后期由于病程长，反复发作，身体每况愈下，给患者及其家庭带来较重的精神和经济负担，患者易出现烦躁不安、忧郁、焦虑等情绪。由于缺氧，年老者咳嗽无力，痰不易咳出，容易产生精神不振、失眠、语言交流费力等。

六、常用护理诊断

清理呼吸道无效与痰液多而黏稠、年老体弱无力咳嗽等有关。

七、护理目标

患者痰能咳出，喘息时缓解。

八、护理措施

（一）一般护理

1. 环境和休息

保持室内空气流通、新鲜，冬季注意保暖，避免受凉感冒，以免加重病情。环境要安静、舒适。注意休息，采取舒适体位，急性发作期应卧床休息，取半卧位。

2. 饮食护理

慢性支气管炎是一种消耗性疾病，宜给予高热量、高维生素、低脂清淡、易消化的流质及半流质饮食，鼓励患者多饮水，除补充机体每日需要量外，须根据体温、痰液黏稠度、丧失的水分，估计每日水分补充量，使痰液稀释，易于排出。保证每日摄入量在 1.5 ~ 2L。

（二）病情观察

监测患者基本生命体征。密切观察咳、痰、喘症状及诱发因素，尤其是痰液的性质和量。评估临床分型、分期，如是单纯型慢支还是喘息型慢支，是急性发作期还是慢性迁延期。观察有无阻塞性肺气肿、肺动脉高压、肺源性心脏病的发生。

（三）保持气道通畅

1. 鼓励患者多饮水

根据机体每日需要量、体温、痰液黏稠度，估计每日水分补充量，使痰液稀释，易于排出。

2. 促进排痰

指导患者深吸气后有意识地咳嗽，协助患者翻身并辅以拍背，酌情采用胸部物理治疗，如胸部叩击和震颤、体位引流、吸痰等，以利于排痰，保持气道通畅。

3. 超声雾化吸入

超声雾化吸入使药液直接吸入呼吸道局部，消除炎症、减轻咳嗽、痰液稀释、帮助祛痰。合并呼吸道感染可用生理盐水加庆大霉素雾化吸入；痰液黏稠可用生理盐水加 α-糜蛋白酶或复方安息香酊雾化吸入；解痉平喘可用生理盐水加沙丁胺醇等雾化吸入。

4. 用药护理

遵医嘱使用祛痰、镇咳药，应以抗炎、祛痰为主，不宜选用强烈镇咳药如可待因，以免抑制咳嗽中枢，加重呼吸道阻塞，导致病情恶化。

九、护理评价

观察患者呼吸困难是否减轻；咳嗽是否减轻，能否有效咳嗽；活动耐力是否增加；水肿是否减轻或消失，尿量是否正常；患者食欲是否增加，营养状况是否改善；焦虑是否减轻或消失。

十、健康教育

（1）指导患者适当休息，加强营养。

（2）教育患者认识积极预防感染的重要性，鼓励患者，特别是缓解期患者坚持锻炼，以加强耐寒能力和提高机体抵抗力。注意保暖，避免受凉，预防感冒。

（3）避免刺激呼吸道，如戒烟。同时注意改善环境卫生，做好个人劳动保护，消除及避免烟雾、粉尘和刺激性气体等诱发因素对呼吸道的影响。

第三节 支气管哮喘患者的护理

支气管哮喘，简称哮喘，是指以嗜酸性粒细胞、肥大细胞和T淋巴细胞等多种炎症细胞参与的气道慢性炎症。这种炎症使易感者对各种激发因子具有气道高反应性，并引起气道狭窄。临床上以反复发作性呼气性呼吸困难伴哮鸣音为特点，可自行缓解或经治疗后缓解。本病约40%有家族史。儿童发病率高于成人，发达国家高于发展中国家，城市高于农村。

一、病因与发病机制

哮喘的病因与发病机制尚不十分清楚，目前认为与多基因遗传有关，同时受环境因素影响，也与变态反应、气道炎症、气道反应性增高及神经学因素相互作用有关。

（一）病因与诱因

1. 遗传因素

哮喘是一种有明显家族聚集倾向的多基因遗传病，遗传发生率为70% ~ 80%。

2. 环境因素

过敏原是诱发哮喘的一组重要病因，以吸入为主，如花粉、尘螨、动物的毛屑、二氧化硫、氨气等各种特异性和非特异性的吸入物。

3. 感染

哮喘急性发作常见的诱因，如病毒、细菌、原虫、寄生虫等感染。

4. 其他

气候变化、某些药物、剧烈运动以及精神因素等均可诱发哮喘。

（二）发病机制

1. 变态反应

被公认的主要是特异性变态反应。当变应原进入具有过敏体质的机体后，通过巨噬细胞和T淋巴细胞的传递，可刺激机体的B淋巴细胞合成特异性IgE，并结合于肥大细胞和嗜碱性粒细胞表面的高亲和性的IgE受体。若变应原再次进入体内，可与肥大细胞和嗜碱性粒细胞表面的IgE交联，从而促发细胞内一系列反应，使该细胞合成并释放多种活性介质导致平滑肌收缩、黏液分泌增加、血管通透性增高和炎症细胞浸润等。炎症细胞在介质的作用下又可分泌多种介质，使气道病变加重，炎症浸润增加，产生哮喘的临床症状。

2. 气道炎症

表现为以肥大细胞、嗜酸性粒细胞和T淋巴细胞为主的多种炎症细胞在气道的浸润和聚集。这些细胞相互作用可以分泌出数十种炎症介质和细胞因子。这些介质、细胞因子与炎症细胞相互作用和影响，可使气道炎症持续存在，引起气道平滑肌收缩，黏液分泌增加，血浆渗出和黏膜水肿。总之，哮喘的气道慢性炎症是由多种炎症细胞、炎症介质和细胞因子参与的，它们相互作用形成恶性循环，使气道炎症持续存在。其相互关系十分复杂。

3. 气道高反应性（AHR）

表现为气道对各种刺激因子出现过强或过早的收缩反应，是哮喘的重要特征。目前普遍认为气道炎症是导致气道高反应性的重要机制之一。

4. 神经机制

气管受复杂的自主神经支配。除胆碱能神经、肾上腺素能神经外，还有非肾上腺素能非胆碱能（NANC）神经系统。NANC释放舒张支气管平滑肌的神经介质，如血管活性肠肽（VIP）、一氧化氮（NO），以及收缩支气管平滑肌的介质，如P物质、神经激肽等。两者平衡失调，则可引起支气管平滑肌收缩。

二、临床表现

（一）症状

起病急，哮喘发作前伴有干咳、打喷嚏、流泪等先兆，随之很快出现哮喘发作。典型表现为发作性伴有哮鸣音的呼气性呼吸困难或发作性胸闷和咳嗽。严重者被迫采取坐位或端坐位呼吸，甚至出现发绀等，有时咳嗽为唯一症状。哮喘症状可在数分钟内发作，经数小时至数天，可自行或用支气管舒张剂缓解。

（二）体征

哮喘发作时胸部呈过度充气状态，严重发作时可有颈静脉怒张、发绀、大汗淋漓、脉搏加快和奇脉，胸廓饱满，胸部叩诊呈过清音，听诊双肺可闻及以呼气期为主的哮鸣音，有时不用听诊器亦可听到哮鸣音，若伴有感染，则可闻及湿啰音。

（三）并发症

并发阻塞性肺气肿、慢性肺源性心脏病、慢性呼吸衰竭及自发性气胸等。

（四）心理社会表现

因哮喘发作时出现呼吸困难、濒死感而导致患者焦虑、恐惧。哮喘发作严重的患者，甚至丧失生活信心，易对家属、医务人员或支气管舒张药产生依赖心理。

三、实验室及其他检查

（一）血常规检查

发作时可有嗜酸性粒细胞增高，但多不明显，合并感染时白细胞总数和中性粒细胞增高。

（二）痰液检查

涂片可见较多嗜酸性粒细胞、嗜酸粒细胞退化形成的尖棱形结晶（嗜酸性蛋白结晶）及黏液栓和透明的哮喘珠。合并感染时，应做痰涂片（查找细菌）、细菌培养及药物敏感实验。

（三）肺功能检查

哮喘发作时有关呼气流速的全部指标均显著下降，如第一秒用力呼气量（FEV1）、第一秒用力呼气量占用力肺活量的比值（FEV/FVC）、呼气峰流速值（PEFR）等均显著减小，可有残气量增加及残气量占肺总量百分比增高。

（四）血气分析

哮喘发作时可有不同程度的缺氧，PaO_2降低，由于过度通气可使$PaCO_2$下降，pH值上升，表现呼吸性碱中毒。如重症哮喘，气道阻塞进一步发展，可出现呼吸性酸中毒。若缺氧明显，则可合并代谢性酸中毒。

（五）胸部X线检查

哮喘发作时双肺透亮度增加，呈过度充气状态，缓解期多无异常。合并肺部感染时，可见肺纹理增粗及炎症的浸润阴影。

（六）过敏原检

测常用放射性过敏原吸附法（RAST）可直接测定特异性 IgE 血清，哮喘患者的血清 IgE 常升高 2 ～ 6 倍。在缓解期检查可判断变应原，但应防止发生过敏反应。

四、治疗要点

急性发作期使用支气管舒张剂和抗生素，消除诱因，控制发作；缓解期预防复发。

（一）脱离变应原

这是治疗哮喘最有效的方法。

（二）应用支气管解痉剂

1. β2 受体激动剂

沙丁胺醇为轻度哮喘的首选药，平喘效果迅速，可口服制剂或气雾剂吸入。

2. 茶碱类

茶碱类有松弛支气管平滑肌的作用，是中效支气管扩张剂。常口服，必要时用葡萄糖注射液稀释后静脉注入或滴入。本药有较强的碱性，局部刺激性强，不宜肌内注射。静脉用药速度过快或浓度过高，可强烈兴奋心脏，引起头晕、心悸、心律失常、血压剧降，严重者可致心脏骤停。急性心肌梗死及血压降低者禁用。

3. 抗胆碱能药物

如异丙托溴胺，具有舒缓支气管、减少分泌物分泌的作用。与 β2 受体激动剂联合应用有协同作用，对于夜间哮喘、痰多的患者尤其适用。

（三）控制哮喘发作的抗炎药物

1. 糖皮质激素

糖皮质激素是当前控制哮喘最有效的抗炎药物。用于中、重度哮喘，其作用是抑制气道变应性炎症，降低气道高反应性。常用泼尼松，口服 30 ～ 40mg/d，症状缓解后逐渐减量至 10mg/d 以下，然后停用。重症者应及早静脉给予琥珀氢化可的松或氢化可的松，病情控制后改为口服激素，一般不宜长期应用。

2. 色苷酸钠及尼多酸钠

色苷酸钠及尼多酸钠是一种非糖皮质激素抗炎药，对预防运动和过敏原诱发的哮喘最为有效。

3. 其他药物

如酮替芬、阿司咪唑、硝苯地平等药物，对治疗哮喘有一定效果。

五、护理评估

（一）健康史

主要评估哮喘发作是否与下列因素有关。①吸入过敏原，如花粉、尘螨、真菌孢子、动物毛屑、工业粉尘、刺激性气体等。②食物，引起哮喘发作的常见食物有鱼类、虾蟹、蛋类和牛奶等。过咸或过甜等刺激性强的食物也可诱发哮喘的发作。③感染，哮喘的发作与上呼吸道的反复感染有关，如病毒、细菌、真菌、原虫、寄生虫等的感染。④接触某些药物，常见的药物有阿司匹林、普萘洛尔、青霉素、磺胺类等。⑤其他，如吸烟、气候的变化、剧烈运动、精神紧张等也可诱发哮喘的发作，还应注意询问家族史。

（二）身体状况

1. 典型发作

发病前多伴有干咳、打喷嚏、流泪等先兆，随即胸部紧闷，继而出现发作性呼气性呼吸困难，伴有哮鸣音，痰黏稠、不易咳出，患者常被迫坐起。发作严重时，表现为张口抬肩、大汗、喘气费力、烦躁不安，甚至发绀。在夜间或清晨发作和加重是哮喘的特征之一。

2. 评估要点

临床上根据哮喘发作期病情轻重可分为四度。

（1）轻度：行走、上楼时感到气促，尚能平卧，说话连续成句，无三凹征，血气分析各项指标在正常范围，两次发作间无症状。

（2）中度：稍事活动时感到明显气短，喜坐位，说话常有中断，可有三凹征，PaO_2 下降，日常生活受限。

（3）重度：休息时亦明显气促，呈端坐呼吸，说话单字，常有三凹征，焦虑或烦躁不安，日常生活明显受限，大汗淋漓，心率和呼吸明显增快，有奇脉、发绀，PaO_2 下降的同时有 CO_2 潴留。

（4）危重：患者出现意识改变如嗜睡或意识障碍，不能讲话，胸腹部矛盾运动，呼吸音、哮鸣音减弱或消失，心动过缓，血压下降，严重脱水，哮喘严重发作时可持续 1 ~ 2 天，称为“重症哮喘”。

（三）并发症

可并发阻塞性肺气肿、慢性肺源性心脏病、慢性呼吸衰竭及自发性气胸等。

（四）实验室和其他检查

主要评估：①血常规检查，发作时可有嗜酸性粒细胞增高；并发感染者白细胞计数和中性粒细胞比例增高。②动脉血气分析。③ X 线检查，哮喘发作时两肺透亮度增加。④痰液检查，涂片可见较多的嗜酸性粒细胞及黏液栓；并发细菌感染时，痰培养、药物敏感试验有助于病原菌诊断和治疗。

（五）心理社会资料

因哮喘发作时出现呼吸困难、濒死感而导致患者焦虑、恐惧。哮喘发作严重的患者，甚至丧失生活信心，易对家属、医务人员或支气管舒张药产生依赖心理。

六、常用护理诊断

（1）低效型呼吸形态。与支气管狭窄、气道阻塞有关。

（2）有体液不足的危险。与哮喘反复发作或重症哮喘发作时间长，患者张口呼吸，体液消耗过多，不能进食有关。

（3）焦虑、恐惧。与呼吸困难、哮喘发作伴濒死感、健康状态不佳有关。

（4）潜在并发症。呼吸衰竭。

七、护理措施

（一）改善通气，缓解呼吸困难

1. 环境

患者对气温和气味很敏感，应保持室内空气流通、新鲜，维持室温在 18℃ ~ 22℃、湿度在 50% ~ 70%。应避免环境中的过敏原，不宜在室内放置花草及用羽毛枕头，应注意避免房间内尘埃飞扬，或避免吸入刺激性物质而导致哮喘发作。

2. 体位

发作时，协助患者采取半卧位或坐位并较舒适地伏在床旁小桌上休息，以减轻体力消耗。

3. 病情观察

密切观察患者哮喘发作时的神志、面容、出汗等情况，注意观察咳嗽的性状、呼吸状况及痰的量和颜色。观察患者是否有脱水症状，监测生命体征。重症哮喘患者应有专人护理，严密观察病情变化，监测动脉血气分析结果、肺功能指标等，及时发现危重症状或并发症。

4. 给氧

哮喘发作时，PaO_2 可有不同程度的下降，按医嘱给予吸氧 2 ～ 4L/min，伴有高碳酸血症时应低流量（1 ～ 2L/min）、低浓度吸氧。吸氧时应注意呼吸道的湿化和通畅，避免气道干燥和寒冷气流的刺激而导致的气道痉挛。

5. 促进排痰

清除呼吸道分泌物是改善通气的重要环节。

6. 药物治疗

按医嘱使用支气管舒张药和抗生素。

（二）补充液体

哮喘发作的患者，应注意补充液体，使痰液稀释，以利于咳出，改善通气功能。若无心、肾功能不全，鼓励患者每日饮水 2 ～ 3L。重症哮喘应静脉补液，以纠正失水，一般补液量为每天 2 ～ 3L，滴速以 30 ～ 50 滴 / 分为宜，避免单位时间内因输液过多而诱发心力衰竭。

（三）消除恐惧心理，促进身心休息

哮喘发作时患者精神紧张、烦躁、恐惧，而不良情绪常会诱发或加重哮喘发作。应提供良好的心理支持，尽量守护在患者床旁，多安慰患者，使其产生信任和安全感。哮喘发作时多伴有背部发胀、发凉的感觉，可采用背部按摩的方法使患者感觉通气轻松，并通过暗示、诱导或现身说法等方式或适当允许患者家属陪伴，使患者身心放松，情绪渐趋稳定，以缓解症状。

（四）预防并发症

痰液黏稠造成痰栓，使呼吸困难加重。神志不清时，应做好气管插管或气管切开准备，及时清除痰栓，减少无效腔，以预防呼吸衰竭的发生。出现呼吸衰竭时应积极采取相应措施，必要时给予人工呼吸机辅助治疗，以缓解患者呼吸困难，使呼吸肌得到休息，维持呼吸功能。若出现气胸等并发症，应积极采取相应措施，立即排气减压。

（五）用药护理

1. 拟肾上腺素类药物

目前多选用 β2 受体兴奋剂，如沙丁胺醇（又称舒喘灵、喘乐宁），每次 2 ~ 4mg，每日 3 次；特布他林，每次 2.5mg，每日口服 2 ~ 3 次；喘乐宁气雾剂吸入，每次 0.1 ~ 0.2mg，每日 2 ~ 3 次。缓释沙丁胺醇口服剂型每次 8mg，每日 2 次，对夜间发作较适用。此药片内含有控释材料，必须整片吞服。其他常用的长效β受体兴奋剂有丙特卡罗、沙美特罗和班布特罗缓释片等。注意观察药物的不良反应，如头痛、头晕、心悸、手指震颤等，药物用量过大时可引起严重心律失常，甚至发生猝死。

2. 茶碱类药物

常用药物有氨茶碱，口服每次 0.1 ~ 0.2g，3 次 / 日，必要时用葡萄糖稀释后静脉推注或滴注，一般每日剂量为 8 ~ 10mg/kg，每天总量不得超过 1.5g，静脉注射的时间应超过 10min。茶碱缓释片（舒弗美）必须整片吞服。茶碱类药的主要不良反应是胃肠道、心脏和中枢神经系统的毒性反应。氨茶碱用量过大或静脉注射（滴注）速度过快可引起恶心、呕吐、头痛、失眠、心律失常，严重者可引起室性心动过速、癫痫样症状、昏迷甚至心脏骤停等。

3. 糖皮质激素类药物

糖皮质激素类药物是当前防治哮喘最有效的药物。吸入剂有倍氯米松和布地奈德，吸入剂量为 200 ~ 600μg/d。口服剂有泼尼松、泼尼松龙，可大剂量，短疗程，30 ~ 40mg/d。严重哮喘发作时应静脉给药，可用地塞米松 10 ~ 30mg/d。注意观察药物的不良反应，吸入剂虽然全身副作用少，但少数患者可引起口咽部念珠菌感染、声音嘶哑或呼吸道不适，喷药后应用清水漱口可减轻局部反应和胃肠道吸收。长期口服激素可引起或加重消化性溃疡、骨质疏松等。

八、健康教育

第一，向患者解释哮喘的诱因以及避免诱因的方法，使患者了解长期、适当、充分的治疗，可以完全控制哮喘的发作。

第二，熟悉哮喘发作的先兆及相应的处理方法。

第三，了解支气管舒张剂的作用、用法和副作用，掌握正确的吸入技术。

第四，指导患者摄入营养丰富清淡饮食，避免易诱发哮喘发作的食物，如牛奶、鱼虾等，避免刺激性食物和饮酒，鼓励多饮水。

第五，适当锻炼，保证充足睡眠，增强体质。保持有规律的生活和乐观情绪，避免身心过劳。皮试查过敏原，进行特异脱敏治疗。还可用哮喘疫苗预防注射以增强非特异性体液因子，提高白细胞的吞噬功能。

九、预后

合理治疗，可减轻发作或减少发作次数，部分患者可以治愈。据统计有25% ~ 78% 的儿童，经过治疗或到成年期可完全缓解。如诱发因素未能消除，哮喘反复发作而加重，可并发肺气肿，肺源性心脏病及心、肺功能不全者预后较差。

第四节　支气管扩张患者的护理

支气管扩张是支气管慢性异常扩张的疾病。由于支气管及其周围组织的慢性炎症和支气管阻塞，引起支气管组织结构较严重的病理性破坏，以致支气管管腔扩张和变形。临床特点为慢性咳嗽伴大量脓痰和（或）反复咯血。

一、病因与发病机制

主要发病因素是支气管－肺组织感染和支气管阻塞，两者互为因果。其病原菌多为流感嗜血杆菌、肺炎球菌，严重病例可为绿脓杆菌感染所致。部分患者继发于婴幼儿期麻疹、百日咳或支气管肺炎迁延不愈。支气管扩张好发于左肺下叶，感染使支气管黏膜充血、水肿，分泌物增多，使小气管狭窄甚至阻塞，导致引流不畅而加重感染，促使支气管扩张的发生和发展。支气管先天性发育缺损和遗传因素引起的支气管扩张较少见。另有约 30% 的支气管扩张患者可能与机体免疫功能失调等因素有关。

二、临床表现

（一）症状

1. 慢性咳嗽伴大量脓痰

咳嗽、咳痰与体位改变有关，晨起及晚间卧床改变体位时咳嗽明显、痰量增多。呼吸道感染急性发作时，黄绿色脓痰明显增加，一日可达数百毫升；有厌氧菌混合感染时，痰有恶臭味，呼吸有臭味。痰液收集于玻璃瓶中静置后可分为四层：上层为泡沫，下悬脓性黏液，中层为混浊黏液，底层为坏死组织沉淀物。

2. 反复咯血

50% ~ 70% 的患者反复咯血，量不等，从痰中带血至大咯血，咯血量与病情程度、病变范围不一致。部分患者咯血为唯一症状，无咳嗽、脓痰等呼吸道症状，临床上称为“干性支气管扩张”，多发生于引流良好的上叶支气管，且不易感染。

3. 全身中毒症状

反复的肺部感染可引起全身中毒症状，出现间歇发热或高热、乏力、食欲减退、盗汗、消瘦、贫血等，严重者可出现气促或发绀。

（二）体征

早期或干性支气管扩张可无异常肺部体征。病变重或继发感染时常可在两肺下方、背部闻及较粗的湿啰音，有时可闻及哮鸣音；结核引起的支气管扩张，湿啰音多位于肩胛间区；慢性重症支气管扩张肺功能严重障碍时，可出现杵状指（趾）。

（三）并发症

并发症有胸膜炎、脓胸、心包炎及肺源性心脏病，甚至可发生心力衰竭。

三、实验室及其他检查

（一）胸部 X 线检查

早期轻症患者一侧或双侧有肺纹理增多、增粗现象；典型的 X 线表现为粗乱肺纹理中有多个不规则的蜂窝状透亮阴影，或沿支气管的卷发状阴影，感染时阴影内出现液平面。

（二）胸部 CT 检查

显示管壁增厚的柱状扩张，或成串成簇的囊样改变。

（三）支气管造影

可确定病变部位、性质、范围、严重程度，为治疗或手术切除提供重要参考依据。

（四）纤维支气管镜检查

可明确出血、扩张或阻塞部位，还可进行局部灌洗、局部止血，取冲洗液做微生物学检查。

（五）实验室检查

白细胞计数一般正常，如继发肺部感染时白细胞总数和中性粒细胞数可增多。痰涂片或培养可发现致病菌。

四、治疗要点

治疗原则是促进痰液引流和防治呼吸道感染。反复呼吸道感染或大咯血者，若病变范围比较局限，可行肺叶切除术。

（一）控制感染

急性感染时应根据症状、体征、痰液性状，必要时根据痰培养及药物敏感试验选用合适的抗生素。常用阿莫西林、环丙沙星或头孢类抗生素口服，或青霉素肌内注射，每日 2 次。厌氧菌混合感染者加用甲硝唑或替硝唑等。

（二）痰液引流

这是重要的治疗措施，它可保持气道通畅，减少继发感染和减轻全身中毒症状。

（1）祛痰剂常用复方甘草合剂 10mL 或氯化铵 0.3g、溴己新 16mg，每日 3 次，口服。痰液黏稠时加用超声雾化吸入治疗，每日 2 ～ 3 次。有气道反应性增高者可加入支气管扩张剂，以提高祛痰效果。

（2）体位引流：应根据病变部位采取不同体位进行引流，引流时，要密切观察患者病情变化及咳痰的情况，以防发生意外。

（3）咯血的处理。

（4）手术治疗：病灶较局限者，内科治疗无效应考虑手术治疗。

（5）其他：加强营养，纠正贫血等。

五、护理评估

（一）健康史

主要评估如下内容：①既往病史，婴幼儿期曾患麻疹、百日咳或有支气管肺炎迁延不愈的病史和呼吸道感染反复发作可造成支气管扩张。②了解患者的吸烟史及生活、工作环境是否有尘埃或废气污染等。

（二）身体状况

多数患者在 12 岁前，多于幼年或青年时期发病，病程呈慢性过程。常在童年有麻疹、百日咳或支气管肺炎迁延不愈病史，以后伴有反复发作的下呼吸道感染。

1. 典型表现

（1）慢性咳嗽、咳大量脓痰：与体位有关，多为阵发性，常在展起和夜间卧床时加重，痰液静置后可分三层。

（2）咯血：50% ~ 70% 的患者有不同程度的反复咯血，部分患者以反复咯血为唯一症状，临床称之为干性支气管扩张。

2. 护理体检

继发感染时可在病变部位听到局限性、固定性湿啰音，长期反复感染多伴有营养不良和肺功能障碍，并可伴有杵状指（趾）。

（三）心理社会资料

支气管扩张是长期反复感染的慢性疾病。病程长，发病年龄较轻，会给患者的学习、工作甚至婚姻带来影响，特别是痰多、有口臭的患者，在心理上产生极大压力，往往害怕到人群中去，将自己孤立，远离集体。

六、常用护理诊断

（1）清理呼吸道无效。与痰多黏稠、咳嗽无力、咳嗽方式无效有关。

（2）营养失调（低于机体需要量）。与慢性、反复支气管肺组织感染导致机体消耗量增多有关。

（3）有窒息的危险。与痰液黏稠、大咯血有关。

七、护理目标

（1）患者能有效清除痰液。

（2）摄入足够营养，体重渐增，抗病能力增强。

（3）呼吸道通畅，未发生窒息。

八、护理措施

（一）保持呼吸道通畅

（1）观察患者体温、脉搏、呼吸的变化，痰液的量、性质及咯血的情况等。

（2）清除痰液：超声雾化吸入和蒸汽吸入，指导有效咳嗽，遵医嘱给予祛痰剂。

（3）卧床休息，高热者给予物理降温，鼓励患者多饮水，保证摄入足够的水分，每日饮水量应在 1.5 ~ 2L 以利于痰液稀释，易于咳出。

（4）根据病情进行体位引流。引流后护理：患者休息，漱口，保持口腔清洁，减少呼吸道感染的机会。

（二）加强营养

摄入高热量、高蛋白质及含维生素、矿物质丰富的饮食，以增强机体的抵抗力。

（三）咯血护理

详见本章第一节。

（四）手术患者护理

行肺叶切除术的患者按肺叶切除术护理。

九、健康教育

（1）向患者及其家属解释预防呼吸道感染的重要性，指导患者正确认识、对待疾病，积极配合治疗。

（2）积极治疗口腔及上呼吸道的慢性病灶如扁桃体炎、鼻窦炎等，避免受凉。减少刺激性气体吸入，吸烟者应戒烟。注意口腔卫生，既可防止呼吸道感染，又能去除呼吸时的臭味。可用复方硼酸溶液漱口，一日数次。

（3）培养患者自我保健的意识和能力，学会自我监测病情，掌握体位引流的方法。对并发肺气肿者，应鼓励和指导其进行适当的呼吸运动锻炼，促进呼吸功能的改善，保存和恢复肺功能。

（4）生活起居要有规律，保证适当休息，注意劳逸结合，防止情绪激动和过度活动而导致咯血的发生和加重。

预后取决于支气管扩张的范围和有无并发症。支气管扩张范围局限者，若积极治疗，一般很少影响生命质量和寿命。支气管扩张范围广泛者易损害肺功能，甚至发展至呼吸衰竭，引起死亡，大咯血也可严重影响预后。

第五节　肺炎患者的护理

肺炎是指肺实质（包括终末气道、肺泡腔和肺间质等）的急性炎症。可由多种病原体引起，如细菌、病毒、真菌、寄生虫等，其他如放射线、化学、过敏因素等亦能引起肺炎。本病是呼吸系统常见病，在我国发病率及病死率高，尤其是老年或机体免疫力低下者。

一、病因与分类

肺炎可根据病因或解剖加以分类。为指导治疗，一般都按病因分类，在各种病因分类中以感染为常见，其中又以细菌感染最常见。

（一）病因分类

1. 细菌性肺炎

如肺炎链球菌（即肺炎球菌）、金黄色葡萄球菌、甲型溶血性链球菌、肺炎克雷伯杆菌、流感嗜血杆菌、铜绿假单胞菌、埃希大肠杆菌、绿脓杆菌等。

2. 非典型病原体所致的肺炎

如军团菌、支原体和衣原体等。

3. 病毒性肺炎

如冠状病毒、腺病毒、流感病毒、巨细胞病毒、单纯疱疹病毒等。

4. 真菌性肺炎

如白色念珠菌、曲霉、放线菌等。

5. 其他病原体所致的肺炎

如立克次体、弓形虫、原虫、寄生虫（如肺包虫、肺吸虫、肺血吸虫）等。机体免疫力低下者（如艾滋病患者）容易伴发肺孢子菌肺炎、军团菌、鸟形分枝杆菌、结核菌、弓形虫等感染。

6. 理化因素所致的肺炎

如放射性肺炎、胃酸吸入引起的化学性肺炎等；吸入刺激性气体、液体等化学物质亦可引起化学性肺炎。

（二）解剖学分类

1. 大叶性（肺泡性）肺炎

肺实质炎症，通常并不累及支气管。病原体在肺泡引起炎症，继而导致部分或整个肺段、肺叶发生炎症改变，致病菌多为肺炎链球菌。

2. 小叶性（支气管）肺炎

病原体经支气管入侵，引起细支气管、终末细支气管和肺泡的炎症。病原体有肺炎链球菌、葡萄球菌、病毒、肺炎支原体以及军团菌等。常继发于支气管炎、支气管扩张、上呼吸道病毒感染以及长期卧床的危重患者。

3. 间质性肺炎

以肺间质炎症为主，病变累及支气管壁及其周围组织，有肺泡壁增生及间质水肿。可由细菌、支原体、衣原体、病毒或卡氏肺囊虫等引起。

（三）感染环境分类

1. 社区获得性肺炎（院外肺炎）

在医院外罹患的感染性肺实质（含肺泡壁，即广义上的肺间质）炎症，包括具有明确潜伏期的病原体感染而在入院后平均潜伏期内发病的肺炎。致病菌以肺炎球菌最为多见。

2. 医院内获得性肺炎

患者入院时不存在，也不处于潜伏期，而于入院 48h 后在医院内发生的肺炎，多发生于重症监护室、长期卧床和慢性病者，尤其是留置各种导管、气管切开和呼吸器治疗者。病原体以革兰氏阴性杆菌多见。

二、发病机制

正常的呼吸道免疫防御机制可使气管隆嵴以下的呼吸道保持无菌。病原体和宿主两个因素决定肺炎是否发生。当全身抵抗力低下时，特别是上呼吸道感染后，使呼吸道防御功能受损而发病。受凉、淋雨、过劳、酒醉、长期卧床等均可使全身免疫功能降低而易致肺部感染。

三、病理

肺炎球菌肺炎的病理变化如下：

第一，充血水肿期：主要见于发病后 1 ~ 2 天。肉眼观，肺叶肿胀、充血，呈暗红色，挤压切面可见淡红色浆液溢出。镜下，肺泡壁毛细血管扩张充血，肺泡腔内可见浆液性渗出物，其中可见少量红细胞、中性粒细胞、肺泡巨噬细胞。渗出物中可检出肺炎链球菌，此期细菌可在富含蛋白质的渗出物中迅速繁殖，患者因毒血症而寒战、高热及外周血白细胞计数升高。胸部 X 线检查显示片状分布的模糊阴影。

第二，红色肝变期：一般为发病后的 3 ~ 4 天进入此期。肉眼观，受累肺叶进一步肿大，质地变实，切面灰红色，较粗糙。胸膜表面可有纤维素性渗出物。镜下，肺泡壁毛细血管仍扩张充血，肺泡腔内充满着含大量红细胞、一定量纤维素、少量中性粒细胞和巨噬细胞的渗出物，纤维素可穿过肺泡间孔与相邻肺泡中的纤维素网相连，这有利于肺泡巨噬细胞吞噬细菌，防止细菌进一步扩散。此期渗出物中仍能检测出多量的肺炎链球菌。X 线检查可见大片致密阴影。若病变范围较广，患者动脉中氧分压因肺泡换气和肺通气功能障碍而降低，可出现发绀等缺氧症状。肺泡腔内的红细胞被巨噬细胞吞噬、崩解后，形成含铁血黄素随痰液咳出，致使痰液呈铁锈色。病变波及胸膜时，则引起纤维素性胸膜炎，发生胸痛，并可伴随呼吸和咳嗽而加重。

第三，灰色肝变期：见于发病后的第 5 ~ 6 天。肉眼观，肺叶肿胀，质实如肝，切面干燥粗糙，由于此期肺泡壁毛细血管受压而充血消退，肺泡腔内的红细胞大部分溶解消失，而纤维素渗出显著增多，故实变区呈灰白色。镜下，肺泡腔渗出物以纤维素为主，纤维素网中见大量中性粒细胞，红细胞较少。肺泡壁毛细血管受压而呈贫血状态。渗出物中肺炎链球菌多已被消灭，故不易检出。

第四，溶解消散期：发病后 1 周左右，随着机体免疫功能的逐渐增强，病原菌被巨噬细胞吞噬、溶解，中性粒细胞变性、坏死，并释放出大量蛋白溶解酶，使渗出的纤维素逐渐溶解，肺泡腔内巨噬细胞增多。溶解物部分经气道咳出，或经淋巴管吸收，部分被巨噬细胞吞噬。肉眼观，实变的肺组织质地变软，病灶消失，挤压切面可见少量脓样混浊的液体溢出。病灶肺组织逐渐净化，肺泡重新充气，由于炎症未破坏肺泡壁结构，无组织坏死，故最终肺组织可完全恢复正常的结构和功能。

四、临床表现

（一）症状

1. 肺炎球菌肺炎

起病急，有高热，呈稽留热型，多伴有寒战、全身肌肉酸痛、纳差；患侧胸部疼痛，可放射到肩、腹部，咳嗽或深呼吸时加重；咳嗽、咳痰，可痰中带血，典型者痰呈铁锈色；当肺炎病变范围广泛时，引起通气与血流的比值减低，出现低氧血症，表现为呼吸困难、发绀。

2. 革兰氏阴性杆菌肺炎

由革兰氏阴性杆菌感染引起的肺炎中毒症状较重，早期即可出现休克、肺脓肿，甚至出现心包炎表现。患者起病急，高热、咳嗽、咳痰、胸痛，可有发绀、气急、心悸。其中：痰中带血、黏稠脓性、量多，呈灰绿色或砖红色、胶冻状，多见于克雷伯杆菌肺炎；绿色脓痰见于绿脓杆菌感染；红棕色胶冻样痰见于肺炎杆菌感染。

3. 肺炎支原体肺炎

一般起病较为缓慢，起病初可有乏力、头痛、咽痛、咳嗽、发热、纳差、肌肉酸痛等表现。2 ~ 3 天后出现明显的呼吸道症状，如阵发性刺激性咳嗽，咳少量黏痰或黏液脓性痰，有时痰中带血。发热可持续 2 ~ 3 周，多无胸痛。约有 1/3 病例症状不明显。

4. 葡萄球菌肺炎

起病多急骤，可有寒战、高热、胸痛、咳嗽、咳痰，痰为脓性、量多，带血丝或呈粉红色乳状，常伴头痛、全身肌肉酸痛、乏力等。病情严重者早期即可出现周围循环衰竭症状。院内感染者通常起病较隐袭，体温逐渐上升，且有脓痰。

5. 病毒性肺炎

临床症状通常较轻，与支原体肺炎的症状相似。起病较急，发热、头痛、全身酸痛、乏力等较为突出，以后逐渐出现咳嗽、咳少量白色黏液痰、咽痛等呼吸道症状，少有胸痛。婴幼儿及老年人易发生重症病毒性肺炎，表现为呼吸困难、发绀、嗜睡、精神萎靡，严重者可发生休克、心力衰竭、呼吸衰竭等并发症。

（二）体征

（1）肺炎球菌肺炎患者，多呈急性病容，双颊绯红，皮肤干燥，口角和鼻周可出现单纯性疱疹。有败血症者，皮肤黏膜可有出血点，巩膜黄染，心率增快或心律不齐。早期肺部体征无明显异常，肺实变时有典型体征，如呼吸动度减低、语颤增强、叩诊呈浊音并可闻及支气管呼吸音，消散期可闻及湿啰音。

（2）革兰氏阴性杆菌肺炎病变范围大者可有肺实变体征，双肺下野及背部可闻及湿性啰音。肺炎支原体肺炎患者体征多不明显，可有咽部中度充血，肺部干、湿啰音，耳镜可见鼓膜充血甚至出血。病毒性肺炎胸部体征不突出，有时偶可在下肺闻及湿啰音。

（三）并发症

并发症有休克型肺炎。

五、实验室及其他检查

（一）血常规检查

白细胞计数升高，可达（10 ~ 30）$\times 10^9$/L，中性粒细胞占 80% 以上。休克型肺炎、年老体弱、酗酒、免疫功能低下者，白细胞计数常不增高，只是存在中性粒细胞的比例增高，有核左移现象，胞浆内常有中毒颗粒。病毒性肺炎者，白细胞计数正常、稍高或偏低。

（二）痰液检查

使用抗生素前进行痰涂片或培养，可见致病菌。

（三）胸部 X 线检查

早期仅见肺纹理增多。典型表现为，与肺叶、肺段分布一致的片状、均匀、致密的阴影。病变累及胸膜时，可见肋膈角变钝的胸水征象。葡萄球菌肺炎可表现为片状阴影伴空洞及液平。

（四）血清学检查

确诊肺炎支原体感染最常用的检测手段，如补体结合试验、间接血细胞凝集试验、酶联免疫吸附试验及间接荧光抗体试验等均具有特异性诊断价值。病毒性肺炎患者的血清抗体可呈阳性，如恢复期血清抗体较急性期滴度增高 4 倍以上有诊断意义。

（五）血气分析

可出现动脉血氧分压下降和（或）二氧化碳分压增高。休克型肺炎可出现呼吸性酸中毒合并代谢性酸中毒。

六、治疗要点

肺炎的治疗原则为抗感染，辅以对症治疗和支持疗法，如止咳化痰、补充营养和水分等。休克型肺炎除早期使用足量有效的抗生素外，尚需补充血容量、纠正酸中毒、应用血管活性药物和肾上腺皮质激素。本病大部分预后良好，免疫功能低下者预后较差，其主要死因为感染性休克。

第一，肺炎球菌肺炎：首选青霉素 G。用药途径及剂量视病情轻重及有无并发症而定。对于轻症患者，每日可用 160 万 U，分 2 次肌内注射；对于病情较重者，每日可用 240 万 ~ 480 万 U，每隔 6 ~ 8h 静脉滴注 1 次；对于青霉素过敏者，可用红霉素、头孢菌素等。抗生素疗程一般为 5 ~ 7 日，或在热退后 3 日停药，或由静脉用药改为口服给药，维持数日。

第二，革兰氏阴性杆菌肺炎：预后较差，病死率高，故及早使用有效抗生素，使用之前应做药敏试验。院内感染的重症肺炎在未明确致病菌之前，即可给予氨基糖苷类抗生素与半合成青霉素或第二、第三代头孢菌素。宜大剂量、长疗程、联合用药，以静脉滴注为主，辅以雾化吸入。目前，针对克雷伯杆菌肺炎，主要用第二、第三代头孢菌素联合氨基糖苷类抗生素。对绿脓杆菌有效的抗生素有 β-内酰胺类、氨基糖苷类及氟喹诺酮三类。流感嗜血杆菌肺炎的治疗首选氨苄西林，氨基糖苷类抗生素与红霉素联用有协同作用。使用氨基糖苷类抗生素时，要注意观察药物对肾功能及听神经的损害，如出现尿量减少、管型尿、蛋白尿、尿比重下降或血尿素氮、肌酐升高，或耳鸣、眩晕甚至听觉障碍等，应及时通知医生予以调整剂量或改用其他有效的抗生素。

第三，肺炎支原体肺炎：可在 3 ~ 4 周自行消散。早期使用适当的抗生素可以减轻症状，缩短疗程至 7 ~ 10 天。治疗首选红霉素 0.3g，每日 4 次。口服红霉素因食物会影响其吸收，故应在进食后一段时间内给药，口服红霉素前或当时，嘱咐患者不要饮用酸性饮料（如橘子汁等）以免降低疗效。红霉素静脉滴注时速度不宜过快，浓度不宜过高，以免引起疼痛及静脉炎。

第四，葡萄球菌肺炎：宜早期选用敏感的抗菌药物，如青霉素 G，用量通常大于常规剂量。近年来，耐青霉素的葡萄球菌对青霉素 G 的耐药率已高达 90% 左右。因此，可选用耐青霉素酶的半合成青霉素或头孢菌素。临床选择抗生素时应参考细菌培养的药物敏感试验。

第五，病毒性肺炎：主要以对症治疗为主。可选用抗病毒药物，如金刚烷胺、利巴韦林、阿普洛韦、阿糖腺苷等。抗生素治疗无效时，可选用中草药和生物制剂进行治疗。若继发细菌感染，可选用相应抗生素。

七、护理评估

（一）健康史

主要评估如下几点：①肺炎的发生与微生物的侵入和机体防御能力的下降有关，吸入口咽部的分泌物或空气中的细菌、周围组织感染的直接蔓延、菌血症等均可成为微生物入侵的途径；②吸烟、酗酒、年老体弱、长期卧床、意识不清、吞咽和咳嗽反射障碍、慢性或重症患者、长期使用糖皮质激素或免疫抑制剂、接受机械通气及大手术者均可因机体防御机制降低而继发肺炎。注意询问患者起病前是否存在使机体抵抗力下降、呼吸道防御功能受损的因素，了解患者既往的健康状况。

（二）身体状况

1. 症状

典型表现为，起病多急骤，寒战、高热，数小时内体温可高达39℃ ~ 41℃，呈稽留热型。全身肌肉酸痛，患侧胸痛明显，咳嗽时加剧。干咳，少量黏痰，典型者在发病 2 ~ 3 天时咯铁锈色痰。偶有恶心、呕吐、腹胀、腹泻等症状。感染严重患者可出现意识模糊、烦躁不安、嗜睡、谵妄、昏迷等神经精神症状。严重感染中毒患者易发生休克型肺炎，表现为烦躁不安、意识模糊、嗜睡、面色苍白、出冷汗、四肢厥冷、少尿或无尿。可以体温不升，常无咳嗽、咳痰现象。

2. 体征

肺实变时表现为患侧呼吸运动减弱，语颤增强，叩诊浊音，听诊出现支气管呼吸音，干、湿啰音，累及胸膜时，可闻胸膜摩擦音。休克型肺炎出现休克体征。病变广泛者可因缺氧而引起气急和发绀。消散期可闻及湿啰音。心率增快，有时心律不齐。

3. 并发症

休克型或中毒性肺炎可发生于多种病原体所致的肺炎。肺炎球菌引起者，病情一般较轻；金黄色葡萄球菌及革兰氏阴性杆菌引起者，多较险恶。一般多在肺炎早期发生，有高热或体温不升，血压降到 10.7kPa（80mmHg/50mmHg）以下，四肢厥冷、多汗，少尿或无尿，脉快、心音弱，伴烦躁、嗜睡及意识障碍等表现。

（三）实验室和其他检查

（1）血液检查：细菌性肺炎患者绝大多数白细胞总数明显增加，中性粒细胞增多，严重病例可见中毒性颗粒及核左移。

（2）痰涂片及培养可帮助确定病原体，同时做药敏试验，以指导抗生素的应用。

（3）X线检查：胸片示肺叶或肺小叶实变阴影。葡萄球菌肺炎可有单个或多发的液气囊腔，克雷伯杆菌肺炎可有多发性蜂窝状肺脓肿。

（四）心理社会资料

肺炎起病多急骤，短期内病情严重，加之高热和全身中毒症状明显，患者及家属常深感不安。当出现较严重的并发症时，患者就会忧虑和恐惧。

八、常用护理诊断

第一，气体交换受损：与肺部病变广泛所致有效呼吸面积减少有关。

第二，清理呼吸道无效：与痰液过多、黏稠或咳痰无力有关。

第三，体温过高：与肺部感染有关。

第四，疼痛（胸痛）：与炎症累及胸膜有关。

第五，潜在并发症：感染性休克。

九、护理目标

第一，患者呼吸平稳，发绀消失。

第二，咳嗽、咳痰症状减轻，呼吸道通畅。

第三，体温逐渐恢复正常范围。

第四，患者疼痛减轻或消失。

第五，感染控制，未发生休克。

十、护理措施及依据

（一）改善呼吸状况

（1）急性期要强调卧床休息的重要性，尤其对于体温尚未恢复正常的患者。卧床休息可以减少组织耗氧量，利于机体组织的修复。协助患者取半卧位，以增强肺通气量，减轻呼吸困难。应尽量将治疗、检查与护理操作集中进行，避开患者的睡眠和进餐时间，以确保患者得到充分的休息。

（2）注意患者呼吸频率、节律、深度和形态的改变；观察皮肤黏膜的色泽和意识状态；监测白细胞计数和分类、动脉血气分析结果。气急发绀者用鼻导管或鼻塞法给氧，流量一般为 2 ~ 4L/min，以迅速提高血氧饱和度，纠正组织缺氧，改善呼吸困难，使患者呼吸渐趋平稳，发绀减轻或消失。

（3）室内应阳光充足、空气新鲜，室内通风每日 2 次，每次 15 ~ 30min，但要注意避免患者受凉。病房环境保持整齐、清洁、安静和舒适并适当限制探视。室温应保持在 18℃ ~ 20℃，湿度以 55% ~ 60% 为宜，以防止因空气过于干燥，降低气管纤毛运动的功能，而导致排痰不畅。

（二）清除痰液，保持气道通畅

指导患者进行有效的咳嗽，协助排痰，采取翻身、拍背、雾化吸入等措施。对痰量较多且不易咳出者，可遵医嘱应用祛痰剂。

（三）监测体温，观察病情

1. 观察体温

每 4h 测量体温、脉搏和呼吸一次，体温骤变时应随时测量并记录。观察体温热型及变化规律，高热时予以物理降温，寒战时应注意保暖，适当增加被褥。高热持续不退者，应遵医嘱给予解热镇痛药物。

2. 补充营养和水分

高热时消化吸收能力减低，机体分解代谢增加，糖类、蛋白质、脂肪及维生素等营养物质消耗增多，故应给予高热量、高蛋白质、维生素丰富、易消化的流质或半流质饮食。鼓励患者多饮水，每日摄水量应在 2000mL 以上。高热、暂不能进食者则需静脉补液，但须注意控制滴速，以免引起肺水肿。

（四）缓解不适，加强身心护理

1. 缓解疼痛

胸痛患者宜采取患侧卧位，通过减小呼吸幅度来减轻局部疼痛。对早期干咳而胸痛明显者，可遵医嘱使用镇咳剂治疗，如可待因等。

2. 保持口腔、皮肤的清洁

高热时，由于水分消耗过多及胃肠道消化吸收障碍，导致体液不足，唾液分泌减少，引起口腔黏膜干燥、口唇干裂，出现疱疹、炎症甚至口腔溃疡。因此，应定时清洁口腔，保持口腔的清洁湿润，在清晨、餐后及睡前协助患者漱口，口唇干裂可涂润滑油保护。患者退热时，出汗较多，应勤换床单、衣服，保持皮肤干燥清洁。

3. 心理护理

以通俗易懂的语言耐心地讲解有关疾病的知识，各种检查、治疗和护理的目的，解除患者紧张、焦虑等不良心理，使之身心愉快，并积极主动配合各项操作，促进疾病的迅速康复。

（五）休克型肺炎的观察与护理

将患者安置在监护室，抬高头胸部和下肢约 30°，取仰卧位，以利于呼吸和静脉血的回流，增加心排血量，尽量减少搬动，注意保暖。

迅速采用鼻导管吸氧，流量为 4 ~ 6L/min。如患者发绀明显或发生抽搐时需适当加大吸氧浓度，以改善组织器官的缺氧状态。给氧前应注意清除气道内分泌物，保证呼吸道通畅，达到有效吸氧。

迅速建立两条静脉输液通道，遵医嘱给予扩容、纠正酸中毒、应用血管活性药物和糖皮质激素等抗休克治疗及应用抗生素进行抗感染治疗，以恢复正常组织灌注，改善微循环功能。

1. 扩充血容量

扩容是抗休克的最基本措施。一般先输低分子葡萄糖醇，以迅速扩充血容量、降低血液黏稠度、疏通微循环、防止弥散性血管内凝血（DIC）的发生；继之输入 5% 葡萄糖盐水、复方氯化钠溶液、葡萄糖溶液等。输液速度应先快后慢，输液量宜先多后少，可在中心静脉压的监测下决定补液的量和速度。扩容治疗要求达到比较理想的效果：收缩压大于 90mmHg（12.0kPa），脉压大于 30mmHg（4.0kPa）；中心静脉压不超过 10cm H_2O；每小时尿量多于 30mL；脉率每分钟少于 100 次；患者口唇红润、肢端温暖。

2. 纠正酸中毒

纠正酸中毒可以增强心肌收缩力，改善微循环。常用 5% 碳酸氢钠溶液静脉滴注。碱性药物因配伍禁忌较多，可集中先行输入，后给予其他药物。

3. 血管活性药物

在补充血容量和纠正酸中毒后，末梢循环仍无改善时可应用血管活性药物，如多巴胺、酚妥拉明、间羟胺等。血管活性药物应由单独一路静脉输入，并随时根据血压的变化来调整滴速。若滴入剂量不足或速度过慢，血压不能很快回升；

若滴注速度太快或浓度过高，患者就会出现剧烈头痛、头晕、恶心呕吐及烦躁不安等表现，故应注意观察用药后的反应。滴注多巴胺时，要注意药液不得外溢至组织中，以免引起局部组织的缺血坏死。

4. 抗感染治疗

应早期使用足量有效的抗生素，重症患者常需联合用药并经静脉给药。用药过程中应注意观察疗效和毒副作用，发现异常要及时报告并处理。

5. 糖皮质激素的应用

病情严重、经以上药物治疗仍不能控制者，可使用糖皮质激素，以解除血管痉挛，改善微循环，稳定溶酶体膜，防止酶的释放，从而达到抗休克的作用。常用氢化可的松、地塞米松加入葡萄糖液中静脉滴注。

（六）用药护理

注意观察药物的疗效和毒副作用，发现异常要及时报告。

十一、健康教育

（1）向患者介绍有关肺炎的基本知识，避免受凉、过劳或酗酒，平时应注意锻炼身体，尤其要加强耐寒锻炼，并协助制定和实施锻炼计划。

（2）增加营养物质的摄取，保证充足的休息睡眠时间，以增加机体的抵抗力。

（3）老年人及久病卧床的慢性病患者，更应根据天气的变化随时增减衣物，积极避免各种诱因，预防呼吸道感染。必要时可进行预防接种。

（4）出院后需继续用药者应做好用药指导。

十二、预后

预后良好，但如有下列因素存在，预后则较差：年老，有心、肺、肝、肾及代谢疾病基础者，T细胞及白细胞不高者以及免疫缺陷者；病变广泛，多叶受累者，严重并发症，如有感染性休克者。

第八章　心内科疾病患者的护理

第一节　心力衰竭与心律失常患者的护理

一、心力衰竭患者

心力衰竭，简称心衰，是各种心脏结构或功能性疾病导致心室充盈和（或）射血能力受损而引起的一种临床病理生理综合征。心室收缩功能下降可使射血功能受损，心排血量不能满足机体代谢的需要，器官、组织血液灌注不足，从而出现肺循环和（或）体循环淤血造成心力衰竭，故心力衰竭又称为充血性心力衰竭，其临床表现主要是呼吸困难、乏力、体力活动受限和水肿。少数情况下心肌收缩力尚可使射血功能维持正常，但由于心肌舒张功能障碍，左心室充盈压异常增高，使肺静脉回流受阻，而导致肺循环淤血。此型常见于冠心病和高血压心脏病心功能不全的早期或原发性肥厚型心肌病，称为舒张期心力衰竭。

心力衰竭按发病缓急分为急性心力衰竭和慢性心力衰竭；按发生部位分为左心衰竭、右心衰竭和全心衰竭；按左室射血分数是否正常分为射血分数降低和射血分数正常两类。

（一）慢性心力衰竭

慢性心力衰竭（CHF）又称慢性充血性心力衰竭，是大多数心血管疾病的最终归宿，也是最主要的死亡原因。根据我国2003年的抽样统计，成人心力衰竭患病率为0.9%，引起CHF的基础心脏病的构成比以高血压、冠心病为主。

1. 病因与发病机制

（1）病因。慢性心力衰竭主要由于原发性心肌损害及心脏负荷过重所致。原发性心肌损害包括缺血性心肌损害（以冠心病最常见）、心肌炎、心肌病、心肌代谢障碍性疾病等。心脏负荷过重包括压力负荷（后负荷）和容量负荷（前负荷）过重。压力负荷常见于高血压、主动脉瓣狭窄、肺动脉高压、肺动脉瓣狭窄等。容量负荷过重常见于心脏瓣膜关闭不全、先天性心血管病、全身血容量增多或循环血量增多的疾病等。

（2）诱因。使心力衰竭发生或加重的常见诱因如下：

①感染（最常见），尤其是呼吸道感染。

②各种类型的心律失常，尤以心房纤颤为甚。

③静脉输液速度过快、输液量过多、钠盐摄入过多等，可导致血容量的增加。

④妊娠、分娩、过度劳累或情绪激动等。

⑤不恰当停用洋地黄或利尿药、降血压药等治疗不当。

⑥原有心脏病变加重或并发其他疾病等。

（3）发病机制。心功能受损时，机体首先发生多种代偿机制，使心功能在一定时间内维持在相对正常水平。但这些代偿机制也均有其负性效应使心功能逐渐失代偿。

① Frank-Starling 机制增加心脏的前负荷，可使回心血量增多，心室舒张末期容积增加，从而增加心排血量及心脏做功量，但当随之升高的心房压、静脉压达到一定高度时，即出现肺的阻性充血或腔静脉系统充血。

②心肌肥厚：心脏后负荷增加时常以心肌肥厚作为主要代偿机制。肥厚心肌收缩力增强，克服后负荷阻力，使心排血量在一定时间内维持正常，可无心力衰竭症状，但心肌从整体显得能源不足，长期负荷过重最终导致心肌细胞死亡。

③神经体液的代偿机制：交感神经兴奋性增强，可使心肌收缩力加强、心率加快，心排血量增加，导致心肌耗氧量增加，且有促心律失常的作用。肾素－血管紧张素－醛固酮系统（RAAS）激活，可使心肌收缩力增强，周围血管收缩，同时促进醛固酮分泌，使水、钠潴留，增加总体液量及心脏前负荷，对心力衰竭起到代偿作用。近年的研究表明，RAAS 被激活后，血管紧张素Ⅱ及醛固酮分泌增加可导致细胞和组织的重塑。长期作用后会加重心肌损伤和心功能恶化，后者又进一步激活神经体液机制，如此形成恶性循环，使病情恶化。近年来不断发现一些新的肽类细胞因子如心房钠尿肽和脑钠肽、精氨酸加压素、内皮素等，参与心力衰竭的发生和发展。

在心腔扩大、心室肥厚等代偿性变化的过程中，心肌细胞、胞外基质、胶原纤维网等均有相应变化，也就是心室重塑过程。心肌细胞减少使心肌整体收缩力下降；纤维化的增加又使心室的顺应性下降，重塑更趋明显，心肌收缩力不能发挥其应有的射血效应，如此形成恶性循环，最后发展到不可逆性心肌损害的终末阶段。

2. 临床表现

（1）左心衰竭。左心衰竭主要表现为肺淤血及心排血量降低。

①症状：

呼吸困难：程度不同的呼吸困难是左心衰竭最主要的症状。第一，劳力性呼吸困难：最早出现与体力劳动后回心血量增加有关；休息后可缓解。第二，端坐呼吸：肺淤血达到一定的程度时，患者平卧后横膈上抬、回心血量增多，呼吸困难加重，常需高枕卧位、半卧位，甚至端坐时方可稍缓解。第三，夜间阵发性呼吸困难：患者入睡后突然因憋气而惊醒，被迫采取坐位，呼吸深快。重者可有哮鸣音，称为心源性哮喘。其原因除睡眠平卧后血液重新分配使肺血量增加外，夜间迷走神经张力增加，小支气管收缩，横膈高位，肺活量减少等也是促成因素。大多于端坐休息后可自行缓解。第四，急性肺水肿：心源性哮喘的进一步发展，是左心衰呼吸困难最严重的形式。

咳嗽、咳痰、咯血：肺泡和支气管黏膜淤血会导致咳嗽、咳痰，白色浆液性泡沫状痰为其特点。开始常于夜间发生，坐位或立位时可减轻。长期慢性淤血，肺静脉压力升高，支气管黏膜下扩张的血管破裂可引起大咯血。

乏力、疲倦、头晕、心悸：因心排血量下降，器官、组织灌注不足及代偿性心率加快所致。

少尿及肾功能损害症状严重左心衰竭时，肾的血流量明显减少，可出现少尿。长期慢性肾血流量减少可导致血尿素氮、肌醇升高并出现肾功能不全症状。

②体征：

肺部湿啰音：肺毛细血管压增高，液体渗出到肺泡可导致肺部湿啰音。随着病情的由轻到重，肺部啰音可从局限于肺底部直至全肺。

心脏体征：除基础心脏病的固有体征外，可有心脏扩大，肺动脉瓣区第二心音亢进及舒张期奔马律。

（2）右心衰竭。以体静脉淤血表现为主。

①症状：

消化道症状：食欲不振、恶心、呕吐、腹胀等是右心衰最常见的症状，由于胃肠道及肝脏淤血所导致。

劳力性呼吸困难：多见于继发于左心衰竭的右心衰。由分流性先天性心脏病或肺部疾病所致的单纯性右心衰竭亦可出现明显呼吸困难。

②体征：

水肿：由体静脉压力升高导致。首先出现于身体最低垂的部位，呈对称性、可压陷性。胸水以双侧多见，若为单侧，则以右侧多见，可能与右膈下肝淤血有关。

颈静脉征：颈静脉搏动增强、充盈、怒张是右心衰竭的主要体征，肝颈静脉回流征阳性则更具特征性。

肝脏肿大：肝脏因淤血肿大，常伴压痛。持续慢性右心衰竭可致心源性肝硬化，晚期可出现黄疸、肝功能受损及大量腹水。

心脏体征：除基础心脏病的固有体征外，可有右心室扩大、三尖瓣关闭不全的反流性杂音。

（3）全心衰竭。右心衰竭继发于左心衰而形成全心衰，左、右心衰的临床表现可同时存在。当右心衰出现后，右心排血量减少，阵发性呼吸困难等肺淤血症状反而会有所减轻，但发绀加重。

3. 实验室及其他检查

（1）X 线检查：心力衰竭时心影常扩大。早期肺静脉压增高时，可见肺门血管影增强、上肺血管影增多。肺动脉压力增高可见右下肺动脉增宽，进一步出现间质性肺水肿可见肺野模糊。

（2）超声心动图：能准确地提供各心腔大小变化及心瓣膜结构及功能情况。可用左心室射血分数（LVEF）估计心脏收缩功能，或以心动周期中舒张早期与舒张晚期心室充盈速度最大值之比（E/A）判断舒张功能。

（3）放射性核素检查：放射性核素心血池显影有助于判断心室腔大小，计算 EF 值及左心室最大充盈速率，能较好地反映心脏收缩、舒张功能。

（4）磁共振显像（MRI）检查：能精确计算收缩末容积、舒张末容积、心搏出量和射血分数，还可比较左、右心室的心搏出量，测定二尖瓣和主动脉瓣的反流量，以判断疾病严重程度。

（5）心肺吸氧运动试验：心肺吸氧运动试验通过计算最大耗氧量和无氧阈值，测定患者对运动的耐受量，仅适用于慢性稳定型心力衰竭患者。

（6）有创性血流动力学检查：必要时可采用漂浮导管经静脉插管直至肺小

动脉插管，测定各部位的压力及血液含氧量，计算心脏指数（CI）及肺毛细血管楔压（PCWP），直接反映左心功能。

4. 治疗要点

慢性心力衰竭的治疗原则是采取综合治疗措施，包括病因治疗，调节心力衰竭代偿机制，减少其负面效应，如拮抗神经体液因子的过分激活等。治疗目的：提高运动耐量，改善生活质量；防止和延缓心力衰竭的发生；缓解临床心力衰竭患者的症状，改善长期预后和降低死亡率。

1）病因治疗

对高血压、冠心病、糖尿病、代谢综合征等进行早期干预，有效治疗，积极消除感染、心律失常、酸碱平衡紊乱、甲状腺功能亢进等诱因。

2）一般治疗

改变生活方式，戒烟、限酒，避免精神刺激，控制钠盐摄入，控制体力活动，适当进行有氧运动。

3）药物治疗

（1）利尿剂：通过排钠排水以减轻水肿，降低心脏容量负荷。常用的利尿剂有噻嗪类利尿剂（如氢氯噻嗪等）、袢利尿剂（如呋塞米等）、保钾利尿剂（如螺内酯、氨苯蝶啶等）。通常从小剂量开始，逐渐加量，病情控制后以维持最小有效量维持。

（2）血管紧张素转换酶抑制剂（ACEI）：ACEI 除发挥扩管作用，改善心力衰竭时的血流动力学、减轻淤血症状外，更重要的是降低心力衰竭患者代偿性神经体液的不利影响，限制心肌、小血管的重塑，以达到维护心肌的功能，推迟充血性心力衰竭的进展，降低远期死亡率的目的。目前 ACEI 种类很多，如卡托普利、贝那普利、培哚普利等，从极小量开始，逐渐加量，达到最大耐受剂量后长期维持应用。因 ACEI 引起干咳不能耐受者可改用血管紧张素Ⅱ受体阻滞剂，如氯沙坦、缬沙坦等。

（3）β 受体阻滞剂：对抗代偿机制中交感神经激活的不利影响，改善心室重构，可明显提高运动耐量，降低死亡率，改善心力衰竭的预后。除患者有心动过缓、支气管痉挛性疾病、二度及二度以上房室传导阻滞等禁忌证或不能耐受外，对所有左心室射血分数下降导致的稳定的心力衰竭患者均应使用 β 受体阻滞剂。首先从小剂量开始，如美托洛尔 12.5mg/d、比索洛尔 1.25mg/d、卡维地洛 6.25mg/d，逐渐增加剂量，适量长期维持，通常在用药 2 ~ 3 个月后出现临床疗效。

（4）正性肌力药：

①洋地黄类药物：通过增强心肌收缩力、抑制心脏传导系统及兴奋迷走神经，可以改善患者的生活质量，洋地黄类药物是治疗心力衰竭的主要药物。常用的洋地黄制剂如下。地高辛：适用于中度心力衰竭维持治疗；口服片剂每片 0.25mg，4 ~ 8h 获得最大效应，连续服药 7 天后血浆浓度可达有效稳态；维持量给药可大大减少洋地黄中毒的发生率，每次 0.25mg，口服，每天 1 次；老年、肾功能损害或低体重患者宜减量。毛花苷 C：适用于急性心力衰竭或慢性心力衰竭加重时，特别是心力衰竭伴快速心房颤动者；每次 0.2 ~ 0.4mg 稀释后静脉注射，24h 总量 0.8 ~ 1.2mg，注射后 10min 起效，1 ~ 2h 达高峰。毒毛花苷 K：适用于急性心力衰竭患者。每次 0.25mg 稀释静注，注射后 5min 起效，0.5 ~ 1h 达高峰。心电图 ST-T 呈鱼钩样改变，见于长期服用洋地黄制剂者，为洋地黄效应。洋地黄轻度中毒剂量仅为有效治疗量的 2 倍，心肌在缺血、缺氧情况下中毒剂量则更小，水、电解质紊乱特别是低血钾、肾功能不全、与其他药物的相互作用等是常见的引起洋地黄中毒的原因。洋地黄中毒最重要的反应是心律失常，最常见者为室性期前收缩。快速房性心律失常伴有传导阻滞是洋地黄中毒的特征性表现。发生洋地黄中毒应立即停药，对于快速室性心律失常者，如血钾浓度低可静脉补钾，如血钾不低可用利多卡因或苯妥英钠，一般禁用电复律；对于传导阻滞及缓慢性心律失常者可用阿托品皮下或静脉注射。

②非洋地黄类正性肌力药：包括肾上腺素能受体兴奋剂（如多巴胺、多巴酚丁胺等）和磷酸二酯酶抑制剂（如米力农、氨力农等）。前者可使心肌收缩力增强，血管扩张，特别是肾小血管扩张，心跳加快不明显；后者通过提高细胞内 cAMP 的水平，促使 Ca^{2+} 内流增加，心肌收缩力增强。研究证明，过度或长期应用此类药物会加重心肌损害，导致死亡率增高，故只能短期应用。

（5）血管扩张剂：血管扩张剂可减轻心脏前、后负荷，但近年来对于慢性心力衰竭已不主张常规应用肼苯达嗪和硝酸异山梨酯等血管扩张剂，仅对于不能耐受 ACEI 的患者可考虑应用小静脉扩张剂硝酸异山梨酯和扩张小动脉的 α_1 受体阻滞剂肼苯达嗪等。

4）其他治疗

对于慢性心力衰竭和心脏失同步化患者，进行心脏再同步化治疗（CRT），通过植入双心腔起搏装置，用同步化方式刺激右心室和左心室，从而治疗心脏的非同步收缩，不仅可缓解症状，提高生活质量，而且还可显著降低患者死亡率和因心力衰竭而再入院的入院率。药物治疗无效者可考虑应用机械性循环辅助装置维持心脏功能。对不可逆心力衰竭患者，心脏移植是其唯一的出路，5 年存活率可达 75% 以上。

5. 护理评估

（1）健康史。

①询问患者有无冠心病、高血压、风湿性心瓣膜病、心肌炎、心肌病等病史；有无呼吸道感染、心律失常、过度劳累、妊娠或分娩等诱因。

②呼吸困难情况，包括呼吸困难的急缓、时间、严重程度、缓解及加重的因素等，是否影响睡眠，有无咳嗽、咳痰、乏力等伴随症状，痰液的性状和量；有无烟酒嗜好，日常休息情况及活动量、活动耐力情况；既往及目前检查、用药和治疗情况。

（2）身体状况。

①一般状态：生命体征是否稳定；意识是否清醒；精神状态如何；体位是否采取半卧位或端坐位。

②心肺：肺部有无湿啰音或哮鸣音。心脏有无扩大，心尖部有无舒张期奔马律、病理性杂音，有无心律失常等，有无身体低垂部位水肿等。

③其他：有无颈静脉充盈、怒张，肝颈静脉回流征是否阳性，肝脏有无肿大及压痛，水肿的部位及程度，有无浆膜腔积液，有无皮肤黏膜发绀。

（3）实验室和其他检查。评估心肺 X 线检查、超声心动图有无异常，以判断有无心力衰竭及病情严重程度，有无肺部感染、胸水或心包积液。血氧饱和度（SaO_2），血气分析，判断缺氧程度及酸碱平衡状况。

（4）心理社会资料。心力衰竭长期反复发作，日常生活及体力活动受限，睡眠欠佳等，容易导致患者焦虑。病情的加重及进展可导致患者恐惧及绝望。家人因长期照顾患者，容易焦躁，容易忽视患者的心理感受。应注意患者是否精神紧张、焦虑甚至悲观绝望。

6. 常用护理诊断

（1）气体交换受损：与肺淤血致气体弥散功能下降有关。

（2）体液过多：与体循环淤血、水钠潴留、低蛋白血症有关。

（3）活动无耐力：与心排血量下降有关。

（4）潜在并发症：洋地黄中毒。

（5）焦虑：与慢性病程、病情反复、担心预后有关。

（6）知识缺乏：缺乏对心力衰竭的诱因及用药知识的了解。

7. 护理目标

（1）患者呼吸困难减轻或缓解，肺部啰音消失，无缺氧表现，血气指标正常。

（2）患者能够叙述限制钠盐摄入的重要性，并执行低盐饮食计划，水肿、腹水减轻或消失。

（3）患者能够说出限制最大活动量的指征，遵循活动计划，主诉活动耐力增加，能进行正常自理活动。

（4）患者能够说出内心感受，焦虑减轻，治疗疾病信心增强。

（5）患者能够叙述洋地黄中毒的表现，无洋地黄中毒发生，或一旦发生能及时发现和控制。

8. 护理措施及依据

（1）气体交换受损。

①一般护理：病房保持安静、室温适宜、空气新鲜，患者应进低热量、低钠、高蛋白质、产气少、易消化饮食，并根据病情适当限制水的摄入。根据心力衰竭程度控制钠盐的摄入：心功能Ⅰ级、Ⅱ级者控制在5g/d以下，使用利尿剂者可适当增加；心功能Ⅲ级者控制在2.5 ~ 3g/d；心功能Ⅳ级者控制在2g/d以下。避免食用含钠量高的腌制品、碳酸饮料等；宜少食多餐，不宜过饱。注意保持大便通畅。

②药物应用及护理：1）药物应用参见本章第一节中的相关内容。2）用药护理。第一，血管紧张素转换抑制剂（ACEI）最常见的不良反应是干咳，还有低血压、肾功能一过性恶化、高钾血症等。临床上无尿性肾衰竭、妊娠哺乳期妇女及对ACEI过敏者禁用本类药物。双侧肾动脉狭窄、血肌酐水平明显升高（225μmol/L以上）、高血钾（5.5mmol/L以上）及低血压者亦不宜使用。用药期间需监测血压，避免体位的突然改变，监测血钾水平和肾功能。干咳不能

耐受者可改用肾素－血管紧张素系统（ARB）。第二，β受体阻滞剂的不良反应包括心动过缓、低血压、心功能恶化等。在用药期间应监测心率和血压，当心率低于 50 次 / 分时，暂停给药。为减轻其负性肌力作用，待心力衰竭稳定、无体液潴留后，由小剂量开始，逐渐加量，适量维持，用药初期心力衰竭症状可能会加重，注意监测心功能变化。逐渐减量停药，突然停药可导致撤药综合征，诱发急性心血管事件的发生。第三，硝酸酯制剂的不良反应主要是头痛、面红、心动过速、血压下降等，注意监测患者的心率和血压。

（2）体液过多。使用利尿剂护理：指导患者遵医嘱正确使用利尿剂，监测体重和腹围、记录 24h 液体出入量以观察利尿疗效。用药时间应尽量在早晨及日间，以免夜间频繁排尿而影响患者休息。噻嗪类利尿剂主要的不良反应是低钾血症，可诱发心律失常或洋地黄中毒；氨苯蝶啶和螺内酯主要的不良反应是高钾血症。故用药期间应注意监测血钾变化。血管紧张素转换抑制剂、肾素－血管紧张素系统等有较强的保钾作用，应注意避免与保钾利尿剂合用。

（3）活动无耐力。

①制定活动计划：根据患者心功能情况安排患者活动与休息。第一，心功能Ⅰ级者不限制一般的体力活动，积极参加体育锻炼，但避免剧烈运动和重体力活动；第二，心功能Ⅱ级者适当限制体力活动，增加午睡时间，强调下午休息，可从事较轻体力工作和家务劳动；第三，心功能Ⅲ级者严格限制一般体力劳动，充分休息，日常生活可自理或在他人协助下自理；第四，心功能Ⅳ级者绝对卧床休息，患者采取坐位或半卧位，生活由他人照顾。对绝对卧床休息的患者需加强床旁护理，在病情许可的情况下应鼓励患者做下肢被动或主动运动，以防止静脉血栓形成。待病情好转可循序渐进地增加活动量。

②活动过程中监测：注意观察患者有无呼吸困难、胸痛、心悸、头晕、疲劳、大汗、面色苍白、低血压等情况，若出现上述情况则及时停止活动，并通知医生。

（4）潜在并发症（洋地黄中毒）。

①观察洋地黄作用：食欲增加、心率减慢、呼吸困难减轻、肝体积缩小、尿量增多、水肿减轻等均表示洋地黄治疗有效。

②预防洋地黄中毒：低血钾是洋地黄中毒的常见原因。老年人、心肌缺血缺氧、重度心力衰竭、低镁血症、肾功能减退等因素也是洋地黄中毒的原因；

与奎尼丁、胺碘酮、维拉帕米、阿司匹林、硝苯地平、钙剂、抗甲状腺药等药物合用可增加洋地黄中毒机会。给药前询问有无上述因素及药物用药史，用药期间监测血钾。

③观察洋地黄中毒表现：第一，各类心律失常：频发室性期前收缩呈二三联律最常见，亦可出现非阵发性交界区心动过速，房性期前收缩，心房颤动及房室传导阻滞等心律失常，快速房性心律失常又伴有传导阻滞是洋地黄中毒的特征性表现。第二，胃肠道反应：食欲下降、恶心、呕吐。第三，中枢神经系统症状：头痛、倦怠、视力模糊、黄视、绿视等。每次用药前应做到询问患者有无胃肠道和神经系统症状，并监测心率、心律变化。若心率＜ 60 次 / 分或突然明显增快，或节律出现变化，均应暂停给药，检查心电图并及时报告医生，配合治疗。

④正确给药：口服药漏服后不能补服。毛花苷 C 或毒毛花苷 K 应稀释后缓慢（10 ~ 15min）静脉注射，并记录给药时间，同时监测心率、心律及心电图变化。

⑤洋地黄中毒的处理：第一，立即停用洋地黄及排钾利尿剂。第二，快速性心律失常合并低血钾者可口服或静脉补钾，无低血钾者可用利多卡因或苯妥英钠治疗。第三，传导阻滞及缓慢性心律失常者，可用阿托品 0.5 ~ 1.0mg 皮下或静脉注射，一般不需安置临时心脏起搏器。第四，电复律因易致心室颤动而禁用。

（5）焦虑。做好心理护理。告知患者及家属烦躁、焦虑和情绪激动可导致心脏负荷增大，病情加重。护士应给予患者足够的关心和信任感，帮助患者认识本病的特点，鼓励患者表达自己的内心感受；针对患者实际情况指导患者自我心理调整，保持情绪稳定、乐观；适当与家属交流，动员家属安慰并陪伴患者，进行心理安慰，以增强其治疗的自信心。

9. 护理评价

（1）患者呼吸困难和发绀减轻或消失，肺部啰音消失，血气分析指标恢复正常。

（2）患者能复述低钠饮食的重要性，水肿、腹水减轻或消失。

（3）患者主诉活动耐力增加，活动时无明显不适。

（4）情绪稳定、乐观，配合治疗。

（5）未发生洋地黄中毒。

10. 健康教育

（1）告知患者及家属控制血压、血糖和血脂异常，积极治疗原发病的必要性，指导患者积极治疗原发病。避免感染（尤其是呼吸道感染）、过劳、情绪激动、输液过快过多等诱因。预防感冒，家里经常通风，尽量不去公共场所，避免交叉感染。育龄妇女应在医生指导下决定是否可以妊娠和自然分娩。

（2）低盐、低脂、低热量、高维生素、清淡、易消化饮食。少食多餐，避免过饱。多食蔬菜、水果，防止便秘。根据心功能严格限制钠盐摄入，切忌盐腌食物。使用排钾利尿剂者，多进食含钾丰富的食物，如西红柿、香蕉、马铃薯等。避免吸烟、饮酒等高危因素。

（3）保证充足的睡眠。根据心脏功能和体力状况，选择适当的运动方式及运动量，注意劳逸结合。心功能不全时注意休息，必要时绝对卧床休息。平时合理安排活动和休息，避免重体力劳动和剧烈运动。在心功能恢复后可从事轻体力劳动或工作，并循序渐进地进行运动锻炼，活动量以不出现心悸、气急为度。

（4）告知患者坚持遵医嘱服药的重要性以及服用药物的药名、剂量、用法。严格按医嘱服药，不能擅自加减药品、剂量或停药。教会患者及家属观察疗效和副作用，尤其是洋地黄类药物的毒副反应的识别。教会患者服用地高辛前自测脉搏，当脉搏小于 60 次 / 分时或脉率增快，节律改变，有厌食、恶心、腹泻、视物不清、黄视、绿视、心悸等症状时应暂停用药，并立即到医院就诊。

（5）护士应指导家属给予患者积极的支持，让患者保持情绪稳定、乐观，提高对治疗的依从性。

（6）学会自我监护，及时发现病情变化。当发现体重或症状有明显变化时应及时就诊。定期到门诊复查。

11. 预后

慢性心力衰竭的总体预后较差，其长期的心性死亡率和总死亡率、心血管事件发生率、再入院率均很高，患者的生活质量差。因此，慢性心力衰竭是危害严重的临床综合征。一旦诊断，约有半数患者在 5 年内死亡，重症患者 1 年死亡率高达 50%。不可逆心力衰竭患者大多是病因无法纠正的，如扩张型心肌病、晚期缺血性心肌病患者，心肌情况已至终末状态不可逆转。

（二）急性心力衰竭

急性心力衰竭（AHF）是指由于急性心脏病变引起的心排血量显著、急骤降低导致组织器官灌注不足和急性淤血综合征。临床上急性左心衰竭常见，其主要表现是肺水肿或心源性休克。

1. 病因与发病机制

心脏解剖或功能的突发异常，心排血量急剧降低和肺静脉压突然升高可导致急性左心衰竭。

（1）急性弥漫性心肌损害：弥漫性心肌损害－心肌收缩无力－左心排血量急剧下降－肺静脉压力陡升而发生急性肺循环淤血，可引起急性左心衰竭，常见病因有冠心病急性广泛前壁心肌梗死、乳头肌梗死断裂、急性心肌炎等。

（2）急性而严重的心脏负荷增加：如静脉输液过多、过快，急性心肌梗死或感染性心内膜炎致瓣膜性急性反流等，使容量负荷急剧增加；严重的二尖瓣狭窄者突然过度体力活动，突然动脉压显著增高或高血压危象等，可使心脏后负荷增高，导致急性左心衰竭。

（3）严重心律失常：如持续发作的快速心律失常（心率大于 180 次 / 分）或严重缓慢性心律失常（心率小于 35 次 / 分）。其中，快速心律失常最常见，由于心率过快，左心室充盈障碍，左心室排血量显著减少，肺循环压力升高，引起肺水肿。

2. 病理

主要病理基础为心脏收缩力突然严重减弱，左心室瓣膜急性反流，心排血量急剧减少，左心室舒张末压（LVEDP）迅速升高，肺静脉回流不畅。由于肺静脉压快速升高，肺毛细血管压随之升高使血管内液体渗入到肺间质和肺泡内形成急性肺水肿。

3. 临床表现

（1）症状：急性左心衰竭主要表现为急性肺水肿。患者突发严重呼吸困难，呼吸频率可达 30 ～ 40 次 / 分，端坐呼吸，频繁咳嗽，咳大量泡沫状黏液痰，典型为粉红色泡沫状痰，严重时可由口、鼻涌出。面色灰白、口唇发绀、大汗淋漓、皮肤湿冷、烦躁不安、有濒死感，极重者可因脑缺氧而神志模糊，甚至休克。

（2）体征：血压可一过性升高，随病情进展，血压可持续下降直至休克。两肺满布湿啰音和哮鸣音，心率增快，心尖部第一心音减弱，可闻及舒张期奔马律，肺动脉瓣第二心音亢进。

4. 实验室及其他检查

胸部 X 线检查：早期间质水肿时，上肺静脉充盈、肺门血管影模糊、小叶间隔增厚；肺水肿时，表现为蝶形肺门；严重肺水肿时，为弥漫满肺的大片阴影。

重症患者采用漂浮导管行床边血流动力学监测，随病情加重，肺毛细血管楔压（PCWP）增高，心脏指数（CI）下降。

5. 治疗要点

急性心力衰竭是严重的急危重症，抢救是否及时、合理与预后密切相关。待急性症状缓解后，应着手对诱因及基本病因进行治疗。

（1）坐姿：患者取坐位，双腿下垂，以减少静脉回流。

（2）吸氧：立即高流量鼻管给氧，病情严重者应采用面罩呼吸机持续加压或双水平气道正压给氧，将血氧饱和度维持在 95% 以上。

（3）吗啡：静脉注射吗啡 3 ~ 5mg，有镇静、舒张小血管及降低心率作用，以减轻心脏负荷。必要时每间隔 15min 重复 1 次，共 2 ~ 3 次。老年患者酌减剂量或改为肌内注射。

（4）呋塞米：静脉注射呋塞米 20 ~ 40mg，快速利尿并扩张静脉以缓解肺水肿。4h 后可重复 1 次。

（5）血管扩张剂

①硝酸甘油：硝酸甘油静脉滴注在合适剂量时不仅扩张小静脉，而且扩张动脉（包括冠状动脉），降低左心室前、后负荷，但不影响组织灌注，特别适用于冠心病患者。小剂量（10mg/min）起始静脉滴注，根据血压及心率调整滴速，以收缩压达到 90 ~ 100mmHg 为度。

②硝普钠为动、静脉血管扩张剂。常用 12.5 ~ 25mg/min 静脉滴注，根据血压逐步调整剂量，使收缩压维持在 100mmHg 左右；对原有高压者血压降幅不超过 80mmHg，维持量多为 50 ~ 100mg/min。因其含有氰化物，用药时间不宜超过 24h。

③酚妥拉明：为 α 受体阻滞剂，以扩张小动脉为主。静脉用药以 0.1mg/min 开始，根据血压每 5 ~ 10min 调整 1 次，最大可增至 1.5 ~ 2.0mg/min。

（6）正性肌力药：外周低灌注（低血压、肾功能下降）伴或不伴淤血或肺水肿，使用最佳剂量的利尿剂和扩张血管剂无效时，应使用正性肌力药物。常用药物有多巴胺、多巴酚丁胺、磷酸二酯酶抑制剂、洋地黄类药物等。因其有增加心肌耗氧量和钙负荷的潜在危险性，故应谨慎使用。

（7）机械辅助治疗：极危重患者可采用主动脉内球囊反搏和临时心肺辅助系统。

6. 常用护理诊断

（1）气体交换受损：与急性肺水肿有关。

（2）恐惧：与病情突发、严重，极度呼吸困难及窒息感有关，与抢救时的紧张气氛有关。

7. 护理目标

（1）能维持良好的气体交换状态。

（2）情绪逐渐稳定，表情安静。

8. 护理措施

（1）一般护理：安置患者进危重监护病房，协助患者取坐位，双腿下垂。必要时四肢轮流结扎，即扎止血带于四肢近心端，轮流结扎三个肢体，每隔5min换一个肢体，平均每个肢体扎15min，放松5min，结扎不宜过紧，也不宜过久，以免引起动脉供血障碍和坏疽。

（2）氧疗护理：迅速开放气道，立即6～8L/min高流量鼻导管给氧。氧气湿化瓶内加入20%～30%酒精，以降低肺泡内泡沫的表面张力，使泡沫破裂有利于改善通气。注意保持呼吸道通畅和鼻导管通畅，间断吸取气道分泌物，做好口、鼻腔护理。患者持续高浓度吸氧可出现衰弱无力、恶心、呕吐、干咳、胸骨后疼痛及抽搐等氧中毒征象，故高浓度吸氧时间不宜过长。若PaO_2仍小于60mmHg，则应给予机械通气辅助呼吸，常用呼气末正压通气（PEEP），加压给氧以降低吸氧浓度，提高肺泡内压力，减少浆液渗出，改善肺泡换气功能。

（3）用药护理：迅速建立静脉通道，按医嘱及时准确地给予强心、利尿、镇静、血管扩张剂等药物，并观察疗效和不良反应。如应用扩血管药要严格遵医嘱用药，并定时监测血压，根据血压调节剂量，尽量用输液泵控制滴速。硝普钠稀释后溶液不稳定，故应现用现配；硝普钠见光易变质分解，应避光滴注；硝普钠含有氰化物，大剂量长期使用会发生硫氰酸中毒，故连续用药不宜超过24h。多巴酚丁胺可使心律失常发生率增加，所以应注意监测心率和心律的变化。

（4）病情观察：严密监测生命体征、血氧饱和度、心电图、血电解质、血气分析等变化；准确记录24h液体出入量；观察意识、皮肤温度颜色和肺部湿啰音等的变化；出现休克表现时，应立即报告医生，并配合抢救；对安置漂浮导管者监测血流动力学指标的变化。

（5）心理护理：鼓励患者说出内心感受，尽量陪护患者，耐心与患者交谈，讲解急性心力衰竭的有关知识，以消除患者的恐惧心理。医护人员避免在患者面前讨论病情，必要时留陪护。护士应与家属密切接触，提供情感支持。抢救患者时必须保持镇静、操作熟练、忙而不乱，给患者以信任、安全感。

9. 护理评价

（1）无呼吸困难、缺氧。肺部湿啰音及哮鸣音消失。

（2）血气分析正常。

（3）情绪稳定、乐观。

10. 健康教育

（1）向患者及家属介绍急性心力衰竭的病因，指导其针对基本病因进行治疗、避免诱因。如控制高血压，积极治疗原发心脏疾病等。

（2）嘱咐患者在静脉输液前主动向医护人员说明心脏病史，及时控制输液量及速度。

（3）嘱咐患者定期门诊复查，观察患者进展情况，出现频繁咳嗽、气急、咳粉红色泡沫痰时应立即取端坐位，及时到医院就诊。

11. 预后

急性心力衰竭的近期预后与基础病因、心功能恶化程度及抢救是否及时、合理等因素有关。由于某些因素，如血压急剧升高，严重心律失常，输液过多、过快等原因造成的急性左心衰竭较易控制，预后相对较好。急性心肌梗死造成的急性心力衰竭，心源性休克死亡率较高。心脏瓣膜病合并急性左心衰竭病死率高。心肌疾病出现急性左心衰竭后大多逐渐发展为顽固型心力衰竭，预后较差。

二、心律失常患者

（一）窦性心律失常

窦性心律冲动起源于窦房结，属于正常节律。其频率因性别、年龄、体力活动等不同而有显著差异。

心电图特征：窦性心律的 P 波（Ⅰ、Ⅱ、aVF 导联直立，aVR 导联倒置）规律出现，成人频率为 60 ～ 100 次 / 分。

1. 窦性心动过速

成人窦性心律的频率超过 100 次 / 分称为窦性心动过速，是最常见的一种心动过速。

（1）病因与发病机制。

窦性心动过速常与交感神经兴奋性增高或迷走神经张力降低有关，可由多种原因引起。

①生理性：如由吸烟、饮茶或咖啡、饮酒、体力活动或情绪激动等引起。

②病理性：发热、贫血、甲状腺功能亢进、呼吸功能不全、心力衰竭、心肌缺血、低钾血症、休克等时极易发生。

③药物：应用肾上腺素类、异丙肾上腺素、阿托品等引起。

（2）临床表现。通常逐渐开始和终止，常无症状或偶感心悸、出汗、头昏、眼花、乏力等。

（3）心电图检查。心电图特征：窦性心律，成人心率大于或等于 100 次 / 分，大多为 100 ～ 150 次 / 分。

（4）治疗要点。主要针对病因和去除诱发因素，如纠正贫血、控制心力衰竭和甲状腺功能亢进等。必要时可用 β 受体阻滞剂（如美托洛尔等）或非二氢吡啶类钙通道阻滞剂（如地尔硫卓等）减慢心率。

2. 窦性心动过缓

成人窦性心律的频率低于 60 次 / 分称为窦性心动过缓，常同时伴发窦性心律不齐（同一导联上不同 P-P 间期的差异大于 0.12s）。

（1）病因与发病机制。

①生理性：常见于健康的青年人、运动员、老年人与睡眠状态等。

②病理性：甲状腺功能减退、阻塞性黄疸等。

③药物：应用拟胆碱药、胺碘酮、β 受体阻滞剂、洋地黄或非二氢吡啶类钙通道阻滞剂等药物时，亦可发生窦性心动过缓。

（2）临床表现。多无自觉症状，当心率过于缓慢（少于 40 次 / 分），出现心排血量不足时，患者可有胸闷、头晕甚至晕厥等症状。

（3）心电图检查。心电图特征：窦性心律，频率小于或等于 60 次 / 分，多在 40 ~ 60 次 / 分。

（4）治疗要点。无症状者通常不必治疗。如因心率过慢而出现症状者，则可短期应用阿托品、麻黄碱或异丙肾上腺素等药物治疗。需长期药物维持的患者因药物疗效不确切，且易发生严重不良反应而应考虑心脏起搏治疗。

3. 窦性停搏

窦性停搏亦称窦性静止，是指窦房结不能产生冲动，使心脏暂时停搏，或由低位起搏点（如房室结）发出逸搏或逸搏心律控制心室。频发窦性停搏是一种严重的心律失常，是窦房结功能衰竭的表现。

（1）病因与发病机制。

①生理性：多由于迷走神经张力增高或颈动脉窦过敏所致，如咽部受刺激、气管插管、按压颈动脉窦或眼球等。

②病理性：见于急性心肌梗死、窦房结变性与纤维、脑血管病变等。

③药物：应用洋地黄、乙酰胆碱等药物亦可引起窦性停搏。

（2）临床表现。若窦性停搏时间过长且无逸搏发生时，患者可出现头晕、黑朦、晕厥，严重者可发生阿 – 斯综合征（由于心排血量突然下降所导致的晕厥，又称心源性脑缺血综合征），甚至死亡。

（3）心电图检查。心电图特征：规律、正常的 P-P 间期中突然出现 P 波脱落，形成长 P-P 间距，异常 P-P 间距与正常窦性 P-P 间期无倍数关系；长间歇后可出现交界性或室性逸搏。

（4）治疗要点。功能性窦性停搏不需特殊处理，去除有关因素后可自行恢复；对病理性窦性停搏，应查清病因并对因治疗；有晕厥史者，应及时安装人工心脏起搏器。

4. 病态窦房结综合征

病态窦房结综合征（sick sinus syndrome，SSS）简称病窦综合征，是由于窦房结或其周围组织的器质性病变导致的功能障碍而产生多种心律失常的综合表现。

（1）病因与发病机制。

①窦房结或周围组织病变：冠心病、心肌炎（尤其是病毒性心肌炎）、心肌病等疾患可累及窦房结及其周围组织，为 SSS 常见病因；淀粉样变性、甲状腺功能减退、纤维化与脂肪浸润、硬化与退行性变等病变均可损害窦房结；窦房结

动脉供血减少、窦房结周围神经和心房肌的病变亦可导致窦房结功能障碍。

②其他迷走神经张力增高，某些抗心律失常药物抑制窦房结功能，也可导致窦房结功能障碍。

（2）临床表现。起病隐袭，进展缓慢。患者可出现心、脑等脏器供血不足的症状，如发作性头晕、黑矇、乏力等，严重者可发生晕厥、阿－斯综合征。

（3）心电图检查。心电图特征：①持续而显著的窦性心动过缓（心率小于50次/分），并非由药物引起，且不易用阿托品等药物纠正；②窦性停搏与窦房传导阻滞；③窦房传导阻滞与房室传导阻滞并存；④慢快综合征，即心动过缓与房性快速性心律失常（如房性心动过速、心房扑动、心房颤动）交替发作。

（4）治疗要点。应尽可能明确病因，并针对病因治疗，如冠状动脉明显狭窄者可经皮冠状动脉腔内成形术，硝酸甘油等改善冠状动脉供血状况。无症状者不必治疗，仅定期随诊观察；有症状者应接受起搏器治疗。应用起搏器治疗后仍有心动过速发作者，可在起搏基础上应用抗心律失常药控制快速心律失常。

（二）期前收缩

期前收缩也称过早搏动（简称早搏），是由于窦房结以外的异位起搏点提早发出的冲动控制心脏收缩所致，为最常见的心律失常之一。期前收缩按其发生部位可分为室性、房性、房室交界性三类，其中以室性最常见，房性次之，房室交界性最少见。

（1）病因与发病机制。

①功能性：可出现于健康人精神或体力疲劳、紧张、过多吸烟及过量饮用酒、茶、咖啡等，故也称为生理性期前收缩。

②器质性：可由许多心内、外疾病所引起，如冠心病、风湿性心瓣膜病、心肌炎、心肌病、甲状腺功能亢进、高血压病，以及败血症、药物作用和电解质紊乱等引起，也称为病理性期前收缩。

（2）临床表现。患者可无明显症状，部分患者有心脏停搏感。当期前收缩频发或连续发作时可有心悸、乏力、胸闷、恶心、晕厥、心绞痛等症状。心脏听诊时心律不规则，提前出现搏动的第一心音增强，而第二心音减弱或消失，其后有一较长间歇。

（3）心电图检查。心电图特点如下：

①房性期前收缩：第一，提早发生一个变异的P（P’）波，其形态与窦性P

波稍有差别，其P-R间期为0.12 ～ 0.20s；第二，提前的P波后继以形态正常的QRS波群；第三，期前收缩之后常可见一不完全性代偿间歇。

②房室交界性期前收缩：第一，提前出现的QRS-T波群，其形态与正常窦性激动的QRS波群基本相同；第二，提前出现的QRS波群前、后可见逆行P波，其P-R间期小于0.12s、R-P间期小于0.20s；第三，期前收缩之后多有一完全性代偿间歇。

③室性期前收缩：第一，提前出现的QRS-T波群形态异常，QRS时限通常大于0.12s；第二，其前无相关P波；第三，期前收缩之后可见一完全性代偿间歇。

期前收缩可偶发（5次/分以下）或频发（5次/分以上），可呈联律形式，如二联律（1次窦性搏动后有1次期前收缩）或三联律（2次窦性搏动后有1次期前收缩）。期前收缩又分单源性期前收缩和多源性期前收缩，单源性期前收缩是指由同一节律点引起的期前收缩，心电图表现为期前收缩波形相似；多源性期前收缩是由多个心室异常节律点引起的，其心电图波形有所不同。如果提前出现的室性期前收缩恰好落在前一窦性心律的T波上，则称为RonT现象。频发、呈联律、多源性、RonT室性期前收缩，易诱发短阵性室性心动过速、心室颤动，是危险的室性期前收缩。

（4）治疗要点。

①病因治疗；针对期前收缩的病因，积极治疗病因，去除诱因，如缓解过分紧张或疲劳过度，改善心肌供血，控制心肌炎症，纠正电解质紊乱等。

②药物治疗：不同类型的期前收缩可选用不同的药物。房性期前收缩、交界性期前收缩可选用维拉帕米、普罗帕酮、β受体阻滞剂等药物。室性期前收缩可选用普罗帕酮、美西律、胺碘酮等药物。对急性心肌梗死伴发室性期前收缩常选用利多卡因静脉滴注或静脉注射，以避免室性心动过速或心室颤动发生。洋地黄中毒所致的室性期前收缩可选用苯妥英钠或利多卡因，并及时补充钾盐。

（三）阵发性心动过速

阵发性心动过速是一种阵发性快速而规律的异位心律，由连续三个或三个以上的期前收缩形成。根据异位起搏点的部位，可分为房性、房室交界区性和室性。由于前二者心电图难以区别，故统称为阵发性室上性心动过速。

1. 病因与发病机制

（1）阵发性室上性心动过速（paroxysmal supraventricular tachycardia,

PSVT）大多发生在无明显器质性心脏病的患者，也可见于风湿性心脏病、冠心病、甲状腺功能亢进、预激综合征、洋地黄中毒等患者。经电生理研究，由房室折返机制引起者占全部 PSVT 病例的 90% 以上。

（2）阵发性室性心动过速（paroxysmal ventricular tachycardia，PVT）大多见于有器质性心脏病的患者，最常见的为冠心病、急性心肌梗死，其他如心肌病、心肌炎、风湿性心脏病、洋地黄中毒、电解质紊乱、奎尼丁或胺碘酮中毒，亦有个别为病因不明的室性心动过速。

2. 临床表现

（1）阵发性室上性心动过速：突然发作、突然终止，持续数秒、数小时甚至数日，发作时患者可感心悸、头晕、胸闷、心绞痛，甚至发生心衰、休克，症状轻重取决于发作时的心率及持续时间。听诊心尖部第一心音强度恒定，心室率可达 150 ～ 250 次 / 分，心律绝对规则。

（2）阵发性室性心动过速：可因发作时心室率、发作持续时间、原有心脏病变而异。由于室性心动过速可严重影响心室排血量，使心、脑、肾血流供应骤然减少，临床上可出现严重心绞痛、呼吸困难、发绀、低血压、晕厥、意识障碍、休克甚至猝死。听诊第一心音强度不一致，心率多在 140 ～ 220 次 / 分，心律稍不规则。

3. 心电图检查

心电图特征如下：

（1）阵发性室上性心动过速：①心室率 150 ～ 250 次 / 分，节律规则；② QRS 波形态及时限正常（伴有室内差异性传导或原有束支传导阻滞者可增宽）；③往往不易辨认出 P 波（因 P 波小，P 波与 T 波重叠，埋于 QRS 波群内或根本无 P 波）；④起始突然，通常由一个期前收缩触发。

（2）阵发性室性心动过速：心室率 140 ～ 220 次 / 分，节律不太规则；QRS 波形态畸形，时限大于 0.12s，有继发 ST-T 改变，T 波方向常与 QRS 波群主波方向相反；如能发现 P 波，则 P 波与 QRS 波无关，且频率比 QRS 波慢，即有房室分离现象；常可见到心室夺获或室性融合波，此乃诊断 PVT 最重要的依据。

4. 治疗要点

（1）阵发性室上性心动过速：①刺激迷走神经，如诱导恶心、压迫眼球、将面部浸于冰水内、按压颈动脉窦（不能两侧同时按压）。②药物治疗，常用的药物有维拉帕米、普罗帕酮、ATP、洋地黄类（如毛花苷 C）。③以上方法无效时可采用同步直流电复律术。④对于长期频繁发作，且症状较重，口服药物预防效果不佳者，建议行导管消融术以求根治。

（2）阵发性室性心动过速：应进行紧急处理。首选药物为利多卡因静脉注射，也可选用普罗帕酮、胺碘酮等。当患者已发生低血压、心绞痛、休克、脑部血流灌注不足等危急表现时，应迅速施行同步直流电复律术。对洋地黄中毒所致的室性阵发性心动过速则应首选苯妥英钠静脉注射，此外给予钾盐有助于控制发作。

（四）扑动与颤动

当自发性异位搏动的频率超过阵发性心动过速的范围时，形成扑动或颤动。根据异位搏动起源的部位不同，可分为心房扑动（atrial flutter，简称房扑）与心房颤动（atrial fibrillation，简称房颤）、心室扑动（ventricular flutter，简称室扑）与心室颤动（ventricular fibrillation，简称室颤）。心房颤动是仅次于期前收缩的常见心律失常，心室扑动与颤动是极危重的心律失常。

1. 病因与发病机制

（1）心房扑动与心房颤动的病因基本相同，绝大多数见于器质性心脏病，最常见于风湿性心脏病二尖瓣狭窄、冠心病、心肌病，亦常见于甲状腺功能亢进、洋地黄中毒、缩窄性心包炎等。偶可发生于无器质性病变而病因不明者。

（2）心室扑动与心室颤动常为器质性心脏病及其他疾病患者临终时发生的心律失常，临床上多见于急性心肌梗死、心肌病、严重低血钾、洋地黄中毒以及胺碘酮、奎尼丁中毒等。

2. 临床表现

（1）房扑：心室率不快者多无明显症状，心室率快者可有心悸、胸闷，甚至诱发心衰、心绞痛、低血压等。听诊时心律可规则或不规则。

（2）房颤：心房颤动的症状取决于心室率快慢。特发性房颤和心室率不快时可无症状；当心室率大于 150 次 / 分时，可有心悸、气促、乏力和心前区不适感，甚至发生左心衰竭、心绞痛或心源性休克等。房颤是左心衰竭最常见的诱因之一。此外，房颤时易形成左心房血栓，脱落时常发生动脉栓塞，尤以脑栓塞的发生率、致死率和残疾率最高。心脏听诊时第一心音强弱不等、心律绝对不规则、有脉搏短细。

（3）室扑与室颤：一旦发生，患者迅速出现意识丧失、抽搐，继之呼吸停顿、心音消失、脉搏消失、血压测不出。

3. 心电图检查

心电图特征如下：

（1）房扑：① P 波消失，代以形态、间距及振幅绝对规则，呈锯齿状的扑动波（F 波）。扑动波之间的等电位线消失。心房率通常为 250 ～ 300 次 / 分。②最常见的房室传导比例为 2 ∶ 1，产生 150 次 / 分左右快而规律的心室律。心室律规则与否，取决于房室传导比率是否恒定。③ QRS 波群形态正常，伴有室内差异性传导时，QRS 波群增宽、形态异常。

（2）房颤：① P 波消失，代之以形态、间距及振幅绝对不规则的心房颤动波（f 波），频率 350 ～ 600 次 / 分。②心室律极不规则，心室率通常在 100 ～ 180 次 / 分。③ QRS 波群间距绝对不规则，形态通常正常，当心室率过快，伴有室内差异性传导时，QRS 波群增宽变形。

（3）室扑：①无正常的 QRS-T 波，代之以快速而相对规则的正弦波图形。②频率为 150 ～ 300 次 / 分（通常在 200 次 / 分以上）。

（4）室颤：① QRS-T 波完全消失，出现波形、振幅及频率均极不规则的低小波。②频率为 200 ～ 500 次 / 分。

4. 治疗要点

（1）房扑：首先应针对原发病进行治疗。终止房扑的最有效方法是同步直流电复律。电复律无效或已应用大剂量洋地黄不适宜电复律者，可行食道调搏法。钙通道阻滞剂（如维拉帕米、地尔硫卓等）能有效减慢房扑的心室率。洋地黄制剂常需较大剂量方能减慢心室率。奎尼丁、普罗帕酮在应用药物（洋地黄、钙通道阻滞剂或 β 受体阻滞剂）减慢心室率的基础上应用，能有效转复房扑并预防复发。对于房扑合并冠心病、充血性心力衰竭者应选用胺碘酮，因奎尼丁、普罗帕酮容易导致严重室性心律失常。症状明显或引起血流动力学不稳定的房扑应选用射频消融治疗。

（2）房颤：积极寻找并处理房颤的原发病和诱发因素，其治疗目的：一是控制心室率，以保持血流动力学稳定；二是恢复和维持窦性节律；三是预防血栓栓塞并发症。①对阵发性房颤，若持续时间短、发作频度小、自觉症状不明显者无须特殊治疗；对发作时间长、发作频繁、发作时症状明显者，可给予洋地黄、维拉帕米、普罗帕酮药物治疗。②对持续性房颤者，可应用洋地黄类药物控制心室率；如有复律适应证者，可采用药物复律（胺碘酮），但最有效的复律手段仍为同步直流电复律术。

（3）室扑及室颤：必须争分夺秒地进行心肺脑复苏抢救。①基础生命支持（basic life support，BLS）：迅速建立有效的通气和人工循环，以保证脑组织及其他重要脏器的血液供应，支持基本生命活动。②高级心血管生命支持（advanced cardiovascular life support，ACLS）：在 BLS 的基础上使用药物或电技术（除颤或起搏）来恢复自主心律和呼吸，以维持生命活动。③延续生命支持（prolonged life support，PLS）：主要为脑复苏、原发病的治疗和并发症的防治。具体抢救步骤包括：A（airway）开放气道；B（breathing）人工呼吸；C（circulation）胸外心脏按压；D（drug）药物治疗（立即锁骨下静脉注入利多卡因 100mg 或其他复苏药物，如阿托品、肾上腺素等）；E（electrocardiogram）心电监护；F（fibrillation）除颤；G（gauge）病情评估；H（hypothermia）低温疗法；I（intensivecare）重症监护。若心电图提示颤动波高而大、频率快，应立即采用直流电除颤术复律。

（五）心脏传导阻滞

根据阻滞发生部位分为窦房传导阻滞、房室传导阻滞、房内传导阻滞和室内传导阻滞。其中房室传导阻滞（atrioventricular block，AVB）又称房室阻滞，是指冲动从心房传入心室过程中受到不同程度的阻滞。按阻滞严重程度分为三度：第一度传导阻滞的传导时间延长，全部冲动仍能传导。第二度传导阻滞分为两型，即莫氏Ⅰ型（文氏型）和莫氏Ⅱ型。莫氏Ⅰ型阻滞表现为传导时间进行性延长，直至一次冲动不能传导；莫氏Ⅱ型阻滞表现为间歇出现的传导阻滞。第三度又称完全性传导阻滞，此时全部冲动不能被传导。

1. 病因与发病机制

正常人或运动员可发生文氏型房室阻滞（莫氏Ⅰ型），与迷走神经张力增高有关，常发生在夜间。亦可见于病理情况下，如急性心肌梗死、冠状动脉痉挛、病毒性心肌炎、心肌病、急性风湿热、先天性心血管病、原发性高血压、心脏手术、电解质紊乱、药物中毒等。

2. 临床表现

（1）第一度房室传导阻滞：除原发病症状外，通常无其他症状。因 P-R 间期延长，听诊时心尖部第一心音减弱。

（2）第二度房室阻滞：可无症状，或有心悸。Ⅰ型患者有心搏脱漏感，预后较好；Ⅱ型患者亦可有心搏脱漏感，常有乏力、头晕、胸闷、晕厥等，易发展为完全性传导阻滞，预后较差。

（3）第三度房室阻滞：临床症状取决于心室率的快慢与伴随病变，症状包括疲乏、头晕、晕厥、心绞痛、心力衰竭等。若心室率过慢导致脑缺血，患者可出现暂时性意识丧失，甚至抽搐，即阿－斯综合征，严重者可猝死。听诊第一心音强度经常变化，可闻及心房音，心率通常在 20 ～ 40 次 / 分，血压偏低。

3. 心电图检查

心电图特征如下：

（1）第一度房室传导阻滞：P-R 间期延长 0.20s 以上，每个 P 波都能下传至心室。无 QRS 波群脱落。

（2）第二度房室传导阻滞：主要表现为部分 P 波后 QRS 波脱漏。

①Ⅰ型 P 波规律地出现，P-R 间期进行性延长，相邻 R-R 间期进行性缩短，直至一个 P 波后脱漏一个 QRS 波；包含受阻 P 波在内的 R-R 间期小于正常窦性 P-P 间期的 2 倍。该型很少发展为第三度房室传导阻滞。

②Ⅱ型 P-R 间期恒定（正常或延长）；部分 P 波后无 QRS 波群，QRS 波群常呈 2 ∶ 1、3 ∶ 1 脱落。该型易转变为第三度房室传导阻滞。

（3）第三度房室传导阻滞：P-P 间隔相等，R-R 间隔相等，P 波与 QRS 波群无关；心房率（P 波频率）快于心室率（QRS 波频率）；QRS 波形态取决于阻滞部位，若阻滞在房室束分支以上，则 QRS 波形态正常，若阻滞在双束支或以下，则 QRS 波群增宽、畸形。

4. 治疗要点

应针对不同病因进行治疗。第一度或第二度Ⅰ型房室阻滞心室率不太慢者无须特殊治疗。第二度Ⅱ型或第三度房室阻滞如心室率慢，伴有明显症状或血流动力学障碍，甚至阿－斯综合征发作者，应给予临时性或永久性心脏起搏治疗。阿托品、异丙肾上腺素等药物仅适用于无心脏起搏条件的应急情况。阿托品 0.5 ～ 2.0μg/min 静脉注射，可提高房室阻滞的心率，适用于阻滞位于房室结的患者；异丙肾上腺素适用于任何部位的房室传导阻滞，但对急性心肌梗死时应慎用；肾上腺皮质激素适用于心肌炎患者。对心室率小于40次/分，症状严重，特别是曾有阿－斯综合征发生者，应首选临时性或永久性心脏起搏治疗。

5. 护理评估

（1）健康史。

①询问患者有无有关病因，例如：有无冠心病、心力衰竭、心肌病、心肌炎、药物中毒等；有无电解质紊乱和低氧血症、酸碱平衡失调等；职业情况、工作环境如何；有无吸烟、饮茶或咖啡嗜好。

②心律失常既往有无类似发作情况及缓解方式，对日常生活、工作有无影响。既往发作时是否伴有呼吸困难、胸痛、头晕或晕厥、抽搐等。是否与精神情绪、吸烟、饮茶或咖啡有关。有晕厥史的患者，要向患者及其知情者询问晕厥发作前有无诱因及先兆症状，了解晕厥发作时的体位、晕厥持续时间、伴随症状等。既往及目前检查、用药和治疗情况。

（2）身体状况。

①心律失常的发作频率、持续时间。

②发作时的主要症状及伴随症状，是否伴有胸痛、极度乏力、呼吸困难、意识丧失、晕厥、发热、抽搐等症状。

③检查脉搏、呼吸、心率、心律、心音、血压，以及有无突眼、甲状腺肿大等。

（3）实验室及其他检查。

①心电图检查（常规心电图、24h动态心电图、心电监护）明确有无心律失常及心律失常发生的特点。

②胸部X线及超声心动图检查协助判断心律失常的病因。

（4）心理社会资料。心律失常反复发作或发作持续时间长的患者，由于心前区不适感常引起焦虑和恐惧等不良情绪。因此，应主要了解心律失常发作时与正常生活和工作的关系；患者近期有无不安和恐惧等情绪改变；患者有哪些需求及患者家属、社会对患者的关心程度。

6. 常用护理诊断

（1）活动无耐力：与严重心律失常导致心排血量减少有关。

（2）潜在并发症：猝死。

（3）有受伤的危险：与心律失常引起的头晕、晕厥有关。

（4）恐惧：与严重心律失常反复发作，对治疗缺乏信心有关。

7. 护理目标

（1）患者活动耐力增加。

（2）心律失常的危险征兆能被及时发现并得到处理，未发生猝死。

（3）未发生跌倒、受伤。

（4）焦虑、恐惧情绪减轻或得到控制，积极配合治疗。

8. 护理措施

（1）活动无耐力。

①环境与饮食：保持环境安静、舒适，限制探视，减少不良刺激，以保证患者充足的睡眠和休息。给予高蛋白质、高维生素、低脂肪、低钠饮食，不宜过饱；戒烟戒酒，不饮浓茶、咖啡等兴奋饮料。保持大便通畅。

②休息与活动：非器质性心脏病、症状较轻的心律失常患者，鼓励其正常工作和生活，注意劳逸结合，避免过度劳累。阵发性室性心动过速、窦性停搏、第二度 U 型或第三度房室传导阻滞等严重心律失常患者应绝对卧床休息，卧床期间协助加强生活护理。伴有胸闷、心悸、头晕等不适时，应采取高枕卧位、半卧位或其他舒适体位，尽量避免左侧卧位，因左侧卧位时患者常能感觉到心脏的搏动而加重不适感。有头晕、晕厥发作或曾有跌倒病史者，避免剧烈活动、情绪激动或紧张、快速改变体位等，一旦有头晕、黑矇等先兆时立即平卧，以免跌伤。嘱咐患者不要单独外出，防止意外。

③给氧：伴有呼吸困难、发绀等缺氧表现时，给予 2 ～ 4L/min 氧气吸入。

④用药护理：立即建立静脉通道，为用药、抢救做好准备。几乎所有抗心律失常药物都有致心律失常作用，有些药物还可能致死（如奎尼丁等）。因此，护士不仅要观察药物的疗效，更要严密观察药物的副作用，以便及时停用，并得到及时有效的处理。

第一，及时遵医嘱给予抗心律失常药物。告诉患者心律失常常用药物名称、剂量、用法、不良反应，必要时提供书面资料。口服药要定时定量，用餐时或用餐后服用可减少胃肠道反应。静脉给药要注意浓度和速度。严格按时按量用药，静脉注射时速度宜慢（腺苷除外），静脉滴注药物时尽量用输液泵调节速度。

第二，密切观察用药后疗效和不良反应，给予相应的护理。

（2）潜在并发症（猝死）。

①病情观察：第一，评估危险因素：监测并及时纠正致心律失常的各种危险

因素（如冠心病、心力衰竭、心肌病、低血钾、低血镁、药物中毒等），监测血流动力学变化。第二，心电监护：对严重心律失常者，应持续心电监护，及时发现心律失常变化和危急征兆。发现频发（每分钟发生5次以上）、多源性、成对的或呈RonT现象的室性期前收缩，阵发性室性心动过速，窦性停搏，第二度Ⅱ型或第三度房室传导阻滞等，应立即报告医生，并积极协助处理。第三，严密监测用药前、中、后患者的心率、心律、心电图、生命体征、血氧饱和度变化。房颤患者要同时测量心率和脉率。

②配合抢救：建立静脉通道，准备好抗心律失常药物、其他抢救药品、除颤器及临时起搏器等。遵医嘱给予药物治疗和抢救；发生心室颤动者应立即施行胸外心脏按压或非同步直流电除颤；必要时配合临时心脏起搏治疗。

（3）有受伤的危险。

①评估危险因素：向患者及知情者询问晕厥发作前有无诱因及先兆症状，了解晕厥发作时的体位、持续时间、伴随症状等。必要时心电监护，动态观察心律失常的类型。

②避免诱因：嘱咐患者避免剧烈活动、情绪激动或紧张、快速改变体位等。一旦有头晕、黑矇等先兆时应立即平卧，以免跌伤。

③休息与活动：有头晕、晕厥发作或跌倒病史者应卧床休息，加强生活护理。嘱咐患者不要单独外出，防止意外。

④遵医嘱治疗：心率显著缓慢者可给予阿托品、异丙肾上腺素等药物或人工心脏起搏治疗；对其他心律失常患者可遵医嘱给予抗心律失常药物。

（4）恐惧。鼓励患者及家属表达对本病感受。给予心理安慰，减轻患者的心理压力，避免情绪紧张。执行任何治疗护理操作前对患者耐心解释，加强护患间的交流，取得患者信任，以提高其安全感。向患者介绍病情、治疗及预防等知识，鼓励患者参与制定护理计划，鼓励患者、工作人员及家属之间多方面的交流，以增强其战胜疾病的信心。

9. 护理评价

（1）患者自诉活动耐力增加，活动时无不适。

（2）未发生猝死。

（3）未发生跌倒、受伤。

（4）焦虑、恐惧情绪减轻或消失，对疾病治疗充满信心。

10. 健康教育

（1）向患者及家属介绍心律失常的常见病因、诱因及防治知识。

（2）指导患者少食多餐，选择清淡、易消化、低脂肪和富营养的饮食，避免饱食及进食刺激性饮料（如浓茶、咖啡等）、禁止吸烟和酗酒。多食纤维素丰富的食物，保持大便通畅，心动过缓患者避免排便时屏气，以免兴奋迷走神经而加重心动过缓。心力衰竭患者应限制钠盐的摄入，对服用利尿剂患者应多进食含钾盐食物，如橘子、香蕉等，避免低钾性心律失常。

（3）指导患者根据病情安排休息与活动。鼓励无器质性心脏病者积极参加体育锻炼。有器质性心脏病者，根据心功能情况适当活动。有晕厥史者避免从事驾驶、高空作业等有危险性的工作。头晕、黑矇时立即平卧，以免摔伤。

（4）告知患者生活应有规律，保证充足的休息和睡眠；保持情绪稳定，最大限度减少不良刺激；避免劳累、感染，防止诱发心力衰竭。心动过缓患者要保持大便通畅，避免排便时过度屏气，以免兴奋迷走神经而加重心动过缓。

（5）教会患者自测脉搏的方法以利于自我监测病情，每日至少测量脉搏 1 次，每次应在 1min 以上。告诉患者家属心律失常复发时，如何采取适当措施。如尝试采取刺激迷走神经的物理方法终止阵发性室上性心动过速的发作。对反复发生严重心律失常危及生命者，教会家属心肺复苏术以备应急。告诉患者及家属出现下列情况应及时就诊：脉搏小于 60 次 / 分，伴有头晕、目眩感；脉搏大于 100 次 / 分，休息及放松后仍不减慢；脉搏节律不齐，有漏搏，期前收缩现象每分钟发生 5 次以上。

（6）告诉患者药物疗效及不良反应，不可自行增减药量、停药或擅自改用其他药物，有异常时及时就诊。定期接受医院随访，定期复查心电图。

11. 预后

心律失常的预后主要取决于心律失常的类型及并发其他器质性心脏病的严重程度。人工心脏起搏治疗或射频消融术，可使部分心律失常患者获得根治或极大提高生活质量，延长寿命，但亦有部分严重心律失常如室性心动过速，可演变为心室颤动而猝死。

第二节　心肌病患者的护理

一、扩张型心肌病患者

扩张型心肌病（dilated cardiomyopathy，DCM）主要特征是单侧或双侧心腔扩大，心肌收缩期功能减退，常伴有充血性心力衰竭、心律失常，病死率较高。发病率男多于女，尤以青年男性为多。

（一）病因与发病机制

病因迄今未明，除特发性、家族遗传外，近年来人们认为，持续病毒感染是其重要原因。持续病毒感染对心肌组织的损伤，自身免疫（包括细胞免疫、自身抗体或细胞因子等）介导的心肌损伤等可导致或诱发扩张型心肌病。此外，尚有围生期、中毒、代谢紊乱和神经激素受体异常等多种因素也可引起本病。

（二）病理

本病以心腔扩张、室壁变薄为主，肉眼可见心室扩张，纤维瘢痕形成，且常伴有附壁血栓。瓣膜、冠状动脉多无改变。组织学为非特异性心肌细胞肥大、变性，特别是程度不同的纤维化等病变混合存在。

（三）临床表现

1. 症状

起病缓慢，早期患者仅有轻度心脏扩大而无明显症状。当患者出现气急，甚至端坐呼吸、水肿和肝大等充血性心力衰竭的症状和体征时始被诊断。常出现各种心律失常，部分患者可发生栓塞或猝死。近期由于人们对病毒性心肌炎可演变为扩张型心肌病的认识增强，在心肌炎后常紧密随访，有时可发现早期无充血性心力衰竭表现而仅有左室增大的扩张型心肌病，它事实上是病毒性心肌炎的延续。

2. 体征

主要体征为心脏浊音界扩大，常可闻及第三或第四心音，心率快时呈奔马律。

因瓣膜相对关闭不全，可闻及收缩期杂音。

（四）实验室及其他检查

1. X 线检查

心影明显增大，心胸比大于 50%，肺淤血征。

2. 心电图

可见各类心律失常如室性心律失常、心房颤动、房室传导阻滞等。此外尚有 ST 段压低、T 波低平或倒置、肢体导联低电压、病理性 Q 波等。

3. 超声心动图

心脏各腔均增大，以左心室扩大早而显著，室壁运动减弱。彩色血流多普勒显示二尖瓣、三尖瓣反流。

4. 其他

心导管检查和心血管造影、放射性核素检查、心内膜心肌活检等有助于诊断。

（五）治疗要点

因病因未明，本病尚无特殊的防治方法。目前治疗原则是针对充血性心力衰竭和各种心律失常。

1. 一般治疗

限制体力活动，低盐饮食。

2. 对症治疗

主要针对充血性心力衰竭，应用洋地黄和利尿剂。本病因缺氧较易发生洋地黄中毒，应慎用。选用 β 受体阻滞剂宜从小剂量开始，视症状、体征调整用量，长期服用可延缓病情进展。

3. 抗病毒

中药黄芪、生脉散和牛磺酸等有抗病毒、调节免疫改善心功能等作用，长期使用对改善症状及预后有一定辅助作用。

4. 防治栓塞

本病在扩大的心房、心室腔内容易产生附壁血栓，对有心房颤动或深静脉血栓形成等发生栓塞性疾病风险且没有禁忌证的患者，宜口服阿司匹林预防附壁血栓形成。对已经产生附壁血栓和发生血栓栓塞的患者必须长期抗凝治疗，口服华法林。

5. 心脏移植

对长期严重心力衰竭、内科治疗无效的病例，可考虑进行心脏移植。

（六）护理评估

1. 健康史

①询问家族中有无相似的患者，有无病毒感染、中毒及代谢紊乱等情况，有无加重心肌病的诱因，如劳累、感染、毒素作用及酒精中毒等。②重点评估患者气急、乏力、胸闷、水肿等心力衰竭的表现。

2. 身体评估

注意评估患者脑、内脏及四肢动脉栓塞的表现。注意评估心律改变、心脏杂音及第 3、第 4 心音等体征。

3. 实验室及其他检查

评估患者胸部X线片（心影增大、心胸比大于50%）、心电图（各种心律失常）、超声心动图（各心腔增大、室壁变薄、动度变弱）。

4. 心理社会资料评估

评估患者有无因病程长、疗效差，加之反复的心力衰竭影响生活和工作，而产生的焦虑、烦躁和忧郁，甚至绝望的心理。

（七）主要护理诊断

①气体交换受损。与心力衰竭有关。

②活动无耐力。与心脏排出量减少有关。

（八）护理目标

（1）能维持良好的气体交换状态，呼吸困难减轻或消失。

（2）活动耐力逐渐增加。

（九）护理措施

1. 气体交换受损

（1）休息与活动：卧床休息可减轻心脏负荷，缓解肺、体循环淤增加肺气体交换，缓解缺氧引起的症状，并发心力衰竭者宜绝对卧床。

（2）饮食护理：给予低盐、高蛋白质、高维生素清淡饮食，限制水分摄入量，多食蔬菜、水果和粗纤维食物，少食多餐，避免饱餐和刺激性食物。

（3）病情观察：密切观察生命体征，注意气急、乏力、胸闷和水肿的变化，做好液体出入量记录；注意动脉栓塞及心律失常的发生。

（4）用药护理：遵医嘱用药，观察药物疗效及不良反应。因对洋地黄药物耐受性差，故用药期间应密切观察有无洋地黄毒性反应。应用 β 受体阻滞剂，注意有无心动过缓等不良反应。应用抗心律失常药物时，要密切观察心率、心律及不良反应，发现异常及时向医生报告。

（5）心理护理：多陪伴患者，介绍疾病相关知识，给予心理安慰，解除因胸闷、心悸、呼吸困难造成的紧张、焦虑心理，鼓励患者树立战胜疾病的信心。

2. 活动无耐力

评估患者的心功能分级，根据其分级与患者及家属制定切实可行的活动计划。告知患者，体力恢复需要一定时间，不可操之过急，当活动耐力有所增加时，应及时给予鼓励；活动时必须由护士严密监测心率、心律、血压变化，若出现胸闷、心悸、呼吸困难、心律失常等，应立即停止活动，并以此作为限制最大活动量的指征。

（十）护理评价

（1）患者呼吸困难减轻或消失，发绀消失，肺部啰音消失。

（2）患者疲乏消失，活动时无不适感，活动耐力增加。

（十一）其他护理诊断

1. 潜在并发症

心力衰竭、栓塞、心律失常。

2. 焦虑

与疾病呈慢性过程、病情日渐加重有关。

（十二）健康教育

1. 疾病知识介绍

病毒感染不但可引发本病，在病程中还可加重本病，应告诉患者及家属避免受凉感冒、劳累及酗酒，合理安排休息，减轻心脏负担。

2. 用药指导

嘱咐患者院外严格按照出院医嘱服用药物，学会观察药物疗效及不良反应，发现异常及时复诊。

3. 生活指导

保持居室空气流通、阳光充足，预防上呼吸道感染。指导患者合理膳食，以促进心肌代谢，增强机体抵抗力。

（十三）预后

本病的病程长短不等，充血性心力衰竭的出现频度较高，预后不良。死亡原因多为心力衰竭和严重心律失常，不少患者猝死。

二、肥厚型心肌病患者

肥厚型心肌病（hypertrophic cardiomyopathy，HCM）是以左心室和（或）右心室肥厚为特征，常为不对称性肥厚并累及室间隔，左心室血液充盈受阻、舒张期顺应性下降为基本病态的心肌病。根据左心室流出道有无梗阻又可分为梗阻性肥厚型和非梗阻性肥厚型心肌病。本病常为青年猝死的原因，后期可出现心力衰竭。

（一）病因

本病有明显的家族史，约占 1/3，目前被认为是常染色体显性遗传病。肌节收缩蛋白基因突变是主要的致病因素。研究认为，儿茶酚胺代谢异常、细胞内钙调节异常、高血压、高强度运动等均可作为本病发病的促发因素。

（二）病理

主要病理改变为不均等的心室间隔增厚（非对称性心室间隔肥厚），心腔相对缩小。亦有心肌均匀肥厚和（或）心尖部肥厚的类型。本病的组织学特征为心肌细胞肥大，形态特异，排列紊乱。尤以左心室间隔部改变明显。

（三）临床表现

1. 症状

部分患者可无自觉症状，因猝死或在体检时才被发现。常见症状为心悸、胸痛、劳力性呼吸困难、眩晕、晕厥甚至猝死等。

2. 体征

心脏轻度增大，可闻及第四心音；流出道有梗阻的患者在胸骨左缘第 3 ~ 4 肋间听到较粗糙的喷射性收缩期杂音；心尖部也常可听到收缩期杂音。用 β 受体阻滞剂、取下蹲位，使心肌收缩力下降或使左心室容量增加，均可使杂音减轻；

相反，如含化硝酸甘油、应用强心药或取站立位，使左心室容量减少或增加心肌收缩力，均可使杂音增强。

（四）实验室及其他检查

1. X 线检查

心影增大不明显，如有心力衰竭则心影明显增大。

2. 心电图

最常见为左心室肥大，可有 ST-T 改变（压低、低平或倒置）、深而不宽的病理性 Q 波。此外，室内传导阻滞和期前收缩亦常见。少数患者可在心前区导联出现巨大的倒置 T 波，易被误诊为冠心病。

3. 超声心动图

临床主要的诊断手段，可显示室间隔的非对称性肥厚，舒张期室间隔的厚度与后壁之比（大于或等于 1.3 时），间隔运动低下、心室腔变小。彩色多普勒血流显像法可评价左心室流出道压力差。少数患者显示心肌均匀肥厚或心尖部肥厚。

4. 其他

心导管检查及心血管造影对确诊有一定的价值。

（五）治疗要点

本病的治疗原则为弛缓肥厚的心肌，防止心动过速及维持正常窦性心律，减轻左心室流出道狭窄和抗室性心律失常。目前主张应用 β 受体阻滞剂及钙通道阻滞剂治疗。避免使用增强心肌收缩力和减少心脏容量负荷的药物，如洋地黄、硝酸类制剂等，以防止加重左心室流出道梗阻。对重症梗阻性患者可进行介入或手术治疗，植入双腔 DDD 型起搏器、消融或切除肥厚的室间隔心肌。有些肥厚型心肌病患者，随病情进展，逐渐呈扩张型心肌病的表现，对此可用扩张型心肌病伴有心力衰竭时的治疗措施进行治疗。

（六）护理评估

1. 健康史

①本病遗传倾向大，故应询问患者家族中有无其他人患有相同的心肌病，有无代谢异常、情绪激动、高强度运动及高血压等诱因。②评估患者的心悸、胸痛、劳力性呼吸困难及眩晕的特点、发作时间以及与体位的关系。

2. 身体状况

重点评估患者胸骨左缘第 3 ~ 4 肋间收缩期杂音的变化，杂音是否受药物、体位的影响。

3. 实验室及其他检查

重点评估超声心动图（室间隔的非对称性肥厚，舒张期室间隔的厚度与后壁之比大于或等于 1.3，间隔运动低下、心室腔变小）、心电图（左心室肥大、深而不宽的 Q 波或胸导联巨大的倒置 T 波）。

4. 心理社会资料评估

评估患者有无因病程长、反复胸痛，甚至晕厥、猝死而产生的焦虑、忧郁，甚至恐惧的心理。

（七）常用护理诊断

1. 疼痛（胸痛）

与肥厚心肌耗氧量增加、冠状动脉供血相对不足有关。

2. 有受伤的危险

与梗阻性肥厚型心肌病所致眩晕及晕厥有关。

3. 潜在并发症

晕厥、猝死。

（八）护理目标

（1）胸痛减轻或消失。

（2）住院期间未发生并发症。

（九）护理措施

（1）疼痛（胸痛）。

①病情观察：密切观察胸痛的部位、性质、程度、持续时间、诱因及缓解方式，监测患者的血压、心率、心律及心电图变化。

②发作时护理：嘱患者立即停止活动，卧床休息；向患者及家属解释胸痛的原因，使之缓解紧张情绪；遵医嘱使用 β 受体阻滞剂或钙通道阻滞剂，注意有无心动过缓等不良反应；不宜用硝酸酯类药物，以免加重左心室流出道梗阻；吸氧，氧流量为 3 ~ 4L/min。

③防止诱因：向患者及家属说明，剧烈运动、突然屏气或站立、负重、情绪

激动、饱餐、寒冷刺激、酗酒、吸烟等均可诱发心绞痛，应予避免。当患者胸痛加重或伴有冷汗、恶心、呕吐时，应向医生报告并协助处理。

（2）有受伤的危险。

（3）潜在并发症（晕厥、猝死）：具体见本章第一节“晕厥”的护理。

（十）护理评价

（1）患者胸痛减轻或消失。

（2）患者病情稳定，未发生并发症。

（十一）健康教育

1. 疾病知识介绍

向患者及家属介绍本病的相关知识，说明突发晕厥或猝死是本病最大的威胁，应避免情绪激动、突然用力或提取重物及剧烈运动等诱因。有晕厥史者，避免单独外出，以免发生意外。

2. 用药指导

教会患者及家属观察药物疗效及不良反应，嘱咐患者硝酸酯类药物属禁忌药物，应避免服用，定期门诊随访。

（十二）预后

本病的预后因人而异，可从无症状到心力衰竭、猝死。心房颤动可促进心力衰竭的发生。少数患者可并发感染性心内膜炎或栓塞等。一般成人病例 10 年存活率为 80%，小儿病例为 50%。成人死亡多为猝死，而小儿则多为心力衰竭，其次为猝死。猝死在有阳性家族史的青少年中尤其多发。猝死原因多为室性心律失常，特别是心室颤动。

第三节　感染性心内膜炎患者的护理

感染性心内膜炎（infective endocarditis，IE）是指微生物感染心内膜，并形成赘生物。赘生物为形态不一的血小板和纤维素团块，内含大量微生物和炎症细胞。炎症最常累及瓣膜，也可发生在心内其他部位。根据病程分为急性和亚急性感染性心内膜炎，以后者多见。根据瓣膜类型又分为自体瓣膜、人工瓣膜和静脉药瘾者的心内膜炎。

一、病因与发病机制

（一）病因

1. 致病微生物

亚急性感染性心内膜炎致病菌以草绿色链球菌最常见，而急性感染性心内膜炎则以金黄色葡萄球菌最常见，其次为肠球菌、其他葡萄球菌、溶血性链球菌、大肠埃希菌、真菌及立克次体、病毒等。

2. 侵入途径

主要通过血行感染。致病微生物可因上呼吸道感染、咽峡炎、扁桃体炎及扁桃体切除术、拔牙、流产、导尿、泌尿道器械检查及心脏手术等途径侵入血流而感染心内膜；静脉药瘾者，可通过污染的针头将皮肤致病微生物带入血流而感染。

3. 基础心脏病

感染性心内膜炎主要发生于器质性心脏病的基础上，尤以风湿性心脏瓣膜病二尖瓣关闭不全和主动脉瓣关闭不全最常见，其次为先天性心脏病，如室间隔缺损、动脉导管未闭、法洛四联症等，以及退行性心脏瓣膜病、人工瓣膜及其他心血管病。

（二）发病机制

器质性心脏瓣膜病或血管畸形引起的异常血流加速，会冲击心脏内膜，使内膜损伤，胶原纤维暴露，血小板黏附聚集形成血小板血栓和纤维蛋白沉着而成为赘生物，致病菌滞留于赘生物中繁殖，引起感染性心内膜炎。

二、病理

（一）心脏

本病好发于瓣膜关闭不全的基础上，在病变的瓣膜上形成赘生物，呈菜花状或息肉样，大小不一，易破碎、脱落。炎症可导致瓣叶溃疡、穿孔或腱索断裂，引起或加重瓣膜关闭不全。光镜下，赘生物由血小板、纤维蛋白、细菌菌落、坏死组织及中性粒细胞组成。

（二）血管

破裂脱落的赘生物栓子随血流到达外周，引起动脉栓塞和血管炎。脑栓塞最多见，其次是肾、脾、肠系膜动脉、四肢动脉。微小血管栓塞可引起皮肤、黏膜和眼底出血点。

（三）血源性播散

脱落的赘生物内的细菌在血流中繁殖，引起迁移性脓肿、发热、脾大、贫血、白细胞增多等。

（四）免疫系统激活

持续性菌血症刺激细胞和体液介导的免疫系统，引起肾小球肾炎、关节炎、心包炎和微血管炎等。

三、临床表现

（一）症状与体征

（1)发热：发热是最常见的症状。亚急性者多低于39℃，呈弛张热，可有乏力、食欲减退和体重减轻等非特异性症状。头痛、背痛和肌肉关节痛常见。急性者有高热、寒战，突发心力衰竭者常见。

（2）心脏杂音：绝大多数可闻及心脏杂音，可由基础心脏病和（或）心内膜炎导致瓣膜损害所致，急性者比亚急性者更易出现杂音强度和性质的变化，或出现新的杂音。

（3）周围体征：可能由微血管炎或微栓塞所致，包括：①淤点，可出现于任何部位，以锁骨以上皮肤、口腔黏膜和睑结膜常见；②指（趾）甲下线状出血；③ Roth 斑，为视网膜的卵圆形出血斑，其中心呈白色；④ Osler 结节，为指（趾）垫出现的豌豆大的红色或紫色痛性结节；⑤ Janeway 损害，为手掌和足底处直径为 1 ~ 4mm 无痛性出血红斑。

（4）动脉栓塞：栓塞可发生于机体的任何部位，如脏、心、脾、肺、肾、肠系膜和四肢动脉。

（5）感染的非特异性症状如脾大、贫血等，部分患者可见杵状指（趾）。

（二）并发症

心力衰竭为最常见的并发症，其他如细菌性动脉瘤、转移性脓肿、动脉栓塞等。

四、实验室及其他检查

（一）血培养

最重要的诊断方法，在近期未接受过抗生素治疗的患者血培养阳性率可高达 95% 以上。2 周内用过抗生素或采血、培养技术不当，常降低血培养的阳性率。

（二）血常规

进行性贫血常见，亚急性者血白细胞计数正常或轻度升高，轻度核左移。急性者常有血白细胞计数增高和明显核左移。红细胞沉降率升高。

（三）尿常规

常有镜下血尿和轻度蛋白尿。肉眼血尿提示肾梗死。红细胞管型和大量蛋白尿提示弥漫性肾小球肾炎。

（四）免疫学检查

有高丙种球蛋白血症、出现循环免疫复合物。病程 6 周以上的亚急性患者类风湿因子试验阳性。血清补体降低见于弥漫性肾小球肾炎。

（五）超声心动图

经胸超声检查可检出 50% ~ 75% 的赘生物；经食管超声可检出小于 5mm 的赘生物，敏感性高达 95% 以上。超声心动图未发现赘生物而并不能排除者，必须密切结合临床。

（六）其他

X 线检查了解心脏阴影大小、肺部情况；心电图可发现心肌梗死和心律失常。

五、治疗要点

（一）抗生素治疗

最重要的治疗措施。用药原则为早期、联合、大剂量、长疗程，选用杀菌剂，以静脉用药为主，并根据血清杀菌滴度调整药物剂量。药物应根据血培养和药敏试验选择，因本病大多数致病菌对青霉素敏感，可作为首选或联合庆大霉素、氨节西林、万古霉素等静脉滴注，真菌感染者选用两性霉素 B，所有患者至少用药 4 周。

（二）外科手术治疗

对抗生素治疗无效、有严重心脏内并发症者（如腱索断裂等）应考虑手术治疗。

六、护理评估

（一）健康史

①询问患者有无心脏瓣膜病、先天性心脏病等病史。病前有无上呼吸道感染、咽峡炎、扁桃体炎等化脓菌感染，近期是否做过扁桃体切除术、拔牙、泌尿道器械检查及心脏手术等，有无静脉药瘾。②评估患者的热度、热型，是否影响到食欲而导致体重减轻；有无背痛、肌肉关节痛。

（二）身体状况

注意评估患者心脏杂音的变化、微血管炎所致的周围体征以及动脉栓塞的表现，评估有无心力衰竭、细菌性动脉瘤及转移性脓肿等并发症。

（三）实验室及其他检查

评估血培养结果及药敏试验，可明确致病菌并对药物选择起指导意义；评估尿常规检查可了解有无肾炎或肾梗死；本病可有进行性贫血、免疫球蛋白增高等；超声心动图可检出赘生物的大小、位置。

（四）心理社会资料评估

评估患者有无因病程长、病情反复或疗效不佳而产生的焦虑、烦躁或恐惧、悲观甚至绝望的心理。

七、主要护理诊断

第一，体温过高：与感染有关。

第二，潜在并发症：动脉栓塞。

八、护理目标

第一，感染得到控制，体温恢复正常。

第二，病情稳定，未发生并发症。

九、护理措施

（一）体温过高

1. 休息与活动

高热患者宜卧床休息，体温正常后亦应避免剧烈运动和情绪激动等。

2. 饮食护理

给予高热量、高蛋白质、高维生素、清淡、易消化的半流质或软食；鼓励患者多饮水，做好口腔护理。有心力衰竭的患者按心力衰竭患者饮食进行指导。

3. 病情观察

密切观察患者的体温变化，每 4 ~ 6h 测量体温 1 次，准确绘制体温曲线；注意观察皮肤及睑结膜淤点、甲床下线状出血、Osler 结节 Janeway 损害等以及消退情况；观察有无脑、肾、脾、肺、冠状动脉、肠系膜动脉及四肢动脉栓塞表现，一旦发现立即报告医生并协助处理。

4. 发热护理

高热患者给予物理降温（如冰袋、擦浴等），及时记录体温变化。出汗较多时及时更换内衣，并注意防止受凉。

5. 用药护理

遵医嘱应用抗生素治疗，注意观察疗效及不良反应。因疗程长，故应注意保护静脉，可使用静脉留置针以避免多次穿刺增加患者痛苦。

6. 正确采集血培养标本

因需多次采血，且每次采血量比较多，必要时还需暂停抗生素，故事先应向患者及家属说明，以取得他们的理解和配合。未经治疗的亚急性患者，应在第 1 天每间隔 1h 采血 1 次，共 3 次；如次日未见细菌生长，重复采血 3 次后，开始抗生素治疗。已用抗生素者，停药 2 ~ 7 天后采血。急性患者应在入院后立即安排采血，在 3h 内每隔比采血 1 次，共取 3 次血标本后，按医嘱开始治疗。本病的菌血症为持续性，无须在体温升高时采血。每次采血 10 ~ 20mL，同时做需氧和厌氧培养。

（二）潜在并发症（动脉栓塞）

1. 休息与活动

心脏超声发现巨大赘生物的患者，应绝对卧床休息，尽量避免一切活动，以防止赘生物脱落导致动脉栓塞。

2. 病情观察

密切观察患者有无栓塞征象，重点观察瞳孔、神志、肢体活动、皮肤温度及颜色等。当患者突然出现胸痛、气急、发绀和咯血时，应考虑肺栓塞的可能；出现腰痛、血尿等考虑肾栓塞的可能；当患者出现神志和精神改变、失语、吞咽困难、肢体运动障碍、瞳孔大小不等，甚至抽搐或昏迷征象时，警惕脑栓塞的可能；当出现肢体突发剧烈疼痛，局部皮肤温度下降、卷白，动脉搏动减弱或消失要考虑外周动脉栓塞的可能。发现上述异常，应立即报告医生并协助处理。

3. 心理护理

动脉栓塞引起的各种征象和功能障碍，导致患者紧张、恐惧甚至绝望，应向患者及家属做好安慰、解释工作，说明积极配合治疗和护理，是可以康复或部分恢复功能的。

十、护理评价

第一，患者体温恢复正常。

第二，患者病情稳定，未发生并发症。

十一、其他护理诊断

第一，营养失调（低于机体需要量）：与长期发热导致食欲减退、机体消耗过多有关。

第二，焦虑：与发热、出现并发症、疗程长或病情反复有关。

第三，潜在并发症：心力衰竭。

十二、健康教育

1. 疾病知识介绍

向患者及家属介绍本病的相关知识，有心脏瓣膜病、先天性心脏病等病史者，在施行拔牙、口腔或上呼吸道手术或操作、泌尿、生殖道、胆囊手术等侵入性诊治或其他外科手术治疗前，应预防性使用抗生素。

2. 生活指导

嘱咐患者平时注意保暖，避免感冒。保持口腔和皮肤清洁，少去公共场所。勿挤压痤疮、疖、痈等感染灶，减少病原体入侵的机会。加强营养，增强机体抵抗力。

3. 自我病情监测

教会患者自我监测病情变化，如体温变化、有无栓塞表现等，定期门诊随访。

十三、预后

预后取决于病原菌对抗生素的敏感性、治疗是否及时、瓣膜损害程度、病前心肾功能状况，以及患者年龄、手术时机与治疗条件和并发症的严重程度。未治疗的急性患者几乎均在4周内死亡，亚急性者的自然病程一般不小于6个月。主要死亡原因为心力衰竭、肾衰竭等。大多数患者可获得细菌学治愈，但近期和远期病死率仍较高，治愈后的5年存活率仅为60% ~ 70%，10%在治疗后数月或数年内再次发病。

第四节　循环系统常用的护理技术

一、人工心脏起搏的护理

人工心脏起搏是由人工心脏起搏器发放脉冲电流，通过起搏导线和电极传到心肌，使心脏激动和收缩，从而代替正常心脏起搏点，控制心脏按脉冲电流的频率有效地搏动。人工心脏起搏器由脉冲发生器、起搏导线和电极构成。择期手术者，安排在导管室内进行，危重患者可在床旁完成。

（一）起搏器的类型

1. 根据心脏起搏器的应用方式：

（1）临时性起搏器：采用体外携带式起搏器。

（2）永久性（植入式）心脏起搏器：起搏器一般埋置在患者左胸部（偶尔植入其他部位）的皮下组织内。

2. 根据心脏起搏器电极导线植入的部位：

（1）单腔起搏器：只有一根电极导线、置于一个心腔（右心房或右心室）。如心室按需起搏器（VVI）和心房按需起搏器（AAI）。

（2）双腔起搏器：有两根电极导线，分别置于右心房和右心室，进行房室顺序起搏。如双腔按需起搏器（DVI）和房室全自动起搏器（DDD）以及频率应答式起搏器（R），后者有频率应答式心室按需起搏器（V VIR）、频率应答式心房按需起搏器（AAIR）和频率应答式全能型起搏器（DDDR）。双腔按需起搏器是目前临床上常用的类型。因其可感知患者自身心脏搏动，视需要发放电脉冲，故不会发生与自身心律竞争而相互干扰，从而影响心功能的现象。

（3）三腔起搏器：目前主要分为双房，右心室三腔起搏器治疗房室传导阻滞合并阵发性心房颤动和右心房加双室三腔起搏器治疗心力衰竭。

（二）适应证

1. 永久性（植入式）心脏起搏器

永久性（植入式）心脏起搏器的适应证如下：

（1）完全性或高度房室传导阻滞伴有临床症状者。

（2）伴有症状的束支—分支水平阻滞，间歇性二度Ⅱ型房室传导阻滞。

（3）病态窦房结综合征或房室传导阻滞，有明显临床症状或虽无症状，但清醒时逸搏心率小于 40 次 / 分或心脏停搏时间大于 3s。

（4）有窦房结功能障碍或房室传导阻滞的患者，必须采用具有减慢心率作用的药物治疗时，为了保证适当的心室率，应植入起搏器。

（5）反复发作的颈动脉窦性晕厥和血管迷走性晕厥，以心脏反应为主者。

（6）预防和治疗顽固性心力衰竭、心房颤动、心动过速、长 QT 间期综合征引起的恶性室性心律失常、肥厚型心肌病等。

2. 临时性心脏起搏器

临时性心脏起搏器适用于急需起搏、房室传导阻滞有可能恢复的患者，以及超速抑制治疗异位快速心律失常或需“保护性”应用的患者。

（三）术前准备

1. 患者准备

（1）术前谈话：向患者及家属介绍安装起搏器的目的、手术过程及注意事项，以消除恐惧心理，取得合作。

（2）术前检查：做好血常规、出血和凝血时间及心电图检查等。

（3）术前备皮：植入临时起搏器的备皮范围为双侧腹股沟及会阴部；植入永久起搏器备皮范围是左上胸部（包括颈部和腋下）。

（4）术前用药：停用抗凝剂至凝血酶原时间恢复正常范围。精神过度紧张者术前 30min 肌内注射地西泮 10mg。同时进行青霉素、普鲁卡因过敏试验。

（5）术前饮食：择期手术者术前禁食 6h。

（6）大小便训练：训练患者床上使用便器，术前排空膀胱。

2. 用物准备

起搏器、消毒后的穿刺用物（如导管、电极、引导钢丝、穿刺针等）、监护仪、急救药品和心肺复苏设备。

（四）操作方法与术中护理

1. 操作方法

（1）安置临时心脏起搏器：采用电极导管外周静脉穿刺（通常首先选用右股静脉，其次是左锁骨下静脉和颈静脉）送至右心室，电极接触到心内膜，起搏器置于体外。放置时间一般不超过 1 个月。

（2）植入永久起搏器：将起搏电极导管从头静脉、锁骨下静脉及颈内或颈外静脉处穿刺插入，送至右心室或右心房，将电极头固定在心室肌小梁间或心房壁，起搏器埋藏于前胸壁胸大肌处皮下。

2. 术中护理

协助医生做好局部麻醉、固定电极、测定起搏参数等工作。了解患者术中的不适感受如疼痛等，给予心理安慰。严密监测患者的生命体征及心电图变化，发现异常立即报告医生。

（五）术后护理

1. 休息与体位

嘱咐患者卧床 3 ～ 5 天，取平卧位或稍向左侧卧位，术侧肢体不宜过度活动以免电极脱落或切口出血。安置临时起搏器者需绝对卧床，术侧肢体避免屈曲和过度活动。嘱咐患者避免剧烈咳嗽，做好生活护理。

2. 病情观察

术后描记常规心电图，连续心电监护 24h。监测起搏信号和感知功能。注意心率、心律、心电图变化及患者的不适感，发现电极导线移位、脱落或起搏感知障碍时，立即报告医生并协助处理。

3. 伤口护理

局部伤口包扎后，沙袋压迫 6h，间歇减压时注意观察伤口有无渗血、红肿等情况。定期更换敷料，严格无菌操作，临时起搏器应每天换药 1 次。

4. 预防感染

术后遵医嘱给予抗生素预防感染，注意观察体温变化。

（六）健康教育

1. 起搏器知识介绍

向患者及家属介绍起搏器设置频率及使用年限，嘱咐患者妥善保管心脏起搏器植入卡，外出时随身携带以备急需。避免接触强磁场和高电压，如磁共振、激光、理疗、电灼等医疗设备以及家庭中的微波炉、电磁灶等。

2. 活动指导

避免术侧肢体过度用力或幅度过大的动作，影响起搏器功能或电极脱落。避免碰撞起搏器埋藏部位，清洁皮肤时注意保护起搏器埋藏部位，以防起搏器脱位。

3. 自我监测

教会患者自己测量脉搏，出现脉率过慢或过快及有乏力、头晕、晕厥等症状时，应及时就医。

4. 定期随访

出院后半年内每 1 ~ 3 个月随访 1 次，起搏器稳定后每半年随访 1 次，在起搏器使用年限到期前，应增加随访次数，于电池耗尽前及时更换起搏器。

二、心血管病介入性诊疗的护理

心血管病介入性诊疗是指通过导管术，将诊断或治疗用的各种器材送入心脏或血管内进行疾病诊断及治疗的方法。介入性诊断技术包括心导管检查术、冠状动脉造影术、外周血管造影、心内电生理检查等。介入性治疗包括经皮穿刺球囊二尖瓣分离术、心导管射频消融术、经皮穿刺腔内冠状动脉成形术、经皮穿刺冠状动脉内支架置入术、先天性心脏病介入治疗和心内起搏术等。所有手术均需在导管室内完成。

（一）心导管检查术的护理

心导管检查术是应用特制导管经皮穿刺，由外周动、静脉送入心脏和大血管，用以了解心脏各腔室、瓣膜与血管的结构及功能的一种介入性诊断技术，包括右心导管检查与选择性右心造影、左心导管检查与选择性左心造影，是心血管病介入性诊疗技术的基础手术。

1. 适应证

（1）急重症患者需做血流动力学监测者。

（2）心脏瓣膜病和先天性心血管病，特别是有心内分流的先心病者。

（3）需心内电生理检查者。

（4）室壁瘤，需了解瘤体大小、位置以判断有无手术指征者。

（5）肺静脉及肺动脉造影者。

（6）选择性冠状动脉造影术者。

（7）心肌活检术者。

2. 禁忌证

（1）感染性疾病（如感染性心内膜炎、肺部感染、败血症等）者。

（2）出血性疾病或正在进行抗凝治疗者。

（3）严重肝肾疾病者。

（4）外周静脉血栓性静脉炎者。

（5）严重心律失常及严重高血，压未加控制者。

（6）电解质紊乱、洋地黄中毒者。

3. 术前准备

（1）患者准备。

①术前谈话：向患者及家属介绍心导管检查的目的、方法，说明检查的必要性和安全性，以解除其恐惧心理，必要时在睡前应用地西泮，以保证充足的睡眠。

②术前检查：做好血常规、出血和凝血时间、血电解质、肝肾功能及 X 线、超声心动图检查，同时进行青霉素、碘过敏试验。

③术前备皮：根据需要行双侧腹股沟及会阴部或上肢、锁骨下静脉穿刺区常规备皮和清洁皮肤。

④术前饮食：术前禁食、禁饮 4 ～ 6h。

⑤大小便训练：训练患者在床上使用便器，术前排空膀胱。

⑥了解动脉搏动：穿刺动脉者应检查两侧足背动脉搏动情况并记录，以便于术中、术后对照观察。

（2）用物准备。静脉切开包、消毒后的穿刺用物（心导管、穿刺针、导引钢丝、扩张管及其外鞘）、测压管或压力检测及描记器、消毒巾、无菌敷料、弹力绷带、血氧分析仪及药品（肝素、麻醉药、抗生素等）、碘造影剂、监护仪、急救药品和心肺复苏设备。

（3）操作方法与术中护理。操作方法：一般采用 Seidinger 经皮穿刺法。患者平卧，局部麻醉后自股静脉、上肢贵要静脉或锁骨下静脉（右心导管术）或股动脉（左心导管术）插入导管，到达相应部位后，连续测量压力并记录。确定穿刺成功后注入造影剂，进行造影，同时注入肝素抗凝。

术中护理：①病情观察：术中连续心电监护，严密监测患者的生命体征、心率、心律变化及足背动脉搏动情况，发现异常应立即报告医生并协助处理。②药物护理：保持静脉输液通畅，遵医嘱正确用药，并观察药物疗效和不良反应。③心理护理：局部麻醉患者神志始终清醒，因此要多陪伴患者，与之交谈，以分散患者的注意力，缓解紧张、焦虑情绪。

术后护理：①休息与体位：嘱咐患者平卧位，术侧肢体保持伸直状态，不能外展或屈曲。静脉穿刺者术侧肢体制动 4 ~ 6h，卧床 12h；动脉穿刺者术侧肢体制动 10 ~ 12h，卧床 24h。嘱咐患者多饮水，以促进造影剂排出。②病情观察：随时观察伤口有无渗血和血肿，监测患者的生命体征、神志、足背动脉搏动、肢端温度及皮肤颜色等，必要时进行心电监护。注意观察有无心律失常、栓塞、热原反应、心脏压塞、心脏壁穿孔等并发症。③伤口护理：局部伤口包扎后，静脉穿刺者沙袋压迫伤口 4h，动脉穿刺者压迫 6h。注意观察伤口有无渗血、红肿等情况。④预防感染：术后定期更换敷料，严格无菌操作。遵医嘱给予抗生素预防感染。

（二）心导管射频消融术的护理

心导管射频消融术是通过心导管插管技术将电极送入心脏内膜特定部位，释放射频电流，产生电磁热，使局部心肌细胞脱水、凝固性坏死，以破坏异常传导路径或异位起搏点而达到根治心律失常的一种介入性治疗方法。射频电能是一种低电压、高频率（100kHz ~ 1.5MHz）电能。

1. 适应证

（1）预激综合征并发心房颤动且快速心室率者。

（2）发作频繁和（或）药物治疗无效的阵发性室上性、室性心动过速。

（3）发作频繁、心室率不易控制的心房扑动。

（4）发作频繁、症状明显的心房颤动。

（5）症状明显、频繁发作且无器质性心脏病的室性期前收缩。

2. 禁忌证

同心导管检查术。

3. 术前准备

（1）患者准备：基本同心导管检查术，另外，尚需遵医嘱停用抗心律失常药物 5 个半衰期，常规心电图检查，必要时进行食管调搏、24h 动态心电图检查等。

（2）用物准备：多导联电生理记录仪、射频消融仪、多功能程控刺激仪，其他物品基本同心导管检查术。

4. 操作方法与术中护理

（1）操作方法。穿刺方法基本同心导管检查术。常用穿刺部位包括右股静脉、股动脉、左锁骨下静脉。穿刺成功后，首先进行电生理检查以明确诊断并确定消融靶点。消融左侧房室旁路时，消融导管经股动脉逆行置入，消融右侧房室旁路或改良房室结时，消融导管经股静脉置入。依消融部位及心律失常类型不同放电消融，能量为 5 ～ 30W，放电时间为 10 ～ 60s。电生理检测消融效果，确认异常传导途径或异位起搏点消失。

（2）术中护理。

①病情观察：监测患者的血压、心率、心律、呼吸变化以及足背动脉搏动情况，密切观察有无因心脏穿孔引起的心脏压塞症，如低血压、奇脉、脉压减小。心音低钝、颈静脉怒张和心率加快等，一旦发现立即协助医生抢救。尚应注意有无新的严重心律失常发生，如房室传导阻滞等。

②药物护理：保持静脉输液通畅，遵医嘱正确用药，并观察药物疗效和不良反应。

③心理护理：术中不断向患者介绍手术进程，解释手术中不适症状的原因，安抚患者情绪，鼓励患者勇敢面对，消除紧张焦虑心理。

5. 术后护理

（1）休息与体位：基本同心导管检查术。

（2）病情观察：基本同心导管检查术。每日复查心电图 3 ～ 5 次，观察有无心脏压塞、气胸、房室传导阻滞、血栓和栓塞等并发症。

（3）伤口护理：基本同心导管检查术。

（4）预防感染：术后定期更换敷料，严格无菌操作。遵医嘱给予抗生素预防感染。

（三）冠状动脉造影术的护理

冠状动脉造影术是在心导管检查术的基础上，通过影像学方法确定冠状动脉有无病变以及为冠心病的诊治和研究提供可靠依据的介入性诊断技术，可以发现冠状动脉狭窄的部位、程度、范围及侧支循环状况，是诊断冠心病最为可靠的检查方法。

1. 适应证

（1）药物难以控制的心绞痛，拟行介入治疗或旁路移植术者。

（2）胸痛疑似心绞痛而临床不能确诊者。

（3）中老年患者心脏增大、心力衰竭、心律失常，疑有冠心病而无创性检查未能确诊者。

2. 禁忌证

基本与心导管术相同，另外严重心肺功能不全、外周动脉血栓性脉管炎及造影剂过敏者亦不宜施行该项检查。

3. 术前准备

（1）患者准备：同心导管检查术。

（2）用物准备：同心导管检查术。

4. 操作方法与术中护理

（1）操作方法：常规消毒、局部麻醉后，经皮穿刺将特制心导管插入股动脉、肱动脉或桡动脉，推送至主动脉根部，使导管顶端分别插入左、右冠状动脉开口，注入造影剂使冠状动脉及其主要分支得到充分显影，从而确定冠状动脉狭窄部位、程度和远端的血流灌注情况。

（2）术中护理同心导管检查术。

5. 术后护理

基本同心导管检查术。

（四）经皮冠状动脉介入治疗的护理

经皮冠状动脉介入治疗（PCI）是指采用心导管技术送入球囊导管或其他相关器械，解除冠状动脉狭窄或梗阻，重建冠状动脉血流的技术。包括经皮冠状动脉腔内成形术（PTCA）、经皮冠状动脉内支架置入术、冠状动脉内旋切术、旋磨术和激光血管成形术等。其中，PTCA 是冠心病介入治疗最基本的手段。

1. 适应证

（1）急性冠脉综合征（ACS）和药物治疗不佳的慢性冠脉病（CAD）。

（2）有轻度心绞痛症状或无症状但心肌缺血的客观证据明确，狭窄程度达到 75% 以上者。

（3）介入治疗后心绞痛复发，管腔再狭窄者。

（4）急性心肌梗死发病 12h 内有休克、心力衰竭、心律失常，有持续严重心肌缺血证据或心肌梗死后心绞痛反复发作者。

（5）冠状动脉旁路移植术后复发心绞痛者。

2. 禁忌证

（1）冠状动脉狭窄程度等于或小于 50% 或仅有痉挛者。

（2）无侧支循环保护的左冠状动脉主干病变。

（3）冠状动脉慢性完全阻塞性伴严重钙化的病变。

（4）冠状动脉多支广泛性弥漫性病变。

（5）有严重出血倾向者。

（6）病变血管直径等于或小于 2.5mm，主要分支血管的分叉部、血管严重迂曲的病变不宜选用冠状动脉内支架植入术。

3. 术前准备

（1）患者准备：基本同心导管检查术，稍有不同的是备皮范围是会阴部和右侧前臂、术前口服阿司匹林和氯吡格雷。拟行桡动脉穿刺者，术前行 Allen 试验；同时按压桡、尺动脉，嘱咐患者连续伸屈五指至掌面苍白时松开尺侧，如 10s 内掌面颜色恢复正常，提示尺动脉功能好，可行桡动脉介入治疗。

（2）用物准备：基本同心导管检查术，另外备好球囊导管、不同规格型号的支架。

4. 操作方法与术中护理

（1）操作方法。穿刺方法同心导管检查术，由右股动脉或右桡动脉送入球囊导管，在指引钢丝引导下至冠状动脉狭窄处，先推注肝素以抗凝，再向球囊内注入造影剂并加压膨胀，待血管扩张满意后逐渐减压，回抽造影剂，使其呈负压状态后撤出。在此基础上，将支架置入病变的冠状动脉内，支撑其管壁而使血流再通。支架的大小以血管直径来选择，以 1 ∶ 1 为宜。

（2）术中护理。

①病情观察：导管刺激或球囊扩张可诱发冠状动脉痉挛而引起心绞痛发作，应协助医生处理。术中持续心电监护，及时发现再灌注心律失常，监测心率、心律、血压变化，发现异常应立即报告医生并协助处理。

②药物护理：保持静脉输液通畅，遵医嘱正确用药，并观察药物疗效和不良反应。

③心理护理：基本同心导管检查术。

5. 术后护理

（1）休息与体位：嘱咐患者平卧位，术侧下肢伸直，严格制动24h。PTCA术后绝对卧床36h，支架置入术后卧床48h，其后可在床上活动，72h后可下床活动，1周内不可剧烈运动和用力。

（2）病情观察：CCU内持续心电监护24h，严密观察有无心律失常、心肌缺血、心肌梗死等急性并发症。尤应注意低血压的发生，需每15～30min测量1次血压，直至血压稳定后改为每小时测量1次。

（3）用药护理：术后常规给予肝素抗凝治疗，应注意观察有无出血倾向，如穿刺点渗血、牙龈出血等。

（4）对症护理：术后患者可出现各种不适症状，如腰酸、腹胀、尿潴留、造影剂反应等，应向患者及家属耐心解释，解除思想顾虑，做好对症护理。

（5）伤口护理：基本同心导管检查术。

（6）预防感染：术后定期更换敷料，严格无菌操作。遵医嘱给予抗生素预防感染。

三、心脏电复律的护理

心脏电复律是指在极短时间内向心脏释放高能量脉冲电流（直流电），使心肌细胞在瞬间同时除极，消除异位性快速心律失常，使之转复为窦性心律的方法。在心室颤动时的电复律治疗亦称为心脏电除颤。电复律仪因生产厂家不同而式样各异，选取其一。

（一）电复律种类与能量选择

1. 电复律按脉电流分类

按电复律时发放的脉冲电流是否与心电图R波同步，电复律分为如下几种：

（1）直流电同步电复律：利用电复律仪上的同步触发装置，使发放的电流正好与心电图上的R波同步，即电流刺激落在心室肌的绝对不应期，从而避免诱发心室颤动，用于转复除心室颤动以外的快速性心律失常。体外电复律能量的选择：心房颤动和室上性心动过速在100～150J；室性心动过速为100～200J；心房扑动为50～100J。

（2）直流电非同步电复律：适用于心室颤动，此时已无 QRS 波群，电复律仪无从识别 R 波，故不需同步除颤。能量选择为 200 ～ 360J。

2. 电复律按电极安放位置分类

（1）体外电复律：如上所述。

（2）体内电复律：在心脏手术或急症开胸抢救患者时应用，即将一个电极置于右室面，另一个电极置于心尖部放电。

3. 电复律新技术

如经食管内低能量电复律、经静脉电极导管心脏内电复律、植入式心脏电复律除颤器等。

（二）适应证

（1）心室颤动和扑动。

（2）心房颤动和扑动伴血流动力学障碍者。

（3）阵发性室上性心动过速经刺激迷走神经的方法和药物治疗无效，出现严重血流动力学障碍者。

（4）室性心动过速。

（5）预激综合征伴快速型心律失常者。

（三）禁忌证

（1）持续性房颤伴心室率缓慢或伴完全性房室传导阻滞者。

（2）心脏明显增大及心房内有新鲜血栓形成或近 3 个月有栓塞史者。

（3）病态窦房结综合征合并异位性快速心律失常者。

（4）洋地黄中毒、低血钾症者（心室颤动除外）。

（四）术前准备

1. 患者准备

（1）术前谈话：向择期复律的患者及家属介绍电复律的目的、必要性、大致过程及可能出现的并发症，解除思想顾虑，取得合作。

（2）术前检查：检测血电解质、肝功能、肾功能、凝血酶原时间、超声心动图等。

（3）术前用药：①遵医嘱停用洋地黄类药物 24 ～ 48h，给予改善心功能、纠正低血钾和酸中毒的药物。②复律前 1 ～ 2 天口服奎尼丁，预防转复后复发。

服药前做心电图，观察ORS波时限及QT间期变化。③心房颤动有栓塞史或有左心房血栓者，宜先抗凝治疗2 ~ 3周。

（4）术前饮食：复律术前禁食6h。

（5）排泄情况：复律前排空大小便。

2. 用物准备

电复律仪、心电图机、心电监护仪等及急救药品和心肺复苏设备。

（五）操作方法与术中护理

1. 操作方法

（1）患者去枕平卧于绝缘的硬板床上，取下义齿、松开领扣。

（2）建立静脉通道，给予氧气吸入，描记12导联常规心电图。

（3）清洁电击处的皮肤，连接电复律仪和心电监护仪，同步电复律时应选择一个R波高耸的导联测试电复律仪的同步性能。

（4）遵医嘱缓慢静脉注射地西泮0.3 ~ 0.5mg/kg，至患者入睡、睫毛反射消失为止。非同步电复律者无须使用镇静剂。

（5）选择好所需电能，将均匀涂抹导电糊或以盐水纱布包裹的电极，分别置于患者心尖部和心底部（胸骨右缘第2、第3肋间），两电极板之间的距离不应小于10cm，施以一定压力使之与皮肤紧密接触。

（6）所有人员离开床沿，避免与患者、仪器接触。

（7）按心律失常的类型选择“同步”或“非同步”按钮并充电，确定妥当后，两手按下“放电”按钮。

2. 术中护理

术中连续心电监护，观察患者的心率、心律、血压变化及神志改变，发现异常立即报告医生并协助处理。

（六）术后护理

（1）休息与体位：术后卧床24h，清醒后2h内暂不进食，以免恶心、呕吐。

（2）病情观察：持续24h心电监护，注意心率、心律变化。密切观察患者的病情变化，如神志、瞳孔、呼吸、血压、皮肤及肢体活动情况。

（3）并发症的观察与护理：电击可致各种心律失常、栓塞、局部皮肤灼伤和肺水肿等并发症，应密切观察、及时汇报医生并协助处理。

第九章　肿瘤化疗的护理

第一节　肿瘤化疗概述

一、化疗周期

即重复使用化疗药物的时间。指从应用化疗药物的第 1 天算起，至下一周期用药的时间，一般为 14 ~ 28 天，即 2 ~ 4 周称为 1 个周期。一般用药 6 ~ 8 周期。

二、实体瘤疗效评价标准

（一）肿瘤病灶的定义

1. 可测量病灶

常规检测条件下病灶最大径≥ 20mm 或螺旋 CT 检测最大径≥ 10mm。

2. 不可测量病灶

小病灶，常规检测条件下病灶最大径＜ 20mm 或螺旋 CT 检测最大径＜ 10mm 和其他不可测量的病灶，包括骨病变、脑膜病变、腹腔积液、胸腔积液、心包积液、炎性乳腺癌、皮肤 / 肺的炎性淋巴管炎、影像学不能确诊和随诊的腹部肿块、囊性病变等。

（二）疗效评价标准

1. WHO 的可测量病灶疗效评价标准

①完全缓解（CR）；所有可见病变完全消失至少维持 4 周；②部分缓解（PR），肿块缩小 50% 以上，至少维持 4 周；③病变稳定（SD），肿块缩小不及 50% 或增大未超过 25%；④病变进展（PD），1 个或多个病灶增大 25% 以上或出现新病灶。

2. REC1ST 疗效评价标准分为目标病灶评价与非目标病灶评价

①目标病灶评价：1）CR，所有目标病灶消失至少维持 4 周，2）PR：基线

病灶最大径之和至少减少 30%，至少维持 4 周；3）SD：基线病灶最大径之和有减少但未达 PR，或有增加但未达 PD；4）PD：基线病灶最大径之和至少增加 20% 或出现新病变。

②非目标病灶评价：1）CR：所有非目标病灶消失和肿瘤标志物恢复正常；2）PR：基线病灶最大径之和至少减少 30%，至少维持 4 周；3）IR1SD（未完全缓解 / 病变稳定），基线病灶最大径之和有减少但未达 PR，或有增加但未达 PD；4）PD：出现新病灶和（或）非目标病灶明显进展。

（三）总疗效评价

①有效率（ORR），达到 CR+PR 人数占所治疗人数的百分比；②疾病控制率（DCR），达到 CR+PR+SD 人数占所治疗人数的百分比。

实体瘤化疗后能达到 CR 或 PR 是病变得到有效控制的指标，但还有很多患者化疗后病灶大小无明显变化，而肿瘤相关的症状，如疼痛、发热等明显减轻或消失，全身状况好转，生活质量提高，也是肿瘤得到控制的表现。

三、肿瘤化疗的形式

根据治疗目的不同，肿瘤化疗分为以下几种形式。

（一）根治性化疗

对化疗可能治愈的部分肿瘤，如急性淋巴性白血病、恶性淋巴瘤、睾丸癌和绒癌等，应进行积极的全身化疗。

（二）辅助化疗

部分癌症在采取有效的局部治疗（手术或放疗）后，使用化疗。主要目的是针对可能存在的微小转移病灶，防止癌症的复发转移。

（三）新辅助化疗

手术前进行的化疗。希望通过化疗使局部肿瘤缩小，降低分期，减少手术或放疗造成的损伤，使部分不能手术的局部晚期患者也可以手术切除。另外，化疗可清除或抑制可能存在的微小转移灶从而改善预后。

（四）姑息性化疗

目前，临床上最常见的恶性肿瘤，如非小细胞肺癌、胃癌、大肠癌、乳腺癌、胰腺癌、食管癌的化疗疗效仍不满意。对此类癌症的晚期病例，已失去手术治疗的价值，化疗也仅为姑息性，主要目的是减轻患者痛苦、提高生活质量。

四、化疗的适应证

（1）造血系统恶性肿瘤，如白血病、多发性骨髓瘤、恶性淋巴瘤，基本以化疗为主。

（2）某些实体瘤（皮肤癌、绒毛膜上皮癌、恶性葡萄胎、精原细胞瘤）。

（3）实体瘤术后或放疗后配合化疗巩固疗效。

（4）晚期，广泛转移，不宜手术或放疗。

（5）癌性胸腔积液、腹腔积液和心包积液。

（6）肿瘤引起的上腔静脉压迫综合征、脑转移等。

五、化疗的禁忌证

（1）白细胞总数低于 4×10^7/L 者。

（2）肝、肾功能异常，明显贫血，白细胞或血小板减少，心肌病变、感染发热等情况下，不适合用化疗，须先改善以上症状。

六、停用化疗的指征

（1）白细胞下降至 3×10^9/L 以下，血小板下降至 4×10^9/L 以下。

（2）肝肾功能或心肌严重损伤者。

（3）感染发热，体温在 38℃以上。

（4）出现并发症，如胃肠道出血或穿孔、肺纤维化、大咯血等。

（5）用药 2 个周期，肿瘤病变恶化，可停用此方案，改换其他方案。

第二节　肿瘤化疗原则与给药途径

一、化疗药物选择原则

第一，根据患者的病理诊断和分期：不同病理细胞类型对化疗药的敏感性不同，不同的病理分期决定不同的治疗目的，应选择不同的药物和剂量。

第二，根据患者的身体情况和重要脏器功能选择化疗药物。

第三，根据患者既往治疗情况选择化疗药物。

第四，多种药物联合化疗时要考虑每种药物疗效且毒性及不良反应不叠加。

第五，化疗方案的选择同时需考虑患者的经济情况。

二、肿瘤化疗临床给药途径

（一）静脉给药：为最常用的给药途径

①静推：即静脉注射，用于一般刺激性药物或有些强刺激性药物。②静冲：即将稀释的化疗药物由莫菲式滴管注入，目的是使药物快速进入体内，短时间达到较高的血药浓度，杀伤肿瘤细胞，如氟尿嘧啶的冲击治疗。③静滴：即静脉滴注药液，为最普遍的给药途径，需将药物加入液体中静脉滴注输入，一般须按医嘱严格掌握化疗药物的输入时间、输液速度，输液滴数，计算公式如下：每分钟滴数 = 输液总量（mL）× 滴数（mL）÷ 药物输注时间（min）。目前使用的输液器其每毫升液体滴数多为每毫升 16 ~ 22 滴（具体可参考输液器包装上所提供的数据）。

（二）肌内注射、皮下注射、瘤体内注射

适用于对组织无刺激性的药物。肌内注射宜深，以利于药液吸收，如博来霉素。

（三）口服

口服药须装入胶囊或制成肠溶剂，以减轻药物对胃黏膜的刺激，并防止药物

被胃酸破坏。

有些化疗药应饭后半小时吞服，如卡培他滨片，以免直接接触胃黏膜，引起不适；有的药物宜空腹或至少餐前 1h 服用，并与止吐药物同时使用，如替莫唑胺胶囊，以免食物影响吸收，减轻胃肠道反应。洛莫司汀可以睡前给药，以减少呕吐。化疗药物片剂及胶囊，应整个吞服，不可嚼碎或打开。若胶囊破损，应避免内部药粉接触皮肤与黏膜。

（四）腔内注射

主要用于癌性胸腔积液、腹水及心包积液等。注药后协助患者每 15min 更换体位，以利于药物扩散均匀，并可预防粘连。晚期卵巢癌术后，于腹部两侧留置导管，为术后腔内化疗使用。

（五）鞘内化疗

由于多数抗肿瘤药物不能透过血 – 脑屏障，为缓解中枢神经受侵出现症状或治疗单纯脑脊髓膜受侵时，应选择脊髓腔内注射。鞘内注药后，应去枕平卧 6h。

（六）局部涂抹

将药物制成油膏外用。

（七）动脉内化疗

适用于某些晚期不宜手术或复发而局限性肿瘤，直接将药物注入供应肿瘤的动脉，以达到提高肿瘤局部药物的浓度和减轻全身性毒性反应。常用插管部位有：由甲状腺上动脉或颞浅动脉插入颈外动脉；由胃网膜右动脉插入肝动脉；由外阴动脉或股动脉插入腹主动脉分叉处，或由肱动脉或股动脉插管达到需要的动脉。

第三节 肿瘤化疗药物分类

化疗药物是对病原微生物、寄生虫，某些自身免疫性疾病，恶性肿瘤所致疾病的治疗药物。化疗药物可杀灭肿瘤细胞，可作用于肿瘤细胞繁殖的各个周期，从而抑制或杀死肿瘤细胞。和正常组织相比较恶性肿瘤的生长有两个显著的特点：一是无限制生长（增殖异常），二是幼稚细胞不能发育成熟（分化停滞）。目前临床所应用的“细胞毒性药物”，其作用机制均为抑制细胞增殖以及阻滞细胞的不成熟分化。

细胞动力学研究的对象是细胞群体生长、繁殖、分化、游走、死亡等各种运动变化的规律。细胞增殖呈阶段循环特性。

一、细胞周期分期

（一）G1 期

为 DNA 合成前期或分裂后期，为下一阶段的细胞合成准备必要物质（如蛋白质、核酸）。

（二）S 期

为 DNA 合成期，脱氧核糖核酸的合成，并作为细胞核最重要的成分合成，在此期进行。

（三）G2 期

为 DNA 合成后期或分裂前期。核糖核酸和蛋白质已经合成，细胞膜为下一阶段分裂做转化准备。

（四）M 期

为分裂期或真正细胞裂变期。染色体以纺锤体形式分裂和复制，一个细胞分裂成两个相同大小的子细胞。

（五）G0 期

静止期，部分细胞可以处于安眠状态，从几个月甚至到几年不等，成为肿瘤复发、转移的主要原因之一。

二、化疗药物分类

（一）根据药物的化学结构和来源分类

有烷化剂、抗代谢类药物、抗肿瘤抗生素、抗肿瘤植物药、激素和杂类。

1. 烷化剂

是临床上较常用的一类抗肿瘤药物，能将小的烷基转移到其他分子上的化学物质。烷化剂的共同特点是有一个或多个高度活跃的烷化基团，在体内能和细胞的蛋白质和核酸相结合，使蛋白质和核酸失去正常的生理活性，从而杀伤肿瘤细胞，抑制肿瘤细胞分裂。烷化剂因对细胞有直接毒性作用，故被称为细胞毒类药物。分裂旺盛的肿瘤细胞对其敏感，其缺点是选择性差。因对骨髓、胃肠道上皮和生殖系统等生长旺盛的正常细胞有较大的毒性，对体液或细胞免疫功能的抑制也较明显，所以在临床应用方面受到一定的限制。烷化剂为细胞周期非特异性药物，一般对 M 期和 G 期细胞杀伤作用较强。小剂量时可抑制细胞由 S 期进入 M 期。G2 期细胞较不敏感，增大剂量时可杀伤各期的增生细胞和非增生细胞，具有广谱抗癌作用。

烷化剂可以进一步分为以下几种：①氮芥类：均有活跃的双氯乙基集团，比较重要的有氮芥、苯丁酸氮芥、环磷酰胺（CTX）、异环磷酰胺（IFO）等。其中环磷酰胺为潜伏化药物需要活化才能起作用。目前，临床广泛用于治疗淋巴瘤、白血病、多发性骨髓瘤，对乳腺癌、肺癌等也有一定的疗效。该药除具有骨髓抑制、脱发、消化道反应，还可以引起充血性膀胱炎，患者出现血尿。临床在使用此药时应鼓励患者多饮水，达到水化利尿，减少充血性膀胱炎的发生，还可以配合应用尿路保护剂美司钠。②亚硝脲类：最早的结构是 *N*- 甲基亚硝脲（MNU）。以后，合成了加入氯乙集团的系列化合物，其中临床有效的有尼莫司汀（ACNU）、卡莫司汀（BCNU）、洛莫司汀（CCNU）、甲基 CCNU，其中 ACNU、BCNU、CCNU 能通过血 - 脑屏障，临床用于脑瘤及颅内转移瘤的治疗。主要不良反应是消化道反应及迟发性的骨髓抑制，应注意对血常规的监测，及时发现给予处理。③乙烯亚胺类：在研究氮芥作用的过程中，发现氮芥是以乙烯亚胺形式发挥烷化作用的，因此合成了 2，4，6- 三乙烯亚胺三嗪化合物（TEM），并证明在临床具有抗肿瘤效应，但目前在临床应用的只有噻替哌。此药用于治疗卵巢癌、乳腺癌、膀胱癌，不良反应主要为骨髓抑制，注意对血常规定期监测。④甲烷磺酸酯类：为根据交叉键联系之复合成的系列化合物，目前临床常用的有白消安。临床上主要用于慢性粒细胞白血病，主要不良反应是消化道反应及骨髓抑制，偶见出血、再生障碍性贫血、恶心、呕吐、腹泻、阳痿、不育、停经、畸胎。大剂量可引起肺纤维化等。遇到这种情况应立即停药，更换其他药物。⑤其他：具有烷化作用的有达卡巴嗪（DTIC）、丙卡巴肼（PCZ）、六甲嘧胺（HHN）等。

2. 抗代谢类药物

作用于核酸合成过程中不同的环节，按其作用可分为以下几类药物：

（1）胸苷酸合成酶抑制药：氟尿嘧啶（5-FU）、卡培他滨（CAP）、呋喃氟尿嘧啶（FT-207）、双喃氟啶（双呋啶，FD-1）、优氟啶（UFT）、去氧氟尿苷（5-DFUR）。抗肿瘤作用主要由于其代谢活化物氟尿嘧啶脱氧核苷酸干扰了脱氧尿嘧啶苷酸向脱氧胸腺嘧啶核苷酸转变，因而影响了 DNA 的合成。经过 40 年的临床应用，成为临床上常用的抗肿瘤药物，成为治疗肺癌、乳腺癌、消化道癌症的基本药物。其不良反应比较迟缓，用药 6 ~ 7 天出现消化道黏膜损伤，例如口腔溃疡、食欲缺乏、恶心、呕吐、腹泻等，1 周以后引起骨髓抑制。临床上如长时间连续滴注此类药物，应做好患者的口腔护理，教会患者自己学会口腔清洁的方法，预防严重的黏膜炎发生。

（2）二氢叶酸还原酶抑制药：氨甲蝶呤（MTX）、氨蝶呤等。它们具有对二氢叶酸还原酶抑制作用，应用甲酰四氢叶酸（CF）解救 MTX 的毒性后，可较大地增加 MTX 的剂量。它对治疗成骨肉瘤和头颈肿瘤以及某些免疫性疾病有效。其不良反应可引起严重的口腔炎、溃疡性胃炎、出血性肠炎，甚至肠穿孔而死亡。骨髓抑制与剂量和给药方案有关。临床上应做好患者的口腔护理，认真观察患者有无肠穿孔等严重的不良反应发生，若有应及时报告医生，做好抢救准备。

（3）DNA 多聚酶抑制药：阿糖胞苷（Ara-c）、吉西他滨（GEM）、安西他滨等，它们在体内变成阿糖胞苷三磷酸（Ara-CTP）后发挥作用，此反应由脱氧胞苷激酶催化。在白血病细胞及淋巴细胞中此激酶的含量较高，故它对白血病有选择作用，对 DNA 多聚酶有强大的抑制作用，从而影响 DNA 的复制。一般剂量可以引起骨髓抑制、恶心、呕吐等不良反应，但症状较轻。高剂量时有严重的骨髓抑制，如白细胞、血小板降低和贫血，有明显的恶心、呕吐症状，严重的腹泻。护士应根据患者出现的不良反应类型做好相应的护理。如做好预防感染、出血、腹泻的护理，减少不良反应带来的并发症。

（4）核苷酸还原酶抑制药：羟基脲（HU）、肌苷二醛（inosine dialdehyde）、腺苷二醛（adenosinediialde-hgde）、胍唑（guanazole），包括胞苷酸、鸟苷酸、腺苷酸、胸苷酸，通过抑制核酸还原酶的抑制还原成相应的脱氧核苷酸，最终阻止 DNA 的合成。临床用于治疗慢性粒细胞白血病、恶性黑色素瘤、乳腺癌、头颈部癌、肠癌，对银屑病也有效。不良反应主要为骨髓抑制。临床上应注意对血常规的监测，预防感染。

（5）嘌呤核苷酸合成抑制药：6- 巯嘌呤（6-MP）为嘌呤类衍生物，由于 6-MP 对鸟苷酸激酶有亲和能力，故 6-MP 最后可以取代鸟嘌呤，掺入到核酸中去。它可以抑制嘌呤合成中的反应。临床用于治疗白血病，也可作为免疫抑制药，用于肾病综合征、器官移植、红斑狼疮。主要不良反应除骨髓抑制和消化道反应外还可以引起高尿酸血症，用药后要充分水化及碱化尿液，减少高尿酸血症的发生。

3. 抗肿瘤抗生素

抗肿瘤抗生素是由微生物产生的具有抗肿瘤活性的化学物质，是在抗感染抗生素研究基础上发展起来的，在寻找抗结核药时发现了放线菌素 D（ACD），它是第 1 个被发现的抗肿瘤抗生素。作用机制是采用不同机制影响 DNA，RNA 及蛋白质的生物合成，使细胞发生变异，影响细胞分裂，导致细胞死亡。抗肿瘤抗生素为细胞周期非特异性药物，对增殖和非增殖细胞均有杀伤作用。此类药多有较大的毒性，临床使用时需检查血常规，心、肝、肺和肾功能。分为以下几类药物：

（1）蒽环类抗肿瘤抗生素：多柔比星（ADM）、柔红霉素（DRN）、表柔比星（EPI 或 E-ADM）、米托蒽醌（MITX）、吡柔比星（THP）。作用机制：与 DNA 结合；自由基的生成；与金属离子结合；与细胞膜结合。对几乎 70% 实体瘤有效，如乳腺癌、恶性淋巴瘤、肺癌、急性白血病等，但其心脏毒性和骨髓抑制成为限制剂量提高的主要因素，故临床上应用时注意做好心脏的监护，预防心力衰竭的发生。此药外渗引起组织溃疡坏死，临床使用时注意避免外渗、杜绝外漏。

（2）放线菌素类抗肿瘤抗生素：放线菌素D（ACD）。作用机制是抑制RNA的合成。静脉注射时可引起静脉炎，漏出血管外可能导致组织坏死。用药注意事项同多柔比星。

（3）博来霉素类抗肿瘤抗生素：博来霉素（BLM）、平阳霉素（A5）。可引起皮肤反应，表现为色素沉着、皮炎、角化增厚、皮疹等。还可引起肺组织的纤维化，用药期间应注意检查肺部，如肺底有啰音应停药。

（4）丝裂霉素类抗肿瘤抗生素：丝裂霉素A、丝裂霉素B、丝裂霉素C。作用机制是与DNA形成双链间或链内交叉连接，从而抑制DNA合成。另外，丝裂霉素（MMC）导致的氧自由基增加也可能与抗肿瘤活性有关。此药不良反应有骨髓抑制，主要表现为血小板下降，用药时加强对血常规的监测。药物外渗可引起组织溃疡坏死，用药注意事项同阿霉素。

（5）普卡霉素类抗肿瘤抗生素：普卡霉素（MTH）、橄榄霉素。作用机制是与DNA结合，抑制DNA依赖性RNA聚合酶，从而抑制RNA的合成。尚能阻断药理剂量维生素D的升血钙作用，并能抑制甲状腺对破骨细胞的作用。主要用于睾丸胚胎癌。

（6）其他抗肿瘤抗生素：链佐星（STT）。作用机制是能抑制DNA合成，并能抑制嘧啶核首代谢和糖原异生的某些关键酶。临床主要用于恶性淋巴瘤、急、慢性淋巴细胞白血病和肾母细胞瘤等。主要不良反应为骨髓抑制，临床应用时注意定期对血常规的监测。

4. 抗肿瘤植物成分药

抗肿瘤植物药指来源于植物的具有抗肿瘤作用的药物，其有效成分中以生物碱占多数，作用机制可归为以下3类：

（1）作用于微管和微管蛋白：长春碱和紫杉类。长春碱（VLB）、长春新碱（VCR）、长春地辛（VDS）、去甲长春碱（长春瑞滨、诺维本、NVB）、紫杉醇（PTX）、多西紫杉醇（TXT）。抑制微管蛋白的聚合，而妨碍纺锤体微管的形成，使有丝分裂停止于中期；也可作用于细胞膜，干扰细胞膜对氨基酸的转运，使蛋白质的合成受抑制，从而导致肿瘤细胞死亡。抗瘤谱广，主要用于各种实体瘤的治疗。长春碱类药物的不良反应为血液毒性、消化道反应如恶心、呕吐等；周围神经毒性表现指（趾）尖麻木、四肢疼痛、肌肉震颤、腱反射消失，在应用过程中注意观察，可以用一些营养神经的药物。还可以引起局部刺激，出现组织坏死，在使用过程中避免外渗、杜绝外漏。紫杉类药物主要不良反应是过敏反应，在用药前先询问有无过敏史，服用抗过敏药物预防过敏反应的发生，使用中静脉滴注 3h，认真观察生命体征，注意有无过敏反应，发现过敏反应立即停药。输紫杉醇时应使用聚丙烯输液器，不可使用聚乙烯输液器。

（2）作用于拓扑异构酶：喜树碱类和鬼臼毒类。喜树碱类：喜树碱（CPT）、羟喜树碱（HCPT）、伊立替康（开普拓、CPT-11）、盐酸拓扑替康（和美新、TPT）；鬼臼毒类：依托泊苷（VP-16）、替尼泊苷（VM-26）。干扰 DNA 的复制。临床用于膀胱癌、大肠癌、原发性肝癌等取得一定效果。不良反应主要为消化道反应，表现恶心、呕吐、腹泻等。做好消化道反应的护理。

（3）抑制肿瘤细胞 DNA 合成：三尖杉碱和靛玉红。用于治疗血液病，如急、慢性粒细胞白血病。不良反应有轻微的消化道反应，如恶心、呕吐；血液毒性表现为全血细胞下降，注意对血常规的监测。

5. 抗肿瘤激素类药

激素治疗目前已成为肿瘤治疗的重要手段，主要用于治疗乳腺癌和前列腺癌。激素治疗有效的先决条件是肿瘤细胞上具有激素受体，并且肿瘤细胞的生长和繁殖在一定程度上仍受激素控制，通过改变机体激素水平，有效地控制肿瘤生长。按作用机制可归为以下类别：

（1）抗雌激素：枸橼酸他莫昔芬（三苯氧胺、TAM）、枸橼酸托瑞米芬（TOR）、依西美坦。

（2）芳香化酶抑制剂药物：氨鲁米特（AG）、福美坦（兰他隆，FMT）、来曲唑、阿那曲唑。

（3）黄体酮类：甲地孕酮、甲羟孕酮（MPA）。

（4）性激素类药物：雄性激素类，丙酸睾酮、甲基睾酮；雌性激素类，己烯雌酚（DES）、雌二醇。

（5）抗雄性激素类：氟他胺、尼鲁他胺。

（6）黄体生成素释放激素激动药 / 拮抗药：戈舍瑞林、醋酸亮丙瑞林。

（7）肾上腺皮质激素：泼尼松、地塞米松（DXM）、泼尼松龙。

激素类药物可以增加食欲，使蛋白质摄取增加，促成氮质平衡，也可减轻癌症引起的疼痛。常见的不良反应为面部潮红、水钠潴留等。

6. 其他抗肿瘤药

主要有铂类化疗药（顺铂、卡铂、奥沙利铂）、门冬酰胺酶。作用靶点是增殖细胞的DNA，有类似烷化剂双功能集团的作用，可以和细胞内的碱基结合，使DNA分子链内和链间交叉连接，因而失去功能不能复制。高浓度时可以抑制RNA及蛋白质的合成。包括顺铂（DDP）、卡铂（CBP）、草酸铂（奥沙利铂，L-OHP）。抗瘤谱广，适用于多数实体瘤，如睾丸肿瘤、乳腺癌、头颈部癌、卵巢癌、骨肉瘤等。还可以联合用药作为黑色素瘤、甲状腺癌、非小细胞肺癌、食管癌、肝癌、膀胱癌等首选药物。DDP主要不良反应为严重的消化道反应、肾脏毒性、其次还有骨髓抑制、听神经毒性，均与使用剂量有关。

在用药前应检查肾功能及听力，并注意鼓励患者多饮水或进行水化利尿。对于严重的消化道反应，如恶心、呕吐应给予有效的止吐药物，并做好患者的饮食宣教，以少食多餐、清淡饮食为主；卡铂克服了顺铂消化道不良反应，但骨髓抑制较重，使用时禁止用生理盐水溶解，应使用葡萄糖（GS），否则会引起较严重的肾毒性反应；草酸铂主要不良反应为外周神经毒性，表现为遇冷神经痉挛，所以患者在用药后1周内忌冷，以防喉痉挛引起窒息。

（二）根据抗肿瘤作用的分子靶点分类

1. 直接作用于DNA结构的药物

通过共价键直接与核酸结合，使DNA链交连或断裂，破坏DNA功能。主要药物：烷化剂。

2. 主要影响核酸合成的药物

影响核酸合成的药物又称抗代谢药。它们的化学结构和核酸代谢的必需物质如叶酸、嘌呤、嘧啶等相似，能竞争性地拮抗相关的物质代谢，干扰DNA的正常生物合成，阻止细胞的分裂和繁殖。此类药物主要作用于细胞周期中的DNA合成期（S期）细胞，属细胞周期特异性药物。根据其干扰核酸合成的环节不同，可进一步分为：①二氢叶酸还原酶抑制药：氨甲蝶呤（MTX）；②胸苷核苷合成酶抑制药：氟尿嘧啶（5-FU）、优福定（FT207）、卡培他滨；③嘌呤核苷酸合成抑制药：巯嘌呤（6-MP）、硫鸟嘌呤（6-TG）；④核苷酸还原酶抑制药：羟基脲（HU）；⑤DNA多聚酶抑制药：阿糖胞苷（Ara-C）、吉西他滨。

3. 主要作用于核糖转录的药物

作用于核酸转录的药物，本类药物可嵌入 DNA 碱基对中，选择性作用于 DNA 模板，抑制 DNA 依赖 RNA 聚合酶，从而抑制 RNA 合成。主要品种：放线菌素 D、表柔比星、柔红霉素、多柔比星、阿克拉霉素等。

4. 作用于 DNA 复制的拓扑异构酶抑制药

伊立替康、托泊替康、喜树碱类化合物、喜树碱、羟喜树碱等。

5. 主要作用于有丝分裂 M 期干扰微管蛋白合成的药物

紫杉醇（PTX）、多西紫杉醇（TXT）、VLB、VCR、NVB、鬼臼碱类、三尖杉碱。其影响纺锤丝形成，干扰核蛋白体功能，干扰氨基酸供应。

6. 其他

门冬酰胺酶、维 A 酸类化合物。

（三）根据药物作用的周期或时相特异性分类

分为细胞周期非特异性药物和细胞周期（时相）特异性药物。

1. 细胞周期非特异性药物（CCNSA）

这类药物能杀死细胞周期各时相的肿瘤细胞，包括 G0 期（静止期细胞群）细胞。均在大分子水平上直接破坏 DNA 的双链，与之结合成复合物，因而影响 RNA 转录与蛋白质的合成。烷化剂、亚硝脲类、铂类、达卡巴嗪、抗肿瘤抗生素中的蒽环类和丝裂霉素属于此类。

近年来随着对恶性肿瘤细胞增生动力学的研究深入，发现 CCNSA 的非特异性也不是绝对的，可能对细胞周期的某一时相有更为突出的作用。CCNSA 对癌细胞的作用较强而快，能迅速杀死癌细胞。CCNSA 的剂量反应曲线接近直线，在机体能耐受的毒性限度内，其杀伤能力随剂量的增加而增加。剂量增加 1 倍，杀灭癌细胞的能力可增加数倍至数十倍，在浓度（C）和时限（T）的关系中，C 是主要因素。这提示在临床应用这类药物时应加大剂量给药。但考虑到大剂量给药带来的毒性增加的后果，所以应大剂量间歇给药，以发挥药物的最佳疗效而减少毒性。

2. 细胞周期特异性与时相特异性药物（CCSA）

CCSA 主要杀伤处于增生期的细胞，此类药物只能杀伤处于增生周期中各时相的细胞，在小分子水平上阻断 DNA 的合成，从而影响 RNA 转录与蛋白质的合成。G0 期细胞对其不敏感。在增生期细胞中，S 期（DNA 合成期）和 M

期（有丝分裂期）细胞对其最为敏感。CCSA 作用较弱而慢，需要一定时间才能发挥其杀伤作用。作用特点是给药时间依赖性。剂量反应曲线是一条渐近线，即在小剂量时类似于直线，达到一定剂量后不再上升，出现平台，即增加剂量，也不增加疗效，在影响疗效的 C 与 T 的关系中，T 是主要的因素。这是因为 S 期或 M 期的细胞数量有限，其他细胞对 CCSA 不敏感再增加剂量，也不会增加疗效。而考虑到间隔一定时间后 S 期、M 期细胞又继续出现，所以小剂量持续性给药是最好的给药方法，以缓慢静脉滴注或肌内注射为宜。CCNSA 药物宜静脉一次注射。

而在联合化疗方案中常有两类药物共同应用才能取得良好疗效。长春碱类、喜树碱类、紫杉类、鬼臼类是 M 期特异性药物；门冬酰胺酶、肾上腺皮质类固醇是 G1 期特异性药物；博来霉素、平阳霉素是 G2 期特异性药物；阿糖胞苷、双氟胞苷、氟尿嘧啶及其衍生物、氨甲蝶呤、羟基脲等是 S 期特异性药物。

综上所述，无论是 CCNSA 或 CCSA 只能按其作用特点杀伤肿瘤细胞，而不能杀死全部肿瘤细胞。所以，目前强调的肿瘤的综合治疗是治疗肿瘤的发展方向。

（四）耐药性机制

化疗过程中，肿瘤细胞对抗恶性肿瘤药物产生不敏感现象即耐药性，是肿瘤化疗失败的重要原因，亦是肿瘤化疗急需解决的难题。有些肿瘤细胞对某些抗肿瘤药物具天然耐药性，即有对药物一开始就不敏感现象。

耐药性产生的原因十分复杂，不同药物其耐药机制不同，同一种药物存在多种耐药机制。耐药性的遗传学基础业已证明，肿瘤细胞在增生过程中有较固定的突变率，每次突变均可导致耐药性瘤株出现。因此，分裂次数越多（亦即肿瘤愈大），耐药瘤株出现的概率越大。

（五）辅助药物

1. 升血药物

粒细胞集落刺激因子（GCSF）、粒细胞 - 巨噬细胞集落刺激因子（GM-CSF），白介素 -11（IL-11）、血小板生成素（TPO）、红细胞生长因子（EPO）等。

2. 止吐药物

托烷司琼、格雷司琼等。

3. 止痛药物

阿司匹林、吲哚美辛栓、曲马朵、可待因、盐酸羟考酮控释片、吗啡、多瑞吉等。

4. 抑制破骨细胞药物

骨膦、帕米磷酸二钠等。

第四节　肿瘤化疗的毒性反应及护理

现有化疗药物中的绝大多数在抑制肿瘤生长或杀伤瘤细胞的同时，对人体正常细胞也会造成不同程度的损害，特别是对一些生长较活跃的细胞，如骨髓、淋巴系统、胃肠道上皮、皮肤、头发根、生殖器官的表面上皮和胚胎组织等细胞具有一定的影响。这些正常细胞的增生周期时间往往比肿瘤细胞更短，因此用化疗药时，极易对正常组织产生毒性，有些严重的毒性反应是限制药物剂量或使用的直接原因，使用时应恰当掌握适应证并密切观察毒性反应。

肿瘤化疗药物导致的毒性反应可分为近期毒性和远期毒性反应两种。近期毒性反应常于化疗开始后发生，也可以持续数周。可分为局部反应，如局部组织坏死和静脉炎；全身反应，包括胃肠道毒性反应、骨髓抑制、心脏毒性、泌尿系毒性、肝脏毒性、肺毒性、神经系统毒性、过敏反应、脱发、其他反应等。远期不良反应主要是第二肿瘤的发生，导致不育、致畸形等。此外，化疗由于其毒性反应，有时还可出现并发症，常见的有感染、出血、穿孔、尿酸结晶等。

一、局部毒性反应及护理

化疗局部毒性反应占抗癌药物所致各种反应的 2% ~ 5%，是给癌症患者造成痛苦的主要原因之一。化疗药物在静脉给药过程中意外渗漏的发生率为 0.1% ~ 6%。因此，用药前熟悉各种药物刺激性反应，采取相应预防措施及出现外渗反应的应急处理方法，可减轻不良反应。

根据化疗药物外渗后对皮下组织损伤的程度将化疗药物分为三类。①发疱性化疗药物：一旦渗入血管外，短时间内可发生红、肿、热、痛，甚至皮肤及组织坏死，也可导致永久性溃烂。主要有长春碱类：去甲长春碱、长春碱、长春新碱、长春地辛等；蒽环类抗肿瘤药物：多柔比星、表柔比星、柔红霉素；丝裂霉素、普卡霉素、放线菌素 D、氮芥等。②刺激性化疗药物：可引起轻度组织炎症和疼痛，不会导致皮下及组织坏死，如卡莫司汀、达卡巴嗪（DTIC）、紫杉醇、依托泊苷（VP-16）、氟尿嘧啶（5-FU）等。③非发疱性化疗药物：对皮肤及组织无明显的刺激，如环磷酰胺、噻替哌、顺铂（DDP）、氨甲蝶呤（MTX）、博来霉素、阿糖胞苷、米托蒽醌、门冬酰胺酶等，但也应引起注意。

（一）病因机制

1. 化疗药物渗漏的原因

（1）药物因素：如缓慢注射高浓度刺激性化疗药物，可造成药物在血管内滞留时间过长，导致血管内皮细胞毒性反应，血管渗透性增加，引起血管结构进行性损伤；由于化疗药物理化因素改变了血浆渗透压或 pH，对血管内膜产生不良刺激，如 NVB 是碱性药物，可使血管内二氧化碳蓄积，造成血管内压力升高，通透性增强，导致药物外渗。因此，应尽量选择中心静脉输液，并根据患者静脉情况，选择合适的药物浓度，并在允许的最短时间内输注。

（2）生理因素：年老体弱患者由于血管硬化、营养不良等，可致血管脆性变大、管腔变细、血流速度变慢，此时静脉输入化疗药物会导致局部药物浓度升高，增加局部刺激使血管内膜发生损伤，导致外渗；并发上腔静脉压迫综合征或由于腋窝淋巴结清扫术后，造成淋巴液回流受阻、肢体肿胀，上腔静脉压升高，如经患侧肢体外周静脉输入化疗药物可增加外渗危险。

（3）穿刺性损伤：操作技术不当，如静脉穿刺失败（刺破血管壁或针头斜面未完全进入血管内）而引起外渗；或穿刺失败又在其注射部位远端再次穿刺而致药液从原穿刺处渗漏至皮肤组织。

（4）医务人员因素：医务人员缺乏使用化疗药物的相关知识或经验，重视不够，未采取适当的预防措施，外渗后未进行及时有效的处理。

2. 化疗药物渗漏的机制

（1）化学性静脉炎主要是由于化疗药物对血管的刺激而引起管壁化学性炎症。

（2）渗出药物浸润皮下组织，血管通透性增加，组织炎性渗出，造成受损静脉皮肤周围形成水肿。

（3）与细胞 DNA 结合的药物最易引起组织坏死，反应可在刺激性药物撤除后持续数周。

（4）化疗药物的强酸、强碱或高渗性刺激可诱导增生细胞成熟停滞，也可导致局部组织毒性，造成内皮损伤。

（5）配制药物过程中，违反操作规程、环境污染，也可使小毛细血管的微粒进入血管，刺激损伤血管内壁，产生组织水肿，从而形成炎症。

（二）临床表现

1. 肿胀、烧灼感

输液过程中，穿刺静脉周围常表现出肿胀及急性烧灼样疼痛。

2. 静脉炎

由于药物刺激，局部血管渗透压改变，在静脉给药时常可引起静脉炎或栓塞性静脉炎。静脉部位红、肿、热、痛的炎性反应，有时可见静脉栓塞和沿静脉走行色素沉着等。临床表现为输液过程中注射部位出现沿血管暂时性发红，主诉局部疼痛、针刺感，停药后可逐渐缓解。或在输液后沿静脉走行，整条静脉发红或色素沉着、疼痛、血管呈条索状以致血流受阻，出现栓塞性静脉炎。

化疗静脉反应的分级：0级为无疼痛等不适；Ⅰ级局部皮肤发红，轻微疼痛；Ⅱ级为轻度肿胀、灼热，中度疼痛；Ⅲ级为局部中度肿胀，重度疼痛，水疱形成，直径＜1cm，Ⅳ级为中度或重度肿胀，顽固性疼痛，水疱直径超过1cm，影响肢体功能。

3. 紫色红斑、关节僵硬、活动受限、神经病变

如处理不及时或未加处理，严重时可出现大水疱及簇疱疹、紫色红斑。紫色红斑坚硬、烧灼样疼痛，皮下组织受累，活动也会受限。由于药物刺激皮下组织，组织受损、刺激神经末梢引起放射性疼痛，并累及颈、腋下淋巴结肿大等。由于皮下组织受累，还可出现关节僵硬、活动受限、神经病变。

4. 溃疡形成

随后出现局部紫斑溃疡、大斑块或两者皆有，斑块或溃疡下方常可见广泛组织坏死。溃疡、斑块部位最终出现坚硬的黑色焦痂，焦痂外周的红斑肿块持续数周。

5. 病理表现

溃疡部位之下可见全层皮下及皮下组织坏死；溃疡外侧有明显表皮增生、成纤维细胞及内皮细胞有丝分裂多见，多数表皮细胞发生有丝分裂；炎性反应迹象在新旧损伤中均不常见。

6.“静脉怒张”反应

这一反应的特征是沿静脉通路出现串状皮疹，注药局部可见红斑、水肿、硬结、

瘙痒、触痛、浅表的疱疹和水疱。用药停止 1 ~ 2 天及以后，反应可消退且无残留组织损伤。据估计，经外周静脉输注阿霉素的患者中 3% 以上出现静脉怒张。

7. 延迟的局部反应

抗肿瘤药物渗漏炎症反应时间：长春新碱 12 ~ 24h 或 >2 周；阿霉素、放线菌素 D1 ~ 2 周或 >2 周；丝裂霉素、普卡霉素 1 周或 >2 周。应用丝裂霉素化疗的患者，在日晒后出现皮肤毒性反应。“回忆反应”见于应用阿霉素、丝裂霉素的患者，如一侧手臂输药后，当从对侧手臂再次给药时可在上一次化疗给药部位出现局部损伤。

8. 放疗回忆反应

即曾放疗并发生皮炎患者，在应用化疗药物（ADM、MMC、5-FU）后原照射部位可再现类似放射性皮炎的改变，如皮肤红斑、湿性皮炎等。

（三）护理要点

1. 预防

（1）化疗药物评估：评估所给化疗药物的性质，确定配药溶媒、稀释药液的浓度、配伍禁忌、给药方法及输注速度。根据医嘱合理安排化疗药物输入程序，以提高疗效或减轻化疗药物毒性反应。多种药物化疗时每种药物间输注 5% ~ 10% 葡萄糖注射液或 0.9% 氯化钠注射液 210mL。

（2）遵医嘱合理采用给药途径，以减轻药物对血管内膜的刺激。如有疑问，与医生沟通、确认后，再确定给药途径。

（3）化疗药物静脉给药原则。

①合理选择输液通路：原则上首选经外周静脉插管的中心静脉导管（PICC），因其保留时间长，可满足多个化疗周期治疗的需要，避免化疗药物对血管造成的损伤。如果患者外周血管条件欠佳，可在超声引导下行 PICC 置管术，以提高置管成功率，减轻患者痛苦。如果患者外周血管条件差或认为在肘部置管影响自身形象，可以选择静脉输液港植入术，根据治疗需要还可以选择动脉泵置入。如果患者拒绝使用，或外周条件不允许时，应签署外周静脉化疗知情同意书，并在护理记录单详细记录。采用外周表浅静脉化疗，选择前臂粗、直的血管穿刺，建议使用静脉留置针，保证静脉输液的安全和质量，避免化疗药物的外渗，杜绝化疗药物外漏。严格执行无菌操作、定期维护，做好规范护理、健康教育，保证管道的正常使用。

②合理选择输液部位：根据置管要求进行选择。选择外周静脉化疗时，避开手背和肘窝、关节韧带及施行过广泛切除性外科手术的肢体末端。由于手背和腕部富有细小的肌腱和韧带，药液一旦外漏造成损伤极难处理，甚至致残，因此对强刺激性药物，不可在该处注射。

③合理选择输液静脉：目前临床多采用两种以上药物联合化疗，且病程较长，因此应建立系统的静脉使用计划。选择管径粗、弹性好、走行直、易固定的静脉输注药物，由远心端到近心端选择血管，忌用末梢循环静脉，尤其是发疱性化疗药。判断患者是否有静脉化疗及放疗史，曾用过的穿刺部位尽可能不重复使用，以防回忆反应及放射回忆反应的发生。避开 24 ~ 48h 穿刺过的静脉，尤其不能在其远端穿刺输液，避免渗漏。左右臂多部位交替使用，使损伤的静脉得以修复。乳腺癌术侧一般不输液。下肢不宜输入化疗药物，因下肢静脉易于栓塞，除上腔静脉压迫征外，一般不宜采用下肢静脉注药，对造血系统肿瘤患者更应注意保护静脉。化疗药物的静脉输液建议使用不超过 24h，次日化疗或输液时应重新建立静脉通道，以免加剧局部刺激或损伤，因其他的输液药物也可能刺激静脉。

④合理的注射方法：避免机械性损伤，提高静脉穿刺的一次成功率，避免反复穿刺，其次要妥善固定针头，避免针头滑脱或刺破血管壁，输入强刺激性化疗药（NVB）时嘱穿刺肢体制动，由护士在床旁观察。

⑤注射化疗药物前评估静脉：化疗前必须确保输液管道在血管内，并保持管道通畅。化疗前一般先用生理盐水或葡萄糖注射液等静脉滴注，观察有无不适或异常。初置中心静脉导管者，常规拍胸部 X 线片明确导管位置，确认导管无反折、异位，并于置管 6h 后才能使用化疗药，避免化学性静脉炎的发生。中心静脉输液时，询问患者有无输液时不适，如输液侧近心端疼痛、肿胀等，应查明原因，有无血栓或导管移位，确保通畅时才能使用。外周表浅静脉化疗时，每次注射化疗药物前均应仔细检查，是否有回血或外渗，如没有回血、或局部红肿热痛发生外渗，应及时另选注射部位，避免使用同一静脉远端。

⑥安全用药：化疗给药必须由经验丰富的护士执行或指导。如果同时使用多种化疗药物，两次给药之间应用生理盐水或 5% 葡萄糖注射液冲洗管道。输液中巡视病房或更换液体时，主动询问、严密观察局部有无红肿热痛等刺激症状及渗漏可能，确保液体通畅。如发生任何堵塞或渗漏的迹象均需要立即停止输液并检查，根据不同情况给予处理。如怀疑发生药物外渗，应给予更换生理盐水或葡萄

糖注射液观察，如仍不能确保没有外渗，应按外渗进行处理，并用生理盐水或葡萄糖注射液等重新建立静脉通道。

⑦输入化疗药物后处理：均应使用生理盐水或5%葡萄糖注射液冲洗管道和针头后再拔针，可稀释局部药物浓度，减少血管刺激，并避免化疗药物拔针时带出造成外漏。拔针时手法及按压时间正确：采用示指、中指、环指三指的指腹同时按压皮肤和血管两个穿刺点5min。

（4）其他预防静脉炎的方法：有报道硝酸甘油贴剂、维生素E胶丸刺破后外涂、2%莨菪碱10mg加0.9%氯化钠1mL湿敷，用于预防化疗所致静脉炎，效果较好。诺维本致静脉反应的预防，在推注诺维本（NVB）前给1%丁卡因湿敷，并于推注NVB后推注地塞米松（或利多卡因）。研究表明，1%丁卡因能抵制钠离子进入细胞内，阻止钾离子由细胞内向外流，减轻神经末梢膨体内小泡释放乙酰胆碱，保持细胞膜电位稳定，阻止神经传导，从而有效地预防推注NVB引起静脉反应及疼痛。地塞米松具有稳定溶酶体膜的作用，可以有效地抑制炎症介质、组胺、5-羟色胺成分释放、降低毛细血管的通透性，增强细胞对各种刺激的耐受性，对抗各种原因如物理、化学、免疫等所引起的炎症反应。利多卡因可以稳定细胞膜跨膜电位，减少各种刺激反应，还可以阻断炎症刺激引起交感神经兴奋的传出，有效地减少静脉炎的反应。

（5）输液前重视培训及宣教：①加强肿瘤专科护士理论知识及技能的培训，提高护士对化疗药物局部毒性反应的主观重视度及对局部刺激的识别、处理能力，做到及早预防，及时处理；②在输液前应向患者讲解局部毒副反应及药物外渗的临床表现，说明保护静脉的重要性及外渗后所产生的后果，使患者积极配合；③对强刺激性药物，患者初次用药时，应做好健康教育、消除恐惧、着重指出药物的刺激性，注射部位疼痛或有异常感觉及时告知护士，不要强忍受，以免造成组织坏死；④如果出现红肿热痛甚至局部隆起或输液不通畅时，教会患者呼叫护士进行处理，尽量减少化疗药物的刺激及局部渗出量。

2. 发生外渗，立即处理

（1）立即停止输液。

（2）立即报告病房护士长及主管医生。

（3）保留针头，患肢制动。

（4）抽吸出残留在针头、套管针中的药物或是疑有外渗的药物。通过原输液针给予相应解毒剂，然后拔除针头（若针已穿出血管则通过皮下注射解毒剂）。

（5）选择相应的药物进行局部封闭，常用药物 0.2% 利多卡因 2mL 加生理盐水 10mL。既可以稀释外漏的药液和阻止药液的扩散，又起到镇痛作用，封闭液的量可根据需要配制。局部封闭的方法：局部皮肤常规消毒，根据外渗部位大小，距皮肤外渗处 1 ~ 2cm 进针，采取多点逐渐向中心部位边注射边进针（应避开血管，并注意回抽，防止注入血管），应用解毒药物局部多点封闭，封闭范围应超过渗漏部位 3cm。封闭后，应轻微压迫局部以免出血，避免局部受压不均匀，导致封闭范围缩小，影响效果。化疗药物外渗早期采用静脉注入解毒剂可阻止化疗药物与组织细胞相结合，减少药物对组织的刺激损伤作用。尤其是采用静脉注射加局部封闭效果更好。

（6）外渗 24h 内可以用冰袋局部间断冷敷，冷敷期间应加强观察，防止冻伤，冷敷可使血管收缩，减少药液向周围组织扩散；外渗 24h 后改用热敷，以改善深部的血液循环，促进组织恢复，减轻肿胀，如蒽环类药物。强刺激性药物如长春瑞滨（NVB）建议冷敷 3 天。长春碱、长春地辛、长春新碱等应在发生外渗 24 ~ 48h 每天至少热敷 15 ~ 20min。

（7）外涂喜疗妥或七叶皂苷钠：适量药物外涂，并按摩至吸收，每日多次，范围覆盖外渗区域外周 3cm。外渗局部肿胀严重的可以用如意金黄散外敷。方法：需加食醋、蜂蜜或茶水调成糊状外敷，并透明敷料覆盖，敷料要求透气性好，妥善固定，保证药物的充分作用时间。24h 内观察疗效。也有用红花、当归组成的红归酊及四黄散、双柏散等中药制剂局部外敷，效果较好。如果局部颜色发白、发紫或黑紫色，说明局部血液循环障碍，再次给予局部封闭，再外敷；如果颜色为淡粉或疼痛减轻，说明症状减轻局部血液循环处于恢复状态，也可继续局部封闭并外敷药物，每日 1 次，直至颜色恢复正常。也可用银离子膜外敷。

（8）抬高患侧肢体至少 48h。详细做好记录并交接班，密切观察局部变化，以便进一步处理。待炎症急性期过后可理疗以促进恢复。

（9）如经非手术治疗 2 ~ 3 天，仍持续疼痛或发生溃疡应进行外科处理。对皮肤溃烂的处理，一旦药物外渗引起溃烂应高度重视，每日清创换药 1 ~ 2 次，应用氯苯液 200mL 加庆大霉素 16 万 U、地塞米松 10mg 局部浸润，或无菌纱布湿敷，减少污染，并给予抗生素治疗控制炎症，清除坏死组织，也可局部涂磺胺嘧啶银（AD-Ag），使局部干燥、结痂、新生肉芽形成。早期手术切除可以加快愈合，避免长期疼痛。

（10）对于溃疡不愈合者可考虑外科植皮手术。

3. 常见抗癌药静脉外渗的解毒方法

（1）氮芥：10% 硫代硫酸钠 4mL 与无菌注射用水 6mL 混合，局部静脉注射 5 ~ 6mL，外渗部位做多处皮下注射，数小时重复。解毒机制：加速烷基化。

（2）丝裂霉素：方法同上。还可用 50mg/mL 的维生素 C 1mL 局部静脉注射。解毒机制：直接灭活。丝裂霉素可给予维生素 B_6 50 ~ 100mg 局部注射。

（3）阿霉素：50 ~ 200mg 氢化可的松琥珀酸钠局部静脉注射，1% 氢化可的松霜外敷；8.4% 碳酸氢钠 5mL+ 地塞米松 4mg 局部静脉注射，外渗部位多处皮下注射。解毒机制：减少炎症；还可用抗氧化剂二甲亚砜涂于患处，每 6h1 次。

（4）柔红霉素：8.4% 碳酸氢钠 5mL+ 地塞米松 4mg 局部静脉注射，外渗部位多处皮下注射。解毒机制：减少药物与 DNA 结合，减少炎症。

（5）放线菌素 D：方法同丝裂霉素。解毒机制：减少药物与 DNA 结合。

（6）卡莫司汀：8.4% 碳酸氢钠 5mL 局部静脉注射。解毒机制：化学灭活。

（7）长春新碱、长春碱、依托泊苷：8.4% 碳酸氢钠 5mL 或 150U/mL 透明质酸酶 1 ~ 6mL，每隔数小时在外渗部位皮下多处注射，并采用热敷。使用皮质类固醇和局部冷敷会加重毒性。解毒机制：化学沉淀，加快外渗药物的吸收、分散。

（8）放线菌素 D：硫代硫酸钠 10% 4mL 减低与 DNA 结合。

（9）普卡霉素：硫代硫酸钠 10% 4mL 迅速碱化。

如没有上述解毒药可以使用 2% 利多卡因 2mL+ 地塞米松 5mg+ 生理盐水 7mL 局部封闭。

化疗药物外渗重在预防，高度的责任心、熟练的穿刺技术及血管的合理选择，正确掌握药物的输注浓度和方法，是预防其发生的关键。而药液外漏出现炎性反应的时间为 1 ~ 2 周，所以在注射时可疑有渗漏，应立即按渗漏处理，切勿轻易放过而造成严重后果。

二、胃肠道毒性反应及护理

大多数化疗药物可引起胃肠道反应，包括胃、肠、口腔、咽部等部位的黏膜上皮细胞的损害，表现为口干、食欲缺乏、饮食量减少、恶心、呕吐，口腔黏膜炎或溃疡，吞咽困难、腹痛、腹泻，便秘、麻痹性肠梗阻、胃肠出血等。

（一）常见原因

1. 心理因素

治疗前的紧张、恐惧、焦虑等不良情绪的影响，均能降低患者对胃肠道反应的耐受性。

2. 性别与年龄的因素

女性患者发生胃肠道反应多于男性。另外年龄大的患者由于心理承受能力较年轻患者强，细胞代谢较年轻患者慢，普遍比年轻患者能更好地耐受化疗引起的胃肠道反应。

3. 体质与疾病因素的影响

体质虚弱、疲劳、机体免疫功能低下及易患胃肠疾病的患者，容易出现胃肠道反应。

4. 饮食与环境因素的影响

化疗期间进食油腻、辛辣的食物容易引起胃肠道反应。另外患者在接受化疗期间病房进食环境尤为重要，患者在味觉功能紊乱时极易出现胃肠道反应。

（二）临床表现

1. 恶心呕吐

化疗引起的恶心与呕吐是患者最恐惧的化疗不良反应之一，严重者可导致脱水、电解质紊乱、疲乏、体重减轻，影响患者的生活质量，甚至拒绝化疗。恶心与呕吐的发生率和严重程度与化疗药物、剂量、用法及患者个体差异有关。70% ~ 80% 接受化疗的患者会出现恶心呕吐，10% ~ 44% 接受化疗的患者会出现期待性恶心呕吐。

（1）分类：化疗所致的呕吐分为急性呕吐、迟发性呕吐和预期性呕吐 3 种。急性呕吐是指化疗 24h 内出现的呕吐。延迟性呕吐是指化疗 24h 后出现的呕吐，可持续 5 ~ 7 天，如顺铂所致的恶心与呕吐在用药后 48 ~ 72h 达到高峰，可持续 6 ~ 7 天。预期性呕吐是指患者在化疗前即出现的恶心呕吐，是一种条件反射。

（2）护理要点。

①预防：加强健康宣教及心理支持。化疗前应耐心地向患者讲解化疗的目的和方法、可能出现的不良反应，使患者能正确认识和对待化疗，减少紧张、焦虑及抑郁，提供心理支持，减轻预期性恶心呕吐。健康宣教也要因人而异，对于较敏感尚不知情的患者，要掌握好分寸，以免出现相反的效果。按医嘱及时准确地

给予止吐药如格雷司琼等，一般化疗前半小时应用，必要时使用镇静药物辅助治疗。可在化疗前给予抑制胃酸的药物如奥美拉唑等，或化疗同时给予小苏打、氢氧化铝凝胶等，能起到保护胃黏膜的作用。遵医嘱睡前给化疗药可降低消化道反应，口服药物一般应餐后 30min 服用，个别药物可采用空腹给药，如替莫唑胺，应整个吞服，避免嚼服或碾碎。

②呕吐时应侧卧以防呕吐物误吸入气管，导致吸入性肺炎甚至窒息。

③呕吐后应协助患者漱口，并注意呕吐的量及性质，必要时留少量呕吐物化验检查，警惕有无胃肠道出血的可能。

④饮食护理：化疗期间应根据患者个体需求，给予高热量、高蛋白质、富含维生素、少油腻、易消化的食物，少量多餐，避免刺激性食物。对无恶心呕吐的患者每餐不宜吃太多食物，以免影响消化，诱发恶心呕吐，甚至引起窒息。如果患者只是恶心未吐，可在治疗前稍吃点东西，若无禁忌可给予冰块或橘子水冰块含在嘴里，对减轻恶心有一定的效果。对恶心呕吐的患者要鼓励进食，但不可勉强。鼓励尽量吃一些干的食物，并将其与汤和饮料分开。也可进清淡流质饮食，如苹果汁、橘子汁、茶水等，避免吃过甜、油腻、辛辣、气味不良的食物。此外，食物不宜过热，如果对患者接受或用药无影响，可进冷食，以减轻气味。如患者身体状态允许，可在饭前、饭后适当散步，以促进胃肠蠕动。严格记录出入量，以评估其脱水情况，根据医嘱定期检查血常规及电解质，确定有无贫血、低钾、低钠等，并对症处理。营养严重失调或不能经口进食者，可酌情给予肠内或肠外营养支持治疗，保证水电解质平衡。保持病房无异味、干净、整洁，减少不良刺激，以免诱发呕吐。如果患者出现持续性呕吐或喷射性呕吐，应及时通知医生。前者一般见于肠梗阻；后者则多见于脑膜刺激征的患者。

2. 黏膜炎

口腔溃疡是肿瘤患者化疗时最常见的并发症之一，会影响到患者的心理状态，最明显是不能进食造成的挫折感。临床表现为唇、颊、舌、口底、牙龈出现充血、红斑、疼痛、糜烂、溃疡，食欲减退，腹胀、腹痛、腹泻、便秘或发生血便。

（1）临床表现及主要药物。

①口腔黏膜炎：由于化疗药物减弱了口腔黏膜的再生能力导致口腔黏膜炎的发生。引起口腔黏膜炎的化疗药包括烷化剂、抗代谢类、植物类、抗癌抗生素等。随着口腔黏膜炎的加重，口腔黏膜可出现假膜、溃疡，伴有疼痛、感染、出血，

甚至影响进食。

②腹泻：有些化疗药物可以引起腹泻。氟尿嘧啶、氨甲蝶呤、阿糖胞苷等常引起腹泻，放线菌素 D、脱氧氟脲苷、羟基脲、去甲氧柔红霉素、伊立替康（CPT-11）、亚硝脲类、紫杉醇等引起腹泻亦相当常见。持续性腹泻可导致电解质紊乱、脱水等。

③便秘、肠道麻痹：长春碱、长春新碱等。

（2）护理要点。

①口腔黏膜炎：注意口腔卫生，治疗口腔疾病，防治口腔感染。在化疗开始前，应先清除口腔内的断牙残根，因这极易引起口腔感染而引起溃疡。在防治口腔黏膜炎中，口腔清洁尤为重要，保持口腔清洁和湿润，每日饭前、饭后用生理盐水漱口，以稀释口腔内有害菌浓度，保持口腔清洁；睡前及晨起用软毛刷仔细清洁口腔，动作轻柔，避免口腔黏膜及牙龈的机械性损伤。一旦发现口腔黏膜有充血、水肿，可用西地碘片含化，选用呋喃西林溶液、氯己定、复方硼砂溶液或1% 过氧化氢溶液、冰水含漱；若有真菌感染应给予抗真菌药物治疗，如制霉菌素 10 万 U/mL 含漱，同时给予 5% 碳酸氢钠漱口；若疑有厌氧菌感染可以用 3% 过氧化氢钠漱口；如有溃疡形成，患处可涂锡类散、西瓜霜、冰硼散、莫匹罗星等，或贴复方氯己定地塞米松膜，口服 B 族维生素，还可以用 2% 利多卡因溶液喷雾或取 15mL 含漱 30s，每隔 3h1 次，或用 2% 利多卡因 2mL、地塞米松 5mg，庆大霉素 8 万 U 配制于生理盐水 250mL，分次含漱，都可用于餐前镇痛。对于剧烈疼痛患者，可考虑全身用药，如用芬太尼透皮贴剂或口服镇痛药。黏膜保护、修复：用硫糖铝、维生素 E 溶液等含漱，或集落细胞刺激因子加入生理盐水含漱，每日 4 次；应吃些无刺激性的饮食，最容易接受的食物是大米粥、麦片粥、蔬菜泥、牛奶蛋糊、肉松、冰激凌等，如果能吃固体食物，也应该选择柔软的或能煮烂的食物。在化疗期间避免进食过硬、过粗、过冷、过热和辛辣的食物。

②腹泻：应进软食、少渣、低纤维、无刺激性食物，避免食用易产气的食物，如红薯、玉米、高粱、豆类、糖类、卷心菜、黄瓜、大蒜、青椒，不饮汽水等。以外应注意饮食卫生，防止胃肠道感染；多饮水，每日约 3000mL，以补充腹泻丢失的水分；保持会阴部皮肤的清洁，便后应用温水洗净，轻轻沾干，避免损伤皮肤，必要时可局部涂氧化锌软膏，防止腐蚀肛门周围的皮肤。患者出现腹痛、腹泻等消化道症状时，应注意观察腹痛、腹泻的性质和腹泻的次数及量，因较严

重的毒性反应可引起黏膜坏死、脱落，以致出血或穿孔。如有异常情况应及时给予止泻药物，留粪标本化验检查，同时要监测血生化，补液治疗，及时纠正水、电解质紊乱。对怀疑有合并感染的患者应进行粪常规、粪培养等检查，酌情应用抗生素。常用止泻药物有复方地芬诺脂片、洛哌丁胺等。尤其使用伊立替康时，应警惕延迟性腹泻的发生。伊立替康最常见的毒性反应有延迟性腹泻，用药 24h 后出现，发生率 80% ~ 90%。发生严重腹泻占 39%，中位发生时间为用药后第 5 天，如合并白细胞下降，可导致肠道感染，且不易控制。因此，一旦发生水样便，应立即给予洛哌丁胺口服，首剂 4mg，之后 2mg/ 次，每 2h1 次，直至腹泻停止 12h，最长使用不超过 48h。

③便秘：便秘的同时常伴有食欲缺乏及腹胀等症状，多由进食少、食物精细而缺乏纤维素，活动减少，镇痛药、止吐药、化疗药的使用及精神紧张等多种因素引起。鼓励多饮水，尤其是晨起饮入 200mL 温白开水，身体不适水温可略高些，以有效润滑肠道。进食含有适量纤维的食物，如芹菜、韭菜，多吃新鲜蔬菜、水果（如香蕉、苹果等）和一些粗粮。养成规律排便习惯：依据过去的排便习惯，即使没有便意，也应按时（或按习惯）如厕诱导排便，经验证明，此做法对预防便秘有一定帮助。适当运动：在病情允许的情况下，可协助患者离床活动，如果身体状况许可，应尽可能做一些力所能及的事情，力争生活自理，可增加胃肠蠕动，也可调节心情，分散紧张情绪，增加自信心。遵医嘱应用缓泻药：适量应用麻仁润肠丸、新清宁等。遵医嘱调整镇痛药、止吐药的使用。如果 3 天未排便，可用液状石蜡 30mL 口服，每日 3 次，还可使用开塞露纳肛。大便干燥时，可遵医嘱给予 1 ：2 ：3 灌肠液（50% 硫酸镁 30mL、甘油 60mL、温开水 90mL）灌肠，以软化粪便，促进排便，或戴手套进行人工排便（如为直肠癌患者，应尽量避免人工排便），并注意观察处理效果。若处理效果欠佳或出现腹胀、肠鸣音减弱，疑有肠梗阻发生者，应及时摄腹部 X 线片，给予禁食、水、胃肠减压等；食欲减退者可给予黄体酮类药物促进食欲等；注意观察体温变化，早期发现感染征兆，早期治疗。

三、骨髓抑制及护理

大多数化疗药物均有不同程度的骨髓抑制，而骨髓抑制又常为抗肿瘤药物的剂量限制性毒性。不同的药物对骨髓作用的强弱、快慢和长短不同，所以反应程度也不同。

（一）主要药物

1. 作用最强的药物

蒽环类、米托蒽醌、白消安、卡莫司汀、阿糖胞苷、达卡巴嗪、放线菌素 D、氨甲蝶呤、尼莫司汀、紫杉醇、吉西他滨。

2. 作用稍弱的药物

烷化剂、依托泊苷、氟尿嘧啶、羟基脲、丝裂霉素、丙卡巴肼、抗嘌呤类、卡铂、苯丁酸氮芥、顺铂、链佐星、长春碱。

（二）临床表现

骨髓抑制在早期可表现为白细胞或粒细胞尤其是总细胞减少，或血小板的减少，严重时血小板、红细胞、血红蛋白均可降低。当血小板减少低于 50×10^9/L 时，容易发生中枢神经系统、胃肠道以及呼吸道出血，同时患者还伴有疲乏无力、抵抗力下降、易感染、发热等表现。

（三）护理要点

（1）严格掌握化疗适应证，化疗前检查血常规、骨髓情况。如白细胞少于 4×10^9/L 时，血小板少于 80×10^9/L 时，化疗应慎重执行，需要适当调整治疗方案，必要时应暂缓化疗，给予对症治疗。

（2）化疗中给予必要营养支持，如高蛋白质、高热量、富含维生素饮食、药膳等。

（3）化疗中、后期应定期查血常规，必要时每日检查，以了解血常规情况。

（4）遵医嘱应用促进血细胞生成药物，并观察疗效，如 G-CSF、GM-CSF、IL-11、TPO、EPO 等。

（5）必要时输入新鲜血、成分血，如输入全血、白细胞、红细胞或血小板等。

（6）白细胞特别是粒细胞下降时，感染的概率将增加，尤其白细胞低于 1×10^9/L，骨髓抑制时，要采取保护性隔离措施，避免交叉感染；应让患者在层流病房或单间接受治疗，病房紫外线 30min，每日 2 次；减少探视，尤其感冒者禁止探视。注意保持口腔、肛周及会阴部清洁，预防感染。严密监测体温，预防性给予抗生素，必要时做血培养。

（7）血小板低时应注意预防出血，协助其做好生活护理。嘱咐患者少运动、缓慢活动，避免磕碰。密切观察出血症状，包括消化道出血，如患者主诉头痛、恶心，出现意识模糊等症状，应考虑颅内出血可能，如有腹痛、黑便等应考虑消化道出血的危险，及时汇报给医生并给予相应的处理。

（8）避免服用阿司匹林等含乙酰水杨酸类药物，注意监测出血、凝血时间。如出血，患者会自觉疲乏，应嘱其多休息，必要时可给予吸氧。血红蛋白低于80g/L时需要给予输血治疗，多采用成分输血等。

（9）女性患者月经期间注意出血量和持续时间，必要时使用药物推迟月经期。

（10）如患者出现重度骨髓抑制，应警惕肿瘤骨髓转移，同时应与骨髓抑制相鉴别，因为对于两者的治疗、护理有所不同。

四、心脏毒性反应及护理

（一）主要药物

阿霉素、柔红霉素、表柔比星、吡柔比星、去甲氧柔红霉素、米托蒽醌、喜树碱、三尖杉生物碱、顺铂、氟尿嘧啶。

（二）临床表现

部分化疗药物可产生心脏毒性，损害心肌细胞，是蒽环类化疗药物的剂量限制性毒性。

（1）轻者可无症状，仅心电图表现心动过速、非特异性ST-T段改变、QRS电压降低，窦性心动过速通常是肿瘤患者心脏毒性作用的最早信号。

（2）重则心悸、气短、心前区不适或疼痛、呼吸困难，临床表现如心绞痛，还可出现心肌炎、心肌病、心包炎，甚至心力衰竭、心肌梗死。

（3）心电图显示各类心律失常等，因化疗导致的心血管系统的症状、体征是非特异性的，应该与肿瘤引起的或既往心脏病史相鉴别。

（4）蒽环类的急性心脏毒性在用药后数天出现，多表现为短暂性室上性心律失常与ST-T改变等，约40%的患者可有此异常，与累积剂量无关，常停药后消失。

（5）蒽环类的慢性心脏毒性在末次用药后数月或数年出现，以充血性心肌病为主要表现，症状包括心动过速、心律失常、呼吸困难、干咳、双足水肿、肝大淤血、心脏扩大等。充血性心肌病与累积剂量有关，为不可逆的毒性反应。阿霉素用量超过 550mg/m^2，充血性心肌病的发生率高达 30%。

（三）护理要点

（1）化疗前先了解有无心脏病史，做心电图，必要时做动态心电监测、心脏超声等检查，了解心脏基本情况。

（2）对有心脏病变的患者，应避免使用对心脏有毒性作用的化疗药物。婴幼儿及老年人、纵隔放疗者与 CTX 等药物联合应用，可增加蒽环类所致充血性心肌病的危险，应慎重使用或调整使用方案。

（3）限制蒽环类药物储积量，必要时查血药浓度，特别是要严格控制阿霉素的使用总量。

（4）改变给药方法，延长静脉滴注时间，改变给药次数，可减少心脏毒性。可使用心脏毒性较低的药物如表柔比星等，或使用与阿霉素结构相似的米托蒽醌，减轻心脏毒性。

（5）保护心脏，用二磷酸果糖、维生素 E、辅酶 Q10、ATP、钙拮抗药、N-乙酰半胱氨酸等药物。地拉佐生被 FDA 批准用于临床，可防止心肌细胞线粒体磷脂的过氧化和巯基氧化，保护心肌。多用于阿霉素的累积计量 >300mg/m^2 者，在阿霉素应用前 30min 使用。

（6）严密观察病情变化，重视患者主诉，如有无心悸、气短、心前区不适等症状，监测心律的变化，必要时做心电图或心电监测，发现异常立即汇报医生，及时处理。

（7）发生心力衰竭等，给予强心、利尿等治疗。

五、泌尿系统毒性反应及护理

部分化疗药物可引起肾损伤，主要表现为肾小管上皮细胞急性坏死、变性、间质水肿、肾小管扩张，患者可出现腰痛、血尿、水肿、小便化验异常等，严重者可导致肾衰竭。

（一）临床表现

1. 肾脏毒性

许多抗癌药及其代谢物从肾排出，因而肾极易受损害。主要是顺铂、普卡霉素、丝裂霉素、柔红霉素及大量的氨甲蝶呤等药物，均可以引起肾毒性。主要表现尿中出现红细胞、白细胞和颗粒管型，蛋白尿、血肌酐升高，肌酐清除率下降，严重者甚至无尿。①铂类：顺铂的肾损害在肾近曲小管与远曲小管，集合管亦受累。肾毒性是顺铂的剂量限制性毒性，临床表现为氮质血症、血肌酐升高、尿少，电解质紊乱，低镁血症、低钙血症等。②氨甲蝶呤：氨甲蝶呤及其代谢物 7- 羟基氨甲蝶呤在酸性环境下易沉积于肾小管，导致机械性阻塞。如果有充足的水化、碱化、利尿，大剂量氨甲蝶呤的肾毒性颇低。

2. 出血性膀胱炎

主要药物是喜树碱、环磷酰胺、异环磷酰胺等。临床表现尿频、尿急、尿痛及血尿，其程度与药物剂量大小有关。

3. 尿酸性肾病

主要表现少尿或无尿，尿 pH 下降，血浆尿素及肌酐增高，出现尿毒症。

（二）护理要点

（1）化疗前评估肾功能。

（2）化疗前和化疗期间嘱咐患者多饮水，可以多饮绿茶及服利尿通淋的中草药，使尿量维持在每日 2000 ~ 3000mL，减少泌尿系统的毒性作用和不良反应。

（3）顺铂使用：水化可促进血液循环，减少顺铂与肾小管的接触时间，从而有助于减轻肾毒性；氯化物可抑制顺铂在肾小管的水解，故常用生理盐水进行水化。水化方法：用顺铂前 12h 开始水化（200mL/h 或 $3L/m^2$），至顺铂结束后 24h；至少水化 1000mL 后方可给药；每 1 升水化溶液中可加入约 lg 硫酸镁（约 4mmol/L）；20% 甘露醇利尿；保持尿量在 2500mL 以上，每小时尿量在 100mL 以上；注意水、电解质平衡；根据肾功能调整顺铂剂量。

（4）丝裂霉素在给药前应避免或尽量减少输血，以减少微血管病溶血性贫血的发生。

（5）大剂量氨甲蝶呤应用时可导致急性肾功能不全，解决方法是水化、碱化、利尿、救援。监测氨甲蝶呤血药浓度。氨甲蝶呤及其代谢物在不同 pH 下的溶解度不同，尿 pH>7，溶解度明显增加，如果尿 pH < 7，应设法提高尿 pH，否则不能开始用 MTX。水化：用氨甲蝶呤前 12h 开始水化，至少水化至 48h。可用 5% 葡萄糖注射液，0.9% 氯化钠注射液水化，每天液体量至少 3L，维持滴速 150mL/h，加入氯化钾 10mmol/h；碱化：把碳酸氢钠加入补液中（40mmol/L），维持尿 pH>7；利尿：乙酰唑胺是碳酸酐酶抑制药，能增加肾小管的 pH；救援：根据甲氨蝶呤的用药时间及测定的氨甲蝶呤浓度，决定甲酰四氢叶酸的起始时间及用量。

（6）异环磷酰胺可产生多种肾异常，使用泌尿系保护剂，美司钠（Mesna），其筑基与丙烯醛形成无活性的复合物，可减轻其对膀胱黏膜的损伤，预防出血性膀胱炎。美司钠每次用量为异环磷酰胺的20%，于异环磷酰胺用药前及用药后4h、8h分别静脉给药。如果用大剂量的环磷酰胺，化疗前给予环磷酰胺的1/5量的美司钠，化疗同时给予环磷酰胺等量的美司钠，化疗后12h给予环磷酰胺半量的美司钠。同时也可以给予充足水的水化、利尿，有助于稀释丙烯醛等代谢产物，减轻其毒性，增加排尿次数及尿量并碱化尿液，减轻肾和膀胱毒性。

（7）对于尿酸性肾病的防治，除每日给予大量液体促使尿液增多外，还可以口服碱性药物，以利于尿酸溶解。别嘌醇可用于预防尿酸性肾病。同时应注意控制食用嘌呤含量高的食物，如肉类、动物内脏、花生、瓜子，多食用新鲜蔬菜水果等。

（8）护士认真观察尿液的性状，准确记录出入量。如出现任何不适应及时报告医生。

六、肝脏毒性反应及护理

（一）主要药物

氨甲蝶呤、环磷酰胺、6-巯鸟嘌呤、门冬酰胺酶、氮芥、苯丁酸氮芥、柔红霉素、放线菌素D、链佐星等。

（二）临床表现

化疗药物引起的肝脏反应可以是急性而短暂的肝损害，包括坏死、炎症，也可以由于长期用药，引起肝慢性损伤，如纤维化、脂肪性变、肉芽肿形成、嗜酸粒细胞浸润等。临床可表现为乏力、食欲缺乏、恶心、呕吐、肝区疼痛，肝大、血清转氨酶、胆红素升高，严重者会引起黄疸、肝硬化、凝血机制障碍，甚至会出现急性肝萎缩、中毒性肝炎、肝功能衰竭等。

（三）护理要点

（1）注意卧床休息，避免劳累，以利于肝脏血液的供应，促进肝细胞功能的恢复。

（2）化疗前进行肝功能检查，如有异常应谨慎使用化疗药物，必要时先行保肝药物治疗，甚至暂缓或停止化疗。

（3）定期检测凝血功能，观察有无出凝血倾向，如有异常，遵医嘱应用维生素 K 等药物。

（4）严密观察病情，倾听不适主诉，如肝区胀痛、黄疸等，及时发现异常，对症处理。

（5）给予保肝药物，如葡醛酸钠、谷胱甘肽、复方甘草酸苷、复合维生素 B、维生素 C、辅酶 A 以及中药等。

（6）饮食以清淡可口为宜，适当增加蛋白质和维生素的摄入量。如有肝性脑病时应限制蛋白质的摄入，按肝性脑病进行护理。

（7）做好心理护理，减轻焦虑。

（8）化疗后定期复查肝功能，如有异常应及时给予保肝药物。

七、肺毒性反应及护理

对呼吸系统有毒性作用和不良反应的化疗药物，可引起急性化学性肺炎和慢性肺纤维化，甚至出现呼吸衰竭。

（一）主要药物

博来霉素、丝裂霉素、卡莫司汀、平阳霉素、环磷酰胺、吉西他滨、长春新碱等。

（二）临床表现

表现为肺间质性炎症和肺纤维化。临床可表现为疲劳、不适、干咳、气急、呼吸困难、哮喘，伴有发热、胸痛、咯血，多急性起病，伴有粒细胞增多。严重者可发生呼吸衰竭。肺底可闻及干性、湿性啰音，胸部 X 线片、肺功能检查可见异常。与肺部放疗同时进行时会加重肺毒性。

（三）护理要点

（1）评估患者有无增加肺毒性的危险因素，如胸部放疗、吸入高浓度氧、吸烟、年龄 >70 岁、肾功能损害、博来霉素累积量 >360 ~ 400mg，避免相关危险因素。

（2）观察患者的病情变化，有无干咳、气急、呼吸困难、咯血等表现；观察皮肤黏膜的颜色，有无发绀、呼吸频率、节律的变化，必要时监测血氧饱和度等；有无发热等伴随症状。

（3）用药期间定期检查肺部情况，检测患者的血常规、X线、CT、肺功能等有无异常。

（4）出现肺毒性表现及时停用博来霉素等导致肺毒性的药物，并用糖皮质激素治疗。丝裂霉素可用泼尼松60mg每日1次，口服，2～3周后改为20mg，每日1次口服。卡莫司汀激素类药无效，预防性用黏液溶解剂如安普索30mg，每日3次口服，可能有帮助。及时给予止咳、吸氧、平喘、抗生素等处理，并给予舒适卧位。必要时给予呼吸机辅助呼吸。

（5）停药后还要注意随访。

八、神经系统毒性反应及护理

（一）临床表现

主要为癌肿浸润或治疗引起的神经末梢或中枢神经系统受损所致。有些化疗药物可引起周围神经炎，指化疗药物对周围末梢神经产生损害作用，主要表现为：感觉异常，指（趾）麻木、腱反射消失，肢端感觉迟钝，烧灼样、钳夹样的阵发性疼痛，往往伴有感觉或运动功能丧失，有时还可发生便秘或麻痹性肠梗阻。还有些药物可产生中枢神经毒性，主要表现为感觉异常、振动感减弱、刺痛、步态失调、共济失调，严重者头痛、恶心、呕吐，意识改变、精神异常、嗜睡、昏迷、甚至死亡等。

（二）主要药物

（1）铂类，奥沙利铂、顺铂。

（2）长春碱类。

（3）阿糖胞苷。

（4）异环磷酰胺。

（5）氟尿嘧啶。

（6）氨甲蝶呤。

（7）紫杉醇类。

（三）护理要点

（1）预防。熟练掌握化疗药物相关知识，严格按照医嘱用药，联合用药时应注意有无毒性相加的作用。

（2）密切观察毒性反应，定期做神经系统检查，如出现严重的神经毒性，应考虑减量、停药或改用其他替代药物，并遵医嘱给予营养神经的药物。

（3）冰的物品，注意保暖。奥沙利铂一般输注时间为 2 ～ 6h，如时间过长会增加神经毒性。有文献报道：减慢输注速度，延长输注时间至 5 ～ 6h 可以有效地将速发型外周感觉神经毒性反应降到最低。禁止用生理盐水稀释，在其输液前后应输葡萄糖溶液。因与氯化钠和碱性溶液（特别是氟尿嘧啶）之间存在配伍禁忌，本品不要与上述制剂混合或通过同一条静脉同时给药（应冲管）。在配置药物及输注时应避免接触铝制品。

（4）顺铂停药后数月神经症状可能恢复，细胞保护剂氨磷汀对预防顺铂的神经毒性有一定的帮助。应避免顺铂每个疗程单一剂量过高及累积量过高（$600mg/m^2$）。

（5）长春碱类神经系统毒性目前暂无有效的治疗方法，停药后数周或数月，神经症状逐渐改善。

（6）有的药物如 VP-16 易引起直立性低血压，故在用药过程中应嘱咐患者卧床休息或减少活动，告知患者缓慢改变体位，避免发生直立性低血压，如厕时有人陪同，以免发生意外。

（7）阿糖胞苷神经系统毒性目前尚无有效的治疗，停药后数天症状会改善，但严重的神经损害是不可逆的。有以下危险因素时慎用阿糖胞苷：年龄 >50 岁，阿糖胞苷剂量 $>1g/m^2$（神经毒性发生率 15% ～ 37%），多周期阿糖胞苷治疗，肾功能不良。

（8）异环磷酰胺神经系统毒性较明显时可给予静脉用地西泮及亚甲蓝。有以下危险因素时慎用异环磷酰胺：低蛋白血症，肾功能不全，曾用过顺铂（隐性肾功能不全），中枢神经系统肿瘤，年龄小（儿童易受影响）。

（9）氟尿嘧啶神经系统毒性症状在停药后可恢复。而大剂量氟尿嘧啶后常出现小脑功能紊乱，因此药物剂量不宜过大。

（10）氨甲蝶呤使用时注意加强水化、四氢叶酸救援等，详见本节泌尿系统毒性反应及护理。同时避免同步放疗，脑脊液找到肿瘤细胞、药物累积是脑病发生的危险因素。

（11）紫杉醇类的神经病变可在首剂后数天或数个疗程后发生，停药一段时间后症状可恢复。周围神经病变是其剂量依赖性毒性，紫杉醇 $>175mg/m^2$，神经毒性的发生率明显升高。累积剂量亦增加神经毒性的发生，Docetaxel 累积量 $400mg/m^2$ 可产生严重神经症状。

（12）若患者出现肢体活动或感觉障碍，应加强安全护理，避免进行打开水、缝纫等活动，以免灼伤、烫伤、刺伤等，适当给予按摩、针灸、被动活动等，促进血液循环、神经系统功能恢复。

（13）症状明显者如共济失调、意识障碍等予以生活护理，如饮食、如厕、皮肤护理等，创造一个安全的居住环境，避免碰伤、摔伤等意外事件发生。

九、过敏反应及护理

多数抗癌药会引起过敏反应，但只有少数抗癌药引起的过敏反应率达 5%。紫杉醇、门冬酰胺酶常常引起过敏反应，成为其治疗限制性毒性。

（一）临床表现

多为 I 型变态反应：支气管痉挛性呼吸困难、喘鸣、瘙痒、皮疹、面部潮红、血管水肿、肢体痛、低血压等，甚至过敏性休克。紫杉醇引起过敏反应的机制不详，可能是紫杉醇本身或赋形剂聚氧乙基蓖麻油引起过敏反应。过敏反应发生率为 39%，其中严重过敏反应发生率为 2%。几乎所有的反应都发生在用药后最初 10min 内，严重过敏反应常发生在用药后 2 ~ 3min，即使是很少的剂量亦可引起过敏反应。门冬酰胺酶是一种来源于细菌的多肽，具有多抗原性，能刺激机体产生 IgE 或其他免疫球蛋白，引起过敏反应，发生率为 10% ~ 20%。

（二）护理要点

（1）给药前做好预防措施，准备好肾上腺素、血压计等抢救物品。

（2）避免增加门冬酰胺酶过敏反应的危险因素：有其他药物过敏史，以前用过门冬酰胺酶（包括数年前用药），高剂量给药（$25000U/m^2$）、静脉内给药（每周 3 次，连续数周），与泼尼松、长春新碱联合用药亦减轻过敏反应的危险。门冬酰胺酶更换厂家及批号时应重新做皮内试验。

（3）用药前应给予预处理，标准预处理可以减少发生率，减轻发生程度。用紫杉醇前应用以下药物：①糖皮质激素：地塞米松 20mg，在应用紫杉醇前 12h 及 6h 口服；②组胺 H，受体拮抗药：苯海拉明 10mg，于用紫杉醇前半小时肌内注射；③组胺 H_2 受体拮抗药：西咪替丁 400mg 或雷尼替丁 50mg，于用紫杉醇前半小时静脉注射。用门冬酰胺酶前预防性用糖皮质激素，防止迟发型过敏反应。

（4）输入紫杉醇，应使用特制的有滤过装置的输液器，因为紫杉醇附加剂聚氧乙烯蓖麻油可以使增塑剂二基己肽酸化物从聚氯乙烯滴注袋中漏出引起肝毒性。故紫杉醇不可接触聚氯乙烯塑料器械及设备，稀释的溶液应储存于瓶内（玻璃、聚丙烯）或塑料袋内（聚丙烯、聚烃烯），并采用非聚氯乙烯注射器和输液器，使用特制的带有滤过装置的输液器，过滤器的微孔膜直径不超过 0.22μm，以防止紫杉醇溶液中的细小微粒进入体内，从而降低过敏反应发生率。初次使用紫杉醇，配药时第 1 支药物加入 100mL 溶液中，缓慢静脉滴注，尤其在最初的 10min 内，特别是最初的 2 ~ 3min，严密观察病情变化，有无胸闷、憋气、呼吸困难、发绀、低血压等。如无过敏反应，100mL 溶液基本输完时方可配制其他的药物，以备过敏时停药，避免造成药物浪费及经济损失。预处理常常减轻过敏反应的严重性，但仍会在给药后出现过敏反应。因此，初次使用一定要重视，规范操作，严密观察病情。

（5）若出现过敏反应立即停药，同时更换输液器及液体，给予抗过敏处理甚至抢救。①用组胺 H_1 受体拮抗药（如苯海拉明 50mg 肌内注射），或盐酸异丙嗪 25mg 肌内注射；②过敏性休克时用肾上腺素 0.5 ~ 1mg 皮下注射或肌内注射，必要时重复；③如果持续低血压，可给予扩容治疗；④支气管痉挛可用糖皮质激素等。

（6）若不严重，遵医嘱在医护监护下继续缓慢滴注，出现严重过敏反应者禁止再用。

十、脱发及护理

有些化疗药物可引起不同程度的脱发，这是化疗药物损伤毛囊所致。脱发通常发生在用药后 1 ~ 2 周，2 个月内效果最显著。脱发的程度通常与药物的浓度和剂量有关。脂质体耦联的多柔比星及米托蒽醌可明显减轻脱发。

（一）主要药物

多柔比星、博来霉素、柔红霉素、环磷酰胺、氨甲蝶呤、放线菌素 D 等。

（二）护理要点

1. 心理护理

脱发常造成患者心理上、情绪上的损害，甚至会放弃治疗。护理上首先应该从精神上给予支持，并告知患者脱发是暂时的。

2. 形象改变的护理

给予患者维护自身形象指导，建议剪发或佩戴假发、丝巾、帽子等发饰，以获得令人接受的外观。增强自信，还可请专门的形象设计师或美发师进行形象设计，塑造美的形象。

十一、其他毒性反应及护理

（一）皮肤反应

并不是所有的患者都会出现，即使出现也不必过分担忧，因为停药后，皮肤的红斑、皮疹和色素沉着、指甲变形会逐步好转或消失。

1. 手足综合征

几乎 50% 使用希罗达的患者发生手足综合征，表现为麻木、感觉迟钝、感觉异常、刺麻感、无痛感或疼痛感，皮肤肿胀或红斑、脱屑、水疱或严重的疼痛，严重者可出现脱皮、脱指甲。

建议在使用希罗达的同时给予维生素 B 营养神经，手脚外涂尿素霜等以预防手足综合征。

2. 色素沉着

肿瘤化疗所致色素沉着是由皮肤黏膜黑色素沉积增多所致。①主要药物有白消安、环磷酰胺、氟尿嘧啶、多柔比星、博来霉素等。②主要表现为局部或全身皮肤色素沉着，甲床色素沉着，皮肤角化、增厚，指甲变形。皮肤角化可服用维生素 A，避免日光暴晒。

（二）发热

主要药物有博来霉素、平阳霉素等，可在化疗前半小时给予叫噪美辛栓等解热镇痛药物，预防发热或减轻发热的程度。

（三）疲乏

长期化疗可导致患者一般状况下降，周身疲乏无力、精神萎靡、出虚汗、头晕、头痛、嗜睡、体重下降、虚弱等，做好安全及生活护理，适当活动，增加营养，防止摔倒。

（四）免疫抑制

化疗药物多是免疫抑制药，对机体的免疫功能有不同程度的抑制作用，机体免疫系统在消灭体内残存肿瘤细胞上起着很重要的作用。当免疫功能低下时，肿瘤不易被控制，反而加快复发或转移进程，甚至出现第二种癌症。

（五）其他

骨质疏松、性功能障碍、男性乳腺增大等，也可由部分化疗药物引起。一旦出现均应对症处理。

（六）心理影响

化疗药物引起的社会心理方面的影响不容忽视。化疗药物造成的恶心、呕吐、脱发、性功能障碍等可使患者产生自卑、恐惧心理，故化疗药物的不良反应除了对身体、外表造成损伤外，还包括药物引起的社会心理方面的不良反应。

十二、远期毒性反应及护理

多数的抗癌药能够诱导机体细胞突变，某些药物可以导致第二肿瘤的发生、不育、致畸形等。因此，医务工作者应严格遵守抗癌药的准备、使用、处理规则。

（一）第二肿瘤的发生

抗癌药如烷化剂能够引起非肿瘤细胞 DNA 的持续性改变，受损的细胞通过自动修复机制，常常能够恢复，但 DNA 受损的细胞仍可能存活，并在某些环境下过度增生，形成肿瘤。亦与免疫抑制有关。

（二）不育

所有的烷化剂都能引起性腺功能障碍，例如用并卡巴肼治疗后，男性患者出现精子缺乏、睾丸萎缩，而女性患者则出现卵巢衰竭、闭经，其严重程度与药物总剂量及年龄有关。

（三）致畸

胚胎与胎儿的生长极易受抗癌药毒性的影响。动物试验证实，这些药物能够引起动物胎儿畸形。亦有孕期接受化疗的妇女产出畸形婴儿的报道。致畸的危险性在怀孕后的前 3 个月最高。

化疗期间，男性患者应节育，妇女应避孕。女性患者如妊娠应终止妊娠或避免化疗，一般停药后生育功能可恢复，并在结束化疗后 2 年才能考虑生育。

十三、肿瘤化疗药物使用的注意事项

肿瘤化疗的种类很多，不同药物有不同的给药方法和不同的毒性反应，但是应注意以下几点：

第一，化疗前评估患者化疗适应证及禁忌证、营养状况、血常规、心肺肝肾功能、消化道状况、对化疗的耐受程度、有无基础疾病及危险因素等。

第二，严格按照医嘱及药物使用方法准备并配制、使用化疗药物。严格“三查七对”，安全、规范、合理用药。

第三，配制化疗药时，护士要做好自我防护，戴口罩、手套（聚氯乙烯手套），有条件的医院在配制化疗药时应该有专用的生物安全柜、配液室或配液中心。

第四，化疗药物应遵循现用现配的原则。

第五，化疗前应给予保护肝脏、保护胃黏膜、预防过敏的药物，并在化疗药使用前半小时给予止吐药物。

第六，化疗药物刺激性强，使用时要注意保护静脉，确保输液管路在血管内，严格预防外渗，以免引起组织坏死。输注化疗药物前后及两种化疗药物之间均需用生理盐水或葡萄糖注射液冲洗管道，具体根据化疗药物所用溶液决定。

第七，配制化疗药物的注射器、空药瓶及输液袋，立即用专用塑料袋封闭包装，单独处理，防止化疗药物污染空气。

第八，积极预防药物外渗，一旦发现，即刻处理并汇报及交班。

第九，严格遵照规定时间使用化疗药物，恰当控制液体滴速。

第十，联合用药时应按药物序贯给药，合理安排用药顺序，以免药效下降、影响疗效或增加毒性。

第十一，严密观察药物的毒性反应，尤其是过敏反应，及时汇报医生并对症处理。

第十二，定期化疗，及时复查，巩固疗效，防止复发与转移。

第五节　肿瘤化疗的防护

目前，临床所使用的抗肿瘤药物大多数为细胞毒性药物，因此对正常组织及肿瘤组织均有抑制作用。不但使化疗患者出现毒性反应，同时对经常接触抗肿瘤药物的专业人员也会带来一定危害。临床研究证实，这些潜在危害都与其接触剂量有关，接触药物剂量多则会给人体带来毒性反应，并引起一定的长期潜在危险。因此，要求专业人员在接触化疗药物操作过程中必须遵守操作规程，正确采用安全防护措施，以加强专业人员职业保护。

一、医护人员接触化疗药物的场所与吸收途径

第一，医护人员在工作时都有机会接触化疗药物并被动吸收，如配制化疗药物、执行化疗、处理化疗药物溢出、处理化疗污染物和患者的排泄物等。

第二，医护人员被动吸收化疗药物的途径有皮肤吸收、呼吸道吸入、消化道摄入，主要通过皮肤吸收。①玻璃瓶、安瓿掉在地上或运输过程中打破后药物溢出；②开安瓿时药物、药液、玻璃碎片飞溅；③在瓶中溶解药物时如事先不抽出空气减压，拔针时就会有一部分药物喷射出来；④操作过程中有时针头脱落，药液溢出；⑤不慎被接触过化疗药的注射器针头或药瓶碎片刮破皮肤也会导致直接接触；⑥废弃物，如用完的玻璃瓶、安瓿，静脉输液管、患者的排泄物等都含有少量药物；⑦上述直接接触后未彻底清洗双手还可导致消化道吸收。

二、化疗药物的职业危害性

国内学者采用单细胞凝胶电泳法对单个细胞 DNA 的损伤进行检测，结果发现实验组淋巴细胞彗星样的发生率明显高于对照组，表明职业接触抗肿瘤药物可损伤细胞 DNA。以上研究证实，专业人员在接触抗肿瘤药物过程中，根据其毒性反应具有剂量依赖性的特点，虽然在日常配制药液或给药时沾染的剂量小，但

是频繁接触抗肿瘤药物会因其蓄积作用产生毒性反应。

（一）早期临床表现

包括刺激性症状，如咳嗽、眼睛或黏膜不适；皮肤反应，局部出现红、肿、热、痛，甚至出现皮肤黏膜坏死；恶心、呕吐、腹泻；口腔炎、舌炎、食管炎、口腔溃疡、脱发；对化疗药物高度敏感者，还可以出现过敏反应、白细胞减少或血小板减少。

（二）远期毒性作用

接触化疗药物的妇女可引起畸胎、异位妊娠和流产。Stuker 研究证明，抗癌药物可以通过胎盘运转，造成胚胎或胎儿宫内接触，而造成女性医护人员职业性接触抗肿瘤药物可致胎儿流产明显高于对照组。女性月经不调与接触化疗药物也有很大关系。致癌作用，部分接触化疗药物的医护人员，在若干年后有可能发生与化疗药物相关的恶性肿瘤，主要为急性白血病。

三、防护

（一）防护原则

根据化疗药物剂量依赖性的特点，可减少对化疗药物的接触剂量，从而达到防护目的。操作时应遵循以下原则：①工作人员尽量减少与化疗药物不必要的接触；②尽量避免化疗药物污染环境。

（二）加强专业人员职业安全教育

①执行化疗的医护人员必须经过专业培训，包括化疗的基础知识，化疗的不良反应及预防处理、化疗潜在的职业危害及防护措施。对可能被动接触化疗药物的清洁工人、护工等都应进行相关的教育，做好自我防护，学会如何适当处置被化疗药物、血液、体液污染的物品。②从事化疗专业人员在妊娠及哺乳期避免直接接触抗肿瘤药物。临床研究发现，低浓度抗肿瘤药物的接触可以引起流产，尚可导致胎儿死亡、畸形及染色体基因突变。如果孕妇及母亲不加保护地接触抗肿瘤药物，也会给胎儿及孩子带来潜在的危害。因此，专业人员在此期间应及时调离化疗科室或安排非化疗性质的护理工作。③对经常接触化疗药的医护人员应建立健康档案，定期体检包括肝、肾功能、血常规等指标测定，并做好记录，以监测其健康状况。合理安排休假，发现异常，及时报告。

（三）改善医疗器具完善防护设施

为了避免专业人员在接触抗肿瘤药物时由于操作不慎而造成潜在危害，应遵照化疗防护原则，建议临床采取适宜的制剂及包装。①提倡使用无排气管的软包装输液袋，防止有毒气体排至空气中。②建议药厂根据临床抗肿瘤药物应用剂量生产多种剂量的制剂，建议医院采用多种剂量制剂的供应，减少专业人员的备药过程。③抗肿瘤药物的制剂尽量用瓶装，药品标签要详细注明药物的性质及其警示等。包装一定要安全，运送时应采用无渗透性密封装置并注明特殊的标志，防止运输药物过程中打破药瓶导致药物溢出。

（四）在生物安全柜内操作备药

生物安全柜即使用特制的垂直层流装置的安全柜配制抗肿瘤药物，以防含有药物微粒的气溶胶或气雾对操作者的危害，使之达到安全处理抗肿瘤药物要求。

生物安全柜作用原理：①该设施采用垂直层流装置，使空气在操作台内循环过滤，通过台面下的过滤吸附器充分过滤和吸附药物的微粒及空气中的尘粒，以保持洁净的备药环境。②由于操作台内形成负压状循环气体，从而在操作者与操作台之间形成空气屏障，防止柜内污染空气外溢。③同时在操作台侧面有一排气孔，内装有吸附剂，可吸附溢出的药物微粒，防止污染气体排出大气。

根据上述原理该设备符合二级生物安全要求并可达到以下防护作用：①保护操作者及环境在备药和处理废物时不受药物微粒气溶胶或气雾的危害。②保护备药环境无微粒物质（包括生物的），防止药物污染。③保护维修人员在常规检查、更换附件或修理污染滤器时的安全。

（五）药物处理中心化

如果要保证临床在使用抗肿瘤药物过程中达到安全防护，必须将抗肿瘤药物处理中心化。近年来，卫健委在《医疗机构药物管理暂行规定》中明确提出：医疗机构要根据临床需要逐步建立肿瘤抗肿瘤药物等静脉液体配制中心（室），实行集中配制和供应。采用集中式管理，即由经过培训的专业人员在防护设备齐全的化疗备药操作室负责所有抗肿瘤药物的配制及供应。这样才能施行比较有效的、经济的防护措施，并利于废弃物的集中处置，以使污染缩小到最小范围，有利于职业安全和环境保护。

1. 设立抗肿瘤药物备药操作室

为了加强抗肿瘤药物使用过程中由安全防护措施，有条件的医院应专门设立备药操作室或配液中心，以便集中式管理达到药物处理中心化，要求非配液人员不得进入配液室（中心），配液人员进入室内要戴好帽子、口罩、更换清洁工作服或隔离衣及拖鞋作为防护，并要求配液前所需药品、物品在准备室备好，通过传递窗送入配液室。配液时尽量减少人员流动，配液完毕由专用窗口递出，以使药物污染缩小到最小范围。

配液室内除备有一台生物安全柜外，尚配备一次性口罩、圆顶帽子、一次性防渗透隔离衣、聚氯乙烯手套 XL 胶手套、一次性注射器、一次性双层台布、污物专用袋及封闭式污物桶等。

没有此条件的医院，病房可设置专门的化疗配药间或独立配药地点，使用特制的层流净化操作台，并定期监测。上述条件都不具备的，一定要确保在配制和使用化疗药物场所装抽风、排风设备，以保证空气对流，降低化疗药物粉末在空气中的浓度。应戴防护眼镜及防护口罩，避免操作者被药物污染，使之达到安全防护的效果。

2. 严格遵守接触抗肿瘤药物操作规程

（1）备药前准备：①宜在生物安全柜内备药，备药前启动紫外线灯进行柜内操作区空气消毒 30min，保持洁净的备药环境。②备药前洗手、佩戴圆顶帽子（能有效盖住全部头发）、一次性口罩，工作服外套一次性防渗透隔离衣。操作过程中从呼吸道吸入抗肿瘤药物的危险性较大，因此必须戴一次性防护口罩。③操作时戴双层手套，即在聚氯乙烯手套外戴一副乳胶手套。有些抗肿瘤药物对皮肤有刺激作用并通过接触皮肤直接吸收，如多柔比星能与皮肤上的蛋白质结合而被吸收，不能从皮肤上洗去，因此备药前必须正确选择手套。Slevin 研究结果表明乳胶手套或聚乙烯手套具有弹性，使用时手套胀大变薄会出现一些小孔，因此其防渗透性差，只有聚氯乙烯手套具有防护作用，但由于其使用时不能紧贴皮肤操作不便，因此要求戴双层手套。在操作中一旦手套破损应立即更换，使之保持有效的防护效果。④操作台面应铺一次性双层台布，上层宜用吸水材料，接触工作台的下层用防水材料，以防因操作不慎药液溢洒台面便于清理，减少药液污染。一旦污染或备药完毕应即刻更换。⑤在备药操作室内禁止进餐、饮水、吸烟、化妆，减少药物对人体的损害。

（2）备药操作规程：①严格三查七对，即操作前查、操作中查、操作后查，核对住院号、姓名、药名、浓度、时间、剂量、用法，并经 2 人查对。②严格执行无菌技术操作原则，以防药液污染给患者造成不良后果。准备安瓿类化疗药物时，应遵守“弹、锯、消、掰”的操作步骤，即应轻弹安瓿颈部和顶部，以保证没有药液或粉末留于该处；用小砂轮锯安瓿颈根部。75% 乙醇消毒安瓿颈部及膨大部；然后用无菌纱布包裹，轻轻掰开，防止安瓿折断时药物在空气中传播和雾化，或玻璃碎片划破手套及手指。③掰开粉剂安瓿溶解药物时，溶媒应沿瓶壁缓慢注入瓶底，等药粉浸透后再行缓慢转动安瓿，以利药粉充分溶解，防止粉末逸出。瓶装药液稀释后立即抽出瓶内气体，以防瓶内压力过高药液从针眼处溢出。从药瓶中吸取药液后在针头撤出时，应用无菌棉球或纱布裹盖住药瓶塞穿刺针孔，防止药液外溢。④在瓶装药液稀释及抽取药液时，还可以采用双针头抽取药液方法，以排出瓶内压力防止针栓脱出或药液溢出而造成的污染。双针头抽取药液法步骤：溶药前，先经瓶塞插入一个有滤过装置的排气针头，再将带有溶酶注射器的针头以 40° ～ 60° 插入瓶塞，沿瓶壁注入溶液。溶药时排气针头必须保持在液面上；在摇晃药瓶促使药物充分溶解前，用无菌纱布覆盖排气针头。⑤抽取药液时，插入带有注射器的针头，然后倒转药瓶，必须使排气针头保持在液面上，再抽药液；抽药毕，将注射器内空气排至瓶内再拔针。⑥抽取药液应采用一次性注射器，并应注意抽出药液以不超过注射器容量的 3/4 为宜，防止针栓脱出。⑦ 2 人查对：药物备好后必须严格 2 人查对。⑧在完成全部药物配制后，需用 75% 乙醇擦拭操作柜内部和操作台表面 2 遍。⑨备药过程中所用一切废弃物统一放于污物专用袋中集中封闭处理。操作完毕脱去手套后用肥皂及流动水彻底洗手并行沐浴，减轻其毒性作用。

（六）静脉给药

（1）严格三查七对。

（2）静脉给药时护士应洗手，戴一次性口罩、帽子，做好个人防护，并戴手套。

（3）静脉滴注药液时应采用密闭式静脉输液法，注射溶液以软包装输液袋为宜，避免有毒气体从排气针头逸出及利于液体输入后污染物品的处理。

（4）静脉给药时若需从莫菲滴管加入药物，必须先用无菌棉球围住滴管开口处再行加药，并加药速度不宜过快，以防药液从管口溢出。

（5）静脉输液前先用同一配制化疗药物的溶液预冲，如奥沙利铂需用 5%

葡萄糖注射液溶解，输入奥沙利铂前后则均需用 5% 葡萄糖注射液静脉滴注。输液完毕，冲管后才拔管，避免药液残留在输液管内，以降低药液外渗和药液雾化的危险。

（6）静脉给药结束，可将带针头的注射器放入一防穿透、防泄漏的废弃物收集容器中统一处理。

（7）操作完毕脱掉手套后用肥皂及流动水彻底洗手，同时要用清水漱口。洗手和漱口是降低污染和防止药液进一步吸收的重要步骤。

（七）抗癌药物污染处理防护规则

即使医护人员完全按照操作规程操作，仍有可能意外接触到化疗药物。溢出是最常见的原因。

（1）抗癌药物外溅后，应立即标明污染范围，避免其他人员接触。

（2）护士必须戴一次性口罩、帽子、双层手套、护目镜 1 副，做好个人防护后方可处理污染区。

（3）如果少量药液溢到桌面或地上，应用纱布吸附药液；但当药液大量溢出（>5mL）时应用吸收力强的纱布垫清除。若为药粉溢出则利用潮湿纱布或具有吸附性纱布垫轻轻覆盖并擦拭，以防药物粉尘飞扬，污染空气，并将污染纱布置于专用袋中封闭处理。

（4）溢出的区域用清洁剂和清水擦洗污染表面 3 次，再用 75% 乙醇擦拭 2 遍。

（5）在操作过程中如不慎皮肤接触抗肿瘤药物，应立即用肥皂及流动清水彻底清洗；如眼睛内溅入抗肿瘤药物应用大量清水或生理盐水持续冲洗 5min。

（6）污染物及用过物品的处理。用过的物品，如针头、注射器、安瓿、药瓶、输液瓶、输液管、用过的棉球、纱布、棉签等收集在密闭的防渗漏的垃圾桶或袋内，统一处理，标有明显的警示标记。

（7）所有污染物，包括用过的防护衣、帽等需经高温统一焚烧处理，以达到细胞毒药物的灭活及废弃物处理中心化。

（8）化疗患者呕吐物、排泄物及接受化疗的患者 48h 内其血液和体液含有抗癌剂，因此在处理其呕吐物、尿液、粪便或分泌物时必须戴手套以免沾染皮肤。水池、马桶用后至少冲水 2 次。医院内必须设有污水处理装置。

总之，接触处理抗肿瘤药物过程中存在一定的危险性，但只要施行认真规范的防护措施，这种危险可以降到最低，以达到职业防护作用。

第十章　肿瘤放射治疗患者的护理

第一节　肿瘤放射治疗概述

放射治疗简称放疗，是一种利用放射线的辐射能治疗疾病，特别是对恶性肿瘤的治疗。它是治疗恶性肿瘤的主要手段之一，70% 的肿瘤患者在疾病治疗过程中需要使用放疗。放疗的目的是最大限度地消灭肿瘤，同时最大限度地保存正常组织的结构与功能，提高患者的长期生存率和生活质量。放疗已成为一门独立的学科，即放射肿瘤学，它是研究放射线单独或结合其他方法治疗肿瘤的临床学科，它包括放射物理学、放射生物学和用于肿瘤临床治疗的临床放疗学。因此，放疗患者的护理也成为一个特殊的专科护理领域。

一、放射物理学概述

放射物理学是研究放疗设备的结构、性能以及各种射线在人体的分布规律，探讨提高肿瘤组织受量、降低正常组织受量的物理方法的学科。它是学习放射肿瘤学的基础。

（一）放射源的种类

放射治疗所用的放射源主要有三类：

（1）各种放射性同位素发出的 α、γ 射线。

（2）X 线治疗机和各类加速器产生的不同能量的 X 射线。

（3）各类加速器产生的电子束、质子束、中子束和一些重粒子束。

（二）放疗常用的照射方式

产生放射线的放射源以两种基本照射方式进行治疗，即远距离照射和近距离照射。

1. 远距离照射

又称外照射，是放射源位于人体一定距离，集中照射人体某一部位，这是放疗常用的方式。一般距离人体 80 ~ 100cm。放射线必须通过皮肤和正常组织才能到达肿瘤，因此肿瘤照射的剂量受到皮肤和正常组织耐受量的限制。为了使肿瘤受到高剂量照射，并尽可能地保护正常组织，临床上需要选择不同种类、能量的射线，并采用同中心照射技术，即以病灶为中心，在体外从多个角度向病灶照射，使病灶受到较高的剂量。外照射多采用分次放疗方式，即每周 5 次、每日 1 次的常规分割，或每周 5 次，每日 2 ~ 3 次的非常规分割。

2. 近距离放疗

是把放射源放入被治疗的组织内或放入人体的自然腔道内行的近距离放射，通常作为外照射的补充。其主要特点是放射源离瘤体较近，肿瘤组织受照剂量较高，周围的正常组织由于剂量的迅速跌落而受量较低（它利用高强度的放射线，在一定距离后剂量明显下降的物理特点），但靶区剂量分布的均匀性较外照射差。近距离放疗主要有两种形式：一种是组织间插植，即通过放疗计划设计将它们由手术种入或插植于病灶，常用放射源是 ^{125}I、^{198}Au 等；另一种是腔内后装治疗，先将施源器（管）置入人体自然腔道，如子宫、阴道、鼻咽、气管、食管、直肠等，然后通过计算机控制将放射源输入施源器，并由计算机控制放射源在肿瘤表面的驻留时间，以获得理想的剂量分布。常用的放射源是 ^{192}Ir、^{60}Co、^{137}Cs 等。

（三）常用的放疗设备

临床上常用于外照射的治疗机有千伏 X 线治疗机、^{60}Co 治疗机和直线加速器。

1. 千伏 X 线治疗机

是利用低能 X 线治疗肿瘤的装置。这种设备产生的 X 线能量较低，能量在 6k ~ 400kV，有效治疗深度为 5cm，穿透力弱，只适用于浅部病灶的治疗。它的最高剂量在皮肤表面，因此放疗的皮肤反应大。

2.^{60}Co 治疗机

是利用放射性同位素 ^{60}Co 发射的 7 射线治疗肿瘤的装置。^{60}Co 是一种人工放射性核素，产生两种 γ 线，平均能量为 1.25MeV（百万电子伏特），有效治疗深度为 10cm，穿透力明显高于千伏 X 线治疗机。因此，它被用于深部肿瘤的放疗。它的最高剂量在皮下 0.5cm，使放疗的皮肤反应减轻。由于 ^{60}Co 是人工放射源，它的半衰期为 5.27 年，需要定期更换放射源，所以带来放射防护的困难。

3. 直线加速器

是利用微波电场沿直线加速电子，然后发射 X 线或电子线治疗肿瘤的装置。它是目前临床使用较理想和最广泛的放疗设备，既能产生高能 X 线又能产生高能电子线。高能 X 线的能量多在 6M ~ 18MeV，穿透力较 ^{60}Co 的 γ 线强，随着能量的增大而增强，适用于大部分肿瘤的治疗。它的最高剂量在皮肤下一定深度，因而皮肤反应很轻。高能电子线的能量多在 6M ~ 25MeV，其最高剂量在组织中达到一定深度后，剂量迅速降低，这样可使治疗深度的正常组织因剂量减少而得以保护。临床上用于偏中心的浅表肿瘤治疗，由于皮肤表面剂量较高，其放疗的皮肤反应较大。

（四）放疗的辅助设备

放疗的辅助设备已是现代放疗中不可缺少的部分，它既可用于治疗前的放疗计划设计和验证，也可用于对放疗精确度的检查。

1.X 线计算机体层摄影术（CT）、磁共振成像（MRI）、正电子发射计算机断层扫描（PET）

这些影像诊断手段已被临床广泛应用。CT 或 MRI 可以清楚地显示肿瘤的部位大小、肿瘤的侵犯范围以及与周围正常组织的解剖关系，是定位的重要依据。在中枢神经系统和头颈部肿瘤的诊断，以及脊柱、四肢、骨关节、腹部实质性脏器病变的诊断及鉴别诊断中，MRI 优于 CT。PET 作为肿瘤功能显像，通过与解剖图像的同机融合，可进一步提高肿瘤定性、肿瘤分期、疗效分析的准确性。

2. 模拟机

是一种能够模拟放疗机的 X 线透视设备，它可观察肿瘤和正常脏器的形状和解剖位置，定出放射野的形状和入射方向，将其反映于体表。另外，它可用来验证放疗计划系统所设计的放疗计划是否正确。近年来出现的 CT 模拟机，它既可采集到肿瘤和正常脏器的 CT 图像，又可利用计算机重建肿瘤和正常脏器的三维立体结构，在此基础上设计出放射野的几何形状和入射方向。

3. 放疗计划系统（TPS）

指通过电子计算机系统，将 CT 模拟机的 CT 图像输入，优化并确定最佳的放射野分布方案，计算出肿瘤及周围正常组织所受的放射剂量，以及照射靶区内的剂量均匀度。通常连有打印机和绘图区，可获得二维、三维的剂量分布图。随着计算机的发展，三维适形放疗和调强放疗的计划设计，可立体观察肿瘤和正常组织的剂量分布情况，最终使肿瘤组织照射剂量最大而周围正常组织受照剂量最小，使放疗更为精确。

（五）放疗的剂量

放射线通过任何物质时，在与其原子相互作用的过程中，能量逐渐减弱，所丧失的能量被所通过的物质吸收，称为能量吸收。X 线和 7 线通过物质主要发生三种效应：光电吸收、康普顿吸收和电子对效应，电子线通过物质时发生电离、激发和弹性散射。

1. 放射治疗的剂量单位

目前国际上采用 Gy（戈瑞，Gray），它是组织吸收剂量单位，1Gy=1J/kg，另一剂量单位是 cGy，100cGy=1Gy。

2. 照射区域

临床上通常先选定肿瘤区，估计临床靶区，最后确定放疗的照射区域即计划靶区。

（1）肿瘤区（GTV）：即肿瘤临床灶，是临床体检和影像学检查可见的具有一定形状和大小的肿瘤范围。

（2）临床靶区（CTV）：包括肿瘤临床灶、亚临床灶以及肿瘤可能侵犯的范围。在设计治疗计划时，要尽量保证 CTV 的放射剂量在 90% 以上。

（3）计划靶区（PTV）：包括临床靶区和安全边界，安全边界是指日常摆位、照射中患者（或器官）运动，引起靶区和靶体积的变化而导致扩大照射的组织范围。计划靶区将决定照射野的大小。

3. 临床对放射线的选择

由于不同的放射线，其最高剂量位置不同，穿透力不同，所以临床上可根据不同部位采用最佳能量的射线进行治疗。对于浅表肿瘤如皮肤癌、乳腺癌、胸壁等肿瘤结节，为了保护或减少肿瘤深部的正常组织，临床上采用穿透力不强的千伏 X 线或低能电子线进行治疗。对于头颈部肿瘤，多使用高能 X 线和 ^{60}Co 的 γ 线。体腔深部的肿瘤如肺癌、食管癌、肝癌等常用穿透力高的高能 X 线，以达到较高的深部剂量。有时临床上联合应用不同种类或能量的射线，以改善剂量分布。

4. 临床确定剂量的原则

肿瘤放疗剂量要求准确治疗的肿瘤区域内，剂量分布要均匀或有目的的不均匀；放射野设计应尽可能提高肿瘤照射剂量，而尽可能降低肿瘤周围正常组织的受量；保护重要脏器。

二、放射生物学概述

放射生物学是研究射线对肿瘤和正常组织作用的生物学机制，探讨提高肿瘤放射的敏感性，减少正常组织损伤的途径的一门学科。研究表明，放射线进入人体后，在细胞、组织和肿瘤中发生了生物效应。另外，放射生物学的 4“R”理论作为肿瘤放射治疗的理论基础，指导着放射治疗的临床实践。人们不断探索着正常组织和肿瘤的放射敏感性和肿瘤放疗的治愈性，以提高肿瘤治疗的疗效。

（一）放疗的生物效应

1. 细胞水平的生物效应

包括直接效应和间接效应，进入人体的放射线直接作用于细胞核的 DNA 链，产生单链或双链断裂，即称为射线的直接作用。人体的水分子受射线的作用后，发生电离产生自由基 H^+、$0H^-$，这些自由基对 DNA 分子产生破坏作用，称为间接效应。被射线损伤的细胞有以下结果：细胞凋亡、分裂死亡、分裂畸变、不能分裂并保持生理功能、没有改变或改变很少。

2. 组织水平的生物效应

放射线对细胞的作用必定反映到组织水平，组织实际上是细胞群体。由于细胞本身处于细胞周期的不同时相，其包括不参加细胞周期分裂活动的休眠期（G0 期），以及出现细胞增生的 DNA 合成前期（G1 期）、DNA 合成期（S 期）、DNA 合成后期（G2 期）和细胞有丝分裂期（M 期），组织就是由这 5 种时相的细胞组成，细胞增生周期包括 G1 期、S 期、G2 期、M 期 4 个时相，一旦机体需要或接到某种信号后 G0 期细胞就开始准备 DNA 的合成而变成 G1 期细胞。G2 和 M 期细胞对放射线最敏感，G1、S 和 G0 期细胞对放射线的敏感性较低。

（二）放射线治疗肿瘤的理论依据

多年来的实践证实，采用分割放疗方式，可达到提高射线对肿瘤杀伤而减少对正常组织损害的目的。放射生物学的 4“R”理论为目前的分割放疗（常规分割即每日 1 次，每次 1.8 ~ 2Gy，每周照射 5 次。非常规分割即每日照射 2 ~ 3 次，每次分割剂量低于常规剂量，每次照射间隔时间大于 6h，总剂量增加15% ~ 20%，总的治疗时间和常规分割放疗相近）提供了坚实的理论基础。4“R”即细胞的损伤修复、细胞的再增生、再氧化和细胞周期的再分布。

1. 细胞的损伤修复

即肿瘤和其周围正常组织受照射发生损伤后会产生修复，而正常细胞修复放射损伤的能力强于肿瘤，分割照射就是利用这一差异来治疗肿瘤的。

2. 细胞的再增生

细胞的增生意味着细胞的分裂及细胞数量增加。正常组织是通过细胞的增生来补偿放射致死的正常细胞。由于肿瘤组织开始细胞再增生的潜伏期较长及增生速度较慢，因而反复多次照射后，肿瘤组织较正常组织受到更明显的损伤。但随着放疗的进行，会出现肿瘤细胞的加速再增生，即增生的速度快于放疗前，这时需采用非常规分割照射如加速超分割或加用化疗等，来遏制肿瘤细胞的加速再增生。

3. 再氧化

正常组织中不存在乏氧细胞和再氧化，只是在肿瘤中由于血供差而存在乏氧细胞，这些细胞对放射性有抵抗性，在一次次的分割放疗后，肿瘤逐步缩小，并因血供改善和营养的供应，使原先的乏氧细胞转为富氧细胞，而对放疗敏感，这就是再氧化过程。

4. 细胞周期的再分布

残留的细胞中对放疗有阻抗的 S 期向 G2 和 M 期推进，从而对放疗敏感。

（三）放射敏感性

放射敏感性是指放射对正常组织和肿瘤杀灭的敏感性。不同组织器官及各种肿瘤组织在受到照射后，出现变化的时间和反应程度各不相同。放疗的敏感性与下列因素有关。

1. 肿瘤细胞对放射固有的敏感性包括以下类型

（1）高度敏感：50Gy 以下的照射剂量即将细胞杀灭，如精原细胞瘤、白血病、恶性淋巴瘤、小细胞肺癌等。

（2）中度敏感：60 ~ 70Gy 的剂量细胞才被杀灭，如大多数腺癌、乳腺癌、基底细胞癌鳞状细胞癌、非小细胞肺癌等。

（3）低度敏感：大于 70Gy 的剂量才能严重损害它们，如大部分脑瘤、肌肉和软组织肿瘤、骨肉瘤及恶性黑色素瘤等。

2. 肿瘤细胞的分化程度和增生能力

同一肿瘤因其分化程度不同，对放射的敏感性也不同，一般放射敏感性与细胞的分化程度成反比，即分化程度低的放射敏感性高。另外，放射敏感性与细胞的增生能力成正比，一般增生快的肿瘤放射敏感性高。

3. 肿瘤细胞的血供

血供不足，致使放疗的敏感性下降，也会造成肿瘤缺氧，使放疗的敏感性降低。因此，患者的健康指数下降，如营养差、贫血、感染会加重组织缺氧，而影响肿瘤对放疗的敏感性。

4. 放疗的敏感性与放疗的治愈性不存在明确的相关性

放疗的治愈性是指通过放疗治愈肿瘤的可能性。一部分恶性程度高的肿瘤，分化低，对放疗的敏感性高，但容易发生远处转移，未必具有高治愈性。照射期间肿瘤退缩的速度与放疗的治愈性关系较小，肿瘤受照后，生物效应表达时间长短范围较大，大部分肿瘤要在照射开始后几周才产生退缩，部分细胞周期较长的肿瘤要在数月产生退缩。

第二节　临床放射治疗的方法及选择

放疗的原则是最大限度地消灭肿瘤，同时最大限度地保护正常组织。为了提高肿瘤的治疗效果，临床上运用放疗和其他方法综合的治疗方法，并采用了先进的放疗技术。

一、放疗的方法

放射治疗按其目的可分为根治性放疗和姑息性放疗。

（一）根治性放疗

根治性放疗是希望通过放疗彻底杀灭肿瘤，患者可生存较长时间且无严重后遗症。放射治疗量与周围正常组织的耐受量相近，常采用常规和非常规分割放疗。

1. 适应证

根治性放疗的适应证为不能手术，对放疗敏感的Ⅰ期、Ⅱ期、部分Ⅲ期，以及术后补充放疗的患者。经过患者一般状况评价，卡氏评分必须大于60分，能耐受放疗的患者才能选择根治性放疗。

2. 放疗为首选根治疗法的肿瘤

（1）头面部皮肤癌：皮肤癌的治疗可用手术、冷冻、激光、电灼等，这些方法常遗留瘢痕，影响美容，选用放疗可保持较好的头面部外观。

（2）鼻咽癌：鼻咽位于重要部位，周围有许多重要的血管和神经，手术治疗难以达到根治效果。加之70% ~ 80%的患者有颈部淋巴结转移，手术已不能解决。鼻咽癌多为低分化鳞癌，对放射中等程度敏感，所在周围正常组织对放射线耐受性好，因此鼻咽癌即使有脑神经损伤、颅底骨质破坏，或者颈部淋巴结转移，放疗也能使患者长期生存。

（3）扁桃体癌、口咽癌：常见的肿瘤有鳞状细胞癌、恶性淋巴瘤、未分化癌等。由于解剖部位的特点，手术切除不彻底，而放疗的效果较好，并且它有保留局部功能的特点。

3. 通过根治性放疗获得满意疗效的肿瘤

对口腔癌、喉癌、精原细胞癌、乳腺癌、Hodgkin 淋巴瘤、宫颈癌、食管癌、肺癌，放疗已作为主要的治疗手段。

（二）姑息性放疗

姑息性放疗是指对一些无法治愈的晚期患者，经过给予适当剂量的放疗，达到缓解患者的某些症状和解除患者痛苦的目的。

1. 适应证

已有远处转移的肿瘤，对放射敏感的原发灶给予姑息性放疗；因肿瘤引起的出血、神经症状、疼痛、梗阻、咳嗽气急等可用姑息性放疗解除或预防上述症状的发生；因肿瘤转移而出现的脑转移、骨转移或其他部位的转移灶的放疗。

2. 特点

一般采用单次剂量较大、次数较少的分割照射方式，总剂量一般是肿瘤根治量的 2/3。姑息性放疗不是简单地推迟死亡，而是延长有效生命力。由于患者的全身状况差，在进行姑息性放疗的同时，还需全身支持疗法。有时姑息性放疗效果显著，再通过支持治疗及其他治疗方法的作用可使病情好转，进而可转为根治性放疗。

二、放疗与其他方法的综合治疗

为了提高肿瘤的治疗效果，目前采用综合治疗的方法。综合治疗即根据患者的机体状况、肿瘤的病理类型、侵犯范围和发展趋势，合理地、有计划地综合应用现有治疗手段，以较大幅度地提高生存率和生活质量。有时一种疾病的治疗会采用手术、放疗、化疗等多种治疗手段，关键在于目的明确、手段合理、安排有序和因人而异。

（一）放疗与手术的综合治疗

1. 术后放疗

术后放疗在恶性肿瘤治疗中相当普遍，几乎所有肿瘤手术后，凡有亚临床灶残留或肉眼残留均可接受术后放疗。对于生长局限、无远处转移、术后残留少（如镜下残留），且周围组织可耐受高剂量照射的恶性肿瘤，术后放疗即可明显提高肿瘤的局部控制率，还能明显提高患者的生存率。但对于恶性程度高、早期易发生远处转移的恶性肿瘤，还需术后放疗和化疗联合使用，有望进一步提高肿瘤的局部控制率和患者的生存率。如肺癌、乳腺癌、直肠癌、胰腺癌等通过进行术后放疗和化疗联合使用，可降低肿瘤局部复发率，从而改善患者的生存率。

2. 术前放疗

术前放疗是肿瘤手术治疗的辅助手段，通过术前放疗，使一部分肿瘤缩小，达到降低分期的效果，使这部分不能手术切除的肿瘤变得可以手术切除。但单纯的术前放疗在临床开展并不广泛，主要是患者的选择、术前放疗的剂量、放疗和手术的间隔时间，以及手术并发症的增加等因素。目前应用较多的是术前放疗与化疗联合使用（称为新诱导治疗），这样可增加肿瘤的退缩率，也可增加手术的切除率，从而达到提高肿瘤局部控制率和患者生存率的目的。如食管癌、肺癌、宫颈癌、直肠癌及胰腺癌等，通过术前放疗及联用化疗，提高了肿瘤的切除率。

3. 术中放疗

术中放疗是利用术中直视的机会，尽可能避开正常组织和器官，对未切除肿瘤或残留肿瘤、肿瘤床和淋巴引流区，进行直接外放射。通过手术方式将所要照射的区域和需要保护的周围正常组织器官分开，将限光筒直接置入靶区，用加速器产生的电子线进行一次性大剂量的照射（剂量多为 10 ~ 20Gy）。其目的是最大限度地杀死肿瘤和最大限度地保护正常组织。术中放疗主要应用于腹部胃肠道肿瘤，近年来术中放疗已开始应用于头、颈、胸腹和四肢等部位肿瘤。然而，术中放疗需要外科医师的参与，过程较复杂，还涉及手术室区域的放射防护问题，因此术中放疗多作为外照射剂量增加的补充。

（二）放疗与化疗的综合治疗

1. 放疗与化疗综合治疗的目的

（1）提高肿瘤局部控制：肿瘤局部控制是治愈肿瘤的重要因素之一，几乎全部脑胶质瘤、绝大部分头颈及妇科肿瘤、大多数肺癌、消化道和泌尿道肿瘤致死的主要原因之一是肿瘤局部控制率问题。提高肿瘤局部和区域性控制将会显著提高患者的生存率。

（2）降低远处转移：根据不同肿瘤的生物学特性，在放疗前、中、后不同时期使用化疗能消灭患者体内的亚临床病灶，进而降低远处转移率。对于一些被认为可能是全身性疾病局部表现的肿瘤，如淋巴瘤、小细胞肺癌、急性淋巴细胞白血病等，人们使用放疗对一些特殊部位，如化疗药物难以到达的区域，中枢神经系统等进行照射可降低该特殊部位肿瘤的出现，进而延长患者生存率。另外，对于临床可见的肿瘤局部放疗可消灭耐药的细胞亚群，进而降低远处转移率。

（3）器官结构和功能的保存：应用放、化疗综合治疗，可使部分患者避免手术和因此所致的器官阙如、功能显著降低或丧失。如同步应用以连续静脉滴注氟尿嘧啶为基础的化疗加上放疗，可使 75% ~ 80% 无远处转移的肛管癌患者避免手术和因此所致的肛门功能的丧失。

2. 放疗与化疗综合治疗的理论基础

（1）空间联合作用：放疗与化疗分别作用在同一疾病的不同病变部位，两种治疗方法间无相互作用。如化、放疗综合治疗儿童淋巴细胞白血病，化疗用于消灭全身疾病，放疗作用于药物所难以到达的脑等部位亚临床灶。再如放疗后辅助化疗，放疗控制肿瘤的局部病灶，化疗来消灭放射野外亚临床灶。

（2）化疗与放疗独立的肿瘤杀灭效应：这是最基本的化、放疗综合治疗模式，即能产生肿瘤杀灭效应优于其中任一治疗方法。

（3）提高杀灭肿瘤的效应：这是化、放疗综合治疗的最主要目的。化、放疗综合治疗产生的疗效要高于两种治疗方法独立应用所产生的疗效之和。化疗药起着类似放射增敏剂的作用，例如：化疗药如紫杉醇改变了肿瘤中各细胞群的分布，使肿瘤细胞聚集在放射敏感期内即 G2/M 期；化疗药如顺铂改变乏氧细胞的氧代谢；化疗药如丝裂霉素直接作用于乏氧细胞；化疗药抑制肿瘤细胞放疗后的修复，如顺铂等。

（4）正常组织的保护作用：放疗前应用诱导化疗，可使瘤体缩小，进而根据化疗后瘤体大小再给予较小射野放射，可有效保护正常组织或器官。

（5）阻止耐药肿瘤细胞亚群出现：相当多的肿瘤细胞表现出对某一治疗方式耐受，而对另一治疗仍保持一定敏感的特征。

（6）降低放疗剂量：这是最根本的预防正常组织和器官急性和后期放射损伤的方法。

3. 放疗与化疗综合治疗方法

（1）序贯疗法：即一种疗程完成后再给予另一种疗程的治疗。具体形式是全程化疗 – 全程放疗，或全程放疗 – 全程化疗，优点是避开了两种治疗方法同步应用时的毒副作用增加，但治疗强度小，肿瘤杀灭效应低。

（2）同步治疗：即化疗的当日同步应用放疗。如放化 – 放 – 放化 – 放 – 放化，或放化－放化－放化。化疗与放疗同步治疗缩短了总疗程，减少了肿瘤治疗过程中加速再增生可能性及肿瘤细胞亚群出现的概率，肿瘤的杀灭效应较强，但这也增加了正常组织治疗的毒副作用。

放或放－化－放－化，这种方法较同步治疗能降低治疗的毒副作用，但对治疗效果是否有影响要进一步研究。

（三）放疗与热疗综合

对一些较大的表浅病灶，估计单纯通过放疗疗效较差时，临床上常采用加热辅助治疗的方法。热疗可以杀灭对放射线不敏感的 S 期肿瘤细胞和乏氧细胞，并降低肿瘤细胞对放射线的损伤修复，因此热疗能提高放疗的敏感性。

适宜的加热温度是 41.5℃～43℃。由于肿瘤细胞存在热耐受现象，实验结果又提示，每周 3 次加热并没有增加放射线对肿瘤的杀灭，相反，却明显增加了对正常组织的损伤，所以国内外比较一致意见是每周加热 1～2 次。目前临床上一般是 41.5℃～43℃局部加热 30min，加热后 30min 内给予放疗。

肿瘤加热有局部加热和全身加热两大类，局部加热的方法有电磁波加热如微波、射频，以及非电磁波加热如超声波。由于全身加热目前还没有理想的治疗机，同时各组织的温度无法控制和监测，并且局部加热和全身加热一样能有效抑制肿瘤的生长，所以局部加热较全身加热应用更广泛。临床应用证明，放射与热疗综合可以提高软组织肉瘤、浅表淋巴结转移癌、胸腹壁转移癌等治疗的疗效。

（四）放射保护药

对一些照射体积较大而正常组织无法很好保护时，临床上采用放射保护药。它能选择性地对正常组织起保护作用，提高正常组织的耐受剂量而不影响到肿瘤的控制率。

目前最著名的是氨磷汀（WR-2721），氨磷汀在正常组织中具有较高的浓度，而在肿瘤中浓度很低，因而能对正常组织起到选择性保护的作用。氨磷汀可以保护除了中枢神经系统以外的全部正常组织，却不能保护肿瘤组织。临床研究表明，氨磷汀能提高正常组织对放射性损伤的耐受性。对头颈部肿瘤放疗的黏膜炎和口干，肺部放疗的放射性肺炎和食管炎，直肠癌放疗的直肠黏膜急性反应等，氨磷汀的保护作用已被临床证实。氨磷汀主要通过静脉滴注，由于氨磷汀用药后 15min 达到最高组织浓度，其分布和清除半衰期很短，所以药液需 15min 滴完，并必须在用药后 30min 内照射。但氨磷汀的主要毒副作用是低血压，因此氨磷汀在临床上尚没有广泛使用。

三、运用先进的放疗技术，提高放疗的疗效

理想的肿瘤放疗是只照射肿瘤，而不照射肿瘤周围的正常组织。虽然至今还未达到这种目标，然而随着电子计算机技术的迅速发展，现已建立了肿瘤及其周围正常组织虚拟三维结构重建技术，改进了放射物理剂量的计算方法，使肿瘤放疗朝着理想化的目标前进。

立体适形放疗（3-DCRT）和束流调强放疗（IMRT）是当今肿瘤放疗最先进的技术，分布与肿瘤立体形态基本保持一致。由于肿瘤组织获得比常规放疗高得多的剂量，而正常组织的照射量显著减少，因此提高了肿瘤的局部控制率和无严重并发症的生存率。立体适形放疗使用多野同中心照射，各个放射野的几何形态必须和肿瘤在该射野视观的形态一致，在与射野线束垂直的平面上，放射强度是均匀的。束流调强放疗也是采用多野同中心照射，然而在每个放射野内的各部位，射线的强度是不一样的。IMRT 是 3-DCRT 的高级阶段，特别适合肿瘤形态不规则并与周围正常关键脏器互相交错的情况。

第三节　放射治疗的不良反应及防治原则

任何治疗措施都有利有弊，放射治疗亦不例外，但总体来讲放疗的不良反应较小，比手术、化疗易接受。放疗不良反应的程度与照射剂量、照射体积的大小、个人对放射线的敏感程度以及是否运用化疗有关。放疗不良反应可分为全身反应和局部反应，放疗不良反应按发生时间又可分为急性放射反应和晚期放射反应。

一、全身反应与局部反应

（一）全身反应

全身反应主要是一系列的功能紊乱与失调，表现为乏力、虚弱多汗、低热、食欲下降、恶心呕吐、睡眠欠佳以及骨髓抑制。

（二）局部反应

局部反应因照射部位不同而异，如放疗局部的皮肤反应、口腔食管黏膜反应、肺部反应、消化系统反应、泌尿系统反应等。

二、急性放射反应和晚期放射反应

在放疗第 1 ~ 90 日内发生的放射损伤为急性放射反应（又称急性损伤、急性反应），在放疗第 90 日后发生的放射损伤则是晚期放射反应（又称后期损伤、后期反应）。

三、放疗不良反应的防治

放疗不良反应的临床表现类似炎症，如食管炎、肠炎等，但事实上并非感染。放疗引起的急性反应会给患者带来很大的痛苦，反应严重时患者的全身状况急转直下，一般经对症处理或停止放疗后多可逐步恢复。放疗的后期反应一旦发生，则不容易恢复，故以预防为主。

（一）放疗不良反应的预防措施

（1）放射野内局部做好准备，如拔除严重龋齿、控制病灶的局部感染以及伤口愈合等。

（2）注意患者是否伴有可能增加正常组织放射敏感性的因素，如曾接受化疗、糖尿病、动脉硬化等。

（3）精心设计放疗计划最关键，特别注意相邻野间热点问题（即放射剂量重叠）和各种正常组织的耐受量，严重不良反应如放射性截瘫必须避免。

（4）放疗期间密切观察病情变化，及时处理急性放射反应。

（二）放疗不良反应的治疗原则

放疗不良反应病理上多为无菌性炎症，采用激素可以减少渗出，防止炎症进一步扩展。开放部位（如肺）的放疗不良反应，多伴有细菌感染，而细菌感染又会促进病变扩散，因此抗生素的使用有助于控制放疗不良反应。另外积极对症处理，如止咳、化痰等，一方面可以减轻患者症状，另一方面还可以避免急性反应转向后期反应。

第四节　放疗患者的护理

由于放疗期间患者可能出现一系列的并发症，所以对放疗患者的护理尤为重要。对于放疗前、中、后的护理，健康教育贯穿整个过程。近距离照射（内照射）之一的腔内后装治疗与外照射有所不同，因此要做好腔内后装治疗的特殊护理。

一、放疗期间的护理

（一）放疗前护理

1. 放疗实施步骤的介绍

放疗实施前需经历一系列的步骤。第一步，依据患者的病情、病期确定治疗原则，患者需提供病史记录，并进行一系列的检查。第二步，制作放疗体位固定装置（如塑料面膜、真空垫等），在模拟机下准确定位，并拍摄模拟定位片。第三步，根据前两步提供的资料，放疗临床医生勾画出临床靶区和计划靶区的范围，预计肿瘤照射的致死剂量和周围正常组织特别是重要脏器的最大允许剂量，随后由物理师，借助放疗计划系统（TPS），制定出最佳的放射野剂量分布方案。第四步，将设计好的放疗计划移至具体的治疗机，在治疗机下拍摄照射野片，与模拟机拍摄的定位片相比较、核准。第五步，确定无误后，由放疗技术员再执行放疗。对于一些脑转移、骨转移等需尽快治疗的患者，在经历了第一、第二步后，临床医生及主管医生直接计算并确立照射的范围及剂量，马上由放疗技术员执行放疗。护理人员了解了放疗的实施步骤，可以向患者进行讲解，有时当放疗计划设计时间较长时，患者能够理解。

2. 心理护理

了解患者的病情、心理状况以及治疗方案，有针对性地对患者进行健康教育。放疗前，向患者和家属发放一些通俗易懂的放疗宣教手册，以简明扼要地介绍放疗有关的知识，以及放疗中可能出现的不良反应和需要配合的事项，使患者消除紧张的心理，积极配合放疗。另外还嘱咐患者进放射治疗室时不能带入金属物品如手表、钢笔等。

3. 饮食指导

放疗在杀伤肿瘤细胞的同时，对正常组织也有不同程度的损害，加强营养对促进组织的修复、提高治疗效果、减轻毒副作用有着重要作用。

（1）护士应加强对患者及家属营养知识的宣教，提供一些针对疾病治疗的食谱。

（2）在食品的调配上，注意色、香、味，饭前适当控制疼痛，为患者创造一个清洁舒适的进食环境。

（3）在消化吸收功能良好的情况下，可采用“超食疗法”，即给予浓缩优质蛋白质及其他必需的营养素，以迅速补足患者的营养消耗。对于食欲差的患者，提倡进高热量、高蛋白质、高维生素、低脂肪、易消化营养丰富的食物，并少量多餐。对一些放疗反应严重的患者，如流质饮食或禁食的患者，可提供要素饮食或完全胃肠外营养。

（4）放疗期间鼓励患者多饮用绿茶，以减轻射线对正常组织的辐射损伤。多饮水（每日约 3000mL），可使放疗所致肿瘤细胞大量破裂、死亡而释放的毒素随尿量排出体外减轻全身放疗反应。

（5）提倡营养丰富的食物，出现进食、消化吸收方面的放疗反应时才注意相对“忌口”。

4. 保持良好的、能耐受放疗的身体状况，并做好各项准备

对全身状况差的患者，如血常规异常、进食差、感染和局部疼痛等，要进行对症支持治疗，使他们能耐受放疗。

劝导患者戒烟忌酒。头颈部肿瘤特别是涉及口腔照射的患者，要注意口腔健康，如先拔除龋齿，治疗牙周炎和牙龈炎，经常用医用漱口液清洁口腔等。涉及耳部的放疗，要避免对浆液性中耳炎手术。口腔照射的患者还应摘掉假牙、金牙才能放疗，以减轻口腔黏膜反应。照射野经过口腔或食管时，指导患者要忌食辛辣、过热、过硬等刺激粗糙的食物。照射部位有切口的，一般待愈合后再行放疗；全身或局部有感染情况，必须先控制感染才能放疗。对于脑部照射的患者，要剃去照射区的所有头发。

5. 保持放疗位置准确的宣教

嘱咐患者在每次照射时都要与定位时的体位一致，胸部肿瘤照射时，要保持呼吸平稳，食管下段、腹部及盆腔照射时要注意进食或膀胱充盈程度保持与定位时一致，胃部放疗应空腹，食管下段放疗不应进食过饱，小肠、结肠、直肠的放疗前应排空小便，膀胱放疗时应保留适量小便。

放射标记模糊不清时，要及时请医生补画。放疗前要注意保管好自己的放疗固定装置，避免锐器刺破、重物挤压等，放疗中要察看真空垫有无漏气变软。当过瘦、过胖致使放疗固定装置不相适应，要及时和医生联系。

6. 保护放射野（区域）皮肤的宣教

外照射的射线都需经过皮肤，因此不同的放射源、照射面积及照射部位，可出现不同程度的放射皮肤反应，应向患者说明保护照射野皮肤对预防皮肤反应起着重要作用。

保护放射野（区域）皮肤的原则是清洁、干燥、避免损害，应对患者做以下宣教：

（1）如体腔照射者贴身衣服应选择宽大柔软的全棉内衣。

（2）照射野（区域）可用温水和柔软毛巾轻轻沾洗，但禁止使用肥皂和沐浴露擦洗或热水浸浴。

（3）局部放疗的皮肤禁用碘酒、乙醇等刺激性药物，不可随意涂抹药物和护肤品。

（4）局部皮肤避免粗糙毛巾、硬衣领、首饰的摩擦；避免冷热刺激如热敷、冰袋等；外出时，局部放疗的皮肤防止日光直射，如头部放疗的患者外出要戴帽子，颈部放疗的患者外出要戴围巾。

（5）放射野位于腋下、腹股沟、颈部等多汗、皱褶处时，要保持清洁干燥，并在室内适当暴露通风。

（6）局部皮肤切忌用手指抓挠，并经常修剪指甲，勤洗手。

（7）避免外伤。

（二）放疗中（期间）护理

在放疗第1 ~ 90日内发生的放射损伤为急性放射反应，有时患者放疗一开始，放疗的不良反应也随之而来。因此，什么时候放疗开始，我们就要做好放疗不良反应的观察护理。

1. 放疗患者全身反应的护理

放疗引起的全身反应可表现为一系列的功能紊乱和失调，如乏力、虚弱多汗、低热、食欲下降、恶心呕吐、睡眠欠佳等。一般只要适当休息，调整饮食加强营养，多饮水，并结合中医中药治疗即可，严重者需对症支持治疗。另外，还要加强护患间沟通、患者间交流，鼓励和帮助患者适应放疗。

2. 放疗皮肤反应的护理

放疗引起皮肤反应的程度与射线的种类、是否采用超分割治疗等有关。一般千伏 X 线或电子线照射，其皮肤反应较其他射线明显，联用热疗或化疗其皮肤反应也可能会加重。护士从一开始放疗就应强调，要遵循保护放射野（区域）皮肤的护理原则，避免因人为因素加重放疗反应。

根据皮肤反应的程度，目前临床上常见有Ⅰ度反应（干性反应）和Ⅱ度反应（湿性反应）。

（1）Ⅰ度反应：表现为局部皮肤红斑、色素沉着、无渗出物的表皮脱落，并有烧灼感、刺痒感。护理中要注意保持局部皮肤的清洁、干燥，刺痒厉害可涂三乙醇胺乳膏（比亚芬）。

（2）Ⅱ度反应：表现为充血、水肿、水疱，有渗出物的表皮脱落，严重时造成破溃和继发感染，多发生在皮肤皱褶处如腋下、腹股沟、会阴等。一旦出现立即停止放疗，并用生理盐水换药，喷康复新液，并尽量采用暴露疗法。由于放疗的皮肤反应最常见，因此临床上常采用三乙醇胺乳膏外涂进行预防（放疗开始至放疗结束期间，每日 2 ～ 3 次，避开放疗前后的 2h 内）。

3. 放疗患者造血系统反应的护理

放疗可引起骨髓抑制，其程度与照射范围，是否应用化疗有关，大面积放射、髂骨放疗以及合并化疗会较明显影响造血细胞的功能，先是白细胞下降，随后是红细胞、血小板下降。

（1）在接受放射治疗期间要定期测定血常规 (每周 1 ～ 2 次), 并观察患者有无发热出血等现象。

（2）如白细胞＜ 2×10^9g/L 或血小板＜ 50×10^9g/L，或体温 >38.5℃应暂停放疗。

（3）如白细胞低于正常，予以对症处理，如升高白细胞治疗：皮下注射 G-CSF 或 GM-SF 类药物如重组人粒细胞集落刺激因子等，或地塞米松双侧足三里注射；中性粒细胞低下予以抗生素预防感染。如白细胞低于 $1 \times 10^9/L$，还需采用保护性隔离措施，并输注白细胞悬液。在白细胞低于正常期间，嘱咐患者注意休息，不去公共场所，尽量减少亲友探望，以预防感染。皮下注射 G-CSF 类药的患者，会有发热、全身骨酸痛等不适主诉，一般只要注意休息，多饮水即可。

（4）贫血会使放疗的敏感性下降，另外血小板过低会引起出血，可皮下注射升红细胞的重组人红细胞生成素、重组人促红素等，或升血小板的重组人白介素 -2 等，必要时需成分输血。告诉贫血患者，要多卧床休息以减少氧耗，多吃赤豆、红枣等补血食品。对于血小板低下患者，要注意自身保护，避免受伤。

4. 放疗的口咽黏膜反应及护理

放疗的口咽黏膜反应可相继出现充血水肿、斑点或片状白膜、溃疡、糜烂出血甚至伴有脓性分泌物等感染，患者主诉口咽部疼痛、进食困难、口干、味觉改变，其程度随剂量的增加而加重，护理中应注意：

（1）加强口腔清洁，即饭后用软毛牙刷、双氟牙膏刷牙，定期用口泰漱口液含漱，鼻咽癌患者坚持鼻咽冲洗。

（2）根据医嘱局部采用康复新、锡类散、桂林西瓜霜、口腔溃疡合剂等，以保护口咽黏膜，消炎止痛，促进溃疡的愈合。

（3）吞咽疼痛明显者，可在进食前 15 ~ 30min 用 2% 利多卡因喷或含漱止痛。

（4）鼓励患者进高蛋白质、高热量、高维生素、易消化、易吞咽的半流质或流质，选择富含维生素 B、维生素 C、维生素 E 的新鲜水果和蔬菜，多饮水，少量多餐，细嚼慢咽。避免过硬、油炸、过热、过咸、酸、辣等粗糙刺激的食物，并禁烟忌酒。

（5）对口咽黏膜反应严重无法进食者，可静脉补充高营养液。

5. 放疗的食管黏膜反应及护理

放疗的食管黏膜反应多发生于肺癌、食管癌、甲状腺癌、下咽癌等胸部肿瘤的放疗。临床表现是吞咽困难、进食困难、胸骨后疼痛和烧灼感，其程度随剂量的增加而加重。除了给予口咽黏膜反应的一系列护理外，还需提醒患者每餐后饮少量温开水，进食后不能马上平卧。经常观察患者疼痛的性质，以及体温、脉搏、血压等变化，了解有无呛咳，以便及时发现食管穿孔，一旦出现食管穿孔，立即禁食、禁水，停止放疗，并补液支持治疗。

6. 放疗的脑部反应及护理

全脑放疗可引起或加重脑水肿，表现为恶心、呕吐、头痛及嗜睡等，放疗结束后可有记忆力减退的表现。

（1）观察颅内高压症状及其程度，并遵医嘱积极处理，保证甘露醇治疗的有效性（放疗结束 30min 内用药，用药时间小于 30min）。

（2）头痛、恶心、呕吐严重时，要限制入水量，并抬高床头 15° ～ 30° 。

（3）脱发和头皮瘙痒是脑部放疗最常见的不良反应，放疗前需剃去全部头发。

（4）避免剧咳、便秘，并积极治疗。

（5）对于脑部放疗的患者，要做好安全、防跌倒的宣教及管理。

（6）鼓励患者应多和家人交谈、下棋、看报、玩游戏、散步等，以促进脑功能的恢复。

7. 放疗的肺部反应及护理

肺、食管、纵隔以及乳腺等肿瘤的放疗可引起放射性气管炎和放射性肺损伤，临床表现为低热、咳嗽、胸闷，严重的出现高热、胸痛、呼吸困难，肺部咳听见干湿啰音。

护理应注意：

（1）根据医嘱给予止咳或镇咳剂，雾化吸入，吸氧等处理。

（2）嘱咐患者多卧床休息，既要注意保暖又要保持空气流通。发热者给予发热患者的护理。

（3）严重者须停止放疗，并使用大剂量激素和抗生素。

8. 放疗的肝脏反应及护理

胰腺癌、肝癌、乳腺癌、肺癌、胃癌、肾癌等放疗可发生肝脏损害，最常发生在放疗后 4 ～ 8 周，表现为恶心、肝区胀痛、肝肿大、非癌性腹腔积液、黄疸及肝功能障碍等。

护理应注意：

（1）卧床休息，保持情绪平稳。

（2）鼓励患者少食多餐。多进食高蛋白质、高热量、高维生素、低脂肪及清淡食液，患者应限制水的摄入量，给予低钠饮食。伴有肝硬化失代偿时，需给予优质蛋白质。

（3）当放疗开始不久，出现肝区胀痛及腹胀时，可给予 20% 甘露醇加地塞米松静脉滴注或解热镇痛等药物治疗。对于间歇性肝区疼痛的患者，应耐心询问患者疼痛的程度和持续时间。根据医嘱采用三阶梯止痛，并观察止痛效果及用药后的不良反应。

（4）放疗期间给予健脾理气中药，可减轻放射性肝损害。当患者出现非癌性腹腔积液、黄疸、肝进行性增大、碱性磷酸酶升高 >2 倍，转氨酶比正常或治疗前水平至少升高 5 倍，即停止放疗，并给予中西医保肝治疗。

9. 放疗的心血管系统反应及护理

乳腺癌、食管癌、肺癌等放疗可发生心脏损伤，最常见为心包积液，急性期表现为发热、胸闷、心包摩擦音等；慢性期表现为缩窄性心包炎，如呼吸困难、干咳、颈静脉高压、肝肿大等。

护理中应注意：

（1）观察病情变化，根据医嘱给予对症支持治疗，如皮质激素、心包穿刺等。

（2）卧床休息，保持安静，注意保暖，预防感冒。

（3）少量多餐，避免过饱。

（4）保持大便通畅，避免过度用力。

10. 放疗的消化系统反应及护理

胃、肠、肝肿瘤，以及腹腔淋巴瘤、肾上腺、精原细胞瘤、前列腺癌等放疗会造成胃、肠功能紊乱，肠黏膜水肿渗出，常表现为食欲缺乏、恶心呕吐、腹痛、腹胀、腹泻、里急后重、便血，严重者还会造成肠梗阻、肠穿孔或大出血。

护理中应注意：

（1）根据医嘱予以对症支持治疗，如采用昂丹司琼、甲氧氯普胺等止吐；腹泻可口服复方地芬诺酯、盐酸洛哌丁胺等；放射性直肠炎可用镇静剂，激素抗生素灌肠；反应严重则需停止放疗，给予对症、支持治疗。

（2）进高蛋白质、高维生素、低脂肪、易消化的食物，避免刺激性食物，注意饮食卫生；腹胀腹泻者应进少渣、低纤维食物，避免糖、豆类等产气食物。

（3）每次放疗要保持与定位时一致的进食状态或膀胱充盈程度，以减轻放疗反应。

11. 放疗泌尿系统反应的护理

盆腔、肾脏肿瘤的放疗，常出现尿频、尿急、尿痛、排尿困难、血尿等症状。

护理中应注意：

（1）嘱咐患者平时多饮水，以减轻放疗反应。

（2）根据医嘱给予口服消炎利尿药，如反应严重则停止放疗，并补液支持治疗。

（3）放疗前适当饮水，使膀胱适当充盈，利于放疗。

（三）放疗后护理放疗的康复指导

（1）均衡饮食，仍需注重营养，如仍有相应的放疗反应，放疗结束后 2 ～ 3 个月须继续遵循有关防治放射性反应的护理要求。

（2）放疗结束后 1 ～ 2 个月，仍保持放射野皮肤清洁、干燥，避免损害，不能用肥皂和沐浴露擦洗局部皮肤，可用温水轻轻沾洗。

（3）保持良好的生活习惯及作息规则，可适当活动，如散步、练气功、做家务等，以增强体质，但要注意活动的幅度。保持心情舒畅。

（4）注意预防各种感染，如牙龈牙髓炎（口腔放疗 3 ～ 4 年不能拔牙）、呼吸道感染、肠道感染等。

（5）加强有关的功能锻炼，如张口练习，患肢功能锻炼，肩关节活动等。

（6）介绍定期随访检查的重要性。

①向患者及家属讲述如何了解放疗疗效，接受放疗的部分患者其肿瘤不是放疗一结束就能消退，而是放疗结束后 1 ～ 2 个月才能看到明显缩小。同样，放疗出现的急性反应也不是放疗结束就能马上缓解，一般还要持续一段时间才能缓解。

②晚期放射性损伤的发生率随着放疗后时间的推延而逐步增加，患者生存的时间越长，出现的概率越大，因此放疗后患者需长期随访。

③长期随访时间安排：放疗后 1 ～ 2 个月应进行第 1 次随访。以后应遵守医生的嘱咐，按时来院随访。一般治疗后 2 年内 1 ～ 3 个月随访 1 次，2 年后 3 ～ 6 个月随访 1 次。以了解肿瘤控制情况，以及有无放疗后期反应等。

二、腔内后装治疗及护理

腔内后装治疗是近距离照射常用方法之一，通常作为外照射的补充。目前适用于宫颈癌、鼻咽癌、食管癌、支气管肺癌等肿瘤治疗。后装治疗室护士应了解一些后装技术的配合及护理，为患者介绍治疗过程和注意事项，解除患者的思想顾虑及紧张情绪，使患者能积极配合后装治疗。

（一）鼻咽癌腔内后装治疗与护理

治疗前鼻腔喷2%利多卡因和麻黄素，起麻醉和局部血管收缩作用。施源器置放前其头部要涂液体石蜡，使鼻腔润滑，避免插入时黏膜受损出血。施源器置放后，用胶布牢固固定在鼻翼部，让患者托住体外部分，以免分泌物浸湿胶布，或施源器因重力脱出。治疗结束将施源器轻轻拔出，并嘱咐患者不能用力擤鼻涕，以免局部出血。

（二）食管癌腔内后装治疗与护理

治疗当日早晨禁食，治疗前先口服2%利多卡因5mL，分3次慢慢咽下。置放施源器时，嘱咐患者不断做吞咽动作，置放到位后，将食管施源器固定旋紧，并让患者衔住咬口器，以免施源器活动，影响治疗的准确性。置入施源器后，患者的分泌物增多，可用纸杯承接。治疗结束后嘱咐患者后方可进食，当日以稀软食物为好。

（三）支气管肺癌腔内后装治疗与护理

治疗当日早晨禁食，插管前肌内注射苯巴比妥、阿托品，2%利多卡因喷雾口鼻部。协助医生在气管镜下插入消毒干净的施源器，然后将施源器的体外部分用胶布牢固粘接在鼻翼部。治疗前还需定位和治疗计划设计，嘱咐患者不要打喷嚏、咳嗽，以免施源器脱出。如有呼吸困难予以吸氧，治疗结束拔出施源器的动作轻快，以减轻拔管时的刺激。嘱咐患者后方可进食。

（四）宫颈癌的腔内后装治疗与护理

宫颈癌的腔内后装治疗，一般用于宫颈癌术前、术后，以及宫颈癌外放射的补充，具体的配合护理见宫颈癌患者的护理。

第五节　放射防护

人体受到放射线照射后会发生各种不良反应，因此必须防止非治疗性照射。对于长期接触放射线的放射工作者，防护目的在于将照射量减少到安全照射量之下。

一、安全照射量

安全照射量（最大允许照射量）是指不管哪种器官，无论照射多长时间，在人的一生中对人体健康不应引起任何损伤的照射量。职业性放疗人员的每年最大允许剂量和工作场所相邻及附近地区工作人员与居民的每年限制剂量，已在我国的放疗防护做了详细规定。如：在职业性放疗人员的每年最大允许剂量中，全身、晶状体、红骨髓、性腺的受照剂量最大为 5rem（当量），其他器官为 15rem。同样，在工作场所相邻及附近地区工作人员和居民的每年限制剂量中，全身、晶状体、红骨髓、性腺的最大剂量为 0.5rem，其他器官为 1.5rem。这些规定剂量都是最大值，一般不容许超过，尤其避免任何情况的曝射（包括在容许剂量范围内）。

二、防护措施

（一）基础建筑的防护措施

（1）放射治疗机应尽可能远离非放射工作场所。

（2）治疗室和控制室一定要分开。

（3）治疗室面积不应小于 $30m^2$。四壁应有足够厚度的屏蔽防护。

（4）治疗室的入口可采用迷路方式，以有效地降低控制室的辐射水平。门外设指示灯，并安装连锁装置，只有关门后才能照射。

（5）治疗室内必须有通风设备。可在顶棚或无射线辐射的高墙区开窗，每日换气 3 ～ 4 次。

（6）室内应有监视和对讲等设备，尽量减少工作人员的放射剂量。

（二）患者的防护措施

（1）电源、机头等设备要经常检查、维修，防止发生意外事故。

（2）照射部位和照射时间要准确无误，并保护好正常组织及器官。

（3）体内置放射源的患者，一定要卧床休息防止身体移动，以免放射性物质脱落或移位，影响患者的治疗效果和增加正常组织的损伤。在治疗期间禁止会客或探视。

（三）工作人员的防护措施

工作人员应自觉遵守防护规定，避免不必要的照射，防护的基本原则是：缩短时间、增加距离和使用屏蔽。

（1）在护理带有放射源的患者时，护士要尽量减少接触时间，即做好护理计划，安排好每一步骤，短时间内做完护理工作。

（2）距离对于射线的防护有极大作用，因此在给带有放射源的患者进行护理时，应尽可能保持一定的距离。

（3）防护屏蔽有一定防护作用，铅围裙只能在放射诊断时作用，但对高能量射线来说，其防护屏蔽作用较小。

（4）对被放射源污染的物品和器械、敷料以及排泄物、体液等，必须去除放射性污染后才可常规处理，处理时应戴双层手套。

（四）健全的管理制度

（1）准备参加放射工作的人员必须先进行体检，合适者才能参加。

（2）一年一次定期对放射工作人员进行体检，如特殊情况一次外照射超过年最大允许剂量当量者，应及时进行体检并做必要的处理，放射病的诊断须由专业机构进行。

（3）体检除一般性检查内容，应注重血常规、晶状体、皮肤、毛发、指甲、毛细血管等方面，并做肝、肾功能检查。

（4）建立放射工作人员档案，工作调动时带走。

第十一章　肿瘤综合护理

第一节　肿瘤常见症状的护理

一、癌性疼痛

疼痛是一种令人不快的感觉和情绪上的感受，伴有现存的或潜在的组织损伤，是一种主观感觉。癌症疼痛（简称癌痛）是指由肿瘤本身或肿瘤治疗相关因素导致的疼痛，是癌症患者的主要症状之一，其中 30% 以上癌症患者伴有疼痛，而晚期癌症患者则 70% 以上伴有疼痛。疼痛不仅是一种症状，更是一种疾病。世界卫生组织已将疼痛列为人体第五大生命体征，无痛是患者的基本权利。治疗癌性疼痛不仅是医生的义务，更需要护士、患者、家属、社会的共同参与，才能达到令人满意的效果。

（一）常见原因

（1）直接由癌症引起的疼痛，如最常见的肿瘤侵犯，使神经受压或受侵，内脏管道受侵引起的梗阻及肿瘤溃疡感染。

（2）各种治疗手段引起的疼痛，如手术损伤痛、瘤体注射、放疗所致皮肤灼伤痛及化疗引起的静脉炎等。

（3）各种诊断检查引起的疼痛，如各种穿刺活检等。

（4）精神紧张、焦虑引起的疼痛等。

（二）临床表现

（1）根据疼痛的生理机制，可将疼痛分为躯体痛、内脏痛和神经痛。其临床特点：躯体痛主要表现为刺痛和酸痛；内脏痛主要表现为定位不准确，伴有挤压痛、胀痛或牵拉痛；神经痛主要表现为烧灼样痛、钳夹样阵发性痛，往往伴有感觉和运动功能丧失。

（2）根据疼痛持续的时间，可将疼痛分为急性疼痛和慢性疼痛两种。

（三）癌痛治疗

药物治疗是癌性疼痛治疗的主要手段，绝大部分患者的癌痛通过正确、恰当的药物治疗能得到有效控制。世界卫生组织提出了癌痛治疗的三阶梯镇痛治疗原则，即将镇痛药物分为三个阶梯：第一阶梯为非阿片类药物，用于轻至中度的癌痛，其代表药物为阿司匹林和对乙酰氨基酚；第二阶梯为弱阿片类药物，用于中度持续性疼痛，代表药物为可待因；第三阶梯为强阿片类药物，用于中度至重度持续性疼痛，代表药物为硫酸吗啡控释片、盐酸羟考酮等。同时提出了癌痛治疗原则为按阶梯给药、口服给药、按时给药、个体化给药、注意具体细节。

1. 按阶梯给药（by the ladder）

是指镇痛药的选择应根据疼痛程度由弱到强按顺序提高。

2. 口服给药（by mouth）

此方法方便、经济，既可免除创伤性给药的不适，又能增加患者的独立性。阿片类药物有多种剂型，若患者不能口服，可选用直肠或其他无创性给药途径。阿片类镇痛药口服给药时吸收慢，峰值较低，不易产生药物依赖性。

3. 按时给药（by the clock）

即按规定的间隔时间给药，这样可使镇痛药物保持稳定的血药浓度，并保证疼痛的连续缓解。

4. 个体化给药（by individual）

个体对镇痛药物的敏感度差异很大，所以应用阿片类药物没有标准量，凡是能使疼痛得到缓解的剂量就是正确的剂量，可根据患者的具体情况调整用药。

5. 注意具体细节

对癌痛患者加强监护，密切观察药物不良反应，保证患者疼痛得到最大限度的缓解且不良反应最小。

（四）护理

1. 护理评估

（1）评估的意义：掌握正确的疼痛评估方法，准确可靠地评估患者的疼痛，协助医生制订适宜的治疗方案。在疼痛控制过程中，疼痛评估是治疗的首要环节，只有主动、客观、持续地评估疼痛，才能取得正确合适的控制措施。及时、准确地评估镇痛药的效果和不良反应，可帮助患者正确用药和及时防治药物不良反应。

在疼痛治疗过程中只有动态、准确、客观评估影响疼痛治疗效果的因素，才能有的放矢采取干预措施。评估患者及家属对药物治疗的“知、行、信”度，教育患者及家属，改变对药物不良反应、成瘾性的错误认知，可提高药物治疗的效果。

（2）评估的原则：患者的主诉是评估疼痛的关键。①疼痛是患者对其所经受疼痛的表述，医务人员在评估疼痛时自始至终都要相信患者，鼓励患者说出疼痛的经历，获得患者疼痛最客观的资料。②注重患者的年龄、性别、文化背景、性格、心理和情绪。一般年长者较年幼者、男性较女性的疼痛耐受力高；性格外向者较性格内向者对疼痛反应更强烈；疲倦、紧张、焦虑、恐惧能降低痛阈增加疼痛的感觉；个人经历、文化背景、家庭、宗教信仰也影响个人对疼痛的耐受力。

（3）评估方法：疼痛评估的最佳方法是对疼痛本质的认识，使用可靠的评估工具并了解疼痛知识，可以更好地理解疼痛的本质。

① 0 ~ 10 级线性视觉模拟评分法（VAS）：运用线性视觉模拟尺对疼痛程度进行评分，该方法是应用最广泛的单维测量工具。线性视觉模拟尺为一条 10cm 长的水平线或垂直线标尺，在标尺的两端，标有从 0 ~ 10 的数字，每个数字间隔单位为 1cm，数字越大，表示疼痛程度越强。0 代表无痛，1 代表最轻微的疼痛，10 代表最严重的疼痛。使用时先向患者解释至患者理解，再嘱咐患者标明疼痛的感受处在标尺的位置。1 ~ 3 为轻度疼痛，4 ~ 6 为中度疼痛，7 ~ 9 为重度疼痛。线性视觉模拟评分法虽然是一种简单有效的单维测量方法，由于需要抽象思维，用笔标记时需要必要的感觉、运动及知觉能力，应用于老年人、文化程度较低或认知损害者，应答不成功率较高。

② Wong-Banker 面部表情量表法评估疼痛：该方法用 6 种面部表情从微笑至悲伤至哭泣来表达疼痛程度，随着表情的变化疼痛程度越来越严重。使用时先向患者解释至患者理解，再嘱咐患者说明疼痛的感受处在哪种面部表情量表的位置。微笑为无痛，哭泣为重度疼痛。Wong-Banker 面部表情量表评估法为适合任何年龄的单维测量方法，它没有特定文化背景的要求，易于掌握，不需要任何附加设备，急性疼痛、老年人、儿童、表达能力丧失者均适用。

③“长海痛尺”评估法：“长海痛尺”是将 NRS-10 和 VRS-5 有机结合的一种疼痛评估方法。用描述性疼痛量表（VRS-5）对数字疼痛量表（NRS-10）的刻度进行解释、限定，综合两者的优点，使疼痛评估后更为直观，有效解决应用 NRS-10 评估随意性大和应用 VRS-5 评估精确度不够的问题。患者容易理解，医

务人员容易掌握，以保证评估结果不会出现较大偏差。

（4）评估注意事项：疼痛评估是一个动态评估的过程，在应用疼痛评估测量工具时注意前后测量工具的一致性，保证测量的信度和效度。所有的疼痛测量工具都不能全面涵盖患者疼痛的复杂性，因此要选择合适的测量工具。在疼痛评估过程中护士必须掌握疼痛的相关知识，才能保证评估的准确性。疼痛严重影响患者的生活质量，护士准确的评估是疗效观察的重要手段，因此护士必须重视疼痛评估的价值和重要性，掌握最简单有效的评估方法，测评患者的疼痛是否影响睡眠。掌握疼痛评估方法在提高工作效率的同时，便于与伴有负性情绪的患者沟通和获取疼痛评估信息。

2. 护理要点及措施

（1）便秘：95% 的患者口服镇痛药时伴有便秘。便秘以预防为主，评估便秘原因及程度，遵医嘱应用镇痛药物的同时，应服用缓泻药以缓解便秘。同时鼓励患者多饮水，多吃新鲜蔬菜、水果，适量的粗粮及富含纤维素食物，适当活动、养成定时排便的习惯并进行适当的腹部按摩。严重便秘患者可口服番泻叶，必要时人工协助排便或灌肠。

（2）恶心、呕吐：一般于服药后数天至 1 周内症状逐渐减轻或消失，必要时可口服甲氧氯普胺和维生素 B_6 以缓解症状，同时嘱咐患者进食易消化、清淡饮食。

（3）镇静和嗜睡：为暂时性的镇静作用，一般在 2 ~ 5 天消失，在此期间注意安全护理，防止坠床和跌倒等。

（4）呼吸抑制：为最严重的并发症，如果呼吸次数每分钟 $<$ 8 次，须遵医嘱应用纳洛酮解救，给予吸氧、支持性生活护理和安全护理，做好心理疏导和安慰，减轻患者紧张和焦虑。

（5）生理依赖性和耐药性：为长期使用麻醉性镇痛药物的正常药理学反应。生理依赖性是指当治疗突然停止时出现戒断综合征，其表现主要为身心不宁、打哈欠、思睡、流泪、烦躁、食欲下降等。采用逐渐减量、延长间隔时间直至停药是预防戒断综合征的有效方法。耐药性是指随着药物的重复使用，其药效逐渐降低，只有增加剂量，才能维持原来的镇痛效果。产生此不良反应并不妨碍镇痛药的使用，国外有学者认为疼痛本身就是精神依赖和呼吸抑制的拮抗剂，因此增加剂量可不考虑呼吸抑制问题。

（6）心理依赖：并不是因痛用药，而是渴望用药后的一种欣快感，其临床发生率＜1%。患者常主动要求增加药物剂量、增加计划外就诊次数、寻求非主管医师的额外帮助等。医护应共同合作，评估、诊断心理依赖，应通过健康教育等改变患者错误理念和行为。

3. 健康教育

（1）鼓励患者诉说疼痛，积极参与疼痛治疗计划。

（2）教会患者服药的正确方法，遵循按时服药、饭后吞服药物、避免咀嚼等。

（3）教会患者采用转移或分散注意力的方法、放松疗法、指导臆想等方法减轻疼痛体验。

（4）教会患者识别有效治疗疼痛的标准：无痛睡眠、无痛休息、无痛生活。

二、癌性发热

发热是某些肿瘤患者常伴有的症状，例如白血病、淋巴瘤、肝癌等。临床测量体温常采用3种方法：正常情况下，口腔温度不超过37.2℃，直肠温度不超过37.6℃，腋窝温度不超过37℃，若超过以上界限即为发热。癌性发热是指癌症患者在排除感染、抗生素治疗无效的情况下出现的，直接与癌症有关的非感染性发热，患者在肿瘤发展过程中因治疗而引起的发热，不包括肿瘤患者继发感染或应用药物治疗引起的继发性发热。其机制不明，但严重影响患者心理和生理。

（一）常见原因

（1）可能与恶性肿瘤细胞浸润造成血浆中游离原胆烷醇酮增高而激活白细胞释放致热原，或因肿瘤生长迅速而缺血、缺氧引起自身组织坏死，导致机体发热。

（2）有效治疗后肿瘤细胞迅速破坏溶解，释放出大量炎症介质或毒性产物等引起。

（3）肿瘤侵犯或影响体温调节中枢引起中枢性发热。

（4）肿瘤细胞自身产生内源性致热原。

（5）肿瘤细胞释放的抗原物质可引起免疫反应；部分肿瘤产生异位激素，引起机体各种炎性反应。

（二）临床表现

常为不规则热或弛张热，少数呈稽留热，体温多数为37.5℃～38.5℃，以下午或夜间发热为主，发热时全身症状可不明显，不伴有畏寒或寒战，热程或短或长，有的可达数月之久。抗感染治疗无效，对解热镇痛药物反应较好。有部分单纯癌性发热常以低热为主或仅自觉身热，而体温并不升高，外周血中白细胞计数及中性粒细胞比值大多正常。

（三）护理要点及措施

1. 降温处理

体温在 37.5℃ ~ 38℃时应鼓励患者多饮水，若体温 >38℃可遵医嘱予以药物或物理降温。临床常用的降温药物有解热镇痛类药物、激素类药物等。物理降温法包括乙醇或温水擦浴、冰袋降温、10% 氯化钠溶液冰袋降温等。乙醇或温水擦浴由于操作简单方便，在家庭和医院应用广泛；冰袋降温是临床较常用的物理降温方法，需频繁更换以防局部冻伤；10% 氯化钠溶液冰袋降温，因其在 −18℃呈冰霜状且低温时间长，在溶化过程中形态为霜水结合，制成的冰袋松软，接触体表充分，易于固定，患者感觉舒适，是临床上最受护患欢迎的方法。

2. 监测体温变化

用药后督促患者多饮水并分别于用药后 0.5h、1h 监测体温变化直至体温正常。另外严格按照常规体温监测并记录，如体温为 39℃或以上时应每 4h 测体温 1 次，体温降至正常后每日测 3 次，连测 3 天。

3. 吸氧

高热期患者代谢增强，耗能增加，呼吸心率加快，易缺氧，必要时遵医嘱给予吸氧。

4. 适量活动与休息

高热期绝对卧床，体温恢复正常后逐渐增加活动量，以减少能量消耗，利于机体康复。

5. 补充营养和水分

在体温降至正常后鼓励患者进食高热量、高蛋白质、富含维生素、易消化的流质或半流质饮食。在高热期及体温降至正常后均应鼓励患者多饮水，以利于降温和预防水、电解质平衡失调。

6. 皮肤黏膜的护理

（1）口腔护理：发热时唾液分泌减少，口腔黏膜干燥，易出现口腔感染，应晨起、饮食后、睡前漱口，保持口腔清洁。

（2）皮肤护理：退热期，出汗多，给予及时更换衣服，注意保暖，保持皮肤清洁、干燥，对长期持续高热者，应督促或定时协助变换体位，防止压疮发生。

（3）保持室内空气新鲜：定时开窗通风，保持空气清新，但需注意患者保暖，防止受凉。

（4）及时给予心理疏导：患者发热时常伴有紧张不安、害怕肿瘤进展的心理反应，特别是长期发热的患者。医务人员在条件允许的情况下，允许家属陪伴给予家庭支持，并积极进行相关知识宣教，以缓解其心理压力。

三、癌因性疲乏

癌因性疲乏是与癌症相关的一种虚弱、缺乏激情及易累的主观感受，主要表现为非特异性的无力、虚弱、全身衰退、嗜睡、疲劳等症状，是癌症患者的重要症状之一，可以由癌症本身引起，也可以是癌症治疗的结果，极大地影响患者的自理能力及生活质量。癌因性疲乏不同于一般的疲乏，它发生快、程度重、持续时间长，不能通过休息来缓解。

（一）常见原因

（1）癌症所致的负氮代谢是持续性癌因性疲乏的主要原因。

（2）癌症常见并发症是加重癌因性疲乏的主要原因，如疼痛、睡眠不足等。

（3）癌症治疗也是引起疲乏的不可忽视的原因之一，如化疗、放疗所致的消化系统功能紊乱、血象降低、肝肾功能的损害、水电解质及酸碱平衡失调等。

（4）其他因素，如感染、肥胖、肝炎、肾炎、神经系统及内分泌功能紊乱等均会不同程度地增加癌症患者的疲乏症状。

（二）临床表现

可出现无力、虚弱、懒散、冷漠、注意力不集中、记忆力减退、沮丧等多种表现形式，同时从体力、精神、心理、情绪等方面严重影响患者的生活质量及患者对治疗的耐受性和依从性。

（三）护理要点及措施

1. 严密观察病情变化

密切观察患者有无疲乏症状，及时与患者交流沟通，通过语言交流准确了解患者有无疲乏感受；观察患者有无骨髓抑制、消化道反应、睡眠不足、水电解质及酸碱平衡失调等加重疲乏的相关因素。

2. 加强患者营养及饮食护理

指导患者进食高蛋白质、高热量、富含维生素、易消化食物；准确记录24h

出入量。如患者有头晕、头痛、便秘、发热等不适症状，及时向医生报告并遵医嘱给予对症处理。对进食困难的患者必要时采取完全胃肠外营养，以维持其最佳营养状态。

3. 睡眠护理

鼓励患者在入睡前听轻音乐，达到舒缓压力、分散注意力的目的；为患者创造光线柔和、温湿度适宜的休养环境；睡眠前避免过度活动以保证心情平静，利于入睡；在病情许可的情况下，鼓励患者逐渐增加白天活动时间和次数，以利于晚间睡眠；睡前用温热水泡足、喝牛奶或蜂蜜，避免饮用易引起兴奋的饮料；集中完成晚间治疗，避免影响患者休息。

4. 加强重度疲乏患者的安全护理

嘱咐其卧床休息，减少活动；认真落实生活护理，如床上擦浴、洗头、口腔护理、皮肤护理等；将患者经常使用的物品放至易拿取的地方，减少其活动量和体力消耗；患者活动时护士或家人陪伴左右，防止跌倒。

5. 心理护理

加强认知护理，向患者宣教疲乏相关知识；鼓励患者参加娱乐及与朋友、家人、病友谈心等活动；轻、中度疲乏患者鼓励其适量活动，如有外出要求时，在病情许可的情况下借助轮椅、手杖等，在护士或家人帮助下去风景宜人的地方散步，可缓解疲乏程度；落实健康知识宣教，提供有关疲乏的知识小手册，向患者提供积极向上的警句格言、建议等，增强患者战胜疾病的信心。

第二节　肿瘤急症的护理

一、上腔静脉综合征

上腔静脉综合征（superior vena caval syndrome，SVCS）是由胸腔内肿瘤压迫上腔静脉引起的急性或亚急性呼吸困难和面颈肿胀，也可因肿瘤浸润、栓塞或血管纤维化所致，为一组症候群，系肿瘤专科急症，易引起猝死。

（一）常见原因

上腔静脉为管径粗、管壁薄、管腔内压力低、血容量较多的大静脉，其周围相邻的组织为胸骨、气管、右侧支气管、主动脉、肺动脉、肺及肺门、气管旁淋巴结及纵隔淋巴结等组织和器官，这些部位生长肿瘤或肿瘤转移至这些器官，随肿瘤负荷增加，极易造成上腔静脉压迫，阻塞上腔静脉回流而造成上腔静脉综合征。

（二）临床表现

1. 呼吸困难

活动时或活动后呼吸困难加重、颜面口唇发绀。

2. 压迫症状

胸痛、刺激性咳嗽、咳痰、声嘶、吞咽困难。

3. 上腔静脉回流受阻相关症状

面颈部肿胀，躯干、上肢水肿，颈静脉怒张。

4. 缺血缺氧症状

烦躁、情绪紧张、大汗，诉头晕，严重时意识障碍，甚至突发晕厥、猝死。

（三）治疗原则

放疗、化疗是常用且首选的方法，可同时配合应用激素、利尿药、抗凝血药来减轻局部水肿、炎症，预防血栓形成。

（四）护理

1. 护理要点及措施

（1）观察患者的上腔静脉压迫的症状和体征变化，及时将病情变化汇报医生并做好详细护理记录；密切监测患者的生命体征，及时发现心肺功能的变化；严密观察患者的神志变化，及时发现缺氧征兆，预防缺氧症状进行性加重导致的严重后果。

（2）嘱咐患者卧床，抬高床头 30° ~ 45° 减少回心血量，减轻头颈部压迫，缓解肿胀症状。

（3）给予持续低流量吸氧，减轻缺氧症状。

（4）限制食物中钠盐的摄入及减少摄水量，准确记录出入量，维持体液平衡。

（5）遵医嘱应用镇痛、镇静药，避免患者精神紧张。

（6）避免应用上肢静脉输注液体，以免加重症状或导致静脉炎发生。

（7）落实安全护理，尤其是意识障碍的患者，应防止坠床、跌倒及其他安全问题。

2. 健康教育

（1）告知患者要保持排便通畅，可进食易消化、低盐、富含粗纤维的饮食，必要时遵医嘱服用缓泻药。

（2）告知患者尽量减少活动，尤其是避免劳累和剧烈活动。

（3）做好心理疏导，减轻紧张情绪。

（4）向患者讲明下肢输注液体的必要性，提高依从性。

二、高钙血症

由于各种肿瘤相关因素导致血清钙浓度超过 2.7μmol/L 时称为高钙血症（hypercalcemia），系为肿瘤专科急症之一，易引起患者猝死。

（一）常见原因

主要由于肿瘤骨转移侵犯骨骼系统造成破骨或溶骨性改变而引起血钙升高，常见于肺癌、乳腺癌、骨髓瘤等；也有部分无骨转移的肿瘤由于部分体液因子参与而形成高钙血症，这些体液因子主要为甲状旁腺激素、前列腺素、破骨细胞激活因子等。

（二）临床表现

其症状特点是涉及系统多、无特异性、随血钙的增高逐渐加重。

1. 神经肌肉系统症状

以乏力、嗜睡、意识模糊、昏迷、软瘫等为主。

2. 消化系统症状

以恶心、呕吐、厌食、腹胀、便秘等为主。

3. 心血管系统症状

以心动过缓、心律失常、心搏骤停导致猝死为主。心电图改变，主要是 P-R 延长、Q-T 间期缩短、T 波增宽。

4. 泌尿系统症状

以多尿、尿路结石、肾功能不全为主。

（三）治疗原则

主要采用水化、利尿和抑制骨吸收的药物降低血钙浓度，其次根据患者的综合情况积极给予病因治疗，症状严重时可进行透析治疗。

（四）护理

1. 护理要点及措施

（1）密切观察病情变化，观察患者的高钙血症症状和体征变化，及时与医生沟通并做详细护理记录；密切监测生命体征、意识状态、心电图及腱反射、肌张力等变化；严密监测血清钙和磷酸盐水平，遵医嘱予以处理。

（2）嘱咐患者适量活动，减少钙的吸收，同时做好安全防护，防止发生病理性骨折。

（3）对体质弱、意识障碍的患者，护士应给予被动性功能锻炼。

（4）遵医嘱给予止吐、抗心律失常、利尿药及降血钙的药物。

（5）遵医嘱给予镇痛治疗，以增进舒适感，避免精神紧张。

（6）准确记录出入量，维持体液平衡，遵医嘱纠正水、酸碱代谢平衡失调，每日静脉补液不少于3000mL，同时静脉滴注利尿药（如呋塞米），增加尿钙的排出，同时注意防止低钾血症发生。

（7）进行饮食指导，减少饮食中钙的摄入。

2. 健康教育

（1）向患者讲解饮水的必要性，鼓励患者多饮水，可饮用绿茶、绿豆水以增进利尿，防止电解质代谢失衡。

（2）鼓励患者适量活动及教会患者活动的方法及注意事项，防止病理性损伤。

（3）教会患者识别高钙血症可能出现的症状和体征及自我预防处理方法，减轻患者的焦虑情绪。

三、急性肿瘤溶解综合征

由于肿瘤本身坏死或放疗、化疗的应用引起肿瘤细胞崩解，大量细胞内代谢产物迅速进入血液循环，从而导致高尿酸血症、高钾血症、高磷血症及低钙血症等代谢紊乱，最终发生少尿性肾衰竭的一系列危急综合征，称之为急性肿瘤溶解综合征（acute tumor lysis syndrome）。

（一）常见原因

主要发生于肿瘤生长增殖迅速及肿瘤负荷较大的患者。由于各种原因所致肿瘤细胞崩解，造成大量细胞内代谢产物迅速进入血液循环，而引起“三高一低”的代谢性紊乱表现。

（二）临床表现

1. 高尿酸血症

溶解细胞所释放的尿酸盐沉积在肾小球、肾小管导致急性肾功能损害，沉积在关节内可引起痛风发作。

2. 高磷血症

肿瘤细胞释放的无机磷酸盐沉积在肾内可导致高磷血症。

3. 高钾血症

可引发恶心、呕吐、腹胀、全身乏力、腓肠肌痉挛，心律失常及心搏骤停等，患者情绪烦躁或表情淡漠。

4. 低钙血症

心肌应激性增加，严重时可引起意识障碍和抽搐。

（三）治疗原则

体积大、增殖快，而又对放、化疗敏感的肿瘤，在进行化疗或放疗前、中、后，应积极采用水化、碱化尿液、利尿、服用别嘌醇等措施，以防止或减少急性肿瘤溶解综合征的发生。

（四）护理

1. 护理要点及措施

（1）评估患者的病情变化，对存在危险因素的患者，应密切观察病情；遵医嘱监测电解质、尿素氮、肌酐、尿酸、钾、钙、磷以及心电图等的变化，如异常应给予对症处理；密切监测尿的酸碱度。

（2）遵医嘱在化疗前给予患者口服别嘌醇。化疗时给予利尿、水化、碱化尿液以保护肾功能。

（3）嘱咐患者卧床休息，保持心情平静、排便通畅，避免诱发心搏骤停。

（4）指导患者进食碱性食物，如牛奶、油条、苏打饼干及各种水果等，以增加尿的碱性程度。

（5）准确记录24h出入量，保证出入量平衡。

2. 健康教育

（1）向患者讲解饮水在水化治疗及保护肾功能中的重要作用，鼓励患者多饮水。

（2）指导患者按时口服别嘌醇和碳酸氢钠，保证尿液处于碱性状态。

（3）向患者及家属讲解治疗的方法、步骤，预防急性肿瘤溶解综合征的重要性和意义，减轻患者的焦虑心理，使其积极参与预防和治疗。

四、恶性心包积液和心脏压塞

心包脏层和壁层之间的潜在腔隙是一个有数毫升浆液充填的浆膜囊，其间如积聚过量液体，心包囊内液体压力升高，影响心脏舒张期充盈，导致心排血量减少。肿瘤浸润、继发炎症、放射治疗等可使心包内液体增多，称恶性心包积液；心包积液严重者可导致心脏压塞。

（一）常见原因

肺癌、乳腺癌、白血病、恶性淋巴瘤及黑色素瘤易发生心包浸润而使心包囊内液体增多，炎症、放射治疗等也可使心包内液体增多而发生恶性心包积液。如果积液严重可造成心包梗阻而并发心脏压塞，引起严重后果。

（二）临床表现

（1）心包积液通常为逐渐形成，也可迅速形成，症状与心包积液形成的速度相关。如积液形成缓慢，即使积液量达到1000mL，症状也不明显；快速形成的积液，液体量只有250mL就可以产生明显症状。严重心包积液常表现为心前区、肋骨下和上腹部疼痛，可随咳嗽、吞咽、吸气、移动身体加重，也随坐起、躯体前倾而缓解，伴有呼吸困难、咳嗽、胸痛、强迫端坐卧位及端坐呼吸、虚弱等症状。

（2）心脏压塞表现为充血性心力衰竭、颈静脉淤血及怒张、心音低钝、心界扩大、脉压小、奇脉、肝大等。

（三）治疗原则

1. 全身治疗

主要是将心包积液作为全身疾病的一部分进行化疗，如急性白血病、恶性淋巴瘤、小细胞肺癌等。

2. 局部治疗

主要采取心包减压，防止心包积液进一步积聚，主要方法有心包置管引流术、心包内注入化疗药物或细胞毒药物等。

（四）护理

1. 护理要点及措施

（1）评估病情变化，严密观察生命体征，观察呼吸的频率、血压、脉压、脉搏的变化；严密监测血流动力学及血气、电解质等变化；观察颈静脉有无淤血、怒张等回流障碍；听诊心音有无异常、心界有无扩大、心尖冲动有无消失。

（2）抬高床头30° ~ 45°，以利于呼吸。

（3）遵医嘱予持续低流量吸氧。

（4）遵医嘱补充适量液体，维持血容量，准确纪录24h出入量，维持体液平衡。

（5）遵医嘱应用升压药、利尿药及增强心肌收缩力药物，维持血压平稳。

（6）遵医嘱应用镇静和镇痛药，减轻疼痛与焦虑。

2. 健康教育

（1）嘱咐患者进食易消化、清淡饮食，宜少食多餐，每餐不宜过饱。

（2）嘱咐患者卧床休息，减轻机体耗氧量和心肺负荷。

（3）嘱咐患者活动时保护心包穿刺引流管，妥善固定，防止脱管和逆流感染。

（4）向患者及家属解释治疗方法及目的，鼓励其表达不适和心理感受，消除紧张恐惧心理。

第三节　癌症患者的心理护理

一、癌症患者的心理变化特征及护理

癌症的发生除了与生理因素有关外，还与心理、社会因素明显相关。负性情绪如忧郁、悲观、忍耐、克制、压抑等造成中枢神经过度紧张，削弱了人体的免疫力，增加了机体对致病因素的敏感程度，成为癌症的活化剂；而情绪乐观、善于表达、积极配合，让身心处于良性功能状态，会增加全身的免疫功能，使疾病得以控制或向有利方向发展。因此，护理人员掌握患者的心理变化特点，并给予相应的指导和护理对策，在癌症的整体治疗中尤其重要。

当患者得知自己的病情后，其心理反应大多都会经过 6 个阶段，即体验期、怀疑期、恐惧期、幻想期、绝望期和平静期。

（一）体验期心理特征与护理

1. 心理特征

当患者看到检查结果或是得知自己患了癌症，顿时惊呆不已，方寸大乱，甚至会昏厥，这种现象称为“诊断休克”，很多患者回忆当时，可能都不知是怎样过来的。体验期较为短暂，根据患者的不同情况一般可以是数时或数日。

2. 护理

重点是与患者建立相互信任关系，向患者表达情感上的安慰和关心。护士和家属则应以适度的行为为患者做出实际的帮助，如陪伴在患者身边，轻轻握住患者的手或者保持适当的身体接触，使患者有一定的安全感。让他们体会到并非独自面对不幸。不要在患者面前手忙脚乱，表情紧张，应该态度温和，行为得体，使患者受到积极的影响。

（二）怀疑期心理特征与护理

1. 心理特征

患者对诊断的结果极力否认，有的患者会要求到几家医院去复查，有的患者则假充患者家属找医生护士咨询，以便得到不同方面的信息，此时患者既希望确诊，又希望不是癌症，此时患者的否定态度不能简单评价为负性心理状态，而是对创伤和应激状态的心理反应，是一种保护性心理反应，可以降低患者的恐惧程度和缓解痛苦的体验，逐渐适应意外打击。

2. 护理

护士不要急于让患者接受现实，而是采取适合患者的策略，使他逐渐了解事实的真相，告诉他这种疾病目前的治疗水平和预后情况，尽可能使患者对遭受的打击减到最低，让患者充分表达自己的感受和想法，在说服的过程中应始终让患者感到自己是主人，最终决定接受治疗方案。更要注意维护患者的自尊，言辞要恳切适度，满足患者的心理和治疗方面的需求。

（三）恐惧期心理特征与护理

1. 心理特征

当患者极力否认而不能改变诊断结果时，会对此产生恐惧，包括对疾病的恐惧，对疼痛的恐惧，对离开家人的恐惧，对死亡的恐惧。患者主要表现为恐慌、哭泣、警惕、挑衅性行为，以及一系列生理功能的改变，如颤抖、尿频、尿急、心悸、血压升高、呼吸急促、皮肤苍白、出汗、表情呆滞等。恐惧是一种适应性反应，可以让人对危险因素提高注意力和警惕性，采取逃避或进攻来降低对自身的危险性，只要将应激源除掉，患者的恐惧便可减少或消失。

2. 护理

这时护士通过与患者的交谈，让患者将自己感到恐惧的前后经过讲出来，再通过一些相关知识的教育，纠正患者感知错误或让其他病友讲述自己的感受，讲述成功度过此期的经过，会使患者相对增加一些安全感，增加对医护人员的信任感。

（四）幻想期心理特征与护理

1. 心理特征

当患者经历了得病后的痛苦体验并接受现实，但有的患者会出现幻想，如希望可以出现奇迹，希望发明一种新药可以根治自己的疾病，或是希望专家教授能研究出根治自身疾病的新方法等。

2. 护理

支持患者与疾病抗争，帮助患者消除恐慌，提高患者的应对能力，此时护士应多去与患者交流，保护好患者的这种积极情绪，告诉患者医护人员会尽一切努力去帮助他们，但护患交谈应注意谨慎、适度，绝不可助长患者不切实际的想法。

（五）绝望期心理特征与护理

1. 心理特征

当各种方法的治疗都未取得良好的治疗效果时，病情进一步恶化，或出现严重并发症以及难忍的疼痛时，患者会绝望，对治疗失去信心，不听医护人员、家人或朋友的劝说，表现出易怒、对立情绪，不服从、挑衅、不遵医嘱等。

2. 护理

医护人员应同情和理解患者的痛苦，给予患者更多的抚慰，允许患者发怒，让患者亲密的家人陪伴在身边，更多地给予心理上的支持。

（六）平静期心理特征与护理

1. 心理特征

患者已接受现实，承认患者角色，情绪稳定下来，表现出配合治疗，对死亡已不恐惧，处于消极被动的应付状态，不再考虑自己对家庭与社会的义务，专注于自己的症状，让自身处于无助、绝望状态。

2. 护理

护士应多与患者交流，多陪伴患者，尽可能地减轻患者痛苦，满足患者的各种需求，多向患者提供充满希望的信息，与患者共同制定生存计划。

总之，大多数癌症患者基本符合以上心理变化过程，但不同心理特征的人在心理变化分期方面也存在着差异，各期持续时间也不尽相同，出现的顺序也有所不同，在护理过程中，医护人员应注意个体化差异。

二、癌症患者常见心理问题及护理

（一）角色紊乱

角色是指一个人在社会结构或社会制度中的一个特定位置，它具有特定的权利和义务。角色不是固定不变的，而是经常发生转换的，在转换的过程中容易发生角色紊乱。一个人患了病，就迫使他由一个常态社会角色转换成一个患者角色，他需要停止平时担任的工作，不能去照顾家庭，反而需要亲人照顾自己。多数患者不愿接受这样的角色。对事业的责任感和对家庭的眷恋，还有对所患疾病的担心和焦虑，使患者产生恐惧。

护士在患者角色转换过程中应起到积极作用，应该倾听患者诉说，不能表现出不耐烦、生硬的态度，要帮助患者接受现实的健康状况。鼓励患者正确认识自己的力量与能力，耐心探讨生活方式改变的应对方法。积极取得家庭支持系统的帮助，使患者能很快适应角色要求，并积极配合治疗。

（二）退化和依赖

出于对疾病的担心，患者在行为能力上会产生退化。自己能做的也要家属做，过分地依赖其家属——对医院环境不能很快适应，情感脆弱，意志衰退。而家人出于对患者的关心，往往愿意多为患者做事，以此表示对他的感情，这样就更助长了患者的依赖心理。

依赖是一种消极情绪，会大大降低患者自身的免疫功能，缺乏抵御疾病的信心和能力，不利于疾病的康复。还有一种情况，就是有的患者出现“返童”现象，像孩子一样寻求家人的保护，希望家人给予更多的照顾。特别是在夜间，常表现为害怕心理，希望家人守在自己身边。若家人不在，便感到难以入眠，会设法引起护士及家人的注意。

这时护士应采取积极的护理措施，让患者在力所能及的情况下做些事情，如刷牙、洗脸、穿衣等。护士及家属应适时积极鼓励患者自理，让他们在实践中恢复信心，找到自尊和自信。对出现“返童”现象的患者，护士不应认为是患者在故意找麻烦而表现出有些厌烦和冷淡，相反，应主动解决患者的需要，请家人夜间陪护，耐心满足患者的需要，以使患者得到慰藉。

（三）焦虑

焦虑是对恐惧的自然反应，是多数患者在疾病过程中的体验。恐惧得不到及时有效的解除，就会发展为无法克制的焦虑和恐惧，如心悸、出汗、失眠、头痛、眩晕等。患者往往容易激动，缺乏耐心，发脾气、自责或谴责他人。焦虑的程度与个人的心理素质、受教育程度、生活体验以及应对能力相关。护士应及时有效地解除患者的焦虑情绪，同时做好患者家属的宣教工作，预防家属的各种不良情绪。例如患者疼痛时，家属的恐慌、不知所措，就会加重患者的疼痛程度及焦虑程度。

护理措施：①为患者提供安全舒适的环境，减少对患者的各种不良刺激。如病房的光线要柔和，减少噪声，护士的态度要温和、体贴。②尊重患者采取的各种解除焦虑的应对措施。③采取一些适宜的放松疗法，如热水浴、按摩、听音乐、深呼吸等。④进行卫生知识宣教，解除应激源对患者的刺激和困扰。总之，需要及时解答患者提出的问题，并通过语言与非语言解除患者因知识缺乏而带来的焦虑，以此使患者身心更加健康，更好地配合治疗。

（四）抑郁

抑郁是指情绪低落、心境悲观、自我评价降低、自身感觉不良，对日常生活的兴趣降低、消极厌世。抑郁可导致食欲降低，睡眠障碍，抑郁反应的强度与个人的心理素质和对外界事物反应的敏感性有关。尤其是对外界反应不敏感的个体比较容易发生抑郁。焦虑、恐惧得不到及时的解除，持续时间过长，易造成抑郁。家庭负担重、长时间得不到家人的关怀和缺乏良好的社会人际交往关系，负性情绪得不到及时的宣泄亦会加重抑郁程度。

护理措施：①了解患者的个性特征，找出抑郁的原因。②及时进行卫生知识宣教，在不同治疗阶段或特殊的检查治疗前向患者解释清楚，解除患者的疑虑。③与患者交流时应采取适宜的方式以使患者发泄其负性情绪。④更好地做好家属的知识宣教，使其帮助调动患者与疾病抗争的信心，让患者感受到家庭和社会对他的理解和支持。⑤必要时要应用药物治疗。⑥警惕意外事件的发生，密切观察患者心理变化及各项生理反应指标，及时向医生做出正确的反馈。

三、不同病程阶段癌症患者的心理变化与护理

（一）诊疗早期（肿瘤诊断阶段）

1. 心理变化

此期患者的心理变化主要是围绕求医与诊断过程而产生的，谈癌色变是大多数人的反应。对有些患者而言，求医的决定在他们心中有许多顾虑、担忧，也充满了矛盾和冲突。在就医开始的阶段，患者在焦虑的心情下，怀着期望来到医院，希望医生能立即为自己做出诊断，马上为自己解除难以忍受的痛苦。在候诊期间，患者大都有焦虑和紧张感的情绪，希望自己能早些接受治疗，更希望能由技术高超、认真负责的专家为自己诊治。在医生诊治期间，患者希望医生能耐心倾听自己的诉说，仔细为自己进行体检，合理选择检查的项目，关心、体贴和尊重自己。许多患者也由此获得安慰和安全感，使焦虑和忧虑的心情暂时得到缓解。在等待检查结果期间，患者既期望听到消息，又害怕听到坏消息，如果确实是癌症，常

常会引起患者恐惧、愤怒或抑郁的情绪反应。有些患者会怀疑医生的诊断，从而继续开始新的求医路程。如果做了大量的检查项目，却仍不能明确诊断，患者便会对医生失去信任，进一步认为自己的疾病难治，病情较重，恐惧和焦虑以及抑郁反应随之会增强，在接受一系列的检查中患者充满紧张感，心理复杂多变，情绪不稳定。此时，医护人员应及时给予正确有效的心理护理和心理指导。

2. 护理

（1）语言恰当，在未明确诊断前，不要因言语不当，而加重患者的心理负担。医务人员应切忌在患者面前交头接耳，议论病情。如果诊断已明确，应先通知其家属，与其家属共同商讨告知患者的方式及时间。如果患者的心理承受力还可以，一般不提倡隐瞒病情。因为患者在治疗过程中，一旦发现他的真实病情而又没有做好心理准备，容易产生受骗的感觉，由此引发愤怒、恐惧、委屈等一系列的消极心理。极大的落差感会加重患者的心理负担，甚至可能会出现意外。但应注意告知的方式，在充分了解患者的心理特征、文化程度以及社会背景的基础上，采取适当的方式告知患者。首先向患者讲清病情，其次要向患者讲解预后的情况，使患者及早摆脱恐惧，积极配合治疗。无论病情属早期还是晚期，都应将最好的疗效希望告诉患者。

（2）为了明确诊断，患者往往需要做各种检查，此时医护人员应及时做好卫生宣教，讲明各种检查的方法、注意事项以及可能出现的不良反应，以消除患者的顾虑心理。

（二）诊疗中期（肿瘤治疗阶段）

此期患者有着同医务人员合作的义务。依照传统的生物学模式，患者在医疗活动中是处于被动依赖地位的，一切要听从医生的安排。对此，不同患者的心理反应是不尽相同的。有些患者很满意这一依赖角色，他们不仅没有感到沮丧，反而感到有了依靠，会产生安全感。有一些患者则很难适应这种“任人摆布”的角色，他们一方面接受自己所受到的关心和照顾，另一方面又希望医生能允许自己尽可能多地去参与自己的医疗决策。如果医生不能做出积极的反应，他们有时会产生失望、沮丧、愤怒甚至敌对的情绪和冲动行为，这对患者遵从医嘱、培养良好的医患关系带来负面影响。

1. 与住院有关的心理反应

住院患者可因住院得到医护人员的照料而产生安全感，但焦虑、恐惧、忧虑、抑郁、愤怒和孤单等情绪也很常见。住院患者的不良心理反应主要与下述3个方面的因素有关。

（1）医院环境：初次住院的患者对医院环境感到陌生，充满紧张感和压力感。这里有各种医疗设备，空气中散发着各种特殊的气味，病房中住着各类患者，充斥于耳目的经常是痛苦和生死别离的景象，疼痛、呕吐、咳嗽、呻吟、呃逆、哭泣等，还有抢救与死亡。患者还必须求助于自己所不熟悉的医务人员，但有些医务人员并不理解患者的需要和愿望，缺乏对患者的尊重、耐心和同情心。此外，患者也必须改变自己的某些生活习惯和沟通方式，如同亲人分离独自住院、离开心爱的工作岗位等，这些均有可能引起心理应激反应。

（2）疾病：癌症是当前人类三大死亡原因之一，是严重危害人体健康和预后不良的疾病。综合分析患者的心理过程，主要有以下几个阶段：①震惊，患者表现为惊呆、沉默、感情麻木和无反应；②否认，不能接受自己的病情，认为医生把自己的疾病严重化了，迫切希望医生能排除此诊断；③忧郁，变相压抑心情，无助、悲观、失望，甚至产生自杀念头，此阶段持续时间较长；④对抗和孤立，对医院形成依赖，对治疗不积极，不愿意面对社会，产生孤立消极的心理；⑤适应，通过医务人员和家属的针对性护理，患者逐渐面对自己的病情，并在心理和行为上开始适应，情绪好转，积极配合治疗。

（3）特殊检查与治疗：为进一步明确诊断和观察治疗效果，患者往往需要做某些特殊的检查，在治疗方面，除了所熟悉的药物治疗外，还可能接受手术、介入、放射治疗等，这些都会使患者产生各种不同的心理变化。

2. 与药物有关的心理变化

有些患者可能相信药物能够解决一切问题，而忽视了包括改变生活方式和心理调整在内的其他干预或治疗措施的作用，有些患者会迷信外国进口药物和价格昂贵的药，不相信国产价廉、有效的药，还有些患者总是要求输液或静脉给药，不相信口服用药。凡此种种都是患者的认知误区，须由医护人员帮助纠正。

3. 护理

为减少住院患者的不良心理反应，医护人员应当帮助患者尽快熟悉医院的周边环境，鼓励患者采用适当的防御机制来面对所遇到的某些环境挑战，更要向患者提供所需要的信息与情绪支持，消除误解与错误信念，并帮助患者做检查与治疗的心理准备。由于肿瘤治疗手段很多，对接受药物治疗的患者，医护人员应向他们讲解药物的功效、不良反应和如何应对这些不良反应。手术和放、化疗等治疗前，应向患者讲解治疗计划，应将可能出现的不良反应和解决方法向患者讲清楚，同时帮助患者树立治愈疾病的希望，使患者和家属有思想准备，并且积极配合治疗。对于患者因知识缺乏而出现的不遵医嘱行为或事件，应检讨医护人员工作方面的不到位，而不应过分责怪患者。当出现严重并发症时，患者会表现急躁，缺乏信心，护士应及时给予患者情感方面的支持，积极地鼓励他们坚持治疗，讲解治疗的安全性、有效性，使他们能顺利地接受治疗。

（三）康复期

由于肿瘤患者的治疗周期长，在放疗和化疗的间歇期或者是手术后患者身体器官功能受损或衰退，如放、化疗后引起的体力下降、全身乏力以及手术治疗后的身体缺陷等。在这些患者中常可见到不同程度的焦虑、忧虑、抑郁、愤怒、敌意、哀怨和自怜等情绪反应，他们的认知功能、意志及人格也可发生一些变化。

康复阶段，患者需要医护人员、家庭以及社会给予支持。康复阶段的患者大多是在家中度过的，现代医学模式要求护士不但护理住院患者，还要关心在家庭、社会范围内的患者，医护主要应做好以下几项工作：

（1）做好出院指导，使患者出院后，仍能按照治疗计划进行康复训练。

（2）与患者家属制定切实可行的康复计划。

（3）适时鼓励患者参与社会活动，如鼓励癌症患者自发组织活动，在一起锻炼身体，交谈养病经验等。

（4）向家属宣传护理中的心理护理知识，从房间布置、患者情绪的调整，到如何给患者心理支持，让家属充分起到对患者心理护理的积极作用。

（5）与患者保持联系，及时询问患者康复情况，会增加患者的安全感与康复的信心。

（四）临终阶段

晚期肿瘤患者的身体极度衰竭，但神志尚清晰，患者已意识到死亡即将到来，一般来说，已能平静看待死亡。但不是没有剧烈的情感反应，这时更需要医护人员和家人的安慰和疏导。应积极主动解决患者的疼痛、厌食、躯体移动障碍、睡眠状态紊乱问题，不能对患者表现出厌烦、冷漠和不耐烦。应注意满足患者每一个微小的愿望，满足患者自尊的需要，帮他整理好个人卫生，尊重他的个人习惯，应注意向其家属做好有关患者死亡的知识教育，使他们对痛失亲人有充分的思想准备，能有效地应对危机。对于死亡的概念，由于信仰不同，其态度亦不同，护士应尊重患者的信仰，使患者及其家属能得到精神上的满足。

四、不同年龄癌症患者的心理变化与护理

（一）儿童

1. 心理特点

年龄较小的儿童由于意识尚未充分形成，往往不会有复杂的心理活动，认知发展还比较低微，思维还属于直觉行动阶段，因此他们不可能了解疾病及其后果。他们对疾病的反应只是靠自身的不适感觉，有时也可能通过觉察父母的恐惧、焦虑、愤怒和悲伤才有所了解和反应。他们对死亡没有明确的概念，但会对失去一个重要的亲人而产生强烈情绪反应。他们会把死亡理解为与父母的分离，失去父母的关怀，因此也导致愤怒、担心和行为退化。进入成熟阶段的孩子，因为认知发展迅速，抽象思维也得到了迅速发展。他们认为个人的健康大部分是由其他人控制的，但是个人控制的意识也在不断发展。学龄儿童一般比年幼儿童面对疾病更有经验，也有更多应对技能。因此，他们会对疼痛的治疗程序或紧张的情景表现出更强的控制感和处理能力。然而，值得我们注意的是，虽然患儿对这一阶段的治疗更可能被看成是帮助而不是侵犯，但尚不清楚如果告诉患儿治疗程序是带伤害性的、痛苦的，这样是否对患儿有帮助、是否能提高患儿的耐痛感。但是，有一点是可以肯定的，即若不告诉他们，患儿在感到痛苦之后，也会对医护人员及照料者不信任，将来在相似的情景中可能会出现更加严重的焦虑和不合作。这一阶段的儿童，开始把死亡了解成永久而不可逆转的，因而会对残障、身体伤害和死亡更加恐惧。他们认为死亡意味着与所爱的人永远分离，所以死亡与悲伤相联系，而当他们把死亡看作是对错误行为的惩罚时，死亡又与恐惧相联系。

2. 护理

针对以上特点，对童年期患儿可以进行以下护理干预：

（1）促进患儿与同龄伙伴们的交往：无论是住院期间还是出院以后，医护人员、父母、老师都应尽量创造机会让患儿多与同龄伙伴们交往，可以使患儿减少孤独感，确保患儿社会技能和能力方面的持续性发展。

（2）维护患儿的自主性：患儿的很多活动受到疾病和治疗的限制无法进行，但是医护人员和父母都应该注重维护其自主性，尽可能让他们自己做决定，如让他们决定什么时候做治疗（是现在还是 30min 以后），让他们做力所能及的事，父母不需要去包办代替，这样有助于增加患儿的自信和自尊。

（3）鼓励患儿像正常人一样生活、学习：患儿出院后，父母应当鼓励患儿重新像正常的健康儿童一样生活，并承担起相应的责任。此外，随着对学校经历在儿童健康发展中的重要性认识，现在越来越重视让癌症患儿尽快地返回课堂，像健康儿童一样学习。一般认为，应尽可能通过某些措施的实施来减少患儿对重返课堂的恐惧，例如使用假发、头巾、假肢等，事先排练如何回答同伴的提问，如果需要，可以请家庭教师辅导，需要校方予以一定的配合。

（4）公开讨论患儿疾病：那些很少有机会讨论疾病的癌症患儿，他的焦虑程度比较高；相反，当儿童有机会谈论到疾病时，他们的适应问题就会减轻。所以，医护人员应该以儿童能够理解的方式对疾病的原因、损害和治疗进行公开的、坦诚的讨论，并注意去倾听患儿的想法，让患儿了解患病不是他的过错，能够减轻患儿的内疚；让患儿了解在他身上正发生着什么，将发生什么，有助于去减少患儿对身体损害的焦虑。此外，还对同伴患者的死亡进行公开讨论，强调患儿目前的情况与死去的小伙伴是不同的，能够减轻患儿的恐惧和悲伤。

（5）采用各种心理行为干预：儿童一般愿意去接受各种心理行为干预，以减轻疼痛和心理困扰，如学习新的应对技能（做磁共振检查时想象自己躺在一个又大又多的呼啦圈里）、电影示范（观看电影中小患者的良好行为）、伙伴示范及伙伴咨询（以医院中的某一个或某几个有良好行为的儿童患者作为榜样，与之交谈）。注意力分散、松弛、冥想、积极的自我语言暗示（用言语鼓励自己完成某项治疗任务，如输液时鼓励自己“我很坚强、勇敢、我不哭”）、生物反馈训练等都是癌症患儿经常可以使用的有效的干预措施。催眠疗法也可用于癌症患儿，催眠干预有助于减少患儿预期的和化疗后的症状。此外，与患儿制订简单的行为契约，这对于促进这一年龄阶段癌症患儿的行为控制也是十分有益的。若母亲告诉患儿：如果你能安静地坐着做静脉穿刺，我就给你买一个你想要的变形金刚。这种方法除了能够使患儿忍受一个痛苦的治疗程序，成功地完成一个目标外，还能够促进他的控制感和应对能力，而这种经验对于他接受下一个挑战是很有价值的。当然，在每一种新的危机来临时，都需要给患儿进行具体的指导。其中特别重要的是使患儿认识到，要控制这个情境是在他的能力范围之内的，而且随时会有人使用各种技术帮助他。

（二）青年

有研究报道，曾对35岁以下患恶性肿瘤的患者做了观察和调查。虽然他们的年龄、职业、文化程度、社会地位各不同，各有其个性特点，但由于患同一种疾病，其心理活动、对于社会需求及生存的强烈愿望等具有一定共性。

1. 心理状态与生活要求

（1）求生欲望强烈：表现为恐惧疑虑，当患者突然得知自己确诊患癌症时，会惊恐万分、烦恼不安。性格外向者，会悲伤痛哭，茶饭不思；性格内向者，沉默寡言，表情淡漠，有些人悄悄留下遗言，认为年纪轻轻即要离开人世，往往最牵挂妻子的再婚和幼子的抚养、父母的照顾与债务的偿还等。患者为了弄清疾病真相，到处寻求名医会诊，要求做种种检查，少数患者往往把各种检查结果抄下，假称他人的病情去探问相关医护人员，有的病后乱投医，访名医、求偏方。疑心较严重的患者某处不适时就怀疑肿瘤转移，有的在接受化疗期间看到别人呕吐自己就感到恶心，别人痛苦，自己也感到不适，彻夜难眠，甚至服用安眠药也难以奏效。

（2）自我价值丧失：患者一旦证实自己患癌无疑时，便悲观失望。首先感到自己不能承担社会和家庭的重担而成为累赘，内心充满了悲戚和伤感。绝望之余不但惦念着印象最深刻而又最放心不下的问题，而且还常回忆过去美好的生活，规划以后有限的人生，具体安排自己的婚姻、家务、子女、经济、工作等方面问题，很少去考虑现实疾病应如何去处置，同时表现失望多于期望，死亡安置多于生还打算，心情不安，优柔寡断，终日抑郁不乐，事事均无兴趣，极少提出任何要求，感情大多用非语言的行为来表达，有人因为心理烦躁而行为粗暴。挫折后心理防卫反应更加强烈，癌症对青年人来说无疑是莫大的挫折，受了挫折的患者必然会在情绪和行为上产生压抑、否认、退行、转移、幻想、投射、补偿等防卫心理。有的患者的肿瘤是可以手术切除的，却迟迟不愿接受手术，导致延误了最佳的手术时机，导致病情发展，失去较好的治疗机会。有的患者病情缓解后仍心有余悸，成天卧床不起，吃饭、洗脸都要求家属帮助，并且出现饮食、睡眠不佳，精神萎靡，消极等候生命终结等现象。有的则不顾体弱，而为家务操劳，用牺牲自己的代价来换取家人的幸福。

（3）营养需求：绝大多数患者对营养室供应的伙食感到不满意，其原因如下：①口味不合；②忌口，如鸡、鸡蛋、海鲜等；③认为自己抵抗力差，对饮食卫生不放心；④食物品种以及营养不够丰富，所以采取家中送菜方法，连住城郊者也天天送菜，外地者则由家属亲自到亲戚家中烧煮，无亲无戚者则感到很困难。

（4）关注医学发展：青年癌症患者关注癌症治疗的发展动态，偷偷借阅或购买有关癌症方面的书籍，与癌症患者互通信息，等待某天有新的突破。

2. 心理护理

（1）公开性护理与保密性护理相结合：青年癌症患者大多具有一定的文化素质，分析、解决问题的能力较强，可以通过多种渠道了解自己的病情，例如与医护人员交往、自己翻阅有关书。有的则偷看病历，了解病情，所以要长期保密几乎是不可能的。与其让患者长期猜测或从侧面了解病情，不如一开始就主动地、有分寸地把诊断以合理的方式告诉患者，即所谓的公开性护理。虽然这样做一开始对患者会有一定打击，但通过做细致的思想工作，主动介绍病情，讲解当前肿瘤研究的进展趋势，明确指出癌症已不是不治之症，无瘤生存或带瘤生存的病例也越来越多。同时结合本地本医院有些癌症治愈的实际例子或请治疗后病情缓解的患者介绍自己同癌症做斗争的切身体会，以激发他们的意志，建立自己战胜疾病的信心。加之医护人员多组织些文娱活动，绝大多数人能够很好地面对现实，振作精神，配合治疗。

对于那些焦虑和恐惧反应强烈的患者，宜采取保密性的护理。因为此类患者性格内向，不稳定，暗示性强，有恐癌的心理，无论他们患任何疾病，都会马上意识到是患了“不治之症”，尤其是他们对于癌症有着异常的敏感性，他们害怕就诊，害怕医生检查出自己确实患了癌症，担心由于医生的粗心大意而延误诊断和治疗，他们表现得焦虑和恐惧反应严重，因此对这种患者就不宜采取公开性护理方式。临床上有许多这样的例子，有些人实际上是因为诊断和辅助检查的错误而误以为癌症，当患者得知自己是“癌症”时马上会产生一种与检查前截然不同的反应，甚至连诊断室也不能自行走出了。对于这类患者应采取审慎态度，有时因症状引起的心理反应如疼痛可以引起害怕、焦虑、易怒、压抑等，应首先做症状护理，另外还可以通过一些说服力强的实例来减轻他们的焦虑和恐怖反应。

（2）建立起良好的护患关系：做好青年癌症患者心理护理的前提条件是认真地做好生活护理，即护理人员在护理患者的过程中，要注意控制自己的情感并运用自己的情感指导和鼓励患者，使他们恢复失去的勇气和信心，用全心全意的努力，给患者以信心和希望，帮助他们摆脱不良困境，建立起有利于治疗和康复的最佳心理状态。由于青年癌症患者大多具有强烈的求生欲望，只要我们准确掌握患者的需求心理，应用心理护理知识，通过精心的护理，就能鼓起患者的勇气和信心，取得一定的效果。

（3）面向患者和社会的心理护理：心理护理除了面向患者，还应该面向社会，尤其是与患者密切交往的亲朋好友，医护人员应随时将患者的心理状态告知于他们，并指导他们争取相应对策。如有一位郊区的男患者，其妻子怕丈夫的病会传染给幼子，就与患者分食吃，还不让丈夫接触小孩，使患者感到很痛苦。医护人员了解情况后，告知患者是由于小孩抵抗力低，妻子怕把细菌带给孩子才这样做的，同时对其家属做了必要的家庭指导。对家属产生严重依赖性的患者，应和家属一起做好工作，鼓励患者振作起精神。对于即将出院的患者，要做好卫生指导。对悲观失望者，要动员前来看望的朋友一起做好劝慰工作，增强其信心。

（4）建立良好的病房环境：在病房建立良好的休养环境，给患者增添美的感受，如在患者桌上放盆花等，美化病区环境，注意防止病房沉闷的气氛，特别是化疗和放疗期间，患者通常精神负担较重，应组织些文娱活动等活跃休养员生活。

（5）提供温馨的生活照顾和营养支持：加强营养与提高化疗效果、减少感染和降低死亡率密切有关，护士在医疗第一线，不仅责无旁贷而且有条件为癌症患者提供温馨的生活照顾和营养支持。

（6）提高护士自身的业务素质：青年癌症患者好问爱打听，经常要求解释病情，有时把医护人员问得无言以对，如果避而不答或答非所问都会使患者产生怀疑，因此不断提高护理人员的业务素质尤为重要。

（三）老年

老年是按生理年龄划分的最后一个阶段。世界各国基本都把大于65岁的人称为老年人。目前，人口老龄化已成为全球日益关注的问题：其一，社会上的老年人越来越多；其二，患癌的危险性随年龄的增长大大增加。老年人中常患的肿瘤有：皮肤癌、前列腺癌、肺癌、消化道癌、乳腺癌以及妇科肿瘤、白血病、恶性淋巴瘤等。老年人体各个系统、各器官功能减退，如视力、听力减退，身体力量和灵活性减退。随着年龄的增长，老年人的各类疾病的发病率急剧上升，如心血管疾病和代谢障碍等。由于年老，个体的认知能力退化，解决问题的能力、记忆能力也下降。其个性也发生了改变，如性情变得顽固、喋喋不休、爱发牢骚。个体所承受来自各方面生活事件的打击，如退休后权威和地位的丧失、控制感的缺失、丧偶、兄弟姐妹亲朋好友的亡故、经济收入的减少、社会支持网络的缩小。个体渐渐开始关注死亡，害怕死亡。因此，老年癌症患者要面临年老和患癌的双重压力。

1. 老年癌症患者常见的心理问题

（1）人际关系的不适应：由于老年人本身具有情绪低落以及适应新环境能力差的特点，因此一旦患癌症住院后，常有极强的孤独感，对不熟悉的环境和癌症治疗等紧张刺激常不容易适应，并且他们还对治疗没有信心，对医护人员心存怀疑，害怕被医护人员、配偶、朋友抛弃，担心失去生活自理能力等。

（2）依赖与独立矛盾：依赖与独立是一对矛盾，老年癌症患者一方面非常担心成为其他人，尤其是子女的负担，希望自己能尽量独立，羞于寻求帮助；另一方面，又具有强烈的依赖心理，他们很渴望得到别人尤其是子女的关心、孝心，这样能满足他们的生理需要。但是，也有些老年癌症患者可能出现屈服于疾病而有不必要的依赖和退化行为。

（3）心理发展受限：老年人心理发展受限表现为功勋方面的受损，大多数老年人都有功勋思想，认为自己为国家、家庭贡献了一辈子，虽然现在年老了，已经离开自身的工作、事业，但是仍然在为家庭尽职尽责，仍然在体现自我价值。可是一旦患了癌症，他们不仅无力去帮助家人，而且成为家人关心、照顾的对象，花费了家庭其他成员的精力、物力、财力，他们感觉到一辈子的功勋会因为患癌症而毁于一旦。同时，他们也为晚年生活丧失乐趣和享受而感到愤怒。

（4）躯体形象和功能受损：老年癌症患者因癌症治疗会在原本已出现的形体方面有所改变，如佝偻、脱落牙齿等的基础上雪上加霜，如脱发，颈部放、化疗所引起的皮肤纤维化等，造成更难看的外表。此外，癌症治疗也会在原来已退化的生理功能基础上导致严重的功能失调，例如老年癌症患者接受癌症治疗时有更为严重的胃肠道反应和更多的中枢神经受损的危险性。他们可能没有能力照顾自己的个人卫生，需要接受别人的帮助。他们常常会有其他伴随的老年性疾病，如失聪、失明、心脏病、慢性支气管炎等，这些令他们感到窘迫和难堪。他们还较难接受复杂的信息，如经常搞不清一天内何时服药，服哪几种药，多少剂量。

（5）对于死亡的恐惧和焦虑：老年患者忧虑的问题是“人会怎样死去”（很痛，或是很无奈），多种功能的丧失、丧偶、自我价值感的缺失加上疾病的影响，促使老年癌症患者突然迫切地需要回顾和评价自己的一生。还有些老年癌症患者急于建立起与宗教（基督教、佛教）的关系，以缓解自己对死亡的恐惧。

2. 心理护理

（1）保持或发展社会支持网络：对于老年癌症患者而言，保持、重新建立或发展社会支持是十分必要的，这个社会支持网络可涉及家庭、社会。家人和朋友的聚会，共度美好的时光，共享活动和情感交流。对老年癌症患者实施治疗和护理的医护人员应该是老年人最可信任、最熟悉的人。因此，有关医护人员应定期与患者交流沟通，可增加老年患者的安全感。同时医护人员应就新环境和治疗程序对老年癌症患者进行指导。

（2）尝试合适的照料方式：老年患者因其年龄大的缘故比年轻患者更需要他人的照料。首先，老年患者的住处有较多的选择方式，如自己家里、子女家里、医院、养老机构等。其次，无论是家人还是护理人员都应该尝试合适的照料方式，努力使老年患者得到合适的护理，且照料内容和照料水平不超过老年患者的需要，这样一方面能让老年人自己做一些力所能及的事情，以促使他们尽可能多活动、多锻炼，同时可以减少他们的焦虑感和无助感，使他们不感到自己过分依赖与无能。最后，还可就依赖与独立问题与老年患者进行交流沟通，以减少其内疚感和羞愧感。

（3）培养有意义的爱好和进行有益的娱乐活动：老年癌症患者几乎都没有工作的牵挂，因而安排好闲暇生活，培养有意义的爱好和进行有益的娱乐活动，对于老年患者具有特别重要的意义。活动内容的安排及活动的时间和程度要根据老年患者的身体状况来确定，如身体状况良好、精力比较旺盛且经济状况比较好的患者可去野外垂钓、打高尔夫球、养植花卉等；身体状况良好，精力比较好，但经济状况欠佳的患者可考虑在家中安排一些简单可行且有意义的爱好，如练书法、画画、弹奏乐器等。许多老年人认为，对于老年癌症患者要给予解释，告诉他们从事这些活动重在参与而非结果，重在娱乐而非评价，从心理学角度谈兴趣爱好的培养和形成对其影响和意义。

（4）帮助老年癌症患者轻松应对日常生活：照料者应帮助老年癌症患者应对日常的生活安排，并主动询问其是否需要帮助。有时还应监督患者做好力所能及之事。对于感官功能退化的老年患者，应使用辅助装置，如老花镜、助听器等。此外，为了方便老年患者了解时间和地点定位，使其生活更有规律，可在墙上显眼处挂一个大钟，贴一张方位示意图；夜间使用一盏夜用照明灯，避免夜间如厕时造成不便及意外（如摔倒等）。

（5）允许讨论死亡和葬礼之事：如果需要，应允许老年癌症患者，尤其是终末期老年患者讨论死亡和葬礼，这样可以使他们在面对死亡时态度更加豁达。同时，还应鼓励他们，并对他们过去的生活和成就做出积极的、满意的评价，可使他们感到死而无憾。

参考文献

[1] 任潇勤 . 临床实用护理技术与常见病护理 [M]. 昆明 : 云南科学技术出版社 ,2020.

[2] 王婷 , 王美灵 , 董红岩 . 实用临床护理技术与护理管理 [M]. 北京 : 科学技术文献出版社 ,2020.

[3] 刘金枝 . 临床实用护理技术 [M]. 天津 : 天津科学技术出版社 ,2020.

[4] 李红艳 . 实用护理技术与临床 [M]. 天津 : 天津科学技术出版社 ,2020.

[5] 马美英 . 现代实用护理技术与实践 [M]. 天津 : 天津科学技术出版社 ,2020.

[6] 张歆 . 实用护理技术与专科实践 [M]. 成都 : 四川科学技术出版社 ,2020.

[7] 张芙莉 . 实用护理技术与临床实践 [M]. 北京 : 科学技术文献出版社 ,2020.

[8] 徐金霞 . 实用护理技术与临床实践 [M]. 北京 : 科学技术文献出版社 ,2020.

[9] 肖娟 . 实用护理技术与专科护理规范 [M]. 长春 : 吉林科学技术出版社 ,2020.

[10] 刘晔 . 临床实用护理技术操作规范与评价标准 [M]. 济南 : 山东大学出版社 ,2020.

[11] 周秉霞 . 实用护理技术规范 [M]. 长春 : 吉林科学技术出版社 ,2019.

[12] 张蕾 . 实用护理技术与专科护理常规 [M]. 北京 : 科学技术文献出版社 ,2019.

[13] 蒋红 , 顾妙娟 , 赵琦 . 临床实用护理技术操作规范 [M]. 上海 : 上海科学技术出版社 ,2019.

[14] 胡卓弟 . 实用临床护理技术 [M]. 长春 : 吉林科学技术出版社 ,2019.

[15] 马晓霞 . 实用临床护理技术 [M]. 长春 : 吉林科学技术出版社 ,2019.

[16] 窦立清 . 实用临床护理技术 [M]. 长春 : 吉林科学技术出版社 ,2019.

[17] 马靖靖 . 实用临床基础护理技术 [M]. 北京 : 科学技术文献出版社 ,2019.

[18] 张旭光 . 现代护理技术与要点 [M]. 长春 : 吉林科学技术出版社 ,2019.

[19] 韩巧灵 . 现代医院护理技术 [M]. 长春 : 吉林科学技术出版社 ,2019.

[20] 吕斌 , 马丽 , 郭淑敏 . 现代护理技术 [M]. 长春 : 吉林科学技术出版社 ,2019.

[21] 刘毅 . 外科护理技术指导 [M]. 北京 / 西安 : 世界图书出版公司 ,2019.

[22] 谷业云 . 实用护理技术与临床 [M]. 上海 : 上海交通大学出版社 ,2018.

[23] 张艳 . 实用护理技术操作难点与对策 [M]. 天津 : 天津科学技术出版社 ,2018.

[24] 韩爱玲 . 实用护理技术操作问题与对策 [M]. 天津 : 天津科学技术出版社 ,2018.

[25] 蒋菊琴 . 临床护理技术与实用技能 [M]. 哈尔滨 : 黑龙江科学技术出版社 ,2018.

[26] 曾谷清 , 廖力 . 实用急诊急救护理技术 [M]. 北京 : 科学技术文献出版社 ,2018.

[27] 李孝荣 . 实用专科疾病护理技术 [M]. 北京 : 科学技术文献出版社 ,2018.

[28] 杨琳 , 王琳琳 , 熊燕 . 实用临床护理操作技术 [M]. 南昌 : 江西科学技术出版社 ,2018.

[29] 曹春淼 , 李丹 , 唐静 . 临床实用护理技术 [M]. 长春 : 吉林科学技术出版社 ,2017.

[30] 李素芳 . 实用护理技术与临床实践 [M]. 长春 : 吉林科学技术出版社 ,2017.

[31] 王玲芳 , 张睿 , 纪金华 . 实用临床护理技术 [M]. 长春 : 吉林科学技术出版社 ,2017.